SEXO ENTRE MUJERES

Escrito por Allison Moon

Diseño e ilustración de kd diamond

Traducción de Lorena Olvera

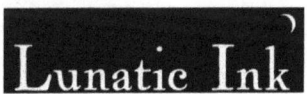

Sexo entre Mujeres Copyright © 2017 por Allison Moon
Edición en Español

Portada e ilustraciónes por kd diamond

Todos los derechos reservados. Ninguna parte de este libro debe ser reproducida de ninguna manera sin permiso escrito excepto en el caso de citas cortas para artículos o revistas

Para mayor información contacte info@lunaticink.com

ISBN 978-0-9838309-9-3
Library of Congress Control Number: 2017903441

Lea más:
Lunaticink.com

Contacte a la autora:
info@lunaticink.com

Para todas las mujeres a las que he amado.
- Allison

Para Jennie,
quien me enseñó
qué es verdaderamente
el sexo entre mujeres
- kd

Adapta lo que te es útil,
rechaza lo que no te sirve,
y toma lo que es
específicamente tuyo.
Bruce Lee

TABLA DE CONTENIDOS

Día 0: Prólogo 1

Nota de la autora 5

Prefacio 7

Glosario 11

Día 1: Vancouver 15

CAPÍTULO 1-LLAVES PUESTAS: FLAGGING, COQUETEANDO, & ENCONTRANDO..........17

Día 1: Vancouver 37

Día 1: Victoria 41

CAPÍTULO 2-INICIO DE LA CARRETERA: COMUNCACIÓN & CONSENTIMIENTO........45

Día 2: La frontera 77

Día 2: Seattle 81

CAPÍTULO 3-TRAZANDO LA RUTA: ANATOMÍA & ORGASMO..85

Día 3: Seattle 123

Día 3: Portland 125

CAPÍTULO 4-USANDO EL EMBRAGUE: SEXO CON LA MANO................................131

Día 4: Portland 164

Día 4: Ukiah 166

CAPÍTULO 5-SINTIENDO LA RUEDA: MANEJANDO & NAVEGANDO........................171

Día 4: Oakland 194

Día 4: San Francisco 197

CAPÍTULO 6   REVISANDO BAJO EL CAPÓ: CUNNILINGUS 201

    Day 5: Oakland 227

    Day 5: Big Sur 231

CAPÍTULO 7   PONTE EL CINTURÓN: JUGANDO CON EL STRAP-ON 235

    Día 6: Big Sur - 254

    Día 6: Santa Bárbara 258

CAPÍTULO 8   MECÁNICXS & TRABAJO DE LUBRICACIÓN 259

    Día 6: Santa Bárbara 286

    Día 7: Ventura 290

CAPÍTULO 9   AFINACIÓN: SEXO PROTEGIDO & ITS 291

    Día 8: Los Ángeles - 311

CAPÍTULO 10   VIENTO EN POPA: IDENTIDAD & INTEGRIDAD 313

    Día 9: Playa Venice 346

    Día 9: Santa Mónica 348

CAPÍTULO 11   CARRETERA ABIERTA: EL AMOR & OTRAS COSAS 349

    Día 10: Hollywood 368

Otras lecturas   374

Biografías de colaboradores   377

Agradecimientos   380

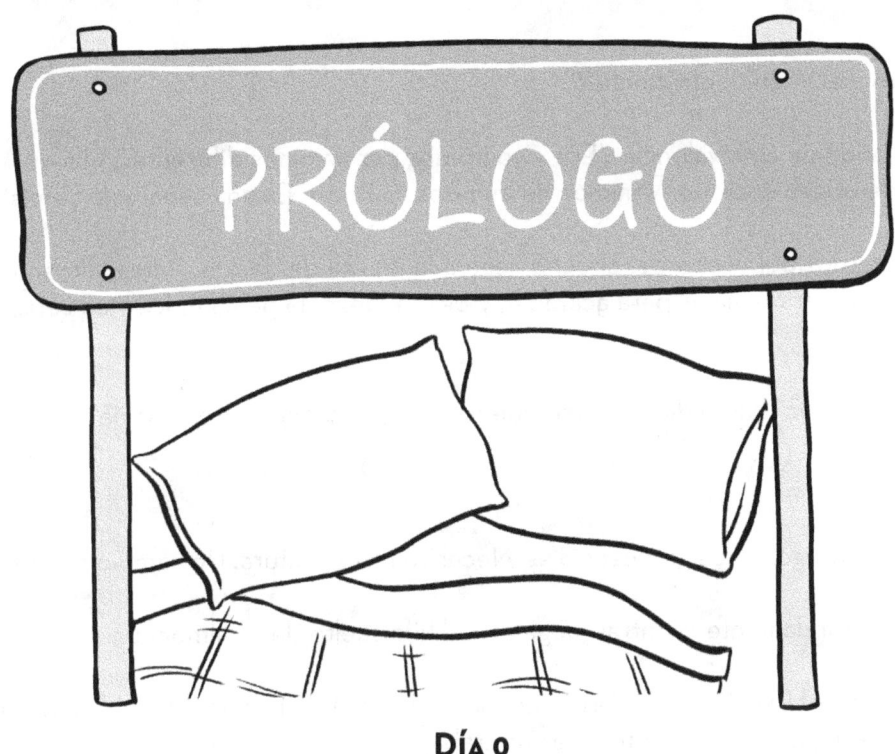

DÍA 0

Jackie está sentada desnuda con su laptop, sudando sobre la tapicería áspera de su sofá. Un poco excitada y un tanto aburrida, ella escribe en la barra de búsqueda: trabajos en los medios de comunicación, Oakland. Nada. Ella suspira y le da click a su sitio favorito de pornografía. No hay actualizaciones. Ella abre su cámara, y su cara azulada la ve de frente, parpadeando sin sincronía con sus ojos reales. Ella llena sus mejillas de aire, una cara de ardilla y pez globo. Ella le da click a 'grabar' y vuelve a hacer esa cara a la cámara, y ve pasar los segundos en la pantalla lo que incrementa su ansiedad. Su teléfono suena. La pantalla se alumbra y dice "Laura." Jackie toma su teléfono y pone su dedo sobre el botón de "Rechazar." Ella suelta el aire de sus mejillas y responde.

"¿Qué llevas puesto?" Laura susurra sin dejar a Jackie decir siquiera hola.

Jackie ríe suavemente. "Nada, sólo una sonrisa y sudor"

"Sudor. Yo recuerdo el sudor"

"Qué tal Vancouver?"

"Nublada. Y fea. Me voy a San Diego."

"¿Por qué?"

"Vendí Olivia a mi hermano."

"¿Estás dejando ir al Vocho del Chocho?"

Laura hace un ruido de ambivalencia. "Ella y yo iremos por caminos diferentes. Ella es Alemana. Yo soy una chica de origen coreano. Venimos de mundos distintos. Es una separación amistosa."

Un mar de recuerdos del vocho del chocho llega a la mente de Jackie. Principalmente sexo en el asiento trasero, un par de viajes para acampar, y desde luego, la pelea épica y su separación, todo de un jalón.

"¿Te late un viaje largo?" Laura dice, interrumpiendo los pensamientos de Jackie.

"¿Viaje largo?"

"Vancouver a San Diego. Once gloriosos días. Necesito una aventura. Un cambio de aire."

Jackie respira profundamente mientras juega con el hilo suelto de su almohada.

"¡Vamos! Olivia ya está viejita, y preferiría no viajar esa distancia sola. Mi música no dura tanto," Laura dice. "En serio, no es como si tuvieras un trabajo que dejar."

"¡Ey!," dice Jackie

"Sería como en los viejos tiempos. Tú, yo, y Olivia. Una bolsa de sex toys en la cajuela y una bolsa de botanas en el frente. Olvídate de tus problemas por un rato."

Jackie se muerde los labios.

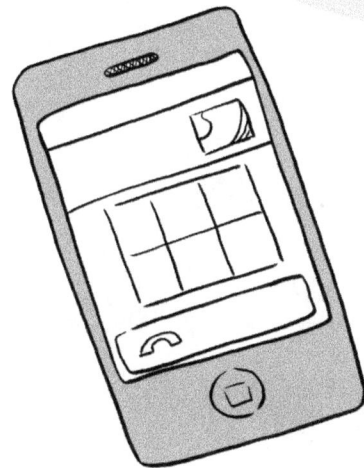

"Vamos, Jackie. ¿Quieres pasear?"

NOTA DE LA AUTORA

Considero que la mayoría de les educadores sexuales (incluida yo) tienen un deseo sincero y generoso de ayudar a otras personas a descubrir y a entender su cuerpo y cómo sentir placer. Pero cualquier persona que diga que ha escrito la guía definitiva para todo tipo de sexo se está engañando a si misme.

Es desde esta posición, considerando los cuerpos, entendiendo la diferencia, y respetando las experiencias individuales, que escribí Sexo Entre Mujeres. No tengo duda que eventualmente algunas palabras estarán fuera de uso y que algunos conceptos requerirán reevaluación. La multitudinaria experiencia de los cuerpos sexuales es tan vasta como para tratar de estamparla de alguna forma por un tiempo prolongado.

La sexualidad progresará, integrando tecnología, avances médicos, conceptos de justicia social, y variando relaciones interpersonales y su interpretación. Por tanto, yo recomiendo leer Sexo Entre Mujeres con una mente flexible. Este libro no proclama abarcar todos los cuerpos, todas las expresiones sexuales, ni todas las identidades. Intenta dar crédito a la diferencia cuando es relevante, y aconsejar de forma sencilla y directa cuando es necesario.

Sexo Entre Mujeres no es definitivo o completo. En ese sentido, yo les pido a aquelles que encuentren huecos a llenarlos a su manera. Si tú sientes que algo falta que necesita ser compartido, te recomiendo que lo hagas y lo compartas de la manera que te plazca. El sexo es una co-creación y un proceso creativo. Comparte tu voz con el mundo, y ayuda a completar la historia.

- Allison Moon

NOTA DE LA TRADUCTORA

Traducir Sexo Entre Mujeres fue toda una aventura como educadora sexual y como mujer bisexual. En los últimos cinco años he estado inmersa en mi doctorado en educación sexual y poder traducir un libro tan práctico y accesible para todas las personas fue como una brisa fresca. Además es importante para mí como mujer bisexual, poder compartir con otras mujeres (cis y trans) información importante relevante sobre la anatomía, el placer, y la salud sexual.

La traducción de Sexo Entre Mujeres fue todo reto ya que aunque tengo una formación como educadora sexual tuve que adaptar contenido creado en los Estados Unidos al contexto de las mujeres latinoamericanas que tienen sexo con mujeres. Esto significó usar a veces términos que son más usados comunes en un país que en otro o usar dos términos para evitar confusiones.

Para la traducción de Sexo Entre Mujeres decidí usar un vocabulario neutro. En el idioma español, por lo general, no existe lenguaje neutro para las palabras. Por tanto, para evitar darle un género a las personas de las historias o cuando hablo de tu pareja (hipotética) usé "una persona" y "tu pareja." Hubieron ocasiones que simplemente no pude usar palabras neutras. Entonces, decidí usar la "e." Muches de ustedes tal vez se sorprendan y lo vean extraño. Muches dirán que es va en contra de la Real Academia de la Lengua Española (RAE). Muches dirán me cuestionarán que por qué no usé la "@" o la "x." Tengo una explicación para todo ello. Primero, la RAE tiene una cultura misógina. De sus 44 miembros actuales, solo 8 son mujeres y de sus los 500 miembros que han existido en toda su la historia de la RAE, solo 11 han sido mujeres. La ausencia de mujeres en la RAE no solo es sexista e injusta, sino que ha tenido consecuencias en las palabras que aparecen en el diccionario y en sus definiciones. Y dado que la RAE no ha demostrado interés por el generar lenguaje inclusivo ni por la inclusión de mujeres o miembros más diversos (personas de color), como traductora prefiero no seguir a una asociación misógina ya que va en contra de los fundamentos de este libro. Segundo, se decidió no usar la "@" por ser binaria y no permitir la inclusión de personas que no entran en las definiciones femeninas ni masculinas. Y también se decidió no usar la "x," la cual ya es usada por escritores y académiques, porque no es pronunciable. Espero entiendas las razones y las aprecies. Tal vez les te parezca raro al principioprincipio, pero les te aseguro que se te acostumbraránacostumbrarás.

Como también lo dijo la autora, el área de la sexualidad está en constante evolución por lo tanto lee este libro con una mente abierta y si has leído de algún nuevo descubrimiento, te invito a que lo anotes al margen del libro. Este libro es tuyo y por lo tanto tú puedes usarlo como desees. Eso puede incluir escribir cosas, tachar, subrayar, o incluso hacer dibujos. Lo importante es que el libro se amolde a ti y a tus necesidades.

¡A leer, a aprender, a practicar, y a divertirte con las historias cachondas!

- Lorena Olvera Moreno

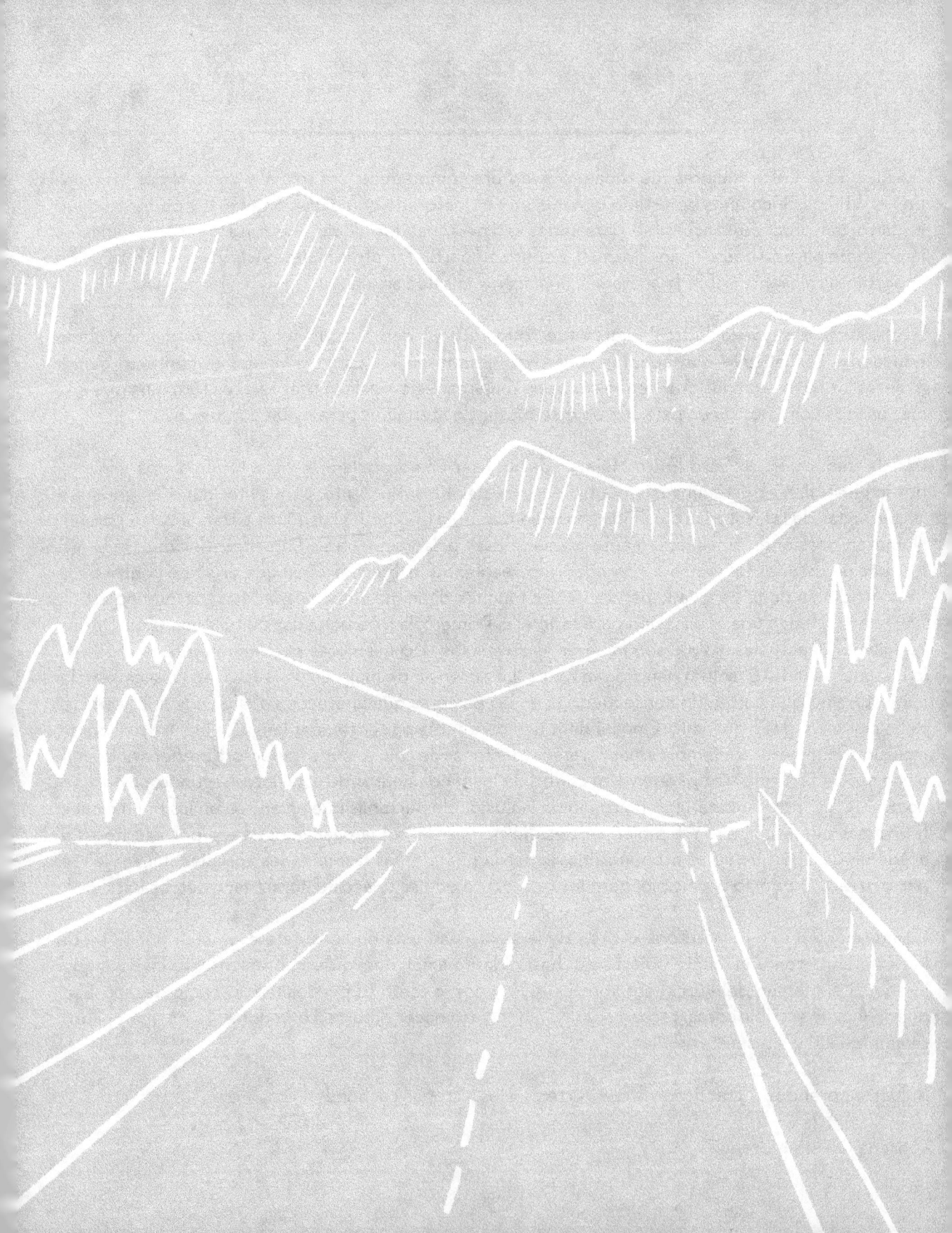

ANTES QUE EMPECEMOS EL VIAJE

El grueso de este libro fue escrito por mí, Allison Moon. He dado educación sexual a adultos desde que me hice adulta. Este libro representa un paso en la evolución de mi clase Sexo entre Mujeres (Girl Sex 101 en inglés) que enseñé en el evento Burning Man en el año de 2007 a un grupo de ocho mujeres. Desde ese momento he enseñado esta clase, o una variación de ésta, a miles de mujeres en toda Norte América.

Habrás notado que sólo soy una persona. Esto significa que aunque trato de representar una variedad de puntos de vista, sigo siendo una persona con mis propias opiniones. Para combatir el impedimento de "una persona, un cerebro," he enlistado a 16 educadores sexuales quienes representan una variedad de orientaciones e intereses.

También realicé encuestas con lectores como tú. El contenido de este libro representa la opinión de casi 127 personas diferentes quienes disfrutan variaciones del sexo entre mujeres.

Aun así, somos casi 140 personas. Contigo, espero, seamos más. Leerás algunas cosas con las que coincidirás y otras que te provoquen o desafíen. El sexo no es un monolito, y en las siguientes páginas encontrarás muchas opiniones distintas. Yo me he esforzado por presentar los pocos hechos inmutables sobre el sexo como hechos, permitiendo que el resto de la información sea tomada o dejada a tu conveniencia.

Te recomiendo que tomes notas. Si uso una palabra que no te gusta, táchala y remplázala con la tuya. Si hay algo que quieres intentar, subráyalo y deja el libro donde tu pareja lo pueda encontrar. O mejor, léanlo juntos.

Sexo entre Mujeres está organizado alrededor de conceptos. Puedes brincar conceptos, solo recuerda que podrías sentirte perdide cuando mencione un concepto que no leíste, especialmente cuando las cosas se ponen candentes entre Jackie y Laura.

Hablando de ellas, notarás que el libro incluye una historia. El propósito de esta historia es ayudar a esclarecer conceptos presentados en el libro, al mismo tiempo que se agrega diversión sexy. No necesitas leerlas para entender el libro, pero te pueden ayudar a mantener el interés. Y si tú piensas que ya sabes todo sobre el sexo entre mujeres, al menos tendrás historias sexys que disfrutar.

En general, yo me esforcé en crear un libro que me hubiera gustado leer cuando tenía 17 años. Espero que te ayude a ganar confianza para descubrir tu propio camino hacia el placer sexual, la identidad, y la conexión.

REGLAS DEL CAMINO

1) **No todas las mujeres tienen vulvas, y no todas las vulvas tienen mujeres.** Sexo entre Mujeres desea honrar la sexualidad de la mujer que fuiste, que eres, o en que te convertirás. Hemos decidido incluir ejemplos y lenguaje inclusivos para ayudar a aclarar el sexo con todo tipo de mujeres. No todo lo que leas será lo que esperes de un libro sobre sexo entre lesbianas. Esto fue intencional. No todo lo que experimentas respecto de sexo entre lesbianas es siempre esperado. Nosotras reconocemos que muches lectores puede que no se reconozcan como mujeres, y nosotras pensamos que eso es genial, también.

2) **Cuando yo hablo de mujeres, yo me refiero a mujeres, incluide tú, si así te identificas.** No importa lo que tengas entre las piernas, la mayor parte de este libro será igualmente accesible para ti. Si hay alguna parte anatómica específica en este libro que es diferente a las instaladas de fábrica versus actualizaciones del usuarie, yo lo mencionaré. De otra forma, tú puedes asumir que cuando hablo de clítoris, etc., yo estoy hablando de tu clítoris, etc., ya sea que la sociedad convencional lo llame así o lo llame de otra forma.

3) **Algunas palabras de este libro pueden ser un reto para ti** (como "tetas," "mujer," "clítoris," "coño/concha," "coger," "hoyos," etc.). Algunas palabras que me gusta usar te pueden causar aversión, confusión, o enojo. Las palabras que preferimos sobre el sexo son únicas e individuales como nuestras personalidades. Esto hace hablar del sexo todo un reto. Por esta razón, yo uso dos tácticas:

   ° Cuando no es necesario especificar anatomía, yo diferiré a lo coloquial (ej. "coger" para lo que sea que hagas con tu pareja, "vulva" para todo lo que se considera vulva, "lamer coño/concha" para sexo oral a una persona que se identifica como mujer, etc.).

   ° Cuando se necesite especificar anatomía, como en el caso del capítulo de anatomía, usaré las palabras que usarías con tu doctore, las cuales son fácilmente entendidas por la mayoría de las personas. Si estas palabras no aplican o te molestan, táchalas y escribe las propias.

4) **Secciones de TALLER DEL CUERPO.** La mayoría de los capítulos termina con una sección de Taller del Cuerpo. En esta sección encontrarás información específica de algunos tipos de cuerpos que no cubrimos en el capítulo, como embarazo, menstruación, discapacidad, y más. Desde luego, estas secciones no son exhaustivas, pero esperamos que te ayuden a esclarecer tu conocimiento de cada tema de los capítulos.

5) **El título del libro**. Hay muchos temas que sin lugar a duda se incluyen en el sexo entre mujeres como fisting, kink y muffing que no hablaremos a fondo. Si quieres aprender más sobre estos temas por favor chace nuestra sección de Lecturas Recomendadas, donde enlistamos muchos libros, blogs, y recursos.

6) **"Mujer" no es un monolito.** Todas tenemos diferentes constelaciones de placer, por lo que te invito a estar en desacuerdo con mis afirmaciones. Tal como los cuerpos responden de formas diferentes a diferentes cosas, también nuestras mentes.

7) **Las opiniones de les educadores incluidas en este libro pertenecen a quelles individuos que le escribieron.** Su inclusión en este libro no implican la aprobación de esas opiniones. Tampoco el que hayan contribuido con sus opiniones implica que aprueban el todo contenido de este libro. Todes somos artistas con propias perspectivas de la vida. Al tu leer este libro no significa que tienes que creer todo lo que está escrito, y tampoco somos responsables por las traviesas aventuras que emprendas tras leer este libro.

Una última nota sobre el lenguaje

Las etiquetas pueden significar cosas distintas para diferentes personas. Lo que una persona puede ver como ofensivo, otra persona lo puede ver como una identidad. Eso no significa que debes usar y te deben gustar las palabras que uso. Sólo ten en cuenta que existe variabilidad con respecto de la edad, la región, la comunidad, y más.

Yo no soy la juez de tus etiquetas o preferencias. Tu puedes escoger cómo identificarte y yo no te voy a decir que estás mal.

El lenguaje que uso no es perfecto, ni siquiera para personas cisgénero. Lo que es radical ahora puede estar pasado de moda o ser ofensivo en cinco años. Las conversaciones sobre sexo y género ocurren más rápido que el lenguaje que tenemos para explicarlas. Yo creo que esto es algo bueno, pero crea retos cuando queremos sacar la Verdad de la información que tenemos.

La mayor parte de este libro es un intento de negociar esos retos al mismo tiempo que ofrezco algunos tips concretos para mejorar el placer entre mujeres que aman otras mujeres. Espero que pueda ayudar.

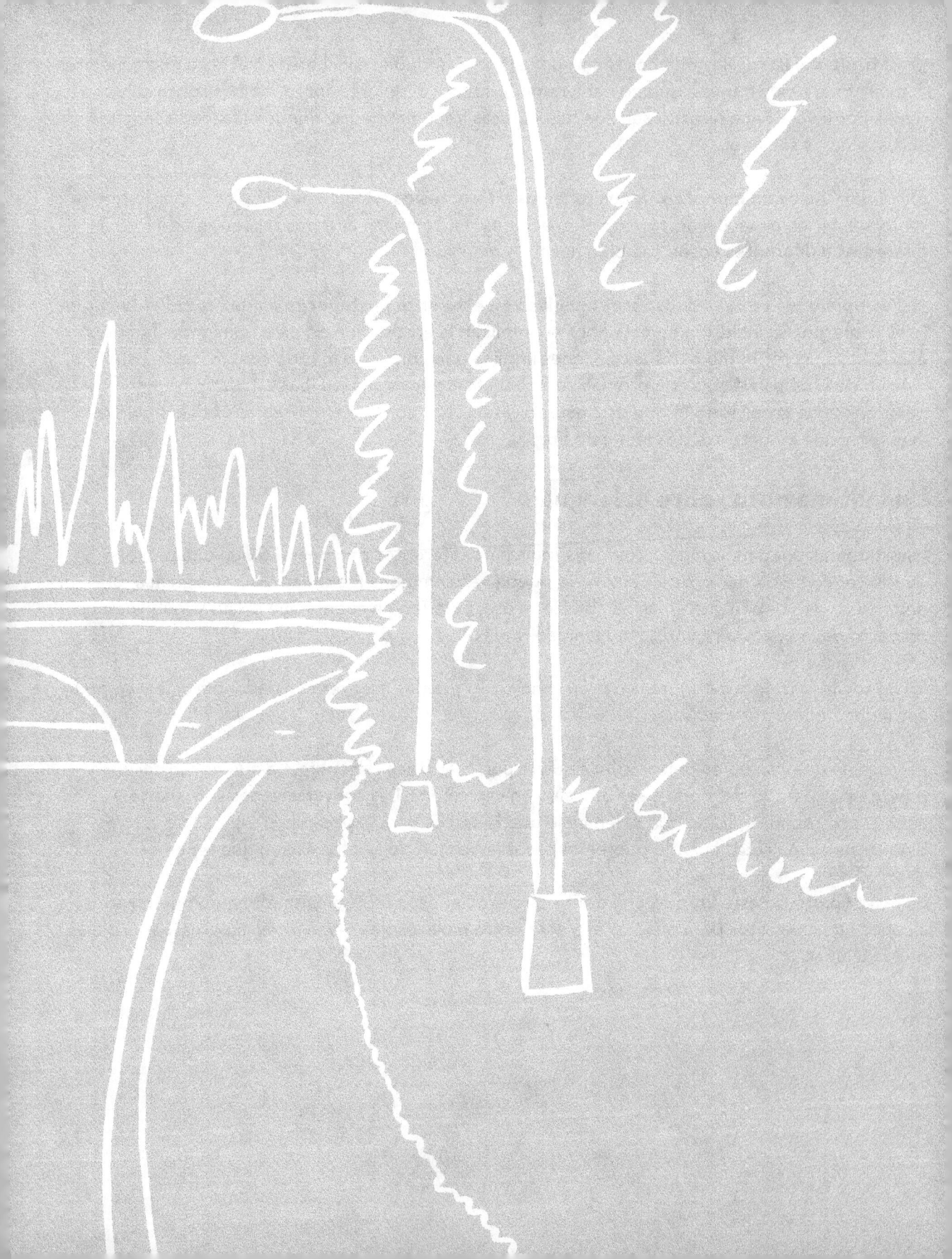

VUÉLVETE UNA CUNNI LINGUISTA

Habrá algunas palabras que se usan en estas páginas que serán nuevas para ti. Algunas de ellas se han vuelto más comunes y otras con únicas de este libro.
¡Chécalas!

ACTUALIZACIONES DEL USUARIE
Esta es una palabra que voy a usar para describir genitales post-operados. Lo uso de una forma divertida y no como un juicio de valor. Está diseñado para distinguir entre "instalado de fábrica" (ej. Genitales con los que naciste) y genitales modificados quirúrgicamente.

AMAN & AHAN
"Asignada mujer al nacimiento" & "asignado hombre al nacimiento" respectivamente. Son una mejora de los términos anteriores MaH (mujer a hombre) y HaM (hombre a mujer). Algunas variaciones incluyen DMAN ("designada mujer al nacer") y CAMAN ("coercitivamente asignada mujer al nacer").

¿Por qué no usar "trans"? Bueno, AMAN/AHAN son útiles cuando hablamos de equipo instalado de fábrica que muchas veces va de la mano con la designación "es una niña" o "es un niño." Por mayor claridad, en Sexo entre Mujeres, usaré **asignada-mujer** y **asignado-hombre** al hablar de anatomía.

BISEXUAL
La atracción sexual a personas de tu mismo sexo y de diferentes sexos. Ve también "Pansexual."

CIRUGÍA DE LA ZONA INFERIOR
Cirugía de reconstrucción genital.

CIRUGÍA DE LA ZONA SUPERIOR
Usado para describir la extirpación de los senos en una persona trans masculina. También implica implantes de sexo.

CIS
Un adjetivo para describir a alguien que generalmente se siente en concordancia con su género asignado. Por ejemplo, es cis una persona que felizmente se identifica como mujer ahora y fue bienvenida al mundo con las palabras "Es una niña."

CLÍTORIS TRANS
Otra variación de cómo las mujeres trans le llaman a sus genitales.

DUE ÑAS DE VULVAS
Otra forma de decir mujeres cis Y mujeres trans post-operadas Y personas trans masculinas que se dejaron sus genitales instalados de fábrica.

ESENCIALISMO DE GÉNERO
Los estereotipos que sugieren que ciertos géneros deben incluir ciertas características. Por ejemplo: a las niñas les gustan las muñecas y a los niños los deportes. Esencialismo de género implica ser floje y muchas veces completamente incorrecte. La implicación es que si alguien no entra en el molde de su género están mal o enfermos.

INSTALADO DE FÁBRICA
El tipo de equipo (genitales) con el cual naciste.

KEGELS
Ejercicios para fortalecer los músculos del piso pélvico (pubo-coxigeos). Para hacerlos, aprieta los músculos que usas para controlar la orina, y luego relájalos. Muchas personas han reportado que estos ejercicios ayudan a controlar el orgasmo y la excitación.

MUJER
Suena obvio, ¿verdad? Pues no. Yo uso el término mujer para describir identidad, no genitales. Cuando yo uso el término "mujer" o "ella," no estoy haciendo referencia a lo que hay bajo su ropa interior. A menos que sea necesario para mí marcar la diferencia usando los términos cis, trans, asignada-mujer, asignado-hombre estoy hablando de mujeres.

NO-OPERADE y POST-OPERADE
En Sexo entre Mujeres, no-operade es una mujer trans que no ha tenido una cirugía de la región inferior. (El punto no es si se operará o no). Post-operade es una mujer trans que ya tuvo la cirugía y es ahora orgullosa poseedora de una vulva.

NORMATIVO o NO-NORMATIVO
Lo normativo implica reglas basadas en lo que se considera "normal" en nuestra sociedad (normas culturales). Es importante entender que las normas culturales reflejan valores dominantes y NO verdades científicas. "Heteronormativo" es una derivación popular que significa que las reglas de la sociedad están basadas en reglas de cortejo heterosexual: la idea de "un hombre, una mujer, y sus bebés." Si eso es "normativo" (no normal) entonces todo lo que no entra en esa definición es por definción, no-normativo. Sin embargo, con referencia al sexo nada—y todo—es normal.

PANSEXUAL
Atracción sexual hacia personas sin importar su género o sexo.

PENE DE MUJER
Hay muchos términos que las mujeres trans usan para describir sus genitales, incluyendo "palo feminino," "pito de mujer"& "clit." Yo no voy a decirle a nadie como deben llamarle a sus partes, y tu tienes todo el derecho de usar las palabras que quieras. Para decidir qué palabra usar para describir lo que comúnmente se llama pene en personas cisgénero hablé con varias mujeres latinas trans. La frase que más usan es "pene de mujer." Yo reconozco que como una persona cuasi-cis, cualquier término que use tiene una carga distinta, y que con el tiempo el término "pene de mujer" o "pene femenino" pasarán a ser obsoletos. Sin embargo, en este momento quiero ser inclusiva y precisa, algo muy difícil de conseguir. Espero que este objetivo lo veas plasmado en las siguientes páginas de este libro.

Nota: Yo uso la palabra "pene" algunas veces cuando no hablo específicamente de mujeres trans, por ejemplo en los capítulos de Anatomía y de Sexo Seguro. Muchas mujeres que tienen sexo con otras mujeres tienen penes también, por lo que quiero ser clara sobre los riesgos.

P/V, P/A, or P/V(A)
Abreviación de tipos de penetración: Pene-en-Vagina, Pene-en-Ano, o Pene-enVagina-o-Ano.

QUEER
Un término inclusivo para cualquier identidad o atracción sexual no-normativa. Algunas personas se identifican como queer o usan este adjetivo para describir un tipo de sexo o acto sexual. Como un verbo, significa sesgar o quitar de la norma. A lo largo de este libro usaré la palabra queer al hablar de personas bisexuales, lesbianas o pansexuales.

SEXO
Esto es obvio, ¿verdad? No! El sexo es mucho máaaaas que la historia del pene en la vagina que hemos escuchado hasta hartarnos. Seguro, puede ser p-en-v, pero eso sólo es un sabor específico en un mundo de 1001 variedades de sexo. En estas páginas, nosotras exploraremos algunos de los deliciosos sabores que puedes disfrutar.

TRANS
El término trans es utilizado para designar a una persona que no se identifica con su género asignado al nacer. Algunas personas se identifican con el término trans, otras usan el término para comparar personas cis y trans. Yo uso el término trans en el libro sólo cuando es importante trazar una distinción. De otra forma, todes son "mujeres" sin ningún adjetivo especial.

Habrán otras palabras que no entiendas en este libro. Encontrarás un glosario en Inglés más largo en nuestra página web GirlSex101.com

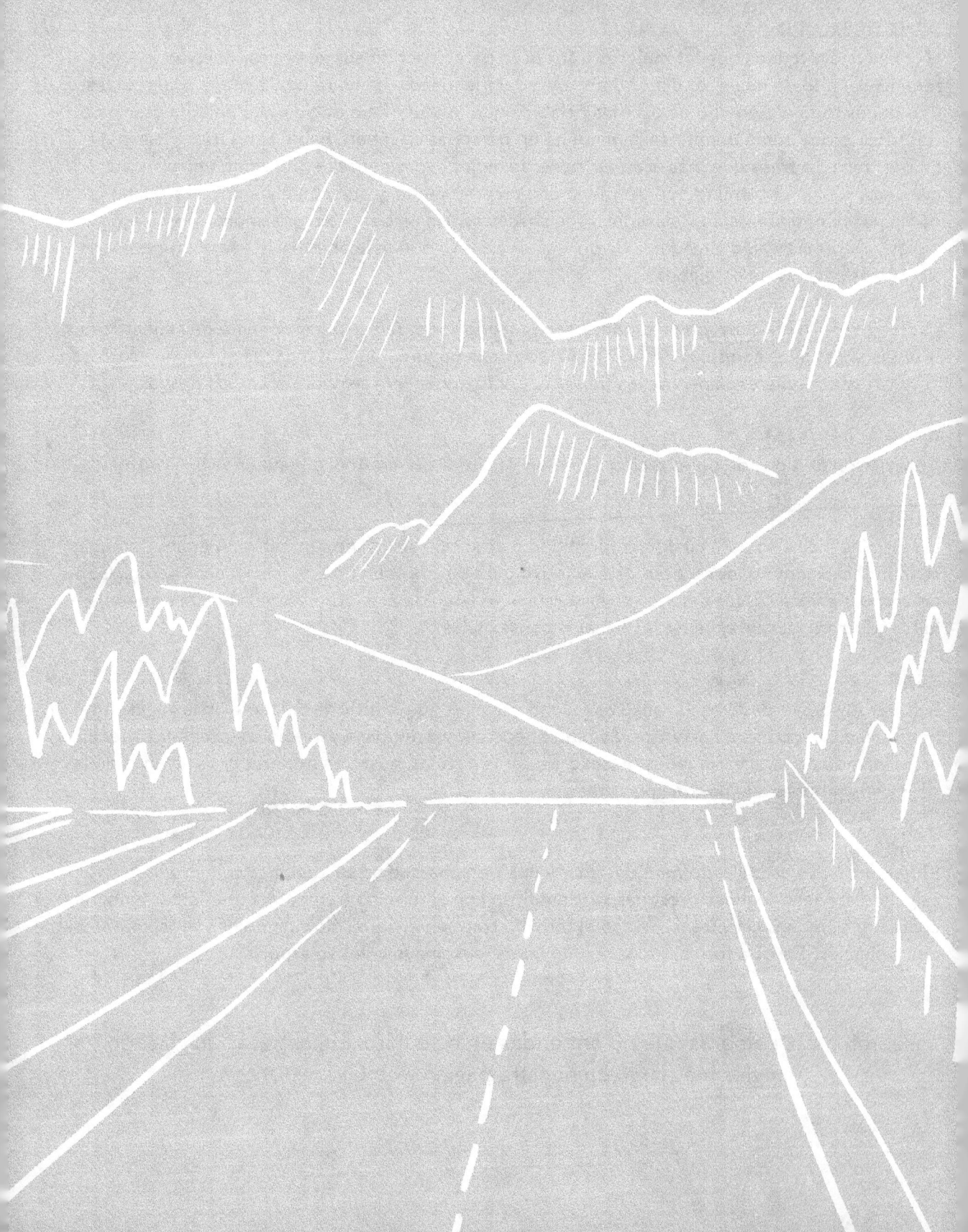

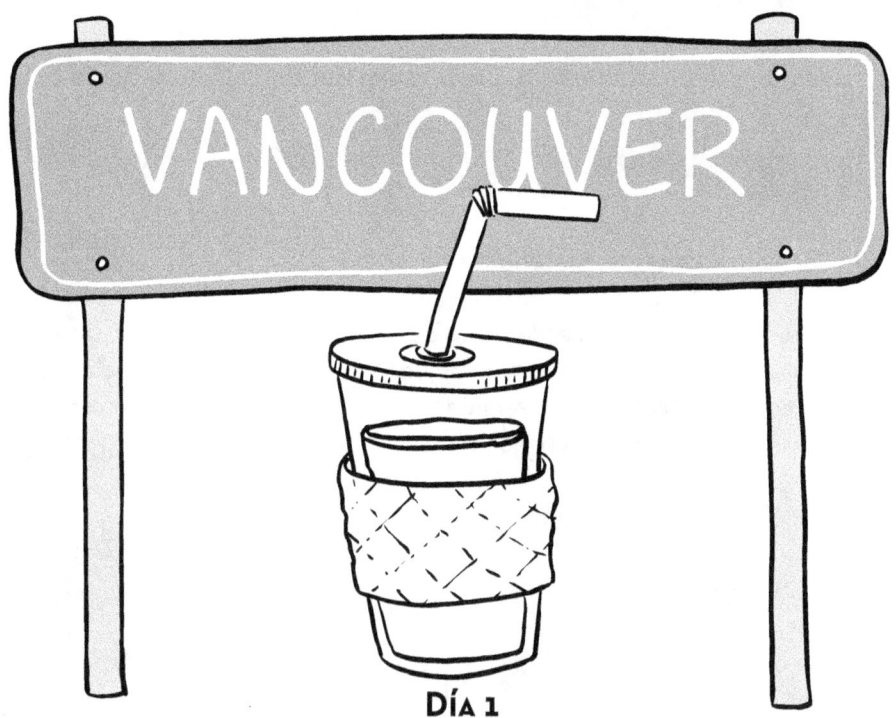

Día 1

Laura se queda viendo fijo al monitor, donde vuelo 690 desde Oakland dice "ATERRIZÓ." Toma un sorbo a su café y vigila su reloj mientras para el tiempo. Ella envidia los viajeros que van o vienen en sus aventuras, imaginando historias exóticas para cada uno de ellos. Ella toca las llaves en su bolsillo, lista para comenzar el viaje.

Jackie documentó una maleta. Esta maleta está llena de juguetes; a Jackie le encantan sus juguetes. Si a inmigración le llamara la atención su maleta, ella llegaría tarde o se enojaría mucho, probablemente ambas. Laura toma otro trago y continúa viendo la multitud. Ella voltea a ver su ropa y se acomoda la blusa. Rasca algo que parece una costra de salsa picante en la mesa. Diablos. Pero talvez está bien. Trata de mostrarse como si no estuviera nerviosa. Laura se acomoda en su asiento y toma otro trago de café.

Alguien la voltea a ver. Una mujer camina hacia la sala en tacones de 7 centímetros y un vestido morado en A que enfatiza sus caderas redondas y que hace que su escote se vea como si tuviera que registrarse como monumento nacional. Ella gira la cabeza con cada movimiento de cadera. Laura se pone las gafas de sol para ocultar su mirada y así seguir a la mujer morena curvilínea mientras camina.

La mujer voltea hacia Laura. Laura intenta voltearse. Pero en lugar de eso, se mantiene firme y deja entrever una sonrisa coqueta. Los labios rojos de la mujer se abren para mostrar una hermosa sonrisa blanca. Ella cambia su dirección ligeramente para dirigirse hacia el mostrador del café. Con una voz sensual le dice al barista que desea algo dulce. Esa es la pista de Laura. Su corazón revolotea en su pecho, pero todo es parte del juego.

Ella se acerca al mostrador al mismo tiempo que la mujer saca su billetera de su bolso de piel de serpiente.

"Yo pagaré eso," dice Laura.

"Oh, ¿lo pagas tú?" la mujer responde, en tono de reto.

¿Debe Laura retractarse? ¿Insistir? Esta es la parte del coqueteo que le choca, donde el feminismo y la caballerosidad se ven frente a frente. Pero la mujer está sonriendo y el barista esperando. Laura pone un billete de cinco en el mostrador y la mujer la deja pagar. El barista lo toma y le entrega el cambio al mismo tiempo que las dos mujeres se checan mutuamente.

"¿Te vas o vienes, guapa?" la mujer pregunta.

"Espero que ambas, y en ese orden."

La mujer se ríe y pone el popote entre sus labios para un lento y deliberado sorbo. "¿Cuánto tiempo tengo?" pregunta.

"Depende qué tan buena seas," Laura responde.

La mujer acerca su mano la cual tiene un perfecto manicure. "Mi nombre es Penélope."

"Laura."

La mujer toma una pluma de su bolsa y escribe su número en una servilleta. "Viajo a Victoria hoy en la noche. Llámame si estás en la ciudad, y te daré una propia despedida."

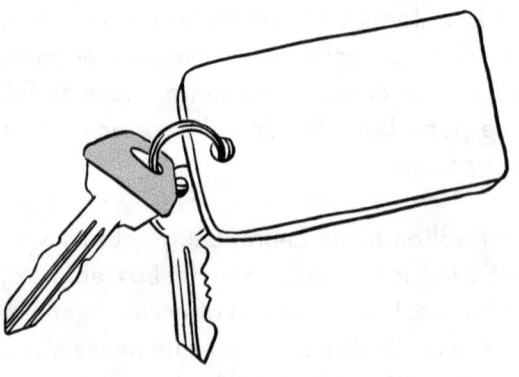

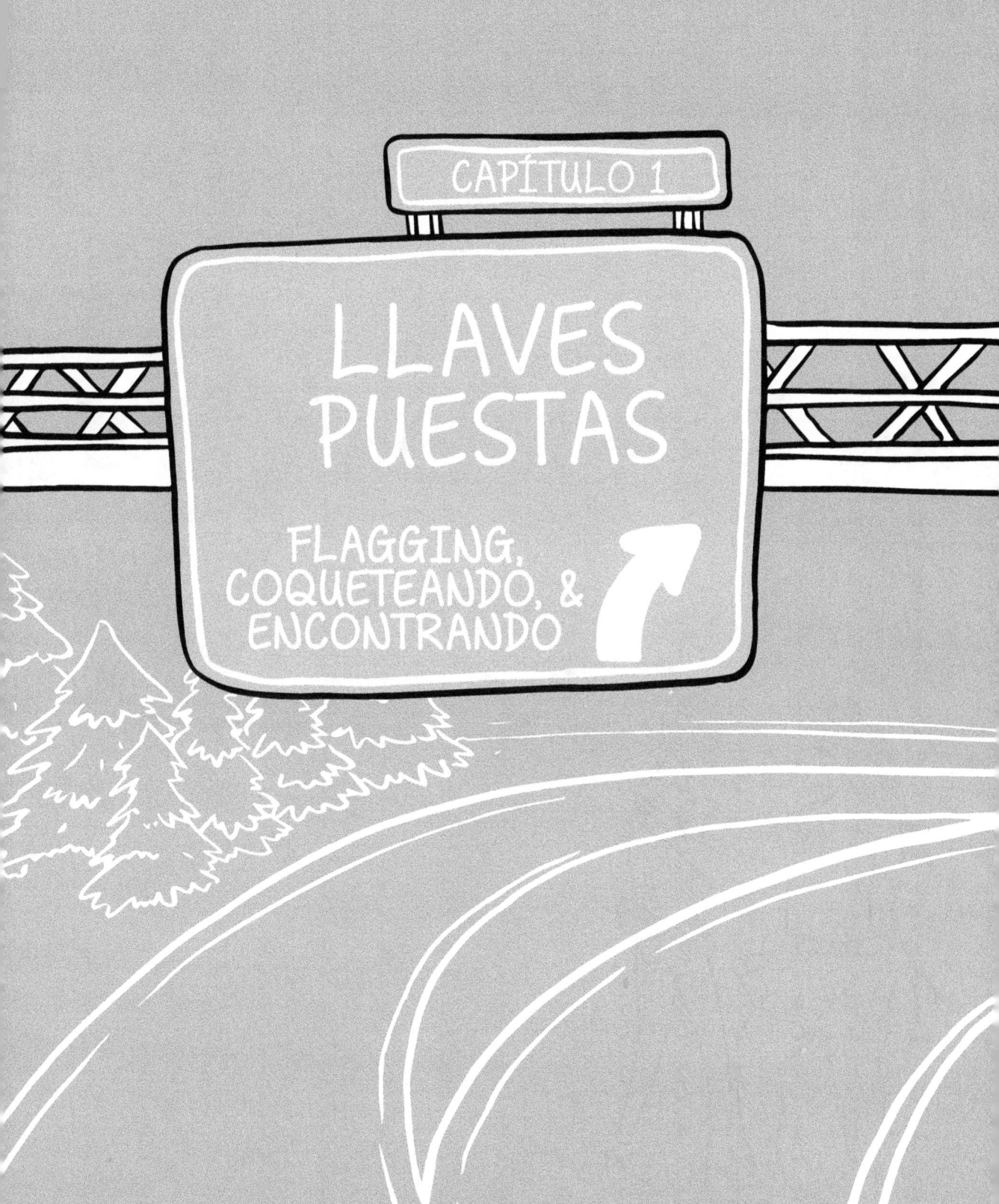

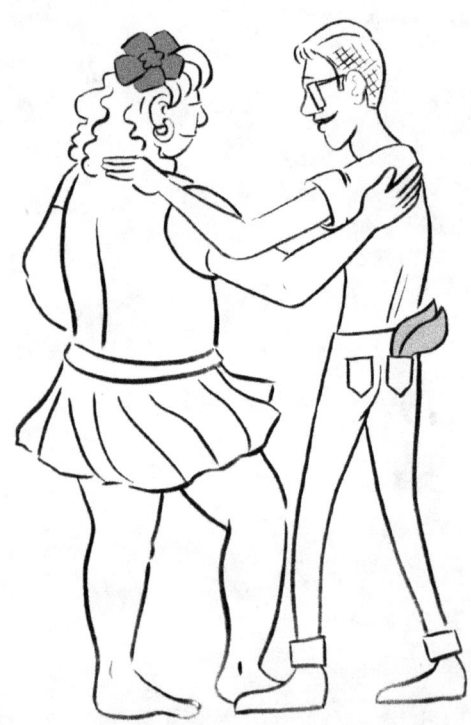

FLAGGING, COQUETEANDO, & ENCONTRANDO

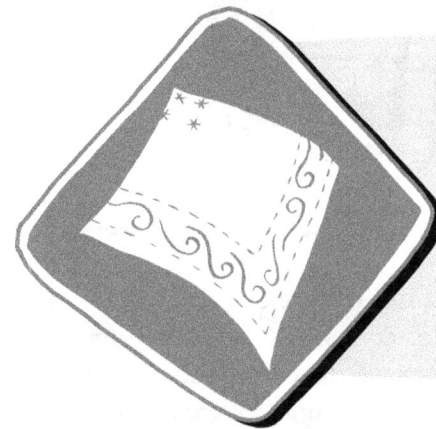

Entonces, quieres acostarte con mujeres. Bienvenida al club.

Hasta muy recientemente, mujeres que aman a mujeres tenían que depender de miradas calculadas y pistas para dejarle saber a otras que son "amigas de Safo." Afortunadamente el closet cultural se está volviendo una desagradable memoria, y ahora tenemos cosas como OkCupid y medios sociales para ayudar a encontrarnos.

Las mujeres queer se están dando cuenta que no tenemos que vernos de determinada manera para parecer lesbianas. Pero eso no significa que el flagging (código de pañuelos) se haya terminado. Por supuesto que aún existe invisibilidad queer para las lesbianas femeninas o para las personas trans masculinas quienes "pasan," pero cada vez es más aceptable para una mujer usar tacones y pintura de uñas y quererse acostar con mujeres. Y el deseo legítimo de expresarse con la apariencia y ser identificada como queer ha inspirado algunas formas elaboradas de flagging.

La técnica de flagging más popular fue demostrada por el "Código de Pañuelos." El Código de Pañuelos es un código de colores para pañuelos que algunos hombres gay ponían en sus bolsillos traseros para comunicar su interés sexual. (Ah, ¡si las mujeres lo tuviéramos tan fácil!) Los colores indicaban las actividades y el bolsillo indicaba si eran activos/pasivos.

De acuerdo al Código de Pañuelos, por ejemplo, usar un pañuelo azul en tu bolsillo izquierdo significaba que te interesaba tener sexo anal como un activo, mientras que un pañuelo celeste en tu bolsillo derecho significaba que querías hacer sexo oral.

El código se ha vuelto muy elaborado con el pasar de los años, que ahora incluye cinco tonos de azul y laminado de oro. Gente queer de todos los géneros han adoptado el código también. El único problema real es que tienes que depender en que otros conozcan el código para obtener buenos resultados. Un problema secundario es que las mujeres queer aún no tienen la cultura del ligue que los hombres tienen, por lo que hay menos posibilidades de un encuentro casual en un baño (no cero posibilidad, sólo menos).

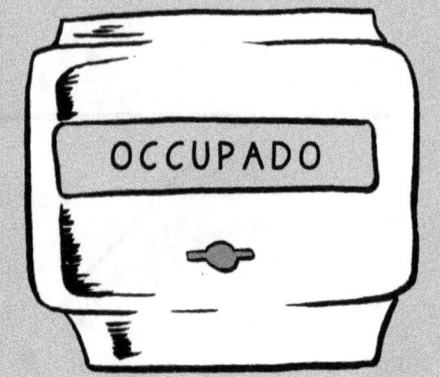

Las mujeres queer han usado en lugar de pañuelos otros significantes culturales como cortes de cabello, tatuajes y formas de vestir para anunciar su interés por los coños/conchas. (Hay una razón por la que uno de los indicadores más importantes que una mujer salió del closet es su corte de cabello corto de lesbiana.) Las pistas varían por región, etnicidad, comunidad, generación, y subcultura (ej. lesbiana trailera vs. lesbiana barbie).

¿CÓMO FLAGGEAS?

Mi expresión es muy fluida. Un día puedo ponerme un vestido y maquillaje, otro día un chaleco de piel, una playera LGBT, y unas botas de camionera.

Trato de mantener un corte de cabello queer para hacerle las cosas más fáciles a todes.:)

Como lesbiana femenina todo es más complicado. Yo quiero que otras mujeres queer sepan que ¡soy familia! Pero muchas veces no pueden saber porque paso como hetero. Eso me pone triste muchas veces, pero reconozco el privilegio que tengo en la sociedad por eso mismo.

Me frustra que la única forma de ser visible como queer como persona con cuerpo femenino es mostrarte masculina. Ojalá supiera formas para verme queer y femenina al mismo tiempo.

Uso joyería de arcoíris. Tatuajes.

Me pinto el pelo. Me visto de forma masculina. Uso vendajes para mis senos. No uso maquillaje.

Yo procuro todos los aspectos de mi presentación y apariencia para que mi exterior refleje mi interior, el cual es queer, fuerte, poderoso, y femenino. Hago esto a través de la postura, mi lenguaje, mi apariencia, y la ropa que escojo.

COQUETEO

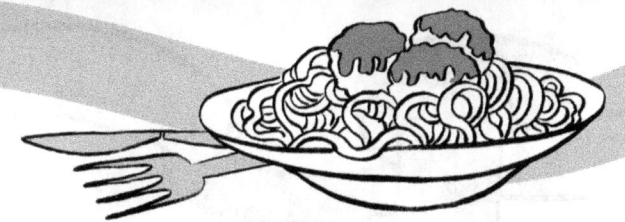

Coquetear es difícil. De hecho, creo que es la parte más difícil de salir con mujeres. Coquetear con un bombón que te gusta mucho puede hacer del cunnilingus con alguien que no te reciproca muy fácil.

Si eres penosa, créeme, te entiendo. Hay una razón por la cual escribo libros en lugar de conocer gente. Yo ligué a mi primera novia adulta a través de una amiga en común. En serio. Luego cuando me dieron su número, no tenía pluma así que lo escribí con labial en un recibo de estacionamiento.

Al siguiente día tuve que descifrar mis jeroglíficos de labial para poder verla otra vez. No me sentí nada orgullosa.

He mejorado desde entonces. Varios años de coger con mujeres me han ayudado a aumentar la confianza. Pero antes de que puedas ser la chingona que quieres ser, a veces tienes que ser un poco rara.

Si, coquetear puede dar miedo. Pero no tiene que ser así. **Coquetear es llegar a conocer a una persona, y ser juguetona al mismo tiempo.**

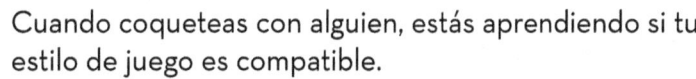

Cuando coqueteas con alguien, estás aprendiendo si tu estilo de juego es compatible.

Por ejemplo, ¿has alguna vez coqueteado con alguien y que esa persona lo haya tomado de la forma errónea? O, ¿has jugado con alguien y saliste lastimada?

Eso no pasa porque alguna de ustedes fue mala onda, pero porque tienen estilos de juego distintos. Algunas personas necesitan sentir confianza para poder juguetear con la otra persona. Otras personas no pueden confiar en nadie a menos que alguien coquetee con ellas.

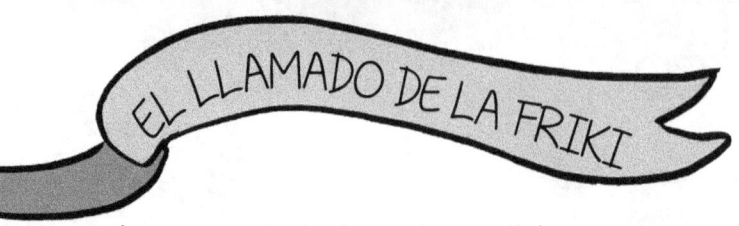

EL LLAMADO DE LA FRIKI

Yo estaba en una vinatería en Nueva York y vi a una mujer que era 100% mi tipo pero muy fuera de mi alcance. Ella vestía unas gafas de diseñador y un traje sastre caro y estaba llenando su carrito de compras con muchas botellas de un vino Bordeaux muy fino.

Yo me hubiera enojado conmigo misma de por vida si no hubiera dicho nada. Quería saber quién era, aunque fuera lo mínimo, antes de que nuestras vidas se separaran. Yo estaba, en una palabra, atraída.

Ya que me sentía juguetona le dije, "Quiero ir a donde sea que tu vayas a ir," señalando su carrito.

Ella se rio y me dijo que había organizado una fiesta en su casa. Yo le dije que ella tenía amigos suertudos. Le sonreí y me alejé. No quería parecer acosadora, sólo quería conectar con ella. Luego me encontré en la fila atrás de ella y me mostró una botella. "¿Te gusta el Bordeaux?" me preguntó.

Yo le dije que sí, y es verdad, pero francamente me sentí inferior. En lugar de preguntar más sobre el vino que escogió, le pregunté de qué era la fiesta. Ella dijo que era porque ese delicioso vino estaba de promoción y quería compartirlo.

Yo debí haber preguntado más sobre el vino. Yo pude haber preguntado por qué le gustaba tanto, o cuándo lo probó por primera vez. Claramente ella era una friki en vinos y me estaba dejando hablar con ella. Pude haber aprendido mucho más sobre ella y tal vez encontrar afinidades.

Pude, hubiera, podría.

Me fui agradecida que pude conectar con esa mujer, pero también sentí que perdí una oportunidad de conocerla (¡y de haber sido invitada a la fiesta!).

Lo que pasó en la vinatería fue lo que llamo "Llamado de la Friki." Llamados de la experta son formas de hablar con alguien sobre lo que les interesa. Y si aprendes a escucharlas, ellas pueden coquetear en un abrir y cerrar de ojos.

La palabra "friki" era usada de forma humillante, pero fue retomada para referirnos a las personas que están muy interesadas en algo. La mayoría de las personas son frikis de algo. Caminar en la montaña, acampar, cocteles, justicia social, video juegos, comics, filosofía, y más. Ser friki puede ser tu afición, o lo que haces cuando tienes tiempo libre. Es eso que googleas cuando estás aburride. O de lo que te gustaría hablar con extrañes y amiges.

Hablar de lo que te apasiona puede ayudarte a conocer personas que les interesa lo mismo (al final esta es la esencia de los perfiles de citas por internet). Y te ayudará a platicar con alguien que acabas de conocer.

1) SE UNA FRIKI. EN SERIO, NO HAY PRESIÓN, PERO...

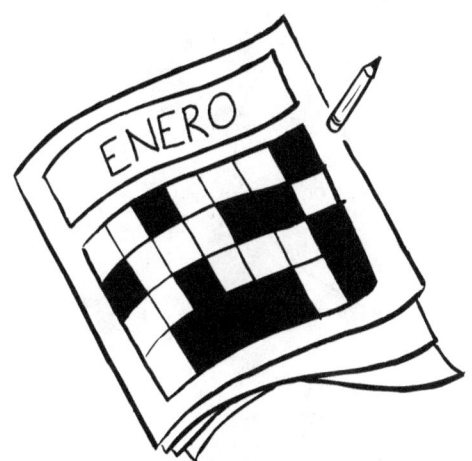

¿Conoces ese refrán, "La vida es aquello que pasa cuando no estamos ocupados haciendo planes"? **Bueno, las mujeres son algo que nos pasa cuando no estamos ocupadas haciendo cosas increíbles.**

Hacer kayaking, tocar el banjo, pasear perros, ir a festivales de música, visitar museos, hacer un posgrado, o lo que sea. A la gente le atraen las personas que son apasionadas por algo. Tú eres más atractiva cuando estás haciendo algo que te encanta. Tú puedes ponerte cualquier ropa e ir a un bar al que nunca has ido, y no saber de qué hablar. O podrías pasar tus fines de semana haciendo algo que llene tu alma de emoción. Si te gusta subir montañas, ¿dónde crees que podrás encontrar mujeres que les guste lo mismo? ¿En un bar? ¿O en un club de montaña?

Hola, soy Allison. Soy una friki talentosa. He salido con cinco cantantes de ópera, cuatro músicos, tres actrices, dos levantadoras de pesas, y dos empresarias. Podrás decir que tengo un tipo. Y ese tipo es APASIONADA. La pasión es sexy. Observar a tu amante hacer lo que le gusta es una de las cosas más sensuales que pueda imaginar. Cultiva tus propios fuegos creativos, y no te sorprendas si bombones se te aparecen queriéndote ligar.

2) SÉ TU MISMA.

Sé que este es un consejo odioso porque es un cliché. Pero tu mamá tenía razón. Sé tú misma. ¿Por qué? Porque tendrás más oportunidades de conocer personas a las que les interesa personas como tú, al ser tú misma. Si pretendes que te gusta el baile swing porque van mujeres guapas, pero tú prefieres el metal alemán, ¡deja de ir a clubs de swing y empieza a ir a clubs de metal! Seguro, tal vez te acabes sentando al lado de puros hombres. Pero es mejor que salir con una mujer con un pasatiempo que detestas.

¿CUÁL ES TU AFICIÓN?

Poesía. Música. Doctor Who, anime, transporte público, e infraestructura urbana

Tipografía
Arte
Primeros auxilios
Café
Drogas
Composición
Poliamor
Energía solar

Arquitectura
Pintura de uñas
Escribir
La edad del dragón

Herramientas organizaciones
Ingeniería del medio ambiente

Iglesia

Comics. Rugby. Películas de terror
Calabozos y dragones
Peinados elaborados

Tejer, los tatuajes, la ciencia, la medicina, y leer.

Soy una friki de la historia. Las ciencias sociales en general me interesan mucho y se entrelazan con mi feminismo y mi política racial. Soy muy friki sobre las computadoras y los sistemas de información y me considero parte de la comunidad de hackers.

¡Código!

Sitios web, motocicletas, escritura creativa.

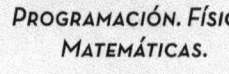

Programación. Física. Matemáticas.

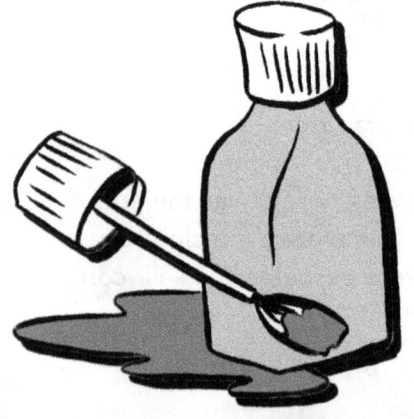

¡Ciencia! ¡Arte! ¡Teatro! ¡Viajes! ¡Ciencia ficción! Y dios mío si todo eso se combina yo soy una explosión de felicidad.

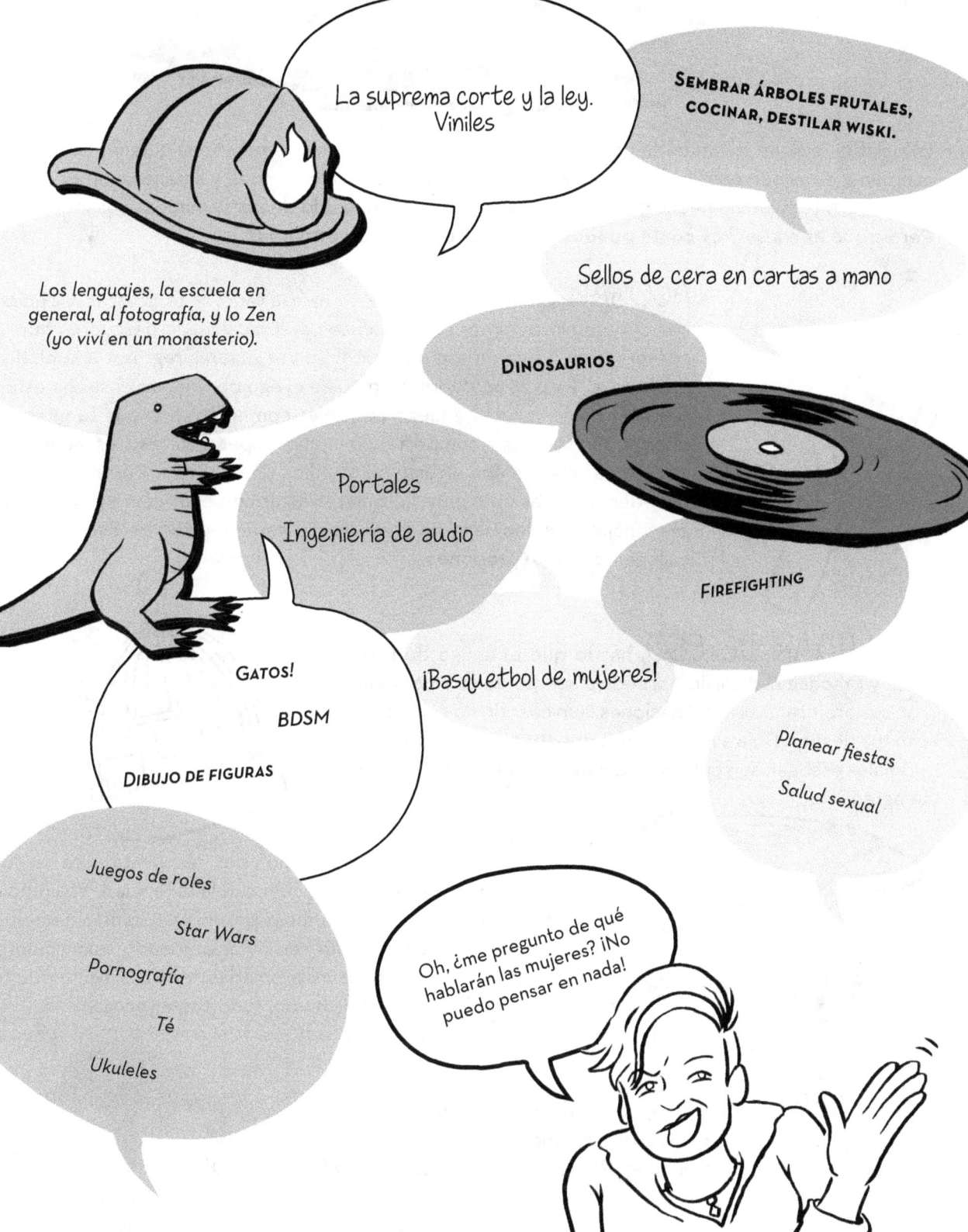

¿QUÉ ES ACOSAR?

La palabra "acosar" es utilizada para describir personas (comúnmente hombres) quienes se acercan a otras personas (comúnmente mujeres) de una manera incómoda y amenazante. El estigma del término ha hecho que muchas personas sientan miedo de ser llamados acosadores. Pero, ¿qué es acosar? **¿y cómo puedes evitar ser ese tipo de persona?**

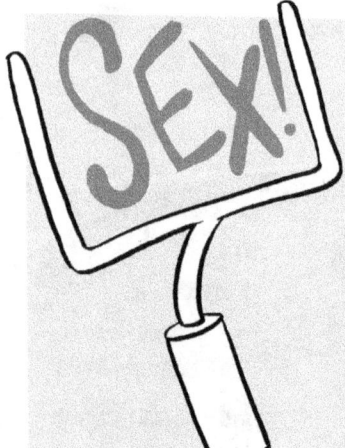

ACOSAR significa estar atade a un resultado. Si te acercas a alguien con el objetivo de tener sexo con esa persona, y luego descubres que la conversación no va en esa dirección, tal vez quieras regresar a la plática sobre sexo. Esto es acosador. Si te duele el ego por que las cosas no están saliendo como quieres y luego te enojas con la persona que te interesa porque no se están comportando como esperabas, eso es acosador. Tener una relación con alguien no significa que tienes el control sobre la experiencia de esa persona. Tú quieres jugar con ellos como si fueran un personaje de videojuego en lugar de darles la libertad de escoger o no escoger lo que tú propones.

EN LUGAR DE ESO, has lo que tu amigo Budista hace y practica el dejar-ir. Aprende a aceptar la otra persona con sus preferencias e inclinaciones, aun cuando no coinciden con tus deseos. Deja a las personas que tengan su autonomía y dejales escoger, aun cuando eso que escojan no es algo que te agrade.

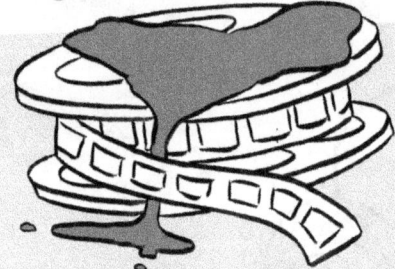

ACOSAR ies no aceptar un "no" por respuesta. Acá en los Estados Unidos, tenemos una fijación con la tenacidad. Yo culpo a Hollywood. Las comedias románticas promueven constantemente comportamientos de acoso. Ya sea estar acosando sexualmente, hacer declaraciones de amor inapropiadas, o insistir hasta que te digan "si" cuando ya te han dicho no, todo eso es acosar.

EN LUGAR DE ESO, deja que un no signifique no. Si eres cortés, generose, y buene cuando escuches un no, algunas veces las personas cambiarán de opinión. Pero solo si has escuchado y has respetado.

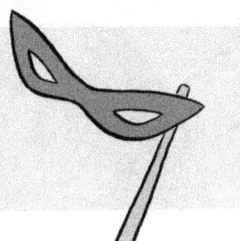ACOSAR ises ocultar tus intenciones. "Necesitas un aventón?" Quieres venir a tomar unas chelas?" Si tu intención es tener sexo, usar un subterfugio es acosar.

EN LUGAR DE ESO, háblalo. Si sospechas que la persona que te gusta es tierne contigo, pídeles una cita, o diles que te encantaría besarles. Si no sabes si están atraídes a ti, primero investígalo. Di algo como, "Creo que eres muy guape. ¿Te gustaría salir conmigo un día de estos? Si no hay reciprocidad, entonces aléjate. No trates de engañarles o de obligarles a que se bajen los chones por ti.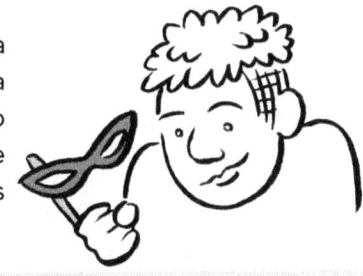

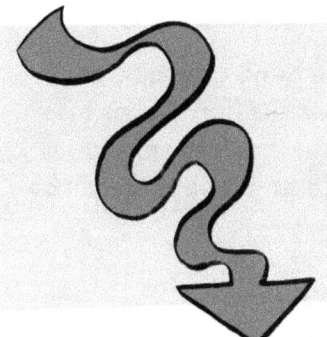ACOSAR es necesitar bajarle la autoestima a alguien para hacerte sentir bien. "Andar rogando" no es sexy ni coqueto; es aprovecharte de las inseguridades de la otra persona para obligarlos a ganarse tu aprobación. Hace que todos se sientan una mierda. Yo no conozco muchas personas que encuentren esa dinámica atractiva, sino provocadora y mala onda.

SÉ BUENA ONDA. Esto no significa que debes de adular de forma barata. Solo sé sincere y trata a las personas con respeto. Atrapas más moscas con miel. Y más mieles con miel.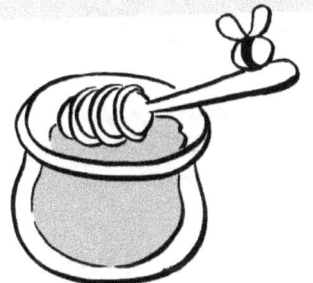

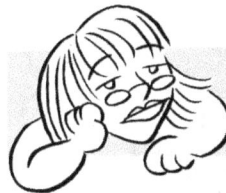ACOSAR es creer que como eres más atractive puedes hacer lo que se te venga en gana.

TALVEEZ. Pero puedes verte como Jeniffer Lopez y seguir siendo acosadore. Y usar tu apariencia para acosar es mala onda.

Date cuenta que hasta la más hermosa entre nosotras tiene sus cruces que cargar. Y siendo una persona encantadora y amable te harán llegar mucho más lejos con otras mujeres de lo que piensas. Como queers tendemos a tener una idea amplia de qué es ser atractiva con una mayor apertura a expresiones de género y formas en que una persona puede ser sexy. Desde luego, podemos ser tan superficiales como cualquiera, pero tenemos más a nuestro favor si somos queer y no nivel de guapura de Eva Mendes.

QUÍMICA Y ATRACCIÓN

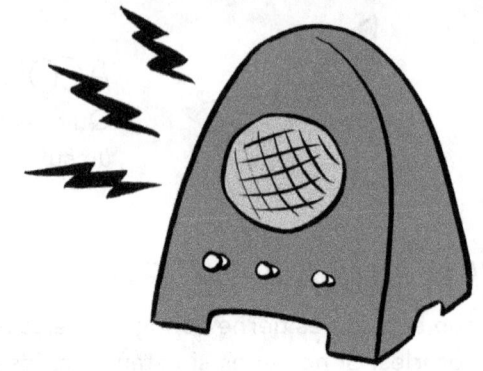

Nos gusta alguien y no podemos saber si nosotres también le gustamos. Queremos acercarnos, pero nos ponemos nervioses. Preparamos que decir para que a la mera hora se nos olvide todo. No sabemos cómo darnos cuenta si le importamos.

Antes que nos confundamos más con la pasión, tomemos un momento para examinar qué está pasando. Se llama **Atracción**. Thumper la llama "maripositas." Probablemente sabes cómo se siente. Sientes calor, energía, nerviosismo adentro. Quieres tocarla, ole su pelo, y aprender todo sobre ella.

La atracción puede ser puramente física (algo sobre las feromonas que te tiene tode alterade.) O puede ser físico con un toque de emoción intelectual (feromonas más "¿Cuál es tu color favorito?"). O puede ser muy fuerte en lo emocional e intelectual con un poco de atracción física. Esto es lo que le llamamos "estar clavada."

YO NO SOY UNA CONQUISTADORA, SOLO ME CLAVO MUCHO.

Estar clavade es increíble. Te energetiza. Te emociona. Te pone colorada.

Carol Queen dice que estar clavade es al amor como la masturbación es al sexo: te va a poner en el juego, va a hacer que tu corazón se agite, que aprendas más de ti misme, que sepas que te gusta durante la etapa de sequía.

Estar clavade es saludable. Puedes estar clavade estando soltere, en una relación monógama, o saliendo a muchas citas. Estar clavade no lastima a nadie y nadie pone el cuerno a nadie.

Un aspecto definitivo de estar clavade es que es una avenida de un sentido. Es algo que sientes por otra persona sea que te corresponda o no. Muy seguido el objeto de tu afecto no te corresponde. Estar clavade sin estar correspondido puede ser deliciosamente doloroso o solo doloroso, pero te hará ejercitar tus músculos del deseo. Cuando una persona corresponde tu clavadez (suertude), entramos al mundo de la química.

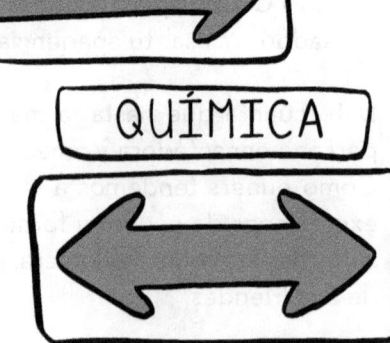

Sexo Entre Mujeres . 28

QUÍMICA

La química ocurre cuando dos personas sienten atracción mutua. Es una conversación, un baile, una energía compartida. Yo lo veo como una señal de sonar. Tú mandas una señal, y esperas a que la señal re regrese. La química pasa cuando todo se pone muy interesante. Si estar clavado es la masturbación del amor, la química es el sexo. Es cuando no solo te hacen sonrojar sino que tú también les haces sonrojar. O reír, o coquetear, o acercarse. Que haya química no tiene que significar algo específicamente. Tú puedes tener química increíble con gente con quien nunca planeaste salir o acostarte. Puedes tener química increíble con gente que acaba siendo tu mejor amige, tus cuates, tu banda, o pareja de tu amige. O puedes explorar salir juntes, amigos con beneficios, o romance. Es delicioso si todes están en la misma página.

Si tienes miedo de ser rechazade, un buen paso es dejar de esperar atracción y buscar en su lugar química. Si te clavas mucho y le tiras la onda a todes con les que te clavas, probablemente te rechacen mucho. No hay nada de malo con ser rechazade, pero si quieres mejorar tus posibilidades, busca química.

Si quieres esperar a ver si tienes química con alguien que te atrae, cuando des un paso, encontrarás que tus probabilidades de tener éxito mejorarán.

¿Cómo se ve esto en la práctica?

La química parece:
Coqueteo recíproco
Tocar casualmente
Mantener contacto visual
Crear excusas para estar juntes
Intercambio de información emocionade
Preguntar sobre cada une
¿Y qué andas haciendo? ¿Quieres hacer algo?

En corto, la química es una avenida de doble sentido

 **CONSEJO EXTRA:** La química NO niega el consentimiento verbal. Tú debes preguntar y obtener de la otra persona antes de tocarles o escalar algo químico a algo sensual o sexual. La química es simplemente un indicador de luz—una válvula de temperatura, si lo quieres ver así—de si puedes poner el carro a andar.

¿CÓMO COQUETEAS?

Yo soy bromista por lo que actúo tontamente o trato de que se rían.

Contacto visual, pequeñas acciones, reír, iniciar la plática.

Yo soy malísima. Me tienen que dar con una 2X4 para que me dé cuenta que están coqueteando conmigo.

Humor, algo sugestivo, rarezas geeky. La frase que más uso es de la Guerra de las Galaxias: "Yo seré de Alderaan, porque haces mi mundo explotar."

Trato de ser cálida y abierta con las personas.

Plática coqueta. Tocar disimuladamente (con mucha atención a si le gusta o no).

Decir mis intenciones sin pena y esperar que se sonroje.

Soy autista y no soy buena interprete, así que mi forma favorita de coquetear es ser directa y al grano.

Hablar estilo nerd (¡el lenguaje más sexy del mundo!)

Yo empiezo la plática y espero que me vaya bien.

Soy fan de mostrar que soy buena para escuchar. A la gente le encanta hablar de sí mismos lo que es fantástico porque todes tienen una historia que contar. Mis mejores frases son las que incluyo un dato sobre elles que memorizo. Siempre funciona.

Normalmente empiezo conociendo a las personas como amigos y luego empiezo relaciones románticas con elles.

Yo soy pequeña, muy femenina, y me veo vainilla. La gente se sorprende de mi confianza sexual, mi experiencia, y mi asertividad. Me encanta jugar con expectativas de género y sorprender a la gente.

Siendo curiosa y haciendo cumplidos. Hacer preguntas y escuchar con atención. Estar abierta. Encontrar el momento para conectar y empezar la plática. Ser directa pero no molestosa

ENCONTRAR

La acción de buscar amor y la idea de construir una comunidad pueden ser muy parecidas. Tu trabajo para lograr ambas consiste en ser tu misme y buscar personas a quienes les guste cómo eres.

Algunas veces esto significa ir a grupos de reunión o fiestas de traje (donde cada quien trae comida) o unirte a un equipo de deportes o dar un taller u organizar una reunión para jugar World of Warcraft con otras mujeres,

Lugares como bares también funcionan, pero no siempre logran que conectes con una persona de manera profunda sino más informal. Los resultados pueden variar.

Si buscas la atención de las mujeres, te doy dos consejos para empezar:

Yo les llamo Método **Cazadora** y Método **Emisora**.

La Cazadora es lo que imaginamos cuando pensamos en la clásica idea de pretendiente/seductore. Ella es la persona que escanea todo el bar hasta que se encuentra con la mirada de alguien. Ella se aproxima con una frase, y trata de obtener un teléfono o una cita. Hay muchas maneras para cazar que no son como este chiclé, pero te estás dando una idea. Las cazadoras muchas veces "coleccionan" personas, ya sea para romance, sexo, o amistad. Pueden ser altamente selectivas o generalmente amables. Son usualmente extrovertides y les gusta tener un grupo de amigues (tribu). Muy seguido tienen una relación y son relaciones que no hubieran ocurrido sin que elles se hubieran acercado a su pareja. Las cazadoras tienen mejor suerte cuando hay mucha gente que conocer y con quien platicar. No importa si terminan platicando con alguien con quien no se sienten interesades sexualmente, si tan solo logran hacer una buena conexión con la nueva persona. Las cazadoras pueden ser muy mujeriegas o muy selectivas. Les encanta organizar fiestas o eventos, y siempre quieren saber quién es cada quien.

La Emisora es usualmente introvertida. Prefieren irse a casa soles que pasar tiempo con una persona falsa. Tienen un gran entendimiento de sí mismas y se sienten bien de ser las únicas en el bar leyendo un libro en lugar de analizando la escena. Su alto sentido de emisoras se puede identificar tan solo de verlas—la forma en que se visten, cómo se comportan, y cómo hablan son indicativos de quien son. No es necesariamente un artificio, pero un cuidadoso entendimiento de cómo las personas las leen. Las emisoras se "muestran" de forma clara y atraen a personas en el proceso. Algunas emisoras son la alma de la fiesta, y otras dejan que la fiesta ocurra a su alrededor. La clave es que proyecten una señal. Como un juego de batalla naval, las emisoras son elles mismes en un espacio y dejan que las cazadoras las encuentren.

Mi pareja es una Cazadora. Yo soy una Emisora. Cuando la gente me pregunta cómo conocí a mi pareja, yo usualmente digo que ocurrió porque no estaba buscando a nadie. Yo estaba viviendo felizmente mi vida, haciendo cosas que me llenaban de felicidad, y acabé atrayendo a una persona que me ama por esas cosas. A mi pareja le encanta coleccionar personas, y es uno de elles.

La mayoría de las personas son una mezcla de ambas cualidades, dependiendo de qué tan penoses son, si están rodeados de amiges, si ya tienen pareja y solo buscan amiges, y más.

CULTIVANDO TU CAZADORA

Aprende a acercarte a personas (Ve Las mujeres & el Miedo).

Cultiva tu curiosidad sobre las personas.

Sal al mundo. Es fácil conocer personas virtualmente, pero solo las conoces de esa forma—virtualmente. Desconéctate de vez en cuando y sal.

Has cosas. Mi vida sentimental era más activa cuando escribía críticas de teatro en Los Ángeles. Recibía boletos para casi todos los shows en la ciudad, por lo que era fácil invitar a mis citas una noche al teatro. Clases de baile gratis, yoga por donación, eventos de bicis, o lo que sea. Sal y encuentra lo que te apasiona.

CULTIVANDO TU EMISORA

Descubre tu estilo personal: busca peinados y modas que te hagan sentir bien, que te hagan sentir TÚ. Trata de que te veas como la persona que quieres mostrar al mundo. Esto va a tener un impacto en tu nombre y tus pronombres. Ser una Emisora significa que estás siendo TÚ clara y firmemente.

Encuentra amiges que compartan tus intereses. Buenes amiges son les mejores compañeres de ligue que puedes tener. Tienen el coraje y no tienen miedo de compartir sus opiniones, y te ayudarán a identificar si un ligue es adecuado cuando estás borracha. Sé paciente. El problema con las Emisoras es que las mujeres no son educadas para ser agresivas. Existen muchos mensajes negativos que le dicen a las mujeres a ser pasivas, educadas en lugar de activas e interesadas. Por lo que como emisoras tendrás que lidiar con mujeres guapas pero reservadas.

LAS MUJERES & EL MIEDO

"No le tendré miedo a las mujeres..."
- Dar Williams

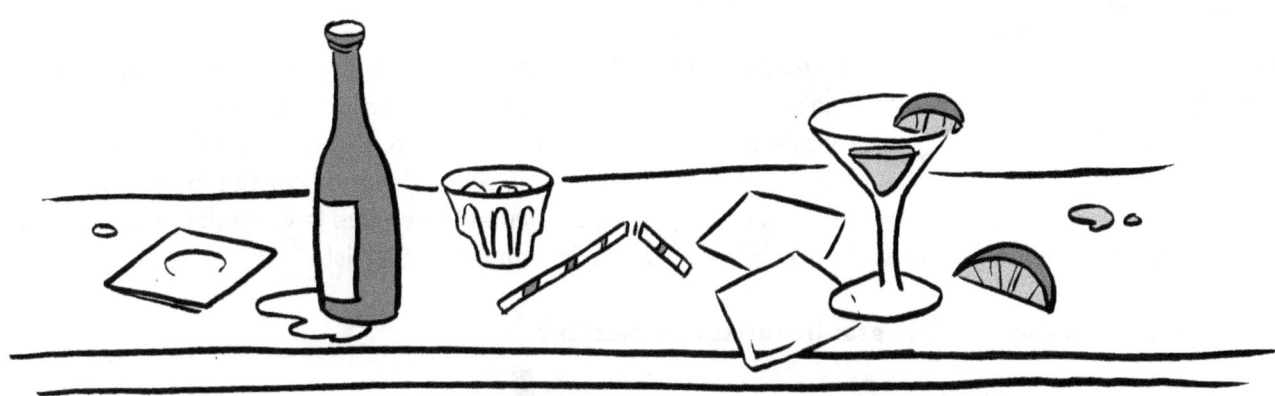

Una vez estuve clavada con una mujer que veía en un bar cada mes. Ella era alta, hermosa, y siempre sonreía cuando bailaba—una cualidad poco común entre mujeres lesbianas en Los Ángeles. Ella iluminaba el lugar. Sus ojos tenían luz, ella tenía su pelo negro corto y un estilo simple pero clásico.

Y es todo lo que sé de ella. Porque nunca le hablé, nunca le pregunté su nombre, nunca le dije hola. Un día, después de seis meses de no verla, ella apareció, y dejé a un lado los miedo y me le acerqué en el bar. Pero dudé un momento, y en ese momento de duda, su amiga se apareció entre nosotras sin notarme y sin notar mi intento de conocerla.

Vi una vez más a esta mujer. Yo estaba en Dinah Shore, un antro lésbico en Palm Spring. Estábamos en un pasillo lleno de gente y la espié. Ella, también estaba atrapada en medio de la muchedumbre pero en dirección opuesta. Cuando la vi, mi corazón palpitó. Intenté acercarme a ella, luchando contra mi temor al mismo tiempo que atravesada la multitud de cuerpos.
Tú pensarás que aprendí mi lección. Pero te equivocas.

Más o menos al mismo tiempo, estaba clavadísima con una mujer un poco famosa que estaba en la mesa de directores de la firma donde trabajaba. Cada vez que venía a mi trabajo, mi pulso aumentaba y balbuceaba o huía.

Mi jefe sabía que me gustaba y me molestaba dándome tareas que tuviera que estar cerca de ella.

A pesar de que era simpática, soltera, y súper lesbiana, nunca pude invitarla a tomar un café. ¡Oh! Y ¿mencioné que vivíamos en la misma colonia? Yo la veía en cafeterías, el supermercado, y en tiendas de yogurt (esas tiendas eran un éxito en Los Ángeles en ese tiempo), pero a pesar de tener muchas cosas de las que hablar, nunca pude decir nada.

Finalmente, después de años de no hacer nada, me decidí a invitarla a salir a tomar un café. Amor sin corresponder es para perdedores, es lo que me dije a mi misma. ¿Puedes imaginar qué pasó después?

La noche antes del evento en el que la iba invitar a salir a tomar un café, me enteré que se presentaba en una obra en Nueva York y que por tanto no iba a ir al evento. El mes siguiente me enteré que estaba comprometida. Poco después consiguió un gran papel y su rol de estrella subió hasta la estratósfera. La siguiente vez que la vi estaba casada y era famosa. Oportunidad perdida. Puerta cerrada. Melodía con trombón triste.

Entonces, ¿qué aprendí de esas historias de aflicción?

Con respecto a tirarles la onda a mujeres, una noche de conversación incómoda no es tan malo como años de arrepentimiento. Estos dos incidentes sucedieron 10 años atrás, y aún me enoja mi ineptitud.

¿Qué hubiera pasado si yo hubiera dado un cumplido respecto de su forma de bailar, de su pelo, o hubiera invitado a tomar un café a la chica famosa? Uf, yo me imagino. Lo peor que pudo haber pasado es que me hubieran visto con cara rara y me hubieran evitado. Lo mejor que pudo haber pasado es que hubiera terminado bailando con la mujer de mis sueños.

Yo sé que consejos como estos se ven buenos y fáciles cuando vienen en un libro, pero cuando ves a una hermosa mujer desconocida acompañada de sus amigues es muy difícil superar la cara de agonía y el miedo.

HE AQUÍ COMO ENFRENTARLO:

1) SÉ SINCERA. Da un cumplido sobre algo que genuinamente aprecias. ¿Cómo su estilo? ¿Su mirada? ¿Su gusto por bebidas con café? Por un decir. Lo importante es romper el hielo y no tiene que parecer una frase aprendida clásica. Las mujeres tienden a construir paredes alrededor de los hombres, por razones obvias. Pero raramente las mujeres se comportan de la misma forma con otras mujeres. Si eres sincera y no solo estas imitando las clásicas frases de ligue, las probabilidades son que ella te responderá de manera amable, especialmente si estás dando un cumplido sincero. Si son mala onda, te van a curar de tu clavadez probablemente. Sé buena persona, sé sincere, sé amable. Las mujeres necesitamos gente amable quienes preguntan sin esperar nada a cambio.

2) SÉ AMABLE. Si el objeto de tu afecto está con amiges, sé amable con todes. Acercarte como un león y atacar a los miembros débiles de la manada es una táctica horrible. La mayoría de las mujeres se darán cuenta rápido. Acércate con la posibilidad de coneeión, no sólo la posibilidad de sexo.

3) NO TE CLAVES CON LOS RESULTADOS. Conocí grandes amiges en clubes y bares. Algunes de elles yo me acerqué pensando en sexo pero no pasó. Con algunes de elles pensaba tener sexo y lo hicimos. La razón por lo que esto funciona es que el sexo no es el punto. Puede ser una gran cereza en el pastel, pero si te acercas a una mujer con la idea de meterte en sus calzones eres une cabrone. Estar clavada con los resultados es lo que hace  que la vibra acosadora ocurra. Tienes el derecho de coquetear, insinuar, y dejarle saber que te gustaría invitarle a tu casa. Pero si dice no, tienes que aceptarlo y dejarla en paz. Eso es lo que separa les acosadores de les chices cool. ¿Has visto alguna vez un hombre acosador en un bar que le tira la onda a cualquier persona con tetas? Cuando no le hacen caso, se enoja, la culpa y la trata mal, y de ahí se va con otra mujer con la que repite los mismos pasos. Esta es una reacción cuando estamos clavades con el resultado. Hace que una persona piense que tener sexo esa noche es lo que define el éxito o el fracaso. Si no estás atade al resultado, el éxito puede ser una cantidad de cosas desde tener una buena conversación, hacer nuevos amiges, o solo superar tu ansiedad al invitar a una mujer a bailar.

Las comunidades lésbicas tienden a ser más intricadas e íntimas que otras comunidades por esta falta de apego a los resultados. Tú puedes ligar a una mujer y enterarte que está en una relación monógama, pero puedes terminar enamorándote de su ex, quien es la nana de sus hijos. Esta clase de historia es común en todo tipo de comunidades queer. Por lo tanto, acepta la posibilidad de matices en las relaciones. Coquetea y juega con la intención de conectar de formas distintas, y seguramente tendrás la oportunidad de encontrar algo que funcione para todes.

4) SOLO DI ALGO. No tiene que ser inteligente, brillante, ni siquiera convincente. Tú solo tienes que romper el hielo. El rechazo es una oportunidad de cierre. En lugar de ponerte triste sobre "¿Qué pudo haber pasado?" Tienes que pensar "Eh, no pasa nada. Bueno, a seguirle..."

Coquetear no será revolucionario, pero la forma en que lo haces puede ser. La cultura popular nos enseña a las mujeres a envidiar y desconfiar de las otras mujeres. Como mujer que ama otras mujeres, tienes la oportunidad de romper con eso que tenemos que lidiar todas las mujeres en este mundo. Puedes sentirte atraída hacia una mujer sin pensar solamente en lo que ella puede hacer para ti. Usa el coqueteo como una oportunidad para practicar el escuchar, conectar, respetar, y ser compasive. ¡Podrías terminar con nueves amiges!

LA TRANS-MISIÓN DE TOBI

Elles Vinieron Desde Adentro:
Transfobia en Nuestras Comunidades

Puede ser difícil para las mujeres trans y sus parejas navegar las dinámicas sociales en los espacios de la comunidad queer. Muchas mujeres cis con las que he salido han sido acusadas de no ser lesbianas "reales" por sus amigas. Las mujeres cis pueden ser alentadas a ocultar o rechazar atracciones hacia mujeres trans por miedo a como otras puedan responder si deciden salir con una mujer trans. Al mismo tiempo, muchas mujeres trans reciben el mensaje que nadie quiere salir con ellas. He perdido la cuenta de las numerosas veces que he escuchado a una mujer trans lamentarse que nunca va a encontrar una pareja porque ninguna persona que se sienta atraída hacia los hombres estaría atraíde hacia ella y ninguna persona que se sienta atraída hacia las mujeres la vería suficientemente como una mujer.

Es tentador caer en esta línea de pensamiento y muchas personas trans lo saben. Pero no es cierto. Primero, ¿notaste que esta línea de pensamiento ignora la existencia de personas bisexuales y pansexuales? Eso te dice algo sobre este argumento. Es cierto que las cosas pueden ser difíciles, pero siempre hay posibilidades. Las mujeres trans son mujeres, por lo que no nos debería sorprender que personas que se sienten atraídas hacia mujeres en general se sientan atraídes hacia una mujer trans de vez en cuando. El problema no es la falta de atracción, sino los mensajes que recibimos de otros que debemos reprimirlo, rechazarlo, o que debemos sentirnos avergonzados. Por suerte, hay muchas personas que están dispuestas a rechazar los mensajes de la sociedad que tienen que ver con el corazón. Es algo que les queer son buenos haciendo.

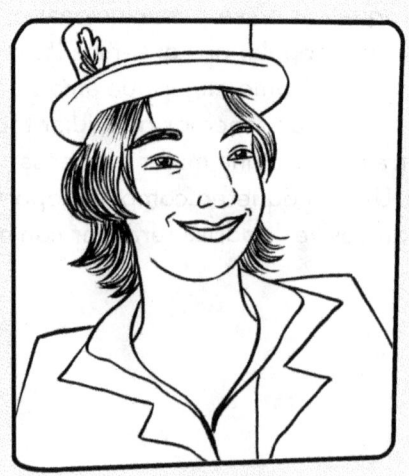

Tobi-Hill-Miller es una mujer trans multi-racial con más de una década de experiencia trabajando con feministas y con organizaciones LGBTQ a nivel local, estatal, y federal habiendo participado en muchas juntas directivas y habiendo ofrecido apoyo como consultante estratégicx.

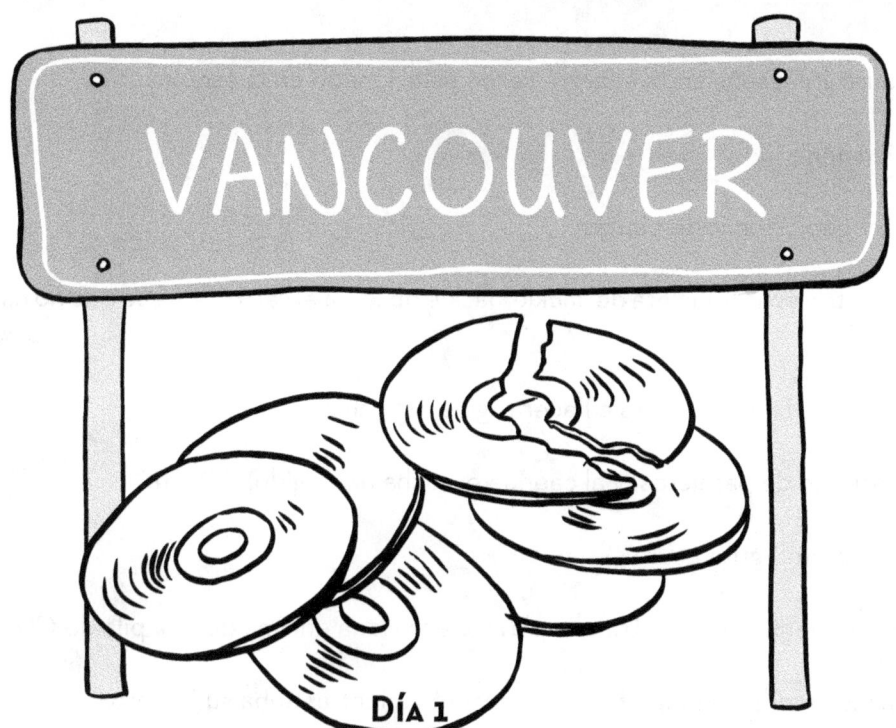

Día 1

"Malditas aduanas," Jackie dice. Estas fueron sus primeras palabras desde que se vieron. Ella pone su maleta en el suelo y camina en dirección a Laura con los brazos abiertos. Al sentir con sus dedos las costillas de Laura a través de su playera, Jackie piensa que Laura está más delgada.

"¿Te hicieron pasar un mal rato?" Laura pregunta.

"Ellos pensaron que traía dinamita. Yo les dije que las únicas cosas que estoy planeando hacer explotar con estos," ella sacude su maleta, "son clítoris."

Laura se ríe. "Y tal vez las mentes de algunos de los agentes."

Laura toma la maleta de Jackie y ellas caminan hacia el estacionamiento. "Te ves bien," Laura dice.

Jackie recorre su pelo con sus dedos. "¿En serio? Me siento...desgreñada."

"Si, pero sexy desgreñada. Tus jeans rotos y tu pelo sexy. Te ves como roquera incógnita."

Jackie hace el símbolo de rock con sus manos. "A la fiesta, Jackie."

"A la fiesta."

Laura pone su brazo alrededor de Jackie y la dirige hacia el estacionamiento.

"¡Ya la veo!" Laura grita, señalando el carro verde estacionado en la esquina.

"¡Olivia!" Jackie sonríe.

"El vocho del chocho," responde Laura.

Laura abre la puerta y echa la maleta de Jackie. Jackie observa el carro. "Parece que no ha envejecido un kilómetro."

"Va a envejecer," dice Laura. "Vamos a hacer rugir a esta chica."

Jackie salta al asiento de pasajeros, y al caer se escucha un crujido. "¡Ouch!"

"¡Párate, párate, párate!" grita Laura.

Jackie se alza del asiento y encuentra una playera enrollada encima de una pila de CDs.

"¿Los Mp3 son muy modernos para ti?" Ella pregunta mientras soba su trasero.

Laura toma la pila de CDs y un disco roto al suelo del carro. "Diablos, me gustaba mucho ese disco."

Jackie examina el disco roto y se sienta. "Oh, es recordar los tiempos de la universidad."

"Ando nostálgica." Laura enciende el carro y avanza hacia el camino. "¿Cuándo necesitas estar de regreso en la bahía?"

Jackie se encoge de hombros. "Cualquier día antes del 13. Tengo una entrevista de trabajo ese día."

"¿Qué tipo de trabajo?"

Jackie se muerde los labios. "Recepcionista de una organización sin fines de lucro."

"¡Suena maravilloso!" Laura dice sarcásticamente.

"Más como una pesadilla. Pero al menos el salario me ayudará a dormir por las noches."

"Bueno, tenemos doce días donde no tienes que pensar en ello."

"Sip," responde Jackie. Ella se voltea hacia su mochila y saca su iPod y unas bocinas portátiles.

Ella conecta el iPod. Su click subraya la voz de Laura.

"Podemos hacer eso," dice Laura. "Nuestra primera parada, Victoria."

"¿La isla?"

"No solo una isla. ¡La capital de British Columbia!"

"¿Y Olivia?"

"La subiremos al ferry."

"Eso no tiene sentido," dice Jackie.

"Sería más fácil llevarla a los Estados Unidos."

"Yo le prometí a Bárbara y su esposa que las veríamos mañana en Seattle para cenar."

"No hay problema. Nos quedaremos un día en Victoria y luego tomaremos el ferry a Seattle y pasaremos aduana ahí."

"En lugar de manejar directo."

Laura se mete a la autopista. El color verde y plateado de la ciudad toma forma. Unas nubes grises se acomodan en las montañas del norte. "Será divertido."

Jackie entrecierra sus ojos, el catálogo de las pasadas evasivas de Laura pasan por su cabeza. "¿Por qué?"

"¿Por qué, qué? Ya te dije."

"En serio, ¿por qué?" Jackie pregunta.

"Dios, ¿por qué tienes que ser una aguafiestas?"

"Sabía que cambiarías los planes antes de que siquiera empezáramos," dice Jackie.

"Este es un viaje de carretera; no se supone que tengamos planes."

"Tu dijiste que querías tu carro en San Diego en diez días. ¿Cómo es que no tenemos un plan?"

"Hay margen para otras cosas."

Jackie parpadea al mismo tiempo que se da cuenta de algo. "Oh."

"¿Qué?"

"Te vas a acostar con alguien." Ella voltea a ver a su iPod.

"No," dice Laura. "¿Qué? ¿Cómo?"

Jackie tartamudea, "Por Dios."

"¿Qué te importa? Va a ser un viaje en ferry padre. Podrás conocer la capital de la provincia. Te compraré poutine. Será divertido."

Jackie se queja. "Oh vamos."

Laura se ríe. "Ella es una fiera, Jackie," ella dice. "Curvea de maravilla. Si la vieras te gustaría."

"No puedo creer que voy a gastar mis pocos ahorros en esto."

"Ey." Laura toma la mano de Jackie. "Estamos en una aventura, escapando de nuestras vidas por un rato. Tener sexo en Victoria—o donde sea—es el punto. Si tienes suerte, tal vez te de una segunda oportunidad con este cuerpazo." Ella señala su cuerpo como si fuera su portavoz.

"Porque nos fue tan bien cuando andábamos."

"Fue una de las cosas que nos salían bien."

"Una de las pocas cosas," dice Jackie. Ella aprieta la mano de Laura y le da play al iPod. Una guitarra acompaña las voces. Hay una guerra en mí...

Laura se ríe conforme la canción sigue. "¿Es este mi CD malo?"

"Yo tengo la misma música." Jackie sujeta el iPod. "Acabo de hacer tu playlist."

Laura sonríe y Jackie le corresponde.

"Victoria, entonces, ¿eh?" dice Jackie.

Laura asiente. "Este será un muy buen viaje."

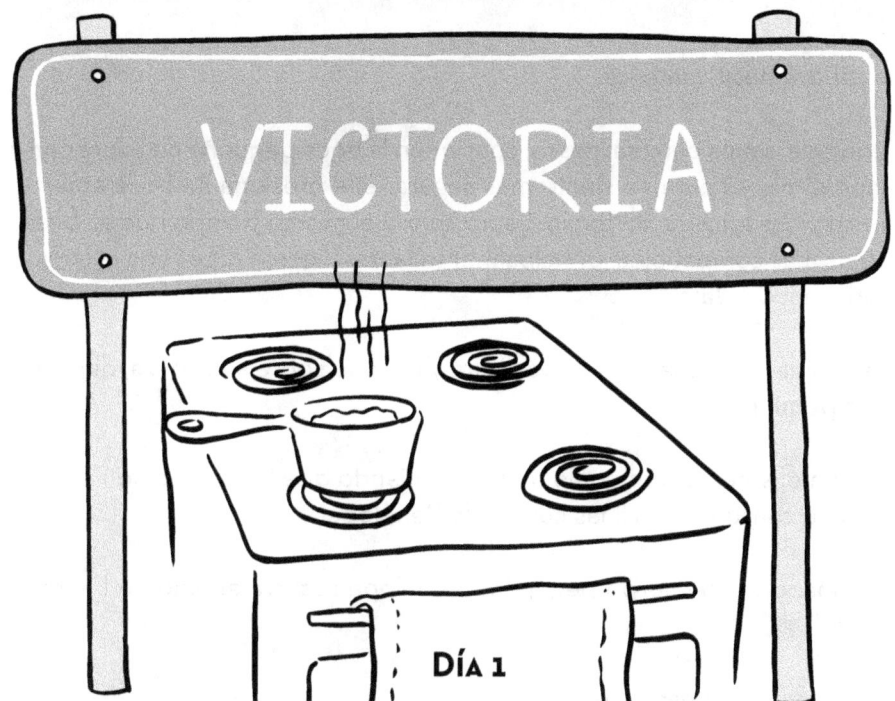

VICTORIA

DÍA 1

La casa de Penélope huele a arroz cocido, chiles asados, y vino tinto.

Penélope camina por su cocina en un vestido de verano y sandalias. Laura se voltea a ver y ve su playera manchada.

La cena fue muy apurada, intercambiaron miradas nerviosas y su plática fue superficial. Penélope abre una segunda botella de vino y sugiere que se fueran a la sala.

Laura escanea la sala. Unos números alternados cuelgan encima del sofá: una sirena gótica y unos gnomos raros decoran el paisaje. Muchos proyectos de bordado sin terminar llenan la canasta a los pies de Laura. Encima de ellos un bordado pornográfico listo para ser enmarcado. Laura voltea a ver a Penélope quien le sonríe; hasta su labial naranja va a tono con su estilo cursi.

Su sonrisa tensa lo dice todo. Pero Laura se mantiene firme. La confianza de Penélope es inmovilizante. El tiempo pasa, y Penélope se muestra decepcionada. Ella se lleva la copa de Laura y la pone sobre la mesa del café, y se detiene en los ojos de Laura. Laura se esfuerza por mantener la mirada mientras busca su copa a través de la periferia de sus ojos. Ella atrapa su mano entre sus rodillas para evitar tomar la copa y ocultarse tras de ella.

Penélope mantiene ese instante por tanto tiempo que la cara de Laura se torna colorada. Entonces, finalmente, Penélope pone su mano en la mejilla de Laura. Su caricia refresca la cara tibia de Laura. Penélope recorre su pulgar sobre el labio inferior de Laura.

"¿Puedo besarte?"

Laura mueve su cabeza positivamente.

Los labios de Penélope, secos pero carnosos, consumen la boca pequeña de Laura con una suavidad celestial. Penélope gime, y Laura se siente más segura. Ella presiona su boca abierta con la boca de Penélope mientras las lenguas de tocan. Laura sonríe al mismo tiempo que su beso se hace más intenso y sus estilos más compatibles: principalmente labios, ligeros roces con la lengua, suavidad, y limitada humedad compartida.

Penélope toma el dobladillo de la playera de Laura y la pone sobre su cabeza, dejando expuesto su pecho y sus senos pequeños.

Laura se recuesta en el sofá de terciopelo morado, dejando que las curvas de Penélope rocen con su pecho. Ella se deja consumir entre las curvas de Penélope.

"Quiero poner mi mano en tu cuerpo pequeño," Penélope susurra al oído de Laura. "Dime lo que quieras que te haga."

Laura se queda congelada y luego se retuerce.

Penélope se hace para atrás y retira sus manos. "¿No quieres que te toque?" pregunta Penélope. "Está bien, nena, tu puedes ser fría."

"No soy fría. Me gusta que me toquen—todo el cuerpo. Yo creo que la gente asume eso porque..."

"¿Eres butch?"

Laura se ríe nerviosamente y se sonroja. "Perdón. Mi cara se pone colorada cuando bebo." Ella toma un vaso de agua y lo bebe lentamente. Penélope observa y espera. Laura deja el vaso vacío en la mesa. "Quiero que tú me des placer. Estoy tan acostumbrada a ser la activa. No sé qué decir."

Penélope desliza la punta de su dedo desde la oreja de Laura, pasando por su cuello y su pecho, y haciendo un círculo alrededor de su pezón. "¿Te refieres a que te cuesta trabajo decir lo que quieres?"

Laura mueve su cabeza negativamente. "No, me refiero a que nunca nadie pregunta. Entonces no conozco la respuesta."

Penélope se inclina y besa el camino que su dedo dejó, mientras le susurra a Laura en su clavícula, "Oh eso es fácil. Recuéstate y relájate. Vamos a jugar un juego."

El corazón de Laura late fuerte entre sus costillas. Penélope se acerca y roza su cara con un suave toque. Laura tiembla.

"¿Te gusta?" pregunta Penélope.

Laura sonríe. "¿Es este el juego?" Penélope recorre su dedo ligeramente por el cuello de Laura y por su pecho.

"¿Cómo te gusta que te toquen los pezones?"
Laura se encoje de hombros y murmura, "Tu sabes, de la manera usual."

"Oh nena." Penélope se ríe. "Todas las formas son usuales. "Penélope lame la punta del pezón de Laura y dice, "Voy a morder suavemente tu pezón. Quiero que cuentes lento desde uno, y mientras lo haces, voy a incrementar la presión sobre tu pezón. Deja de contar cuando se dejé de sentir rico, ¿okay?"

Laura sonríe. "Uno..." dice ella.

"Dos.."

"Tres..." ella suspira.

"Cuatro... cinco..." ella gime.

"Seis— ¡auch!"

Penélope se relaja y besa el pecho de Laura. "¿Cinco y medio, entonces? Penélope susurra. "Yo puedo hacer algo con esto."

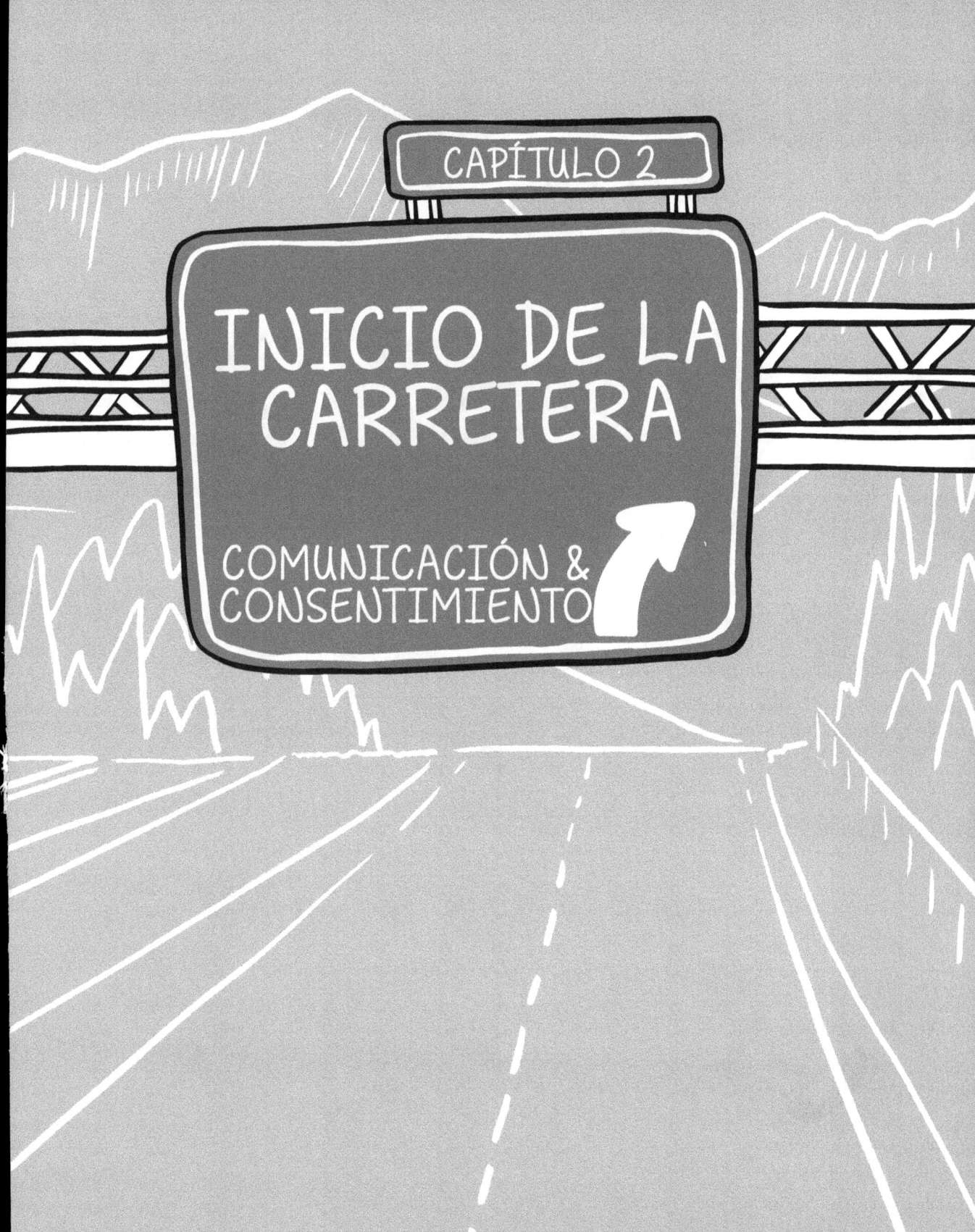

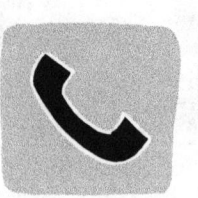

COMUNICACIÓN & CONSENTIMIENTO

Te guste o no, cuando quieres tener sexo con alguien, vas a tener que hablarlo. Esto es muy importante si existen detalles que te gustan o que no te gustan. Esto es muy importante si existen situaciones que te provocan reacciones negativas.

Parte de ser una persona responsable y positiva de la sexualidad es saber que nadie puede leer la mente. Nadie va a saber por arte de magia que te gusta o no algo, ni siquiera si tienen el mismo equipo (genitales). Es tu trabajo hablar y compartir lo que tu pareja necesita saber. Esto incluye hablar de ITS's así como de las cosas que te gustan mucho.

TÚ: CONOCIMIENTO BÁSICO

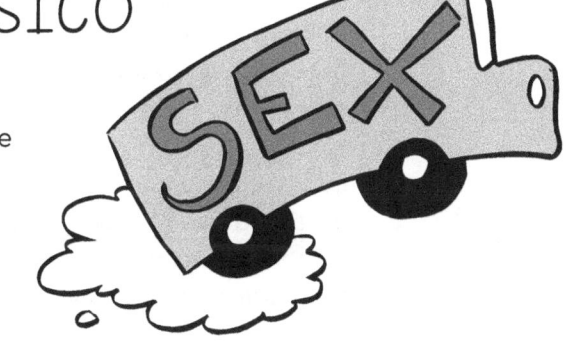

Antes que le digas a alguien lo que te gusta, tienes que *saber* qué te gusta.

Al menos, éstas son las cosas básicas que necesitas para comunicarte de forma directa y breve:

Los términos anatómicos me excitan.

¡Llámales genitales, no vagina!

Este es mi parte externa, y este es mi coño

Zonas "No." A algunas personas no les gusta ser tocadas en ciertas partes de su cuerpo o de cierta forma. Si hay alguna parte de tu cuerpo que no te gusta que la toquen, dile a tu pareja directamente.

Palabras que debemos evitar/usar. ¿Cómo te refieres a tus genitales? Si hay alguna palabra que te molesta o te desmotiva para tener sexo, dile a tu pareja. Esto es muy importante particularmente si el uso de una palabra significa que usen el género incorrecto para nombrarte.

El fondo de la situación. Si existe algún tipo de caricia que no te gusta o te molesta, comunícaselo a tu pareja. Los pies son una zona erógena para muchas personas y para otras es un mata pasiones. De la misma manera, nalguear puede ser inofensivo para algunas personas, pero doloroso o extraño para otras. Conoce bien lo que te molesta, y prepárate a hablarlo. Eso sí, ten cuidado de no juzgar a las personas por sus gustos.

Estatus de ITS's y protocolos. Debes compartir todo sobre tu salud con tu pareja si les afecta directamente. Esto implica comunicar tus estatus de ITS's. Tú debes igualmente compartir tus reglas de sexo protegido, si es que las tienes.

Lo que te enciende y lo que no. ¿Te enciende hablar con malas palabras? ¿Te encanta que te jalen el pelo? Dile a tu pareja. Es tan importante compartir lo que te enciende como lo que te desmotiva.

Tu identidad no es una receta. Las mujeres butch sumisas existen. Igualmente las femeninas dominantes, las mujeres trans a las que les gusta la felación, lesbianas que se acuestan con hombres cisgénero, gente kink que es monógama, y mucho más. Los humanos somos diversos. Compartir tu identidad no implica un manual de instrucciones de cómo te gusta coger. No porque tu apariencia es de determinada forma significa que mandas señales sobre lo que te gusta. Sé clare.

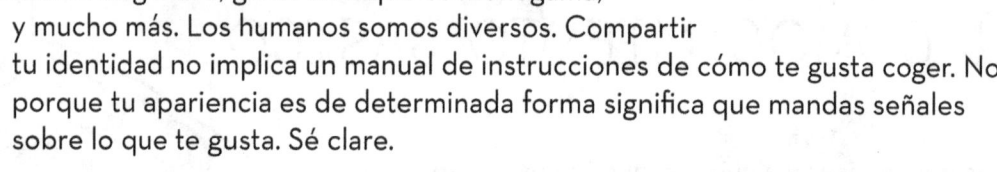

Yo solo tengo sexo oral con láminas dentales, ok. ¡Perfecto!

La clave de la comunicación sexy es dar el mensaje de forma clara y franca. No le vas a decir a tu pareja que te queda un mes de vida. Le vas a decir lo que hace feliz. Tu pareja no quiere hacerte sentir mal, desmotivarte o recordarte momentos traumáticos. Ambes ganan si son directes.

Si tu pareja reacciona negativamente cuando le dices "no le digas pene, dile clítoris, por favor," entonces deberías re-evaluar si quieres a esta persona cerca de tus genitales.

Es justo que te moleste a veces tener que dar una clase introductoria de tu cuerpo. Esto es muy común si te acuestas con personas que nunca se han acostado con personas como tú. (El número de mujeres bicuriosas con las que me he acostado... uf.) Tú puedes decidir si esa persona merece la clase introductoria a tu cuerpo. Dar y recibir la clase puede significar vacaciones para disfrutar.

Recuerda, no puedes dar una clase si no conoces el material. Explora, mastúrbate, experimenta. Y después dale a tu pareja el mapa.

CREA TU PROPIO MAPA

Algunas veces es difícil saber lo que se siente rico. Ya que nadie nos motiva al auto-placer (ejemplo, masturbarte), muches de nosotres no dedicamos suficiente tiempo para crear un mapa de nuestra respuesta al placer. Algunas veces, no sabemos si nos gusta la estimulación en el clítoris más que la penetración, o un poco de sexo anal en combinación con presión en el punto G. Descubrir lo que te gusta toma tiempo, y sobre todo, curiosidad.

MASTÚRBATE

Si ya te masturbas regularmente, la próxima vez hazlo en el doble de tiempo. Si tu rutina implica poner un vibrador por 3 minutos en tu clítoris antes de salir corriendo al trabajo, intenta darte cinco minutos más de exploración. Si te gusta tomarte 15 minutos antes de irte a dormir, tómate 30 minutos o has algo nuevo. Intenta cosas que nunca has hecho. Intenta imitar movimientos que tus parejas han hecho y que te han gustado.

Si no te masturbas, no hay mejor momento que empezar hoy. Deja este libro a un lado (o escoge una historia o imagen que te guste) y empieza a dibujar el camino. Hay pocas sensaciones que tu pareja te puede provocar que no te puedas provocar a ti misme. Por lo que si te gusta el sexo en pareja, de seguro te gustará la masturbación.

Si el porno es lo tuyo, considérate ganadore de vivir en esta época y en este momento. El Internet fue hecho para el porno, por lo que googlea algo y echa a volar tu imaginación. (Checa el apéndice de este libro para sugerencias.)

En general, intenta cosas. Golpea suave con tus dedos, estira, roza, golpea en formas diferentes. Compra un nuevo juguete y pruébalo. Ve un video. Renta la película del Cisne Negro y conéctate con la energía de Natalie Portman (sin la interrupción.)

Cuando te explores, mantente conectade con tu cuerpo. Es natural que quieras pensar en una fantasía. ¡Fantástico! No hay problema. ¡Pero! Cuando estés haciendo cosas placenteras, tómate el tiempo para notar sensaciones. ¿A tu pezón le gusta cuando lo tocas de una manera en específico?

Anotado. ¿La Magic Wand es muy ruidosa para ti? Usa un vibrador de pilas. Esta información es oro en el momento del sexo. Te da la oportunidad de convertir a tus parejas sexuales en estrellas del rock.

A todo el mundo le gusta sentirse como una estrella del rock en la cama. Ayúdales a sentirse así. No hay pierde. **Paso 1:** Aprende qué te gusta. **Paso 2:** Comunica lo que te gusta. **Paso 3:** Tu pareja te hace lo que te gusta. Todos ganan. Pero el primer paso es saber qué te gusta. ¡Toma tu lubricante y dale rienda suelta!

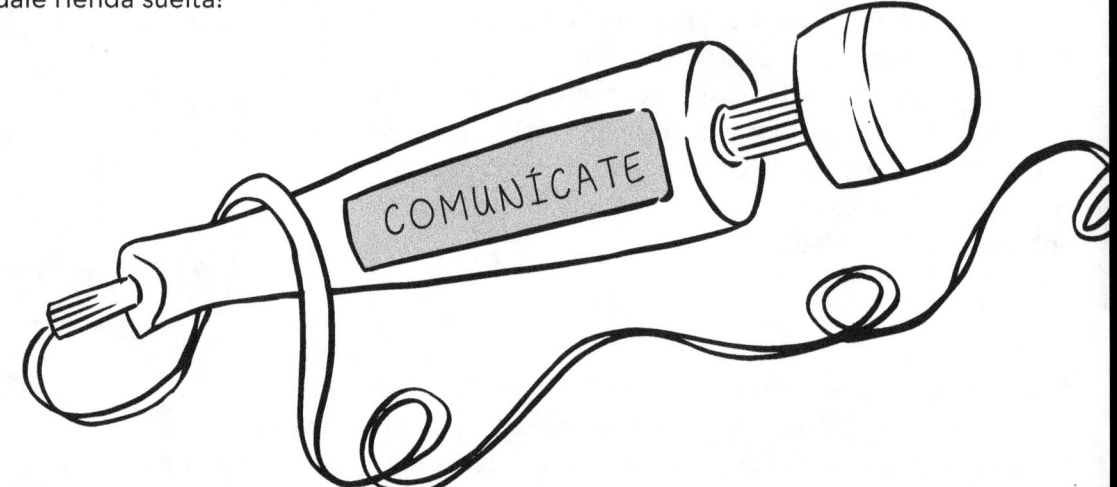

Ahora ya sabes que te gusta usar plumas sobre tu piel mientras te metes el dedo en la oreja. Perfecto. ¿Cómo lo comunicas a tu amante?

Esto es algo complicado para algunas personas. He dado clases sobre sexualidad por más de 10 años, y a veces tengo problemas al comunicarlo. Entonces, te entiendo.

He aquí unos pasos sencillos:

Practica decir lo que tienes en la mente al momento. Entre más te tardes en decirlo, más raro se sentirá. Es como tener ganas de hacer pipí cuando estás en el cine. Puedes aguantarte, pero te la pasarás distraíde y con la agonía de querer hacer pipí. Lo que debes hacer es pararte, ir al baño y perder solo dos minutos de la película que tus amigos te pueden contar en dos segundos. No hay rollo. Lo mismo pasa al hablar durante el sexo. Hazlo rápido, al momento, y disfruta la satisfacción inmediata.

Los sonidos cachondos son tus amigos. Si te da pena hablar. No te preocupes. Está científicamente comprobado que los sonidos cachondos son sexys de escuchar. Los gemidos, saboreos, maullidos, y suspiros tienen doble propósito: sonar sexy y decirle a tu pareja que lo está haciendo bien.

BONO: Los sonidos sexy no solo son sexys para tu pareja sino para inspirarte a seguir. En serio, la próxima vez que te masturbes has sonidos de artista porno. (De preferencia si no tienes vecinos.) Te parecerá ridículo, pero masturbarte puede parecer ridículo también. Hazlo. Grita, maúlla como tigre, gime como Belladona. Sé auténtice, solo de forma amplificada.

Has preguntas con alternativas. Si estás arriba y quieres más información de tu pareja, la mejor manera de obtener buenas respuestas es hacer buenas preguntas. "¿Más rápido o más lento?" "¿Más presión o menos?" "¿Me quedo acá o me muevo?" "¿Más lubricante?" Todo lo que tu pareja pueda responder moviendo su cabeza o con una respuesta corta es una buena pregunta.

CONSEJO EXTRA: Esta es una pregunta que quiero que elimines de tu vocabulario: "¿Así está bien?" Cualquier respuesta a esta pregunta es 0% constructiva. Es el equivalente a preguntar "¿Cómo estás? Bien, gracias." No lo hagas. En lugar de eso pregunta, "¿Te gusta?" Esa pregunta se responde rápidamente con un sí o un no. Y con cualquier respuesta, la siguiente pregunta puede ser "¿Qué puedo hacer?"

Agenda "Citas de práctica." Si estás en una relación, o si sales con esa persona seguido, agenda "Citas de práctica." Esta es una oportunidad para practicar recibir placer, mientras que tu pareja aprende a navegar tu cuerpo (y viceversa).

Reglas Para Una Cita De Práctica:

1) Una persona da y una recibe. Esto puede ser complicado para les dos, especialmente si une de ustedes está acostumbrade a ser la persona dominante, o une de ustedes se siente rare de ser el centro de atención. Trabájenlo.

2) No se enfoquen en los objetivos. Los únicos objetivos son crear un mapa del placer y practicar la comunicación. No se centren en el orgasmo. Deben enfocarse en jugar con sensaciones, presiones, ritmos, energías, y solicitudes. Si tienes un orgasmo, genial. Si no, genial.

3) No hay reciprocidad al momento. Muchas veces el sexo entre lesbianas implica "Tú me haces esto, y yo te lo hago." Esto es genial, pero no el punto de esta cita. Esta cita es para practicar dar aparte de recibir.

Las Citas de Práctica son geniales para las relaciones nuevas, pero pueden ser mucho mejores para las relaciones a largo plazo. Puedes aprender cosas de tu amante y de su cuerpo que nunca imaginaste.

Juega el juego del número. ¿Tu coño se tragó tu lengua? Si tú, como muches otres, se queda sin palabras cuando estás excitaea, es muy difícil articular lo que quieres. Entonces, intenta este juego:

¿Tu pareja te ha estimulado de una forma que sabe que te gusta? Digamos que está acariciando tus labios internos (vulva). Ella pregunta, "En escala del 1 al 10, ¿cómo voy?" Lo único que tienes que decir es un número. Digamos que dices "4."

Luego ella puede preguntar, "¿Qué necesitas para que se convierta en 5?"

Aprecia. No menosprecies el poder de un reforzamiento. Ahora es el momento de usar sonidos cachondos. ¿Te gusta cómo te lame? Dile. O al menos, gime. Considera esto un reforzador positivo como parte del entrenamiento de tu pareja. Lo mismo si tú estás siendo la activa. ¿Se ve sexy? Dile. ¿Estás contente que aceptó tu invitación a salir? Eso es algo tierno que le puedes decir al oído mientras le muerdes el cuello.

Hacer actualizaciones. ¿Te sientes generalmente contente con como van pero quisieras un pequeño cambio? ¡Usa el sándwich de la apreciación!

El Sándwich de la Apreciación está compuesto de las siguientes partes:

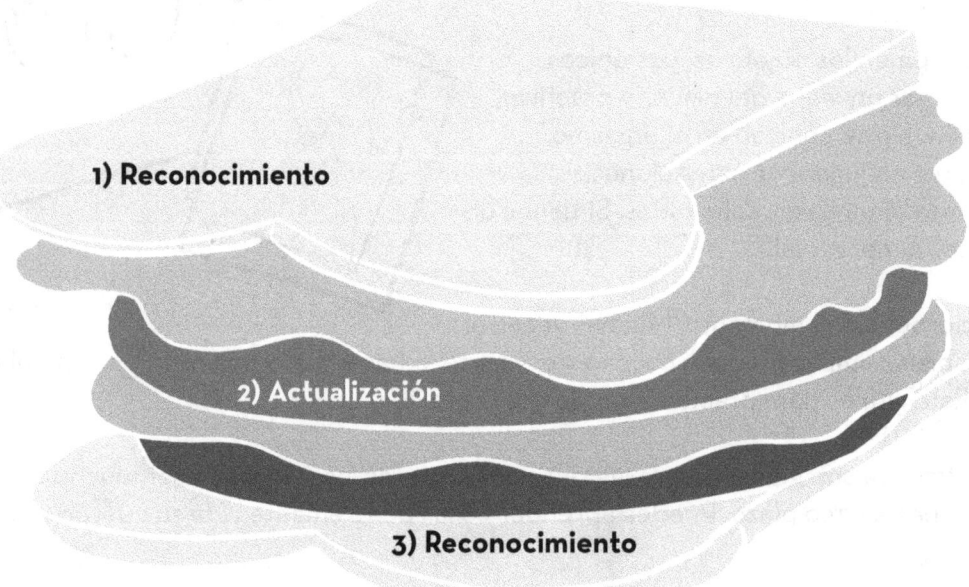

1) Reconocimiento
2) Actualización
3) Reconocimiento

(¿Ves? ¡Es como un sándwich!)

Veamos la acción:

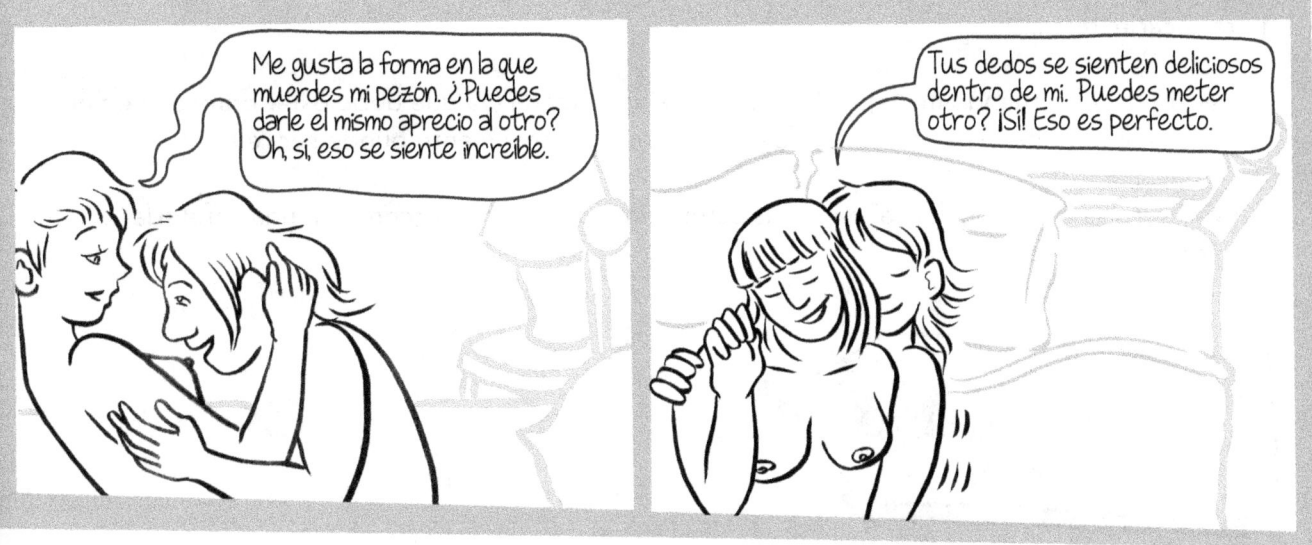

O (este lo he usado mucho):

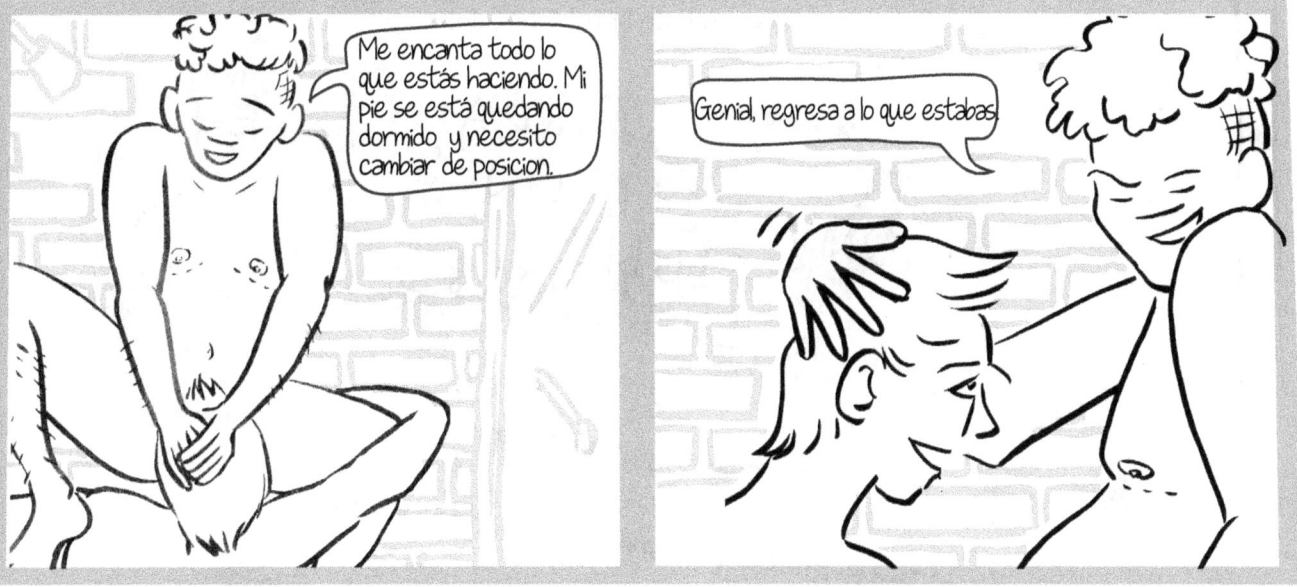

Reciprocar. Reciprocar. No tiene que ser al mismo tiempo, o en la misma forma. Reciprocar significa que recibirás la misma cantidad de atención y reconocimiento como tu pareja. Tú puedes querer ofrecerle algo que le gusta, aunque eso sea luego. Todas las relaciones son una avenida de dos direcciones, por lo que averigua cómo puedes alcanzar a tu pareja en su dirección. A pesar de que tu pareja sea una roca y tú una chica sumisa, hay formas de intercambiar energía recíprocamente. Pregúntale y aprende qué es lo que le gusta.

Necesitas una conversación más allá de un "¿mueves esto ahí?" Intenta platicar fuera de la habitación. En la cena, mientras caminan, en el coche, estos pueden ser momentos importantes para sacar el tema.

Me gusta hacerlo cuando manejo. Me ayuda a estar calmada (ya que debo estar enfocada en el camino), me permite evitar contacto de cara a cara, y el movimiento puede ser relajante.

Tal vez quieras tener la "plática" mientras estén rodeades de gente (como en una cafetería) o cuando estén soles.

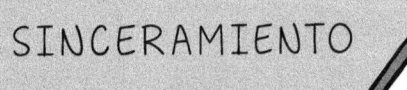

SINCERAMIENTO

Si tienes algo que compartir pero no sabes cómo hacerlo, he aquí una formula excelente para intentar. Fue inventada por el genio de las relaciones Reid Mihalko de ReidAboutSex.com. ¡Yo la he usado mucho, incluso en este libro! Chécalo:

FÓRMULA PARA CONVERSACIONES DIFÍCILES DE REID MIHALKO

1) Tengo algo que decirte.

2) Tengo miedo que pase esto cuando te diga...

3) Quiero que pase esto cuando te diga...

4) Esto es lo que quiero contarte...

Esta fórmula puede ser aplicada en muchas situaciones difíciles:

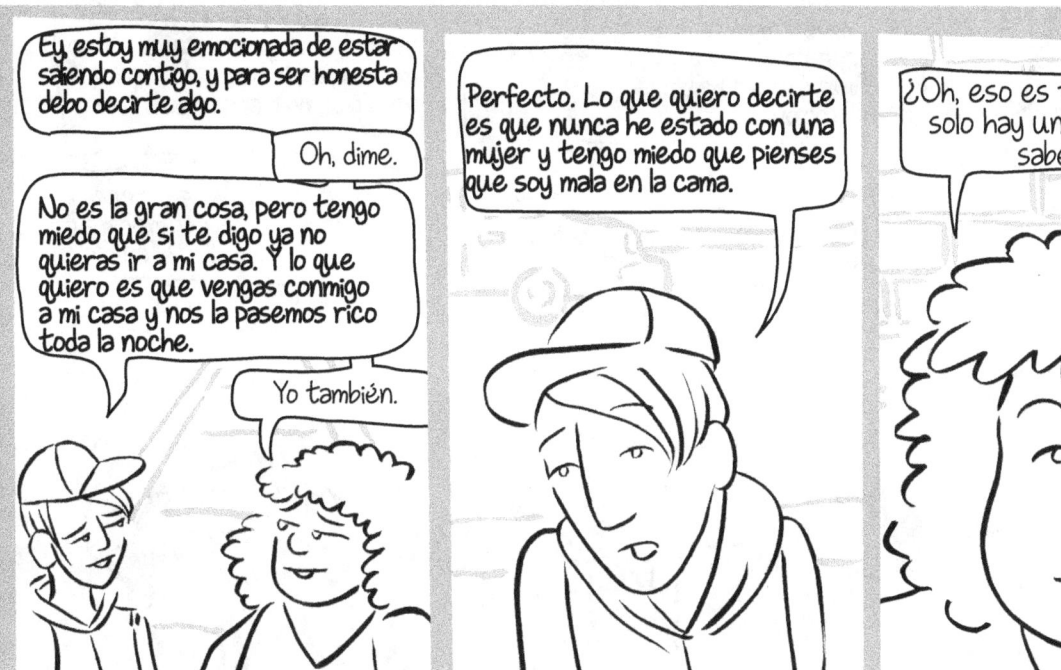

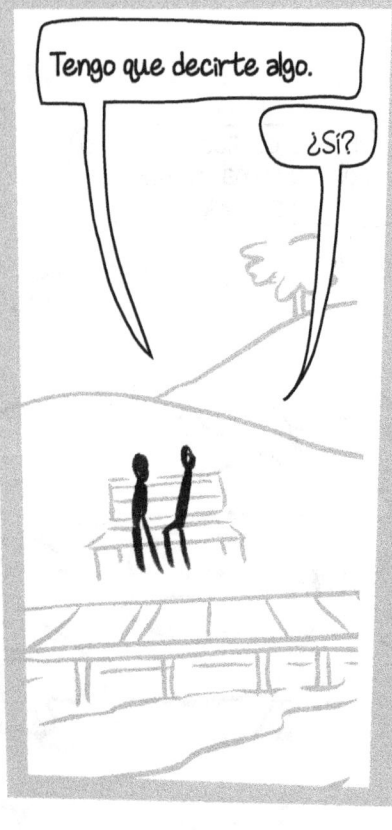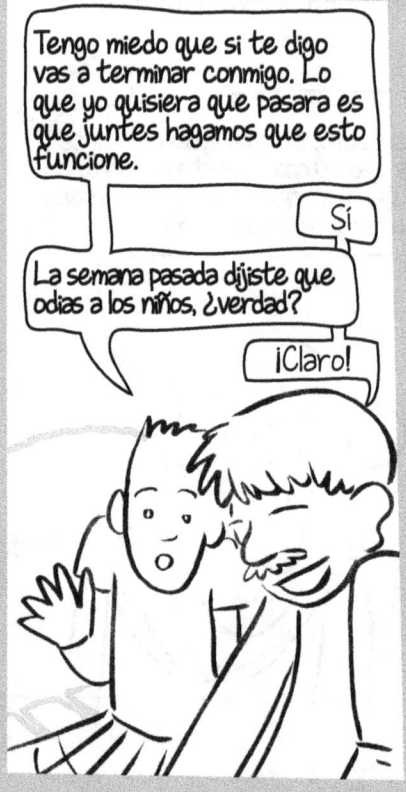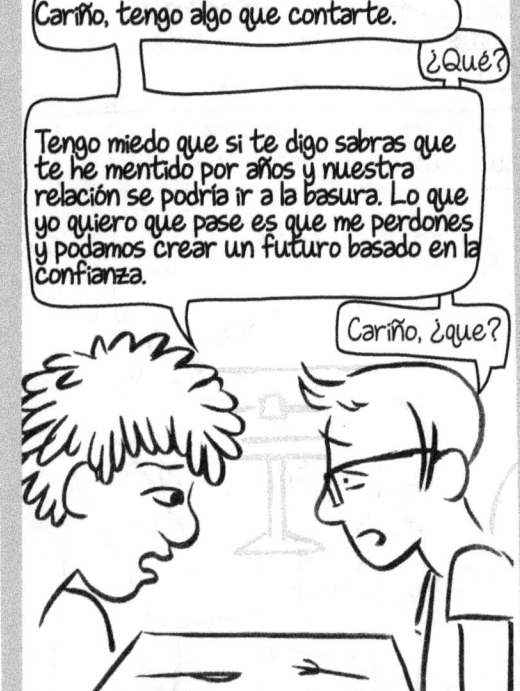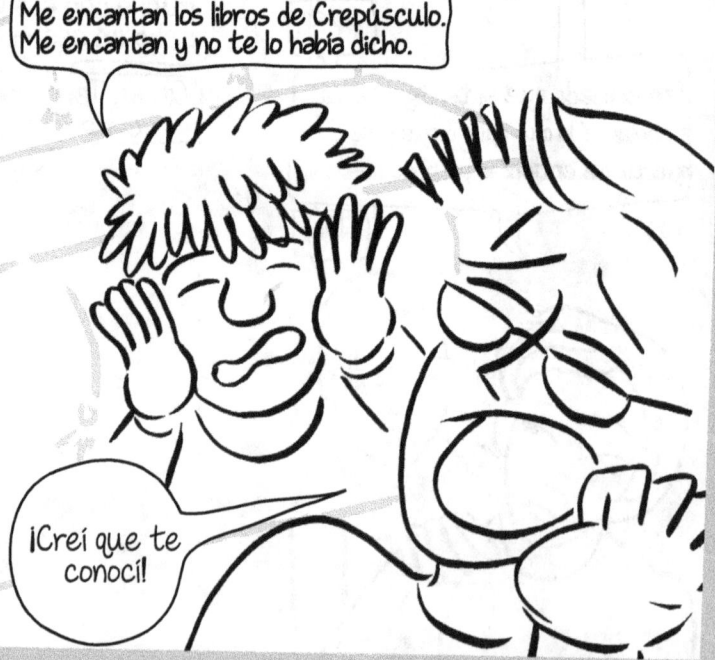

La fórmula funciona para cualquier tipo de situación. Yo la uso para cosas pequeñas y grandes en mis relaciones—desde confesar una mentira hasta tener una plática sobre el futuro de la relación.

Si tienes miedo de compartir algo con tu pareja o con tu pareja potencial, pregúntate por qué. Si estás preocupade de tu seguridad al confesar algo, pregúntate si te sientes segure de ir con esa persona a la cama.
¿Cuánto relajo crees poder echar si estás preocupade por tu seguridad? Es mejor no entrarle a esa relación si no crees que esa persona pueda tratarte de una forma no-agresiva.

Si tienes miedo al rechazo o miedo a que tu pareja se saque de onda, hay muchas formas de enfrentarlo.

Primero, usa la Fórmula de Conversaciones Difíciles

Segundo, habla cuando no estén desnudos ni entrelazados

Tercero, acepta la posibilidad que tu pareja se saque de onda un poco. Muchas personas no saben cómo responder a algo que acaban de enterarse, y a muy pocas personas les gusta escuchar "¿Podemos hablar?" Así que permítele a tu pareja sacarse de onda un poquito si así lo necesita.

Cuarto, si eres honeste y directe sobre algo que puede sacar de onda a tu pareja, toma en cuenta que acabas de ahorrarte un gran problema emocional en el futuro. ¿De verdad quieres salir/enamorarte/comprometerte con alguien que no puede con tu yo verdadero? Claro, eso no lo va a hacer menos desagradable, y puede que esa persona te guste mucho. Pero a largo plazo, es mejor espantar gente que no te entiende y así dar espacio a la gente *que sí* te entiende.

¿Y QUE PASA CUANDO NO SABES LO QUE QUIERES?

Todes conocemos la sensación de buscar una respuesta y quedarnos en blanco. Algunas veces es porque la respuesta no es algo que sabíamos que era posible.

Algunas veces es porque lo que deseamos nos avergüenza y entonces lo enterramos y lo ocultamos hasta de nosotres mismes. Y algunas veces es porque en verdad no sabemos qué queremos. La respuesta a todas esas preguntas es educación, el Internet, la experimentación, y tal vez terapia.

La experimentación puede parecer sencilla:

> ¿MÁS FUERTE O MÁS SUAVE?

> NO SÉ, INTENTA MÁS SUAVE. MMMMM...

O muy complicada:

> Entonces me metes el dedo al mismo tiempo que cantas La vida Loca y me das nalgadas al ritmo de los tambores. ¿Trajiste condones?

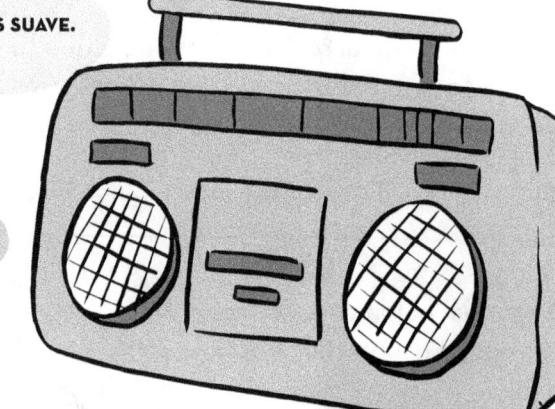

Si no sabes lo que quieres:

1) Respira profundamente y piensa en la pregunta. La ansiedad aparece cuando nos sentimos presionades a saber la respuesta. No te apures. Date tiempo para pensarlo.

> Uno un Dos, un Tres un Cuatro...

2) Si la respuesta llega después de respirar y pensar, responde. Si no aparece, piensa en lo que te gustaría que pasara y que no está relacionado con la pregunta.

3) Si tu mente sigue en blanco, dile que intente una de las opciones, a sabiendas que si no te gusta se lo dirás. A veces no sabemos lo que queremos porque no sabemos cuál es el resultado. Co-crea un resultado y después decide si te gusta o no.

> ¿MÁS RÁPIDO O MÁS LENTO?

> ¡HOTCAKES!

4) Cuando tengas dudas, recuerda la última cosa que hicieron que te gustó. O...

> ¡No cosquillas lentas! ¡Ve más rápido!

5) Apapáchense y reevalúen. El apapacho es una zona neutral. Es íntimo y sensual, y se siente bien. Si te agobias o te pones nerviose, ve a la zona del apapacho.

CONSENTIMIENTO

La palabra consentimiento puede dar miedo. Muchas veces es asociada con el no-consentimiento, el cual es difícil de hablar de manera sexy. Pero es una habilidad que debes aprender, tal como el cunnilingus, y es un concepto importante para recordar. Cuando se hace correctamente, es muy sexy.

¿Quieres salir a caminar?

¡SÍ!

Consentimiento es cuando te aseguras que tu pareja está en el mismo canal.

La idea del consentimiento tiene una forma básica. Esto significa que todos están aceptando hacer esa actividad. Puedes obtener el consentimiento al preguntar si alguien quiere hacer algo y esperar a que digan "sí."

Esta forma básica es un comienzo, pero no es consentimiento de alta calidad, para ello necesitamos hacer dos actualizaciones:

- **Consentimiento informado**
- **Consentimiento entusiasta**

Consentimiento informado implica que todos están en la misma página y todo es claro. Significa desarmar eufemismos y discutir expectativas. Por ejemplo, si tú accedes a hacer deportes acuáticos conmigo, seguramente te decepcionarías si yo no llego con esquís acuáticos.

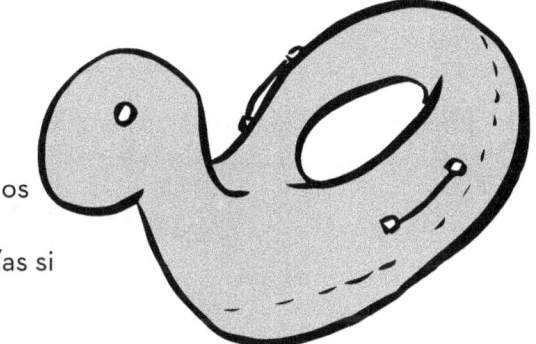

Consentimiento entusiasta significa no solamente estar de acuerdo, sino estar entusiasmade de hacer esa actividad. El entusiasmo elimina la posibilidad de acoso, coerción, intoxicación, y presión grupal.

Si negociar sobre el sexo es como escoger un restaurant donde comer, consentimiento informado y entusiasta es "¿El Palacio Chino? ¡Me encanta ese lugar!" o "Llevo tiempo tratando de ir a ese lugar" o "Si, pero soy alérgice al camarón. Por fa, no pidas eso." Consentimiento informado y entusiasta no es "Si de verdad quieres ir" o "No sé qué tipo de comida es eso."

Si el concepto te sigue confundiendo, hablemos del origen de la palabra. "Consentimiento" va de la mano con "consenso." Esencialmente, consentimiento es la práctica del consenso. Implica que todos tienen derecho al voto, y los votos valen igual. La falta de consenso implica que la moción no es aprobada.

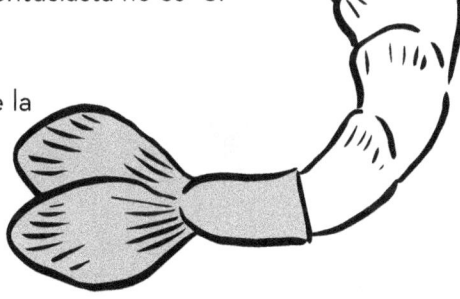

Ejemplo en el restaurante, consentimiento es:

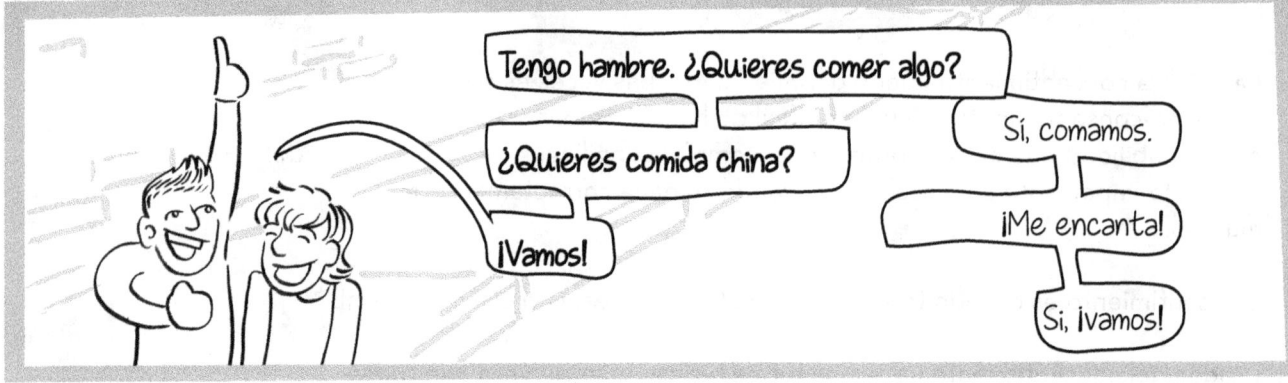

No es consentimiento:

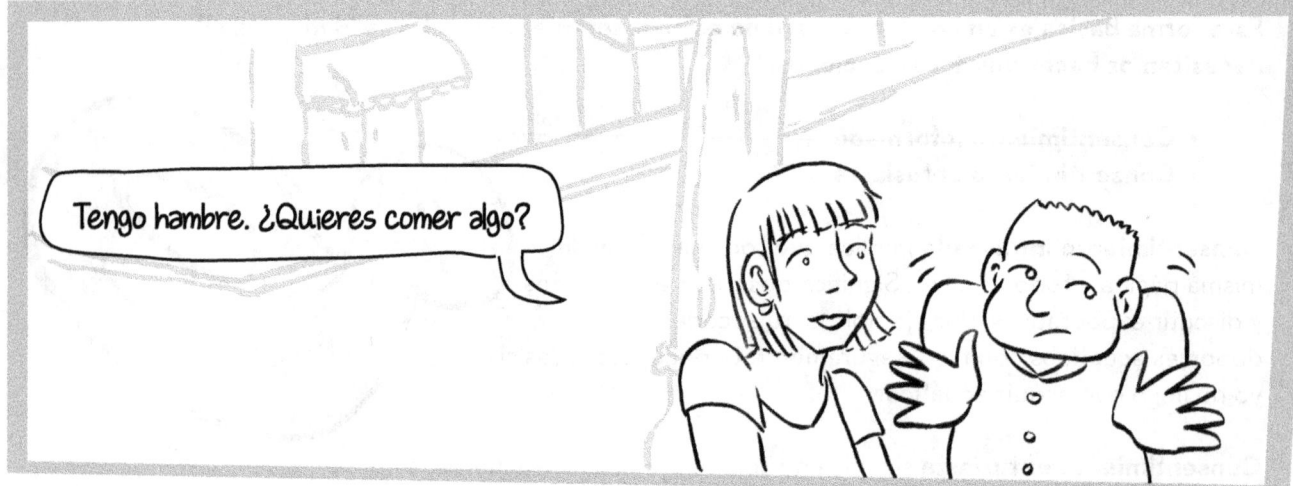

Tampoco:

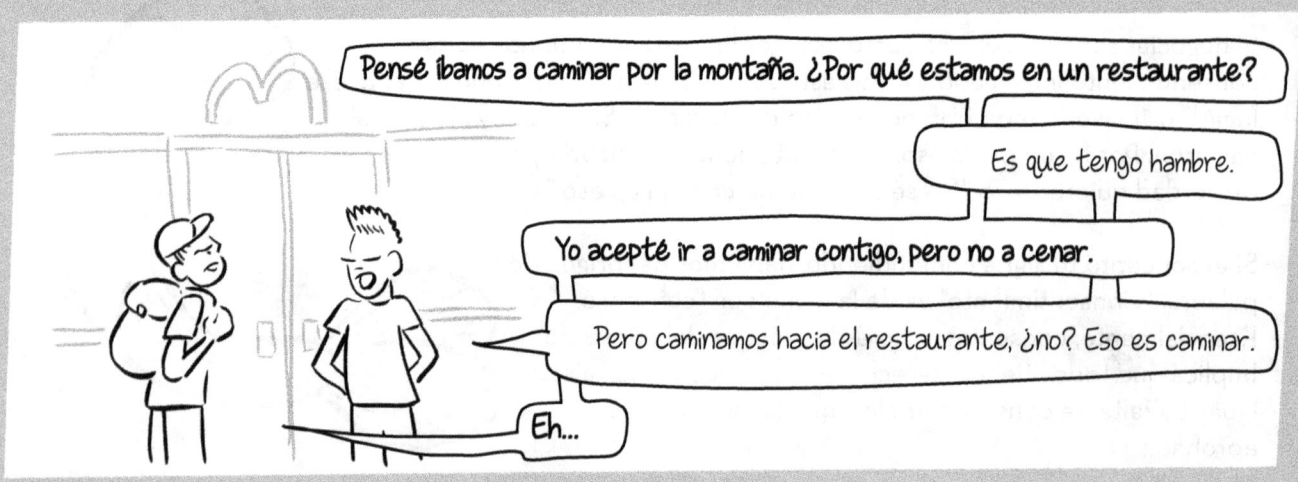

CONSENTIMIENTO ES...

1) **Consenso.** Todes están de acuerdo en hacer eso.

2) **Instantáneamente revocable.** Tienes derecho a cambiar de opinión en cualquier momento, incluso en medio de la actividad.

3) **Una forma de hacer sentir a todes segures, respetades, honrades, y apreciades.**

4) **Una oportunidad de usar tu voz** y expresar lo que te gusta y lo que no te gusta.

5) **Una oportunidad de aprender sobre tu pareja.** Puede que tú no tengas problemas al hablar cosas al momento o de salirte de una situación incómoda. Pero no todes son así.

6) **Revolucionario.** Los cuerpos de las mujeres son tratados como propiedad privada. La gente nos dice todo el tiempo cómo vestirnos y cómo actuar. La gente nos toca todo el tiempo sin preguntar. Nos gritan cosas en la calle y nos engañan para que les respondamos. A los hombres, especialmente, se les enseña que deben tratar de obtener lo más que puedan, y que las mujeres deben decirles que paren. Mucha gente vive esta dinámica a diario, y cargamos con este bulto y lo llevamos a nuestras relaciones, sin importar el género.

Tú tienes el poder de desarmar un tanto esta dinámica simplemente al preguntarle a tu pareja lo que ella quiere, y al esperar a que diga que sí. Tal vez no afecte nada a nivel global, pero al menos le va a regresar a tu pareja, en parte, la voz que le ha quitado la sociedad.

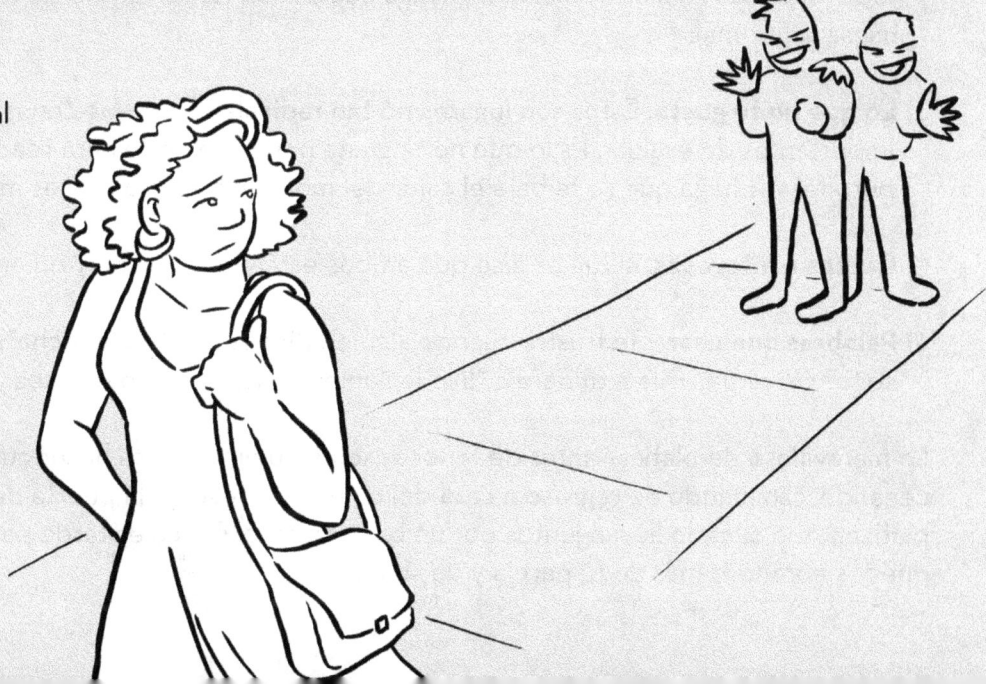

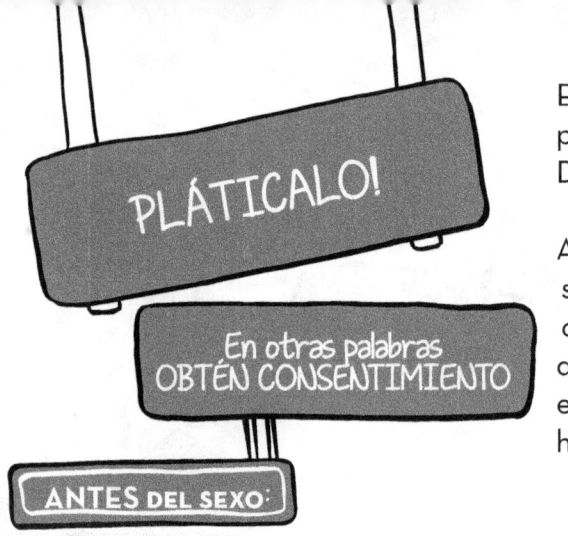

En otras palabras OBTÉN CONSENTIMIENTO

Existen tres momentos en los que debes platicar para saber cómo va todo con tu pareja: Antes, Durante, y Después del Sexo.

Antes del sexo, es importante platicar para ver si tus deseos y necesidades son compatibles con los de tu pareja. Y tienes que verificar que ambxs hayan dado su consentimiento entusiástico con un "sí" a lo que hayan propuesto hacer.

ANTES DEL SEXO:

1) **Estatus de ITS's y protocolos** (lee el Capítulo 9 para una forma fácil de hablar de las ITS's).

2) **Estatus de la relación y acuerdos** ¿Estás en una relación no-monógama? Si te vas a poner sexy con alguien es buena idea decirles cuál es el trato, así se evita que la otra persona se sienta como "la otra" o "usada" de manera no placentera.

3) **"Zonas No."** También conocida como límites. Son las partes de tu cuerpo que no te gusta que te toquen, o son ciertas caricias que se sienten mal. Las Zonas No son muy importantes, principalmente para sobrevivientes de abuso y para algunas personas con género variante. Pero son relevantes para todes. Por ejemplo, mi pareja ODIA que le hagan cosquillas. Me arriesgo a una reacción brusca si sin querer le toco la axila. Entonces, las axilas son Zona No. A algunas personas les choca que le toquen el cuello, los senos, los genitales, etc., aun cuando todo lo demás está en el menú. Investiga cuáles son las Zonas No de tu pareja antes que le hagas sentir mal.

4) **Lo que no te gusta.** Estos son lugares no tan radicales como las Zonas No, pero igualmente importantes de evaluar. Es lo que no te gusta pero que no te hará reaccionar negativamente, pero tal vez haga que se te baje el calor del momento. Por lo que es mejor evitarlos.

5) **Gustos e intereses.** ¿Qué es also que ambes están de acuerdo y quieren hacer juntes?

6) **Palabras que usar.** ¿Te frustra cuando alguien dice la palabra "concha"? ¿Y cuando dicen coño? ¿Y verga? Dile a tu pareja "!No le llames conchita!" o lo que sea.

Lo maravilloso de platicar antes de tener sexo es que lo puedes hacer cuando quieras. Si estás cenando, caminando de regreso a casa del cine, fajándose en la puerta de tu casa, puedes platicar. Aun cuando llevan juntos por un buen tiempo, nunca es tarde para hacerlo. Siempre puedes aprender más de tu pareja y de su cuerpo.

¿Cómo negociar con consentimiento?

Tengo muchas ganas de llevarte a mi casa y saborearte. Te gustaría eso?

No hoy. Pero me gustaría usar un strap-on contigo. Se te antoja?

Genial. ¿Tienes un dildo corto y ancho?

Claro.

Perfecto. No me gustan los largos.

Yo te dejaré que lo escojas cuando lleguemos a mi casa. Tengo una colección interesante. Debes saber que tengo una novia, pero estamos en una relación abierta.

No quiero escuchar un mensaje de voz de una mujer enojada mañana.

Estamos los dos de acuerdo. Ella estará en casa de su novia esta noche.

¿Algo más que deba saber?

Me hice estudios de ITS's hace poco y no tengo nada. ¿Algo que tú me quieras decir?

Sólo no me aprietes el cuello, no me gusta.

Excelente. Ahora vamos a empezar la acción.

PLATICA DURANTE EL SEXO:

No entiendo cuando dejó de ser cool hacer preguntas durante el sexo, pero esa mierda debe acabar ahora mismo.

Platicar durante el sexo es SEXY. Implica que nos importa el placer, el confort, y el estado emocional de la otra persona. Esto es algo bueno.

Algunas personas creen que no es natural y eso es mentira. Lo que no es natural es tener esas ideas en la cabeza mientras tratas de interpretar señales ambiguas o ninguna señal en absoluto.

¿Cómo hacerlo?

1) **Nos ahorra el papeleo emocional del día siguiente** "Déjate llevar" puede ser bueno al momento, pero a la luz del día, puede que tengas dudas. En mi opinión, el drama del día siguiente podría evitarse si platicáramos sobre cómo va todo durante el sexo. En lugar de preocuparnos sobre ITS's después de que hiciste algo preocupante, deberías tener la plática antes.

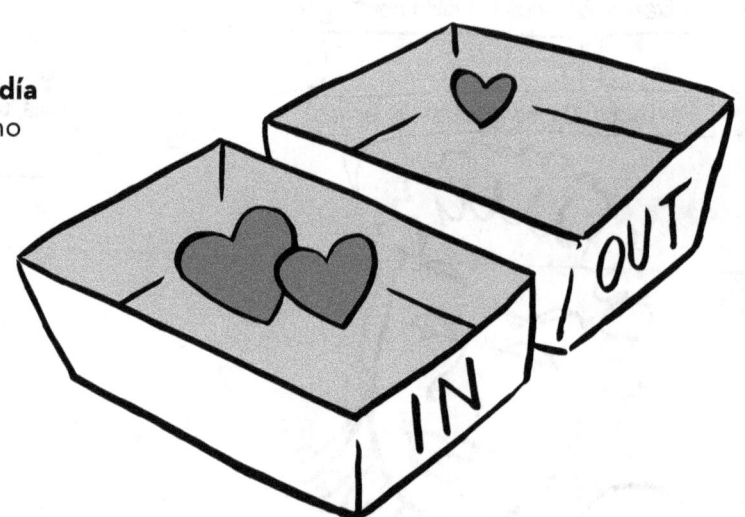

2) **Garantiza que recibas lo que quieres.** Muchas veces hacemos lo que nuestra pareja quiere en lugar de lo que nosotres queremos. Esto sólo provoca que el momento del sexo involucre a dos personas haciendo lo que creen que quiere la otra persona sin preguntarle. Con el sexo vienen nuestras inseguridades. Si tienes pena de decir algo cuando alguien se te mete en la fila, es probable que sea difícil decir algo cuando tu pareja te está jalando el pelo.

3) **Ayuda a que "repitamos."** Si tu pareja se siente respetada y escuchada, es probable que te quiera volver a ver. Si siente que la trataste bien en la cama, seguro va a hablar bien de ti con sus amigues. Es buena atención al cliente en acción.

TIPS DE ALLISON
PARA PLATICAR DE FORMA CORTA Y SUAVE

1) Expresa lo que sientes al momento o inmediatamente cuando lo notas. Entre más esperes, más ruido hará en tu cabeza. Sácalo antes que haga raíces.

2) Has una pregunta fácil: Puedes decir "¿Te gusta esto?" "¿Se siente rico?" o incluso "¿así?" si las cosas se ponen cachondas.

3) Si recibes una afirmativa, sigue: Dependiendo de su nivel de excitación, una afirmación puede ser un movimiento de cabeza, una palabra, un gemido profundo o uno fuerte... lo que sea que haga.

4) Cuando tengas dudas, vuelve a preguntar: Si ella está quieta o muy callada y no sabes si le gusta, o sus gestos son ambiguos, trata de obtener una respuesta haciendo una pregunta simple. Si no obtienes nada de ella, detente, has contacto visual, y pregunta otra vez. No vas a perder "el momento" al pausar. Solo harás que las cosas mejoren. Puedes fácilmente regresar a donde estaban en un segundo si ambes quieren.

Platicar DESPUÉS del sexo:

Algunas veces tu pareja y tú pueden ser totalmente compatibles mientras lo hacen, pero sus actividades post-coitales pueden ser diferentes. No hay nada de malo con eso, pero ayuda saber que pueden comunicarse si es necesario. Saber lo que quieren hacer después de tener sexo es importante. Les ayudará a evitar conversaciones extrañas después del coito.

¿Te gustan los abrazos?

¿Te choca sentirte pegajose después del sexo? ¿Quieres bañarte inmediatamente después? ¿Te gusta quedarte con los aromas del sexo en tu piel?

¿Te quedarás dormide cuando termines? ¿Quieres echarte una segunda?

¿Quieres masturbarte una vez y luego salir por algo de comer?

Las respuestas a esas preguntas pueden variar dependiendo del tipo de conexión que tengas con tu pareja, tu estado de ánimo, o el momento del día. Pero ayuda mucho el que conozcas algo sobre ti.

Si te gusta bañarte, dormir, o comer algo después del sexo, dile a tu pareja y pregúntale qué le gusta también.

Recuerda que tu pareja no desaparece una vez que terminaron de tener sexo. Tu pareja tiene sus propias necesidades. Si tienen cosas en común, mucho mejor.

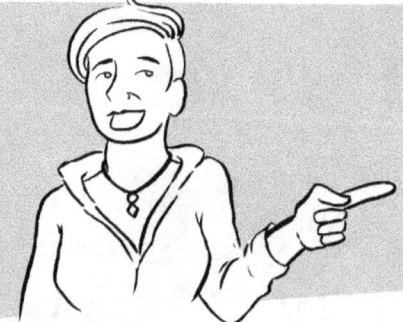

Yo me energetizo después del sexo, por lo que si mi pareja se queda dormide, me siento mal. Por eso, normalmente le digo que podemos apapacharnos por un rato y luego cuando se quede dormide yo me voy a hacer otras cosas.

CUIDADO POSTERIOR: NO SOLO PARA LOS TATUAJES

El cuidado posterior implica todo lo que necesitas hacer para sentirte segure, en calma, y complete. El sexo puede ser una experiencia intensa. Es normal sentirte vulnerable, emocional, o activade después del sexo. Lágrimas, risa, plática, silencio, estado de alerta, o estado de relajación son efectos naturales después del sexo. Tu trabajo es hacer que tu pareja sienta que te importa, tal como lo hiciste durante el sexo.

El contacto visual y físico es buena idea. Pregúntale a tu pareja cómo se siente y escúchale. Si tu pareja necesita estar a solas, o bañarse sole, o hacer yoga, o lo que sea, genial. Si tu pareja necesita conexión, apapachos, y conversación, también es genial.

Las relaciones casuales (acostón de una noche) pueden ser las más difíciles para el cuidado posterior porque tienen esa vibra de "viste mi cara al venirme y ahora tengo vergüenza." La mejor manera para enfrentarse a los momentos incómodos es reconocer la incomodidad, y relajarte. Buena parte de la seguridad sexual viene de saber que no hay nada malo, aun cuando haya emociones envueltas.

Muches de nosotres no sabemos cómo negociar, porque no lo aprendemos de un modelo. Hollywood no nos lo enseña. La pornografía no nos enseña a negociar, a pesar de que es una parte esencial de todos los set de filmación de porno.

¿NO ME CREES? PREGUNTÉMOSLE A LAS PROFESIONALES.

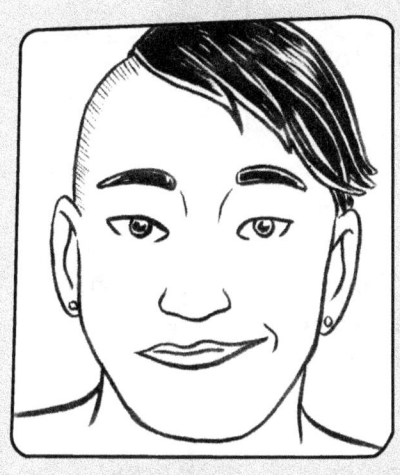

JIZ

"Negociar el sexo en la pornografía depende mucho de la actriz, de la/el coestrella, de la compañía, y del momento. Las negociaciones incluyen hablar de sexo seguro y actos sexuales, límites, preferencias personales, deseos, y mucho más.

Cuando estoy en grabación, muchas veces conozco a mis coestrellas y sé qué les gusta y que no. Pero incluso antes que la escena empiece, siempre es bueno hablar sobre lo que se tiene planeado hacer y es bueno decir qué no queremos hacer. Muchas veces parece un 'discurso de elevador' con respuestas Si/No/Tal vez. La gente no sabe que el equipo de filmación también está involucrado en las negociaciones al igual que les actores/actrices. En CrashPad, donde yo trabajo actualmente como Asistente de Producción, la directora Shine Louise Houston repasa lo que ella llama 'lo divertido' con el equipo y les actores/actrices. De esta forma los actores/actrices se sienten más cómodes al explicar sus límites. Y lo vuelve a hacer cuando grabamos en vivo, para que la gente en casa sepa cómo se negocia en el set."

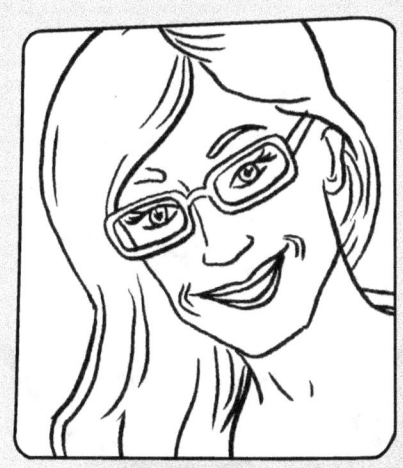

NINA

"Esto es lo que le pregunto a mis compañeras:

'¿Alguna lesión que deba yo saber que afecte tu movilidad o las posiciones que hagamos?'
'¿Qué odias que yo deba saber?'
'¿Qué te encanta?'
'¿Qué palabras no debo usar?'
'¿Puedo jalar tu pelo?'
'¿Puedo poner mi mano cerca o en tu cuello?'
'¿Eres alérgica al látex?'
'¿Te gusta que te nalgueen?'
'¿Puedes venirte (en serio)? ¿Crees poderte venir hoy?'
'De ser así, ¿te gustan los vibradores? Tengo una Magic Wand conmigo."

LA TRANS-MISIÓN DE TOBI

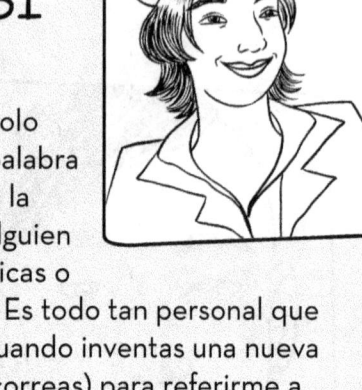

CALIENTE O FRÍO: EL PODER DE LAS PALABRAS

Tener palabras específicas para nuestro cuerpo no es algo importante solo para las personas trans. ¿Te gusta o te molesta la palabra concha? ¿La palabra coño te empodera o te resulta un insulto? Las cuestiones del lenguaje a la que las mujeres trans se enfrentan son muy parecidas. ¿Te afecta que alguien diga verga? ¿Te parece raro decir "clítoris"? ¿Te gustan las palabras técnicas o te resultan muy clínicas? ¿Te parece muy ridículo o se siente inmaduro? Es todo tan personal que no hay respuesta incorrecta, incluso cuando prefieres llamarlo "ahí" o cuando inventas una nueva palabra. Yo estoy orgullose de haber creado el término "strapless" (sin correas) para referirme a mis genitales. Hablar sobre las palabras que usamos y las que evitamos nos ayuda a que el sexo sea más placentero para todes.

Palabras que las mujeres trans (que no han tendio vaginoplastía) usan para llamar sus genitales

Clítoris, Clítoris Queen Size, Palo de Mujer, Pene Femenino, Centro de Entretenimiento, Pene, El Negocio, La Protuberancia.

¿CÓMO LLAMAS A TUS GENITALES?

Mis partes

Mi área

Chocha y crica

Vulva o vagina. Odio la palabra concha.

Generalmente digo clitoris, pero estoy abierta a eufeminsmos para los genitales de las mujeres trans. No me agrada mucho la palabra pene, aunque no la odio.

Verga o si estoy usando el femenino, concha

Vagina o coño. Odio la palabra vulva

Pene y bolas (clítoris y labios), mi hoyo (entrada vaginal), y mi trasero (ano).

Le llamo "mi amigo" o mi "chavo" o "manzana"

Verga, palo, bolas, hoyo, concha, clítoris

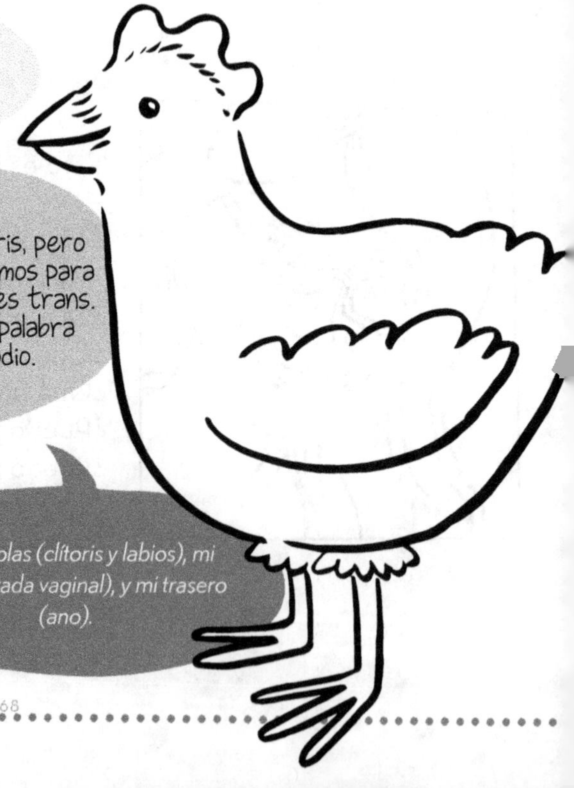

UN SÍ SINCERO

Cuando no hablas claro, todo es ambiguo. Esa ambigüedad va a provocar que la otra persona se dé cuenta cuando ya es tarde, que es cuando el enojo y el arrepentimiento aparecen junto con otros sentimientos.

Algunas veces, cuando estás en situación sumisa, es difícil saber si algo te asusta y te excita o te asusta y no te gusta. Puede ser muy difícil decir que algo no es tan genial en lugar de decir que es muy malo. Si no sabes cómo se siente un "sí", es muy confuso cuando alguien te pide tu consentimiento, porque no conoces la repuesta.

Como una persona sexual, solo la práctica te dirá que se siente como un "sí" en tu cuerpo.

Te voy a preguntar cosas donde la respuesta es sí o no. Quiero que respondas en voz alta y sientas como un sí y un no se sienten. Date tiempo para explorar cada uno antes de pasar al siguiente.

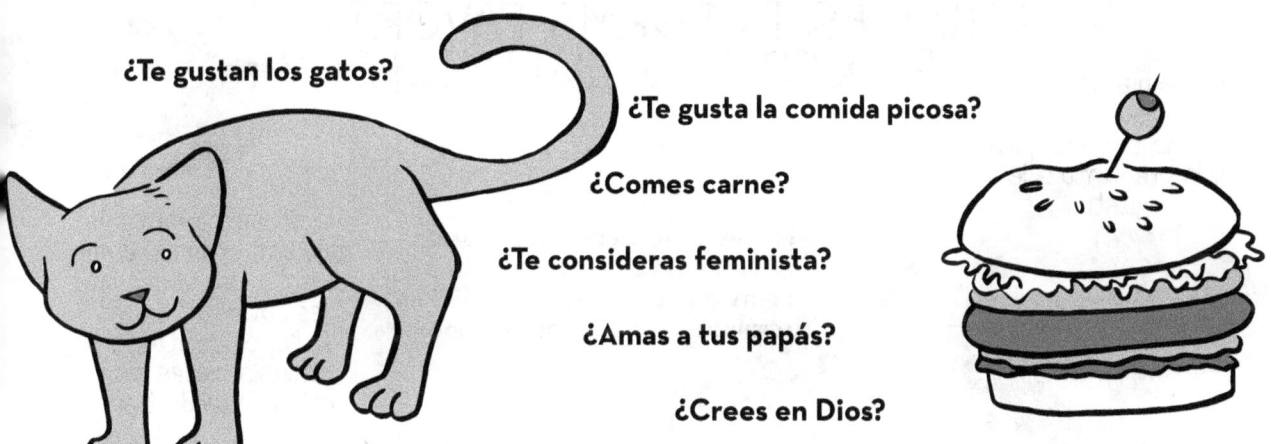

¿Te gustan los gatos?
¿Te gusta la comida picosa?
¿Comes carne?
¿Te consideras feminista?
¿Amas a tus papás?
¿Crees en Dios?

¿Cómo se sintieron tus opiniones? Es posible que algunas respuestas no desencadenaran una respuesta emocional, pero puede que otras sí. Si respondiste "no" a alguna de ellas, ¿cómo se sintió? ¿Fue el no acompañado con una emoción ligeramente repulsiva? ¿Hubo mucha energía involucrada? ¿Te hizo sentir alerta o cansade o disgustade o activade?

¿Y qué pasó cuando respondiste si? ¿Cómo se sintió el "si"? ¿Emocionade? ¿Energetizade?

Saber cómo se siente un sí y un no en tu cuerpo puede ayudarte en el futuro cuando no sepas cómo te sientes. Te ayudará también a expresar lo que sientes cuando lo que está ocurriendo no se sienta bien.

El objetivo es llegar a un punto donde sea fácil responder una pregunta sobre sexo tal como es fácil responder algo sobre perros o gatos.

Una vez que te das cuenta cómo se siente un sí y un no, empieza a explorar cómo se siente cuando te tocas. Tócate en una forma que no te guste. (Ya sea pellizcándote o usando una pluma, o lo que sea). Siente cómo ese "no" se mueve a través del cuerpo. ¿Te dice tu cuerpo que pares? ¿Te sientes apenade? ¿O enojade?

Ahora tócate de una forma que te guste. ¿Tu cuerpo grita "Más"? ¿Te sientes feliz? ¿Relajade? ¿Erizade?

Ahora intenta eso con la masturbación. Tócate de diferentes formas y escucha la voz en tu cabeza y en tu cuerpo que dice "más" o "no."

Y finalmente, explora los sentimientos de sí y no cuando estás en la cama con alguien en quien confías. Puedes intentar el juego de sensaciones ricas y feas, o sólo poner atención al Sí y al No mientras juegan.

Una vez que seas buene en esto, se volverá más fácil reconocer cuando estos sentimientos ocurran en tu cuerpo, y las respuestas a las preguntas de tu pareja serán mucho más fáciles.

¿CUÁL ES TU FORMA FAVORITA DE OBTENER CONSENTIMIENTO?

La miro a los ojos y estudio su cara, si se sonroja, cómo respira y le pregunto si le gusta

¿PUEDO (ACTIVIDAD SEXY)?

ME GUSTA TENER UNA FRASE O ACCIÓN (QUE DECIDIMOS ANTES) PARA EL CONSENTIMIENTO—COMO UNA PALABRA SEGURA O INCLUSO UN APRETÓN CON LA MANO O ALGO. UNA FORMA DE PEDIR SU CONSENTIMIENTO EN CADA PASO SIN TENER QUE HACERLO COMO UNA GRAN PRUEBA.

ME GUSTA HACER CONTACTO VISUAL Y PREGUNTAR CÓMO VAN, SI ESTÁN CONTENTXS, SI QUIEREN CONTINUAR HACIENDO LO QUE ESTAMOS HACIENDO.

El consentimiento es algo que creo debe ser directo. Hay veces que es obvio que ambes estamos excitades y entusiasmades, pero incluso cuando tienen sexo seguido es bueno de vez en cuando preguntar explícitamente '¿Te gusta?' '¿Quieres hacer esto?'

Generalmente les digo que el consentimiento es muy importante para mí y luego les pregunto directamente "¿Cómo ves?"

Yo pienso que no hay nada más sexy que preguntar "¿Puedo besarte?" o "¿Puedo poner mi mano ahí?"

DE FORMA EXPLÍCITA. ME GUSTA HACER LA PREGUNTA DE FORMA DIVERTIDA Y SUCIA. '¿QUÉ QUIERES QUE TE HAGA?' '¿TE GUSTA ESTO? DIME' '¿QUIERES XYZ? DIME' Y NO CONTINUO HASTA QUE RESPONDEN CON UN SÍ, UN NO, O UNA RESPUESTA CLARA.

YO TRATO QUE MIS PAREJAS SEPAN LO IMPORTANTE QUE ES PARA MÍ SU SEGURIDAD Y QUE PUEDEN DECIR "NO" EN CUALQUIER MOMENTO.

Desde el inicio y seguido. Llevo con mi novia dos años y sigo platicando sobre el sexo con ella y preguntándole cómo se siente cuando lo estamos haciendo. Nunca lo dejaré de hacer.

4 PRINCIPIOS PARA HABLAR ALTO*

(*Tomado de CuddleParty.com)

1) **Si Eres un "Sí" Di "Sí":** Esto reduce la ambigüedad y va a hacer que obtengas lo que deseas

2) **Si Eres un "No" Di "No":** Un No es una oración completa. No tienes que dar razones o pedir disculpas.

3) **Si Eres un "Tal vez" Di "No":** Decir Tal Vez es dejar a las otras personas con duda. Di no para darte tiempo de pensar qué quieres de verdad, porque...

4) **Tú Siempre Puedes Cambiar de Opinión:** Un "sí" puede convertirse en un "no" porque no te está gustando cómo te sientes. Un "no" puede convertirse en un "sí" cuando te empiezas a sentir cómode con la otra persona. Un "tal vez" puede convertirse en un "no" o un "sí" una vez que tengas más información. Cambia de opinión tantas veces como quieras.

LOS 5 PRINCIPIOS DEL "NO"

"No" es una oración completa. Es una buena palabra. Es una palabra útil. Es una palabra importante. Pero a las mujeres nos enseñan que un "no" es una mala palabra. Nos enseñan que los sentimientos de la otra persona son frágiles y un mero "no" puede hacerles mucho daño. Por lo que somos malísimas para decirlo.

Si quieres ser muy buene ligando y manteniendo relaciones a largo plazo, **acostúmbrate a escuchar "no."** Lo escucharás mucho. No te va a matar. La mayor parte de tiempo, un "no" no tiene nada que ver contigo. Las razones van desde que el objeto de tu afecto tiene pareja, es hetero, o no tiene ganas. No te lo tomes personal. Y entre menos te lo tomes personal o menos sobre-analices todas las razones por las que esa mujer te ha dicho "no," más felices todos serán. Y cuando tenga que ver contigo, la persona que te dice "no" te está haciendo un favor. Un "no" directo es mucho mejor que un "sí" resentido respecto de tu seguridad, y tu estabilidad emocional.

Vuélvete experte en decir "no." Desde el coqueteo hasta el sexo, todo sería mejor si existieran más "no's." Especialmente por parte de las mujeres. Nos enseñan a ser serviciales, amistosas, dóciles, y agradecidas. Algunas toman esos mensajes más que otras. Todes podríamos beneficiarnos de decir "no" cuando necesitamos.

Aprende a reconocer cómo se siente un "No" y cómo se ve. Muches tenemos buena intuición con los "no." Algo se siente feo, peligroso, o aburrido. La clave es conectar el sentimiento con nuestra voz. Cuando sabes cómo se siente un No en tu cuerpo, es fácil reconocerlo en otras personas. Esto es algo bueno.

Aprende a reconocer cuando un No es un Sí nervioso. Algunes de nosotres no tenemos problemas al decir no—somos malas al decir sí. Un Sí nos puede hacer sentir coquetas o ansiosas o inseguras del próximo paso. Si luego de decir "No" te arrepientes, se vale cambiar de opinión. De un no a un sí, de un sí a un no, de un tal vez a un sí, de un tal vez a un no, de un luego a un ahora, de un ahora a un luego, siempre tienes derecho a cambiar de opinión. A veces el decir no te permite darte un espacio para entender la situación y decidir, y tal vez descubras que la respuesta es Sí. ¡Geenial! Ahora checa si lo que te proponen es bueno. (Tip: Seguro lo es.)

LA SÁBANA DEL SÍ

Una sábana del sí es cuando das tu consentimiento con anticipación para que tu pareja pueda hacer lo que sea. Esto es útil cuando confías en tu pareja y te sientes segure de hablar en el momento si quieres que algo cambie. La sábana del sí es muy útil cuando estás cansade de decir sí, una y otra vez. Si ya has negociado tus Zonas No y lo que te gusta y no te gusta, puedes darle a tu pareja la sábana del sí, la cual no invalida todo lo que ya han negociado, sólo le permite a tu pareja intentar cosas nuevas dentro de los límites discutidos. Muchas parejas en relaciones a largo plazo se dan la sábana del sí cuando tienen todo claro y no tienen nada nuevo que negociar.

TRAER UNA CARGA

Todes tenemos una carga. Comúnmente le decimos a todo aquello que traemos cargando. Nuestra carga es menos específica y nos afecta menos que aquellas cosas que nos hacen sentir mal, pero aun así nos quitarán la inspiración en el momento.

Nuestras cargas cambian a lo largo de la vida: algunos problemas que tenías de joven ya no te afectan ahora. Otros aparecerán espontáneamente. Y otros aparecerán cuando te rompan el corazón o después de terminar una relación muy mala.

Todos tenemos cargas, y no debemos sentirnos apenades. Como en todo, tú solo debes comunicárselo a tu pareja si crees que puede afectarles o si puede afectar los momentos sensuales que tengas con esa persona.

Entonces, reconócelos comunícalos para que no tengas que acarrearlos durante los momentos de pasion.

¿CUÁLES SON TUS BLOQUEOS?

- No me gusta que me pellizquen los pezones.
- EN SERIO NO ME GUSTA QUE ME JALEN EL PELO
- NO ME CHUPES LOS DEDOS DE LOS PIES
- No me gusta el hablar como bebés
- Besos en la oreja. No soporto el ruido.
- SI ALGUIEN ESTÁ LAMIENDO MI PENE Y LO EMPIEZAN A TRATAR COMO UN COÑO, DEJO DE DISFRUTAR. LO QUE ME IMPORTA EN ESE MOMENTO ES CÓMO USAN SU BOCA.
- Abuso/uso de sustancias
- NO ME GUSTA CUANDO ÁREAS DE MI CUERPO QUE NO ME GUSTAN (MI PANCITA, POR EJEMPLO) SON EL FOCO DE ATENCIÓN.
- No me gusta hablar sucio o el exceso de saliva.
- El uso de pronombres incorrectos

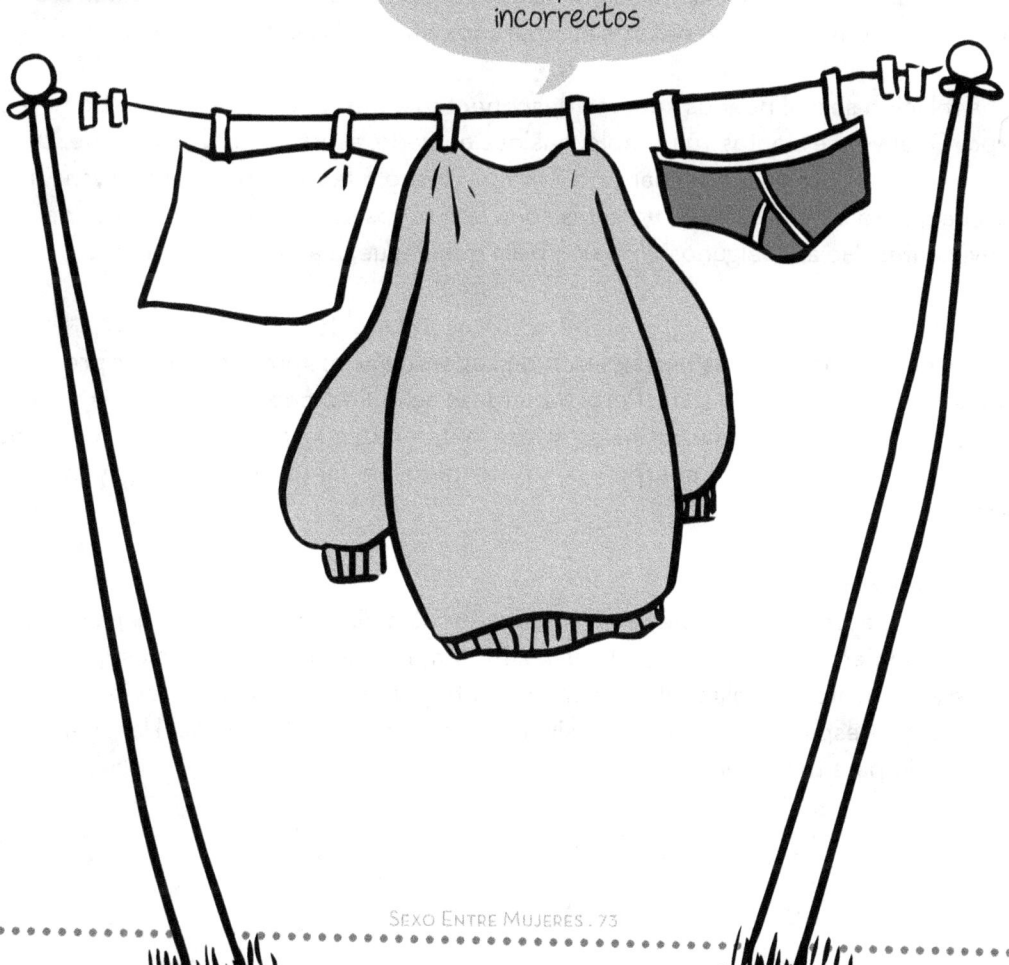

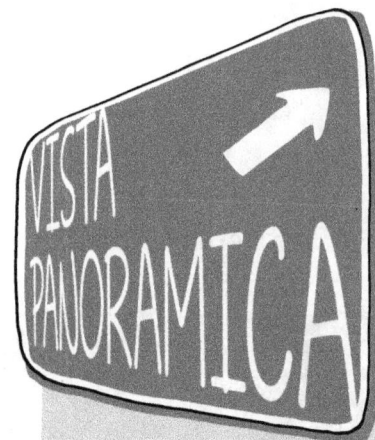

Sexo Para Sobrevivientes
por Ducky DooLittle

Si has sido víctima de la violencia, acoso sexual, o abuso, entonces eres una sobreviviente. O tal vez sufriste un accidente, una enfermedad, o una cirugía. Pudo haber sido una experiencia en la infancia o algo que te pasó de adulto. Pudo haber sido algo que pasó solo una vez o varias veces. Pudo haber sido en manos de alguien quien conocías, alguien que se suponía que te amaba o tal vez un extrañe.

Les sobrevivientes se superan a pesar de las heridas emocionales y físicas. Las personas sobrevivientes son personas proactivas. Sin embargo, muches de elles se enfrentan a problemas en sus relaciones y en el sexo.

Tal vez tengamos problemas al buscar o establecer una relación. Tal vez sintamos que nuestras historias son muy complejas o muy dolorosas para compartir. O tal vez tenemos miedo al rechazo al compartirlo con una nueva pareja. Y algunas veces, entre más confianza y amor recibamos del alguien, más segures nos sentimos de enfrentar esa experiencia traumática. Sentimientos inesperados pueden salir a la superficie.

En una relación sexual puedes sentirte desconectade, desconcertade, lejane de tu propio cuerpo. O tal vez te sientas vulnerable, ansiose, enojade, asustade, o desconfiade. Unas personas van a tener deseo sexual bajo, falta de deseo o falta de respuesta física. Si tú vives cualquiera de estas cosas, no estás sole. Son todos sentimientos normales de les sobrevivientes. He aquí algunos consejos para que llegue la alegría a tu cuerpo:

Ocupa Tu Cuerpo
Si desconectarte ha sido una herramienta de supervivencia, aprender a estar presente puede ser frustrante o de miedo. Pero, para tener sexo de manera satisfactoria y con conexión con la otra persona, debes estar presente en tu cuerpo. Trabaja duro para poner en contacto tu mente con tu cuerpo y con tu respiración. Sintonízate contigo y con tu amante.

Da Pequeños Pasos
Empieza por desconectar la televisión o cualquier otra distracción que te haga escapar de tus pensamientos, tu cuerpo, y tu misme. Monta una bici, has yoga, has estiramientos, aprende artes marciales, aliméntate bien, pasea tu perro, toma un baño, recibe un masaje, o mastúrbate. Respira profundamente, sincronízate y escucha tu cuerpo. Has una cosa cada día sólo para tu ser físico.

Sé Egoiste

Está bien si te tomas tu tiempo y te metes en tus pensamientos. Muchas veces dormir, ver películas, leer, tomar un baño, o caminar sole puede tener efectos de sanación. Sólo toma en cuenta a aquelles que te aman. Déjales saber que necesitas un tiempo a solas y que estás bien. Esto ayudará a que confíen en ti y no se preocupen.

Afecto por el Hecho de Ser Afecto

El afecto es poderoso. Libera sustancias neuro-químicas en nuestro cerebro. El afecto con alguien que quieres y en quien confías genera confianza y lazos. Sentir afecto por tus amiges, familia, o tu amante, puede ayudarte a salir de la depresión. Con nuestra pareja es importante establecer que no todo afecto debe terminar en sexo. Tomarse de la mano, acariciarse, abrazarse, apapacharse, son formas de sanación.

Redefine el Sexo

El sexo no es penetración. La penetración es solo un acto sexual. El sexo es algo mayor y más profundo. Es jugar con tu pareja de muchas formas distintas. Encuentra formas divertidas de interactuar y de comunicarte con tu pareja. Por ejemplo, pueden hacer un esfuerzo por desayunar juntos, salir a caminar, bailar, dormir en una casa de campaña en el jardín sin motivo alguno, leer novelas eróticas, jugar Scrabble con letras de más y solo palabras sexys, cocinar la comida que les gusta. El sexo también incluye expresiones verbales, notas de amor, tomarse de la mano, apapacharse, hacer cucharita, masajear, contacto visual, juegos previos, coqueteo, o lo que sea que les resulte divertido y cómodo. Estos actos que no parecen relacionados con el sexo ayudan a conectarte con tu piel y a tener más orgasmos.

Reconéctate con el Sexo

El hecho que reconozcas que te desconectas es la mitad de la batalla. Durante el sexo, trata de conectarte con tu cuerpo. Respira y escucha tu respiración antes, durante, y después del juego sexual. Flexiona los músculos de tu pelvis rítmicamente mientras respiras. Observa las respuestas sutiles de tu pareja, como su respiración, sus sonidos, y sus movimientos. Reacciona a ellos. Trata de verle a los ojos.

Si sientes este proceso difícil, trata de no frustrarte. No te des por vencide. Estar presente en tu cuerpo es una práctica que nos ayuda a que todo sea más fácil.

Aboga por ti Misme

Si necesitas terapia, búscala. Si necesitas atención médica, ve a buscarla. Si necesitas ayuda de algún tipo, pídela. Hay organizaciones y personas en tu vida que te pueden apoyar. Acéptalo como un hecho.

En algunos lugares existen servicios gratuitos para sobrevivientes, pero estas organizaciones a veces están muy ocupadas con muchas solicitudes. No dejes que eso te detenga. Si llamas a alguna organización y no te responden, vuelve a llamar. Hay gente buena en este mundo a quien le importas, pero siempre serás tu mejor apoyo.

Abraza Tu Historia
Tal vez decidas compartir tu historia a algunas personas; y con otras personas tal vez sientas que no es su asunto. Algunas personas aceptarán tu historia y algunas no. Al final, es tu historia. No tienes que contarle a nadie si no quieres. Tú tienes ese poder.

Recuerda que sobreviviste. Eres, por definición, una chingona. Cualquiera que te merezca te amará y aceptará tal cual eres, incluso si les es difícil aceptar que viviste una situación traumática.

Ducky DooLittle es una educadora sexual y autora de Nueva York. Ella ha aparecido en el New York Times, Sexo Real en HBO, The Morning Show, MTV, NPR, The Howard Stern Show, Playboy TV, entre otros.
www.duckydoolittle.com

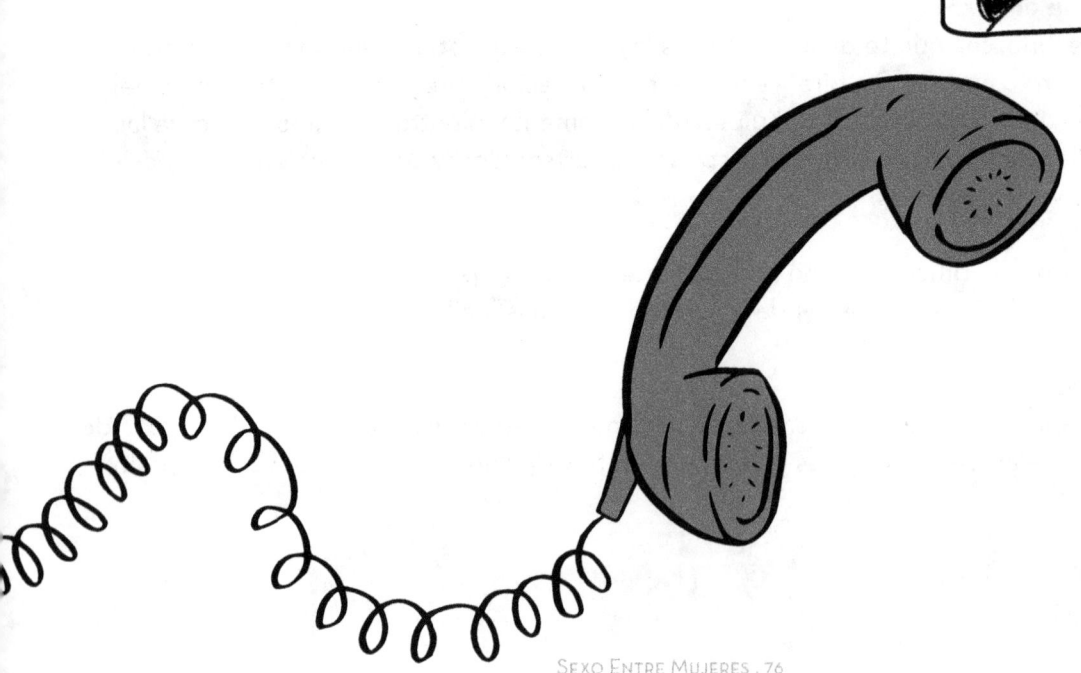

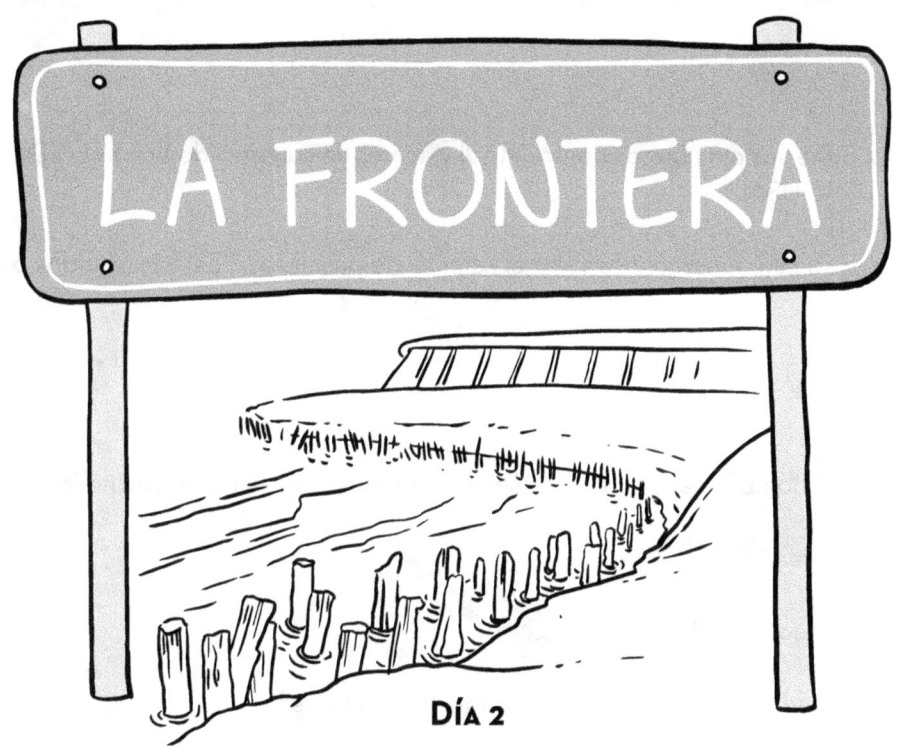

DÍA 2

Jackie camina junto al agua, mientras ve a la gente pasar corriendo o pescar en el muelle. En un bajío, un grupo de buceadores practica para su examen. Ella tiembla solo de pensar en eso.

Su celular vibra. *Te recojo en diez minutos.*

Vibra otra vez. Un mensaje de texto le avisa que su proveedor no incluye llamadas internacionales y cada mensaje cuesta $1.25. Mierda. Vibra de nuevo. *Llevo café.* Un dólar y 25.

Y otra vez. *¿Vas a estar lista?* Un dólar y 25.

Jackie escribe en su teléfono, *¡DEJA DE ESCRIBIRME! Ya estoy acá. Estoy lista. No me escribas más.*

Vibra de nuevo *¿Estás bien?*

Jackie gruñe y pone su teléfono en modo avión, luego abre la aplicación de video. Camina junto al agua y luego se acerca a ella, caminando con cautela sobre las conchitas que decoran el caminito. Ella graba el agua y a dos personas sin hogar que le dan de comer peces a su perro. Ella voltea la cámara hacia ella y el sol está de frente. Aparece como un círculo, su cara iluminada y entonces pone sus ojos bizcos. Piensa qué decir pero no tiene nada que decir. Deja de grabar.

Laura estaciona Olivia junto a la playa. "No me acordaba cómo te gusta así que lo traje Americano." Le da el vaso de cartón a Jackie.

"Leche de soya y azúcar."

"Oh. Ups." Laura pone sus ojos bizcos contra el sol y acomoda su gorra de béisbol. "¿Estás lista para Seattle, bebé? ¡USA! ¡USA!"

Jackie voltea a ver su café amargo y se sube al asiento de pasajeros. "Estados Unidos o explosión."

• •

"¿Dónde naciste? Un hombre calvo, con cara seria, y con una camisa del gobierno interroga a Laura.

"Gangwon-do, en Korea."

"¿Eres ciudadana canadiense ?"

Laura asiente. "Mis padres se naturalizaron cuando yo tenía seis."

El teclea en su computadora. "Aquí dice que extendiste tu última visa por catorce meses."

Laura voltea a ver al techo. "Mi hermano tuvo… problemas de salud mental."

"En—" Lee la pantalla. "¿San Diego?"

Laura asiente.

"¿Entonces por qué San Francisco fue tu última dirección?"

Laura voltea a ver a Jackie quien está sentada en una silla de plástico junto a la máquina de rayos x, bajo un poster sobre pasarse ilegalmente y los kilos de drogas que han sido recuperados este año. Laura voltea a ver al agente y señala a Jackie diciendo. "Ella."

El oficial hace una seña a su colega. Laura mira como la mujer en la puerta la llama con la mirada sin molestarse con alzar la mano y señalar.

Jackie alza la vista, y abre grande los ojos. Laura agita la mano de forma falsa.

"Oficial, esta es Jackie, mi prometida," dice Laura en cuanto Jackie se acerca.

El oficial con ojos fijos voltea a ver a Jackie. "Pareces sorprendida," le dice.

Jackie voltea a ver a Laura y se muerde los labios. "Llevamos una semana. Aun no me acostumbro a la palabra."

"¿Una semana?" le dice a Laura.

"Quería que conociera a mis padres primero. Quería darle el anillo en mi pueblo. Llevamos juntas… ¿cuánto amor? ¿Cuatro años?"

Jackie sonríe. "Cuatro y medio."

El oficial analiza sus gestos y luego sigue con el papeleo. Escribe algo en su computadora junto a él y espera a que se cargue. Lee. Voltea a verlas y le da vuelta a las hojas de la carpeta de Laura.

"Señorita…" el hombre voltea a ver a Jackie.

"Cruz," dice Jackie.

"¿Por qué la señorita Kwan la está acompañando a los Estados Unidos?"

Laura trata de responder pero el oficial la calla. "Le estoy preguntando a su prometida. Señorita Cruz, por qué viene la señorita Kwan a los Estados Unidos con usted?"

Jackie mira a Laura quien telepáticamente trata de decirle que debe decir. "Estamos viajando a San Diego juntas."

"¿Por qué viajan juntas a San Diego?"

Laura traga saliva y siente como si fuera presa de un interrogatorio policiaco. Sostiene la respiración, esperando que Jackie salga corriendo como el día que terminaron. Pero esta vez Laura ya no tiene a quien culpar. Ella lucha contra la náusea mientras se da cuenta de su juicio desacertado.

"A ver a su hermano. Él vive allá," dice Jackie. "Él nos va a ayudar a planear la boda ya que nosotras somos malísimas organizando cosas. Él está estudiando diseño del medio ambiente y tiene muchas conexiones con lugares públicos hermosos. Además tiene un cuarto de huéspedes, así que nos quedaremos allá unos días antes de que empecemos a buscar una casa en Oakland. Laura no está segura de la zona, pero yo creo será un buen lugar para vivir. Ahí nos conocimos. Tengo una oferta de trabajo y creo es un buen lugar para criar un hijo. Aunque tal vez escojamos Minneapolis. De allá es mi familia. Podríamos encontrar un espacio más grande por el mismo precio, y la ciudad tiene una linda comunidad queer. Pero eso queda lejos de su familia, así que ya tendremos que platicar-"

El agente de frontera alza la mano. "Está bien. Gracias, señorita Cruz."

Pone tinta a su sello y le da vuelta al pasaporte hasta la página cuatro. Pone el sello y Laura exhala con alivio.

"¿Cuál es su nombre?" el hombre le pregunta a Jackie, muy casual y casi jugando.

"¿Quién?"

"Tu cuñado."

Jackie dice. "Aarón."

El entrega el pasaporte a Laura. "Muchas felicidades a las dos."

· ·

Laura y Jackie viajan en silencio por quince minutos. Jackie sigue con la mirada el cepillo que va colgado del coche. Finalmente, cruzan una barrera invisible que les indica que ya están a salvo en los Estados Unidos.

"¿Qué carajo?" dice Jackie.

Laura responde, "No me imaginé que respondieras eso."

"¿Una prometida inventada?"

Laura se muerde el labio. "Era mi plan."

"¿Y no se te ocurrió decirme?"

"No pensé que tendría que usarlo. Nunca me había tocado tan difícil."

"¿Y si hubiera respondido mal? Nos pudieron haber arrestado. Me pudieron haber arrestado."

"No creo que eso hubiera pasado."

Jackie golpea el carro y se voltea enojada hacia la ventana. "¿Por qué tenías que mentirme?"

Laura voltea hacia el camino y tamborea sus dedos en el volante. "Porque la verdad es muy complicada."

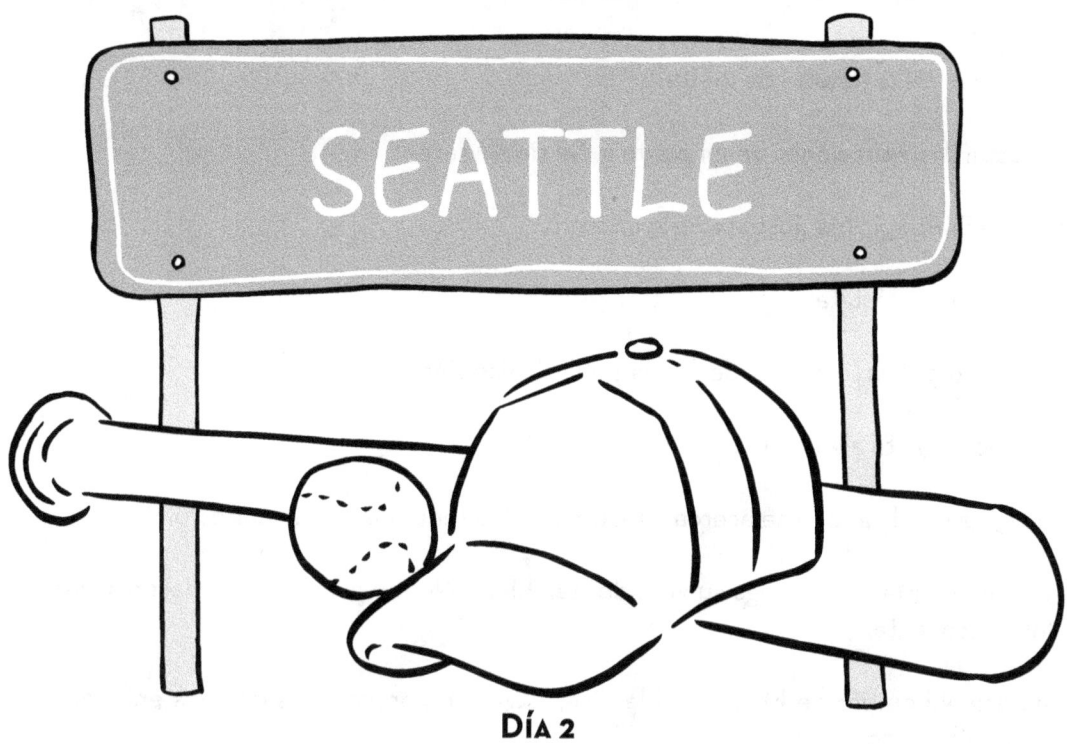

DÍA 2

Bárbara y Maureen están acostadas en la cama con vibrador en la mano. Bárbara acaricia con sus dedos lubricados la vulva de Maureen. Maureen acomoda una almohada atrás de su espalda.

"¿Quieres ver un video?" pregunta Maureen. "Me ayudaría a inspirarme."

Bárbara mueve su cabeza negativamente, su pelo plateado rebota en la cabecera. Enciende su vibrador, un vibrador de punto g morado que luce hermoso en contraste con su piel morena. Maureen observa la cara de su esposa. Ella ve parte de su reflejo en los lentes de Bárbara. Ella voltea y enciende su vibrador que parece una rasuradora eléctrica del tamaño de su mano. Ella abre sus labios vulvares y presiona la punta del vibrador en su vestíbulo.

"¿Me pasas el lubricante?" pregunta Maureen. Bárbara toma el lubricante que está en su buró y se lo pasa.

Maureen aplasta el bote con fuerza. El lubricante se resbala por su vibrador y cae en las sábanas.

"Ups," dice Bárbara, mientras observa el lubricante caer. "¿Debo empezar a construir un arco?"

"Gracias, menopausia," murmura Maureen.

Bárbara vibra, pellizca sus pezones y lame sus labios. Maureen observa los gestos de Bárbara y trata de imitarlos. Bárbara suspira y Maureen la imita, pero su suspiro suena más a aburrimiento que a placer.

Bárbara voltea. "¿Has tratado de meterlo?"

"No me gustan las vibraciones en mi punto g. Se siente raro."

"Mmm," dice Bárbara. "Me gusta tenerlo adentro."

"Porque tú tienes próstata."

"Ambas áreas registran el placer de forma similar," dice Bárbara.

"Solo porque te gusta algo no le debe gustar a todas."

Bárbara apaga su vibrador y se acerca a Maureen. "No tenemos que hacer esto," le dice.

"Pero yo quiero." Maureen apaga su vibrador también. "No me gusta que mi deseo sexual esté tan bajo. Nos desconecta."

Bárbara besa el hombro de Maureen y le dice, "¿Qué te parece si las dos nos enfocamos en ti, y después si quieres, nos enfocamos en mí?"

Maureen suspira. "Eso es mucha presión."

Bárbara abraza a Maureen. "¿Y si vemos un video que te guste?"

Maureen alza una ceja. "¿El de béisbol?"

Bárbara asienta.

"Pensé que lo odiabas."

"No lo odio. No me excita. Pero a ti te funciona." Bárbara se quita los lentes y los pone en el buró. "Nos enfoquemos en ti y no pensemos en mí."

Veinte minutos después, el hombre en la pantalla está teniendo sexo con calcetines y gorra de béisbol. Maureen se mete los dedos enérgicamente y pone el vibrador en su clítoris. Bárbara besa los pezones de Maureen.

"¿Puedes pellizcar mis labios?" Pregunta Maureen.

Bárbara desliza sus dedos en la vulva de Maureen y la pellizca. "¿Así?" pregunta.

"Más abajo," ella responde. "Debajo de mi vagina."

Bárbara desliza sus dedos hacia abajo. "¿Aquí?"

Maureen aprieta sus labios. "Mmmm," gime. Aumenta la velocidad de la vibración. Bárbara juega con los pechos de Maureen. Maureen le sube a la velocidad, cierra sus ojos apretándolos, aprieta los dientes, y gime. Sus músculos se tensan y ella tiembla. El gemido de Maureen retumba y su cuerpo tiembla. Los hombres en la película porno no están lejos de venirse. Bárbara voltea y justo entonces muchas eyaculaciones ocurren. Ella estruja el pecho de su esposa. Maureen se relaja y sonríe. Apaga su vibrador. Maureen toma a Bárbara de la cara y la besa, luego toma el control remoto y apaga la televisión.

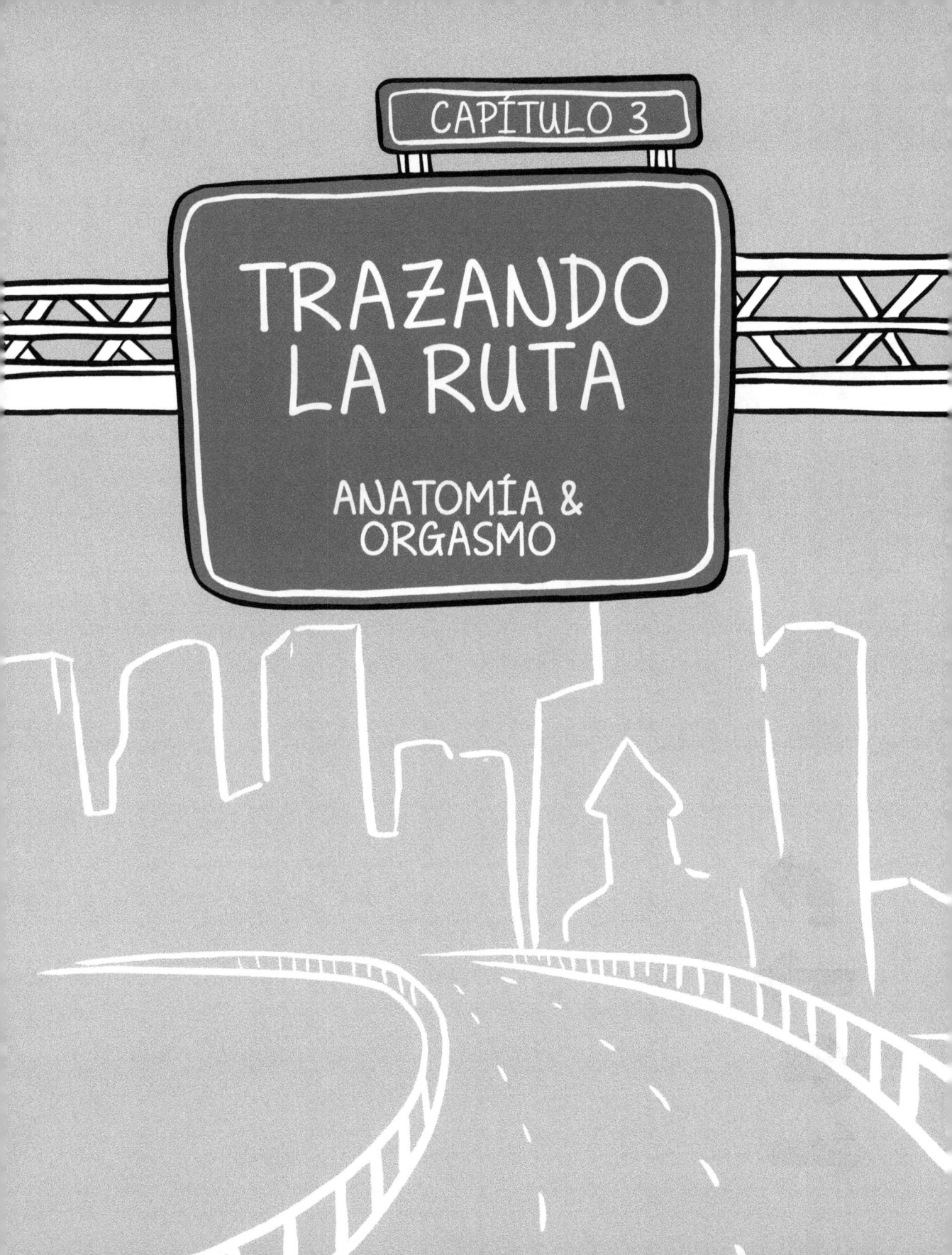

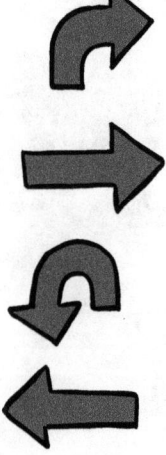

ANATOMÍA & ORGASMO

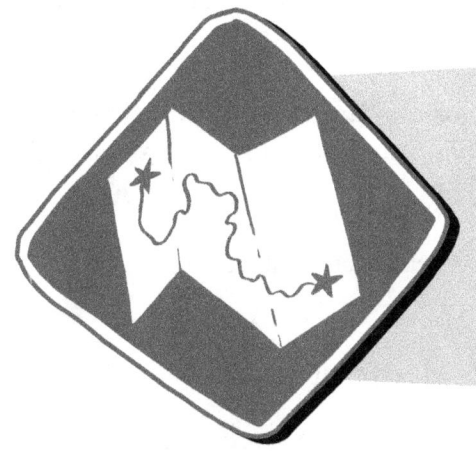

Ah, la clase de biología. Ese único momento en el que si teníamos suerte recibiríamos educación sexual en forma de diagramas e historias de terror. Con suerte, en este libro podemos decidir cómo queremos la educación sexual y esta vez nos vamos a enfocar en el PLACER.

La primera cosa que debemos saber sobre los genitales es que todes, sin importar nuestro género o nuestro sexo, tenemos más cosas en común que las que imaginas. Todos los genitales surgen de la misma fisiología, por lo que no importa cómo es tu paquete si sabes qué te gusta y cómo comunicárselo a tu pareja. Por esta razón, vamos a dar un paseo por las vulvas, etc. y los penes, etc. Si sabes lo suficiente sobre un tipo de genitales, entonces ábrete (por así decirlo) a aprender de los otros tipos.

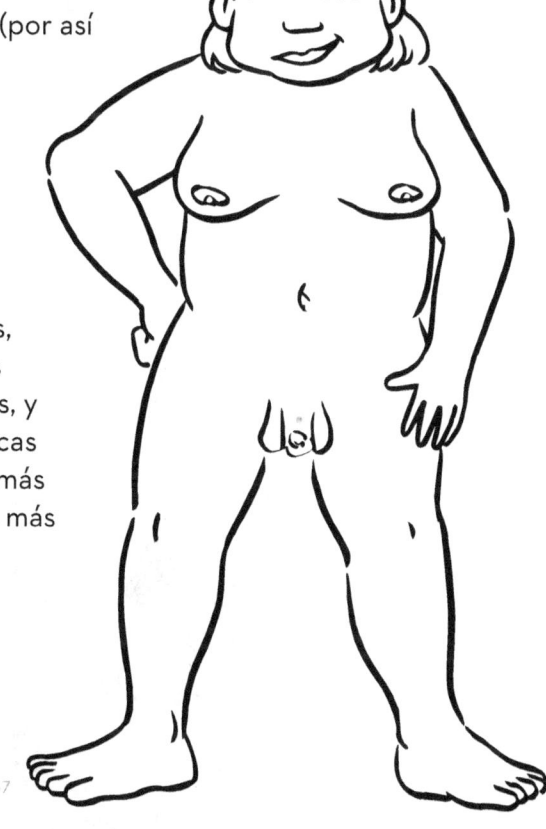

La segunda cosa que debemos saber es que la anatomía no es un monolito. Opuesto a lo que te muestran los diagramas que estudiaste en biología, hay mucha variación en los genitales. Tal como el género no es binario, los órganos sexuales tampoco lo son. Las características sexuales (genitales, órganos reproductivos, cromosomas) vienen en muchas formas y estilos. Algunos hombres tienen ovarios, algunas mujeres tienen testículos, y algunas personas tienen una combinación de características tradicionalmente "femeninas" y "masculinas." Hay penes más pequeños que algunos clítoris. Y hay mujeres con barbas más impresionantes que las de algunos hombres.

En este capítulo usaré las palabras biomédicas aceptadas para nombrar las partes de nuestros genitales, incluyendo vulvas y penes. No necesitas saber todos los términos apropiados para tener buen sexo, pero ayuda mucho saberlas. Hay mucha diferencia entre decir "Da vuelta a la derecha donde veas una figura roja y redonda en la esquina con un árbol" que "Da vuelta a la derecha en el signo de alto de la calle Elmer."

Pero seamos precises: Los únicos nombres "apropiados" son los que tú quieres usar. Así que aunque te vaya a ofrecer términos en latín aquí, tú puedes decidir cómo referirte a tus genitales al comunicarte con tus parejas.

En este capítulo, te voy a explicar cómo leer un mapa. No te voy a decir cómo llegar a un lugar específico de tu ciudad. Eso ya depende de ti.

Así que antes que des vuelta en el signo redondo y rojo, veamos el mapa, ¿te parece?

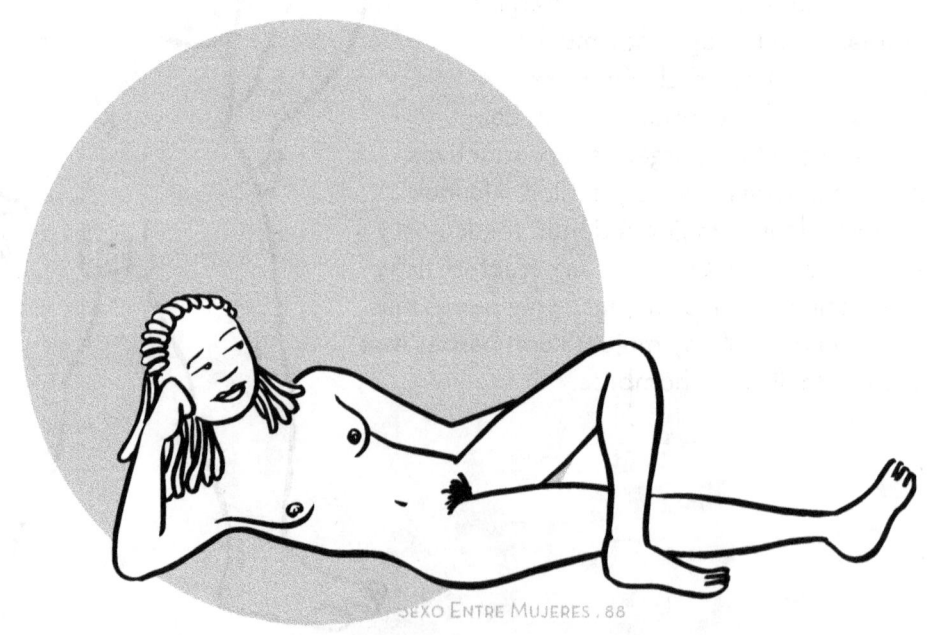

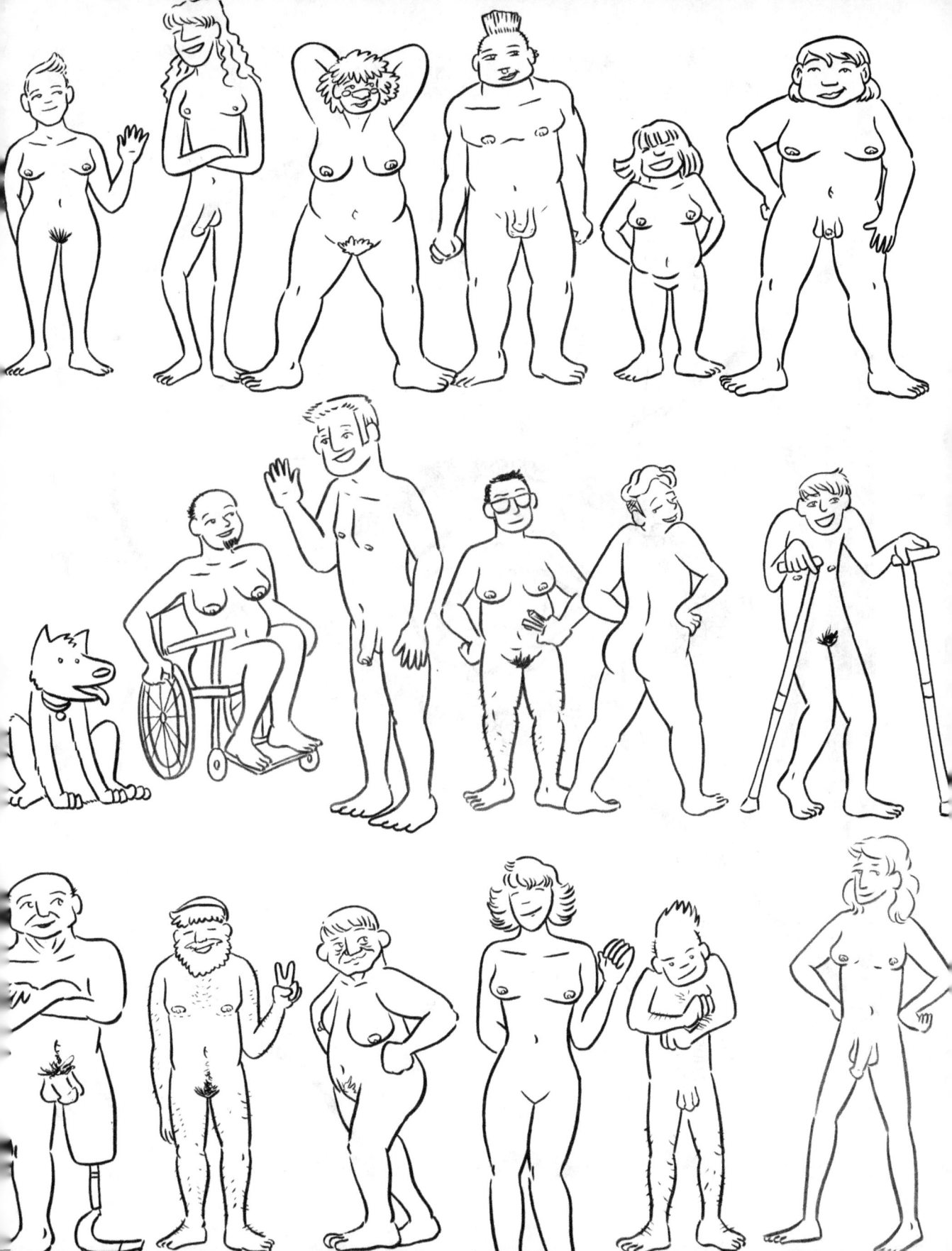

¡OBSERVA! (¡Lectora, dale la vuelta al libro!)

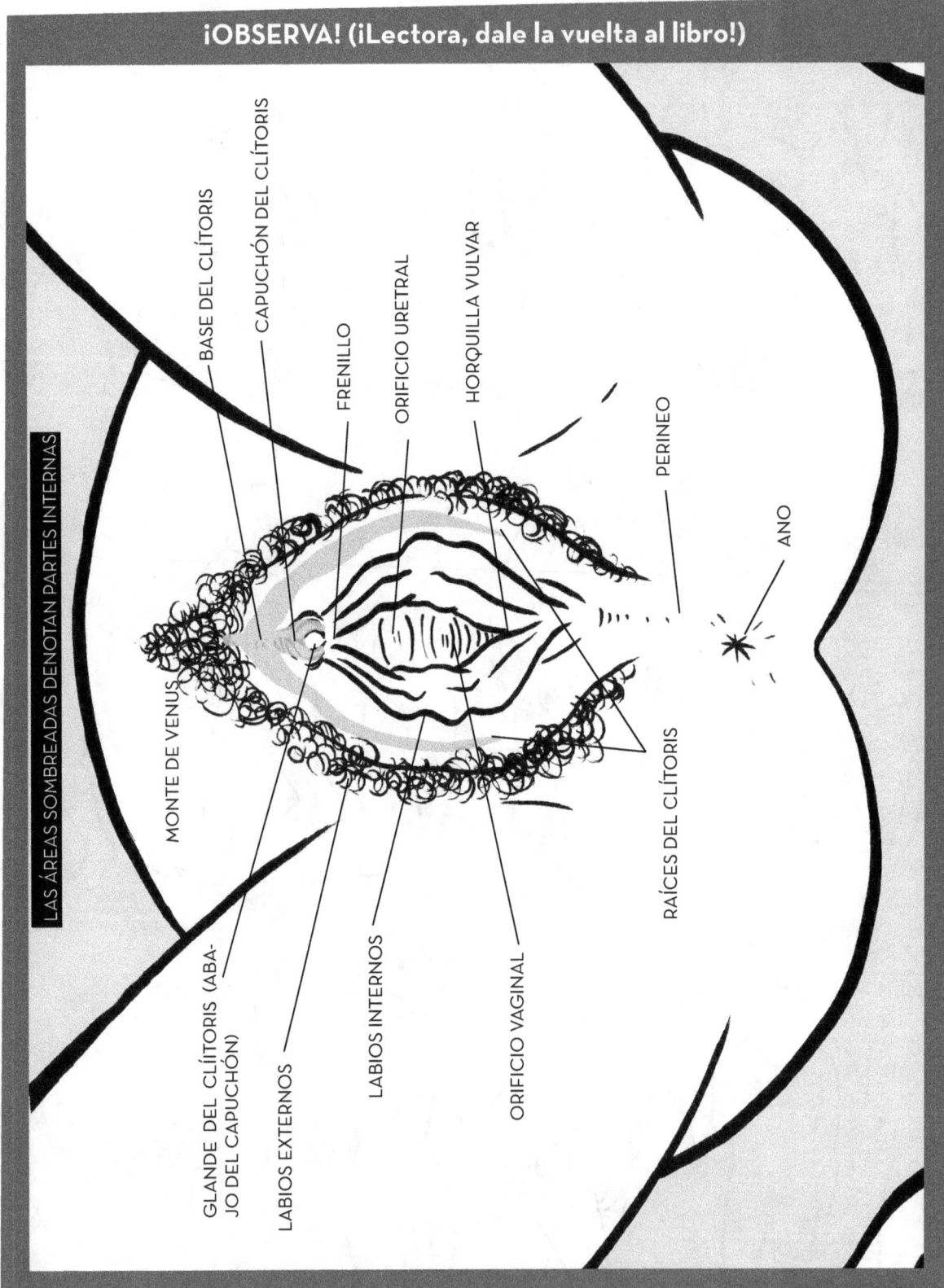

Monte de venus: Esta es la parte carnosa hasta arriba de la hendidura de la vulva, arriba del clítoris. Está usualmente cubierta de vellos, y está formada de tejidos con grasa. Puede aguantar mucha presión y puede recibir impacto.

Labios externos: Algunas veces los llaman "labios mayores," son los labios externos que comúnmente tienen vellos. Son carnosos, y sensibles como la piel normal. Pueden aguantar mucha presión también.

Labios internos: Estos son los labios que se encuentran adentro de los labios externos. Algunas veces son llamados labios menores, y están hechos de mucosa elástica que es muy sensible al tacto, pero que también puede ser jalada, pellizcada, y enrollada fácilmente sin dolor. (Tu aguante puede variar). Para aquellas personas que están familiarizadas con los cuerpos AMAN, este tejido es similar al del escroto. Las películas pornográficas tradicionales muestran labios internos pequeños y cortos quedando cubiertos por los labios externos. Aunque algunas personas tienen este tipo de labios, muchas más tienen labios internos que cuelgan y se observan por afuera de los labios externos. Algunas veces los labios internos no son simétricos y un labio cuelga más abajo que el otro.

Si sigues los labios internos hasta arriba, encontrarás un favorito de les fans—¡el clítoris! Lo que normalmente conocemos como el clítoris es en realidad la punta del iceberg. En otras palabras, es la cabeza del clítoris. La otra parte del clítoris se extiende hacia la pelvis y no es visible. Esto no significa que debes ignorar el resto. De hecho, una técnica poderosa para dar placer es estimular el clítoris interno. Hablaremos de las muchas formas de hacer esto en los capítulos 4 y 6. Por el momento, es importante saber que el clítoris es más grande que lo que tus ojos alcanzan a ver. El clítoris está hecho de tejido eréctil y crece cuando se excita. El tamaño y la forma del glande del clítoris (tal como aprenderás con cada parte de la vulva) son diferentes en cada persona. A veces está sobresalido. A veces está completamente oculto en el capuchón. Algunas veces se asoma cuando esta excitado y se esconde cuando no. Algunas personas tienen clítoris pequeños, y otras personas tienen clítoris grandes que parecen penes pequeños. Cada persona es diferente. El clítoris tiene más terminaciones nerviosas que cualquier otra parte del cuerpo y a veces es tan sensible que de tocarlo directamente causa dolor. Es por eso que es buena idea ir lento. Hablaremos de cómo tocarlo más adelante.

DATO CURIOSO: El clítoris tiene aproximadamente 8,000 terminaciones nerviosas. Esto es aproximadamente el doble de las terminaciones que tiene el pene (sin tomar en cuenta el prepucio). Y gramo a gramo, centímetro a centímetro el clítoris tiene la misma cantidad de tejido eréctil que un pene. Sí, en verdad.

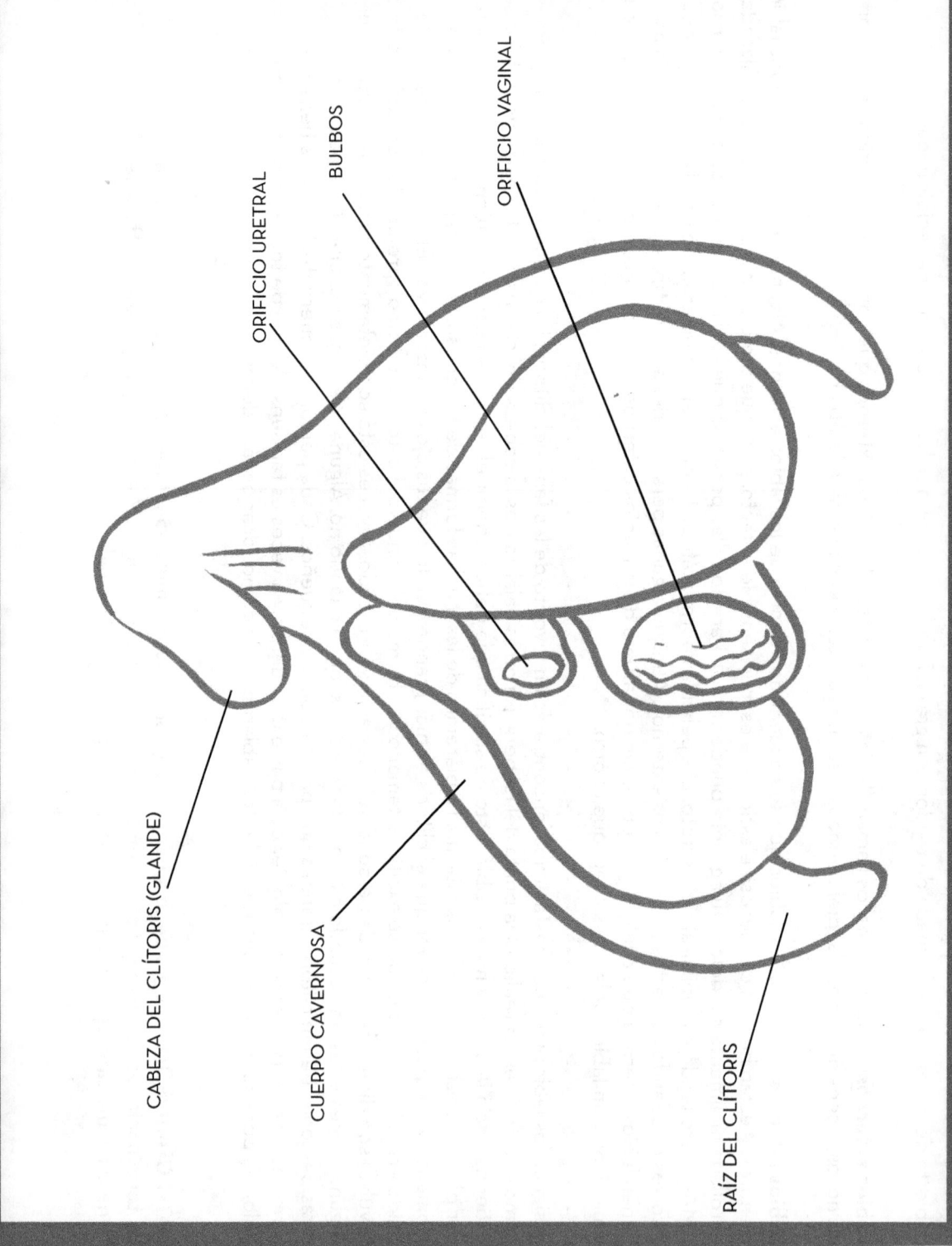

Así se ve un clítoris completo. ¿Ves ese frijol hasta arriba? Ese es el glande—la única parte visible del clítoris. El resto está oculto detrás de la pelvis. Las partes en forma de alas son las raíces (crura para el plural; crus para el singular). Las raíces del clítoris se encuentran en la parte interna del hueso púbico y responden cuando se aprietan ligeramente. Los bulbos del clítoris se encuentran alrededor del orificio vaginal. Cuando el clítoris crece, los bulbos aumentan su tamaño lo que hace que el orificio vaginal se dilate y la vulva se hinche con sangre. (Hablaremos de cómo estimular todo el clítoris en el capítulo 4).

El **capuchón del clítoris** es análogo al prepucio de los penes no circuncidados. Comúnmente cuelga sobre el glande (o cabeza) del clítoris para protegerlo cuando no "está en uso."

Cuando una persona se excita toda su vulva se llena de sangre y aumenta de tamaño. El clítoris, particularmente, tiende a ponerse firme y más sensible al tacto. Es casi como una erección. ¡Sí!, las personas que tienen vulvas también tienen erecciones.

Si continúas hacia abajo del clítoris verás una región de piel muy lisa alrededor del orificio vaginal. Esta área se llama **vestíbulo**.

En el vestíbulo, abajo del clítoris, se encuentra la **uretra**. Este pequeño orificio está protegido por un tejido delicado. Por la uretra sale la orina, y el líquido eyaculatorio si tú o tu pareja eyaculan durante el sexo. (Hablaremos sobre la "eyaculación" en el capítulo 4). El orificio de la uretra es muy pequeño y muy sensible.

Debajo de la uretra está el **orificio vaginal** (introito).

Debajo del orificio vaginal se encuentra la **horquilla vulvar** – otro pedazo de piel delicado y liso. Se llama horquilla vulvar porque es donde el tejido se une a los dos labios internos.

Todas las partes de las que hablamos forman la **vulva**, la parte externa de los genitales femeninos. La vagina es solo el interior. Si quieres impresionar a alguien que sabe de sexo, es importante que conozcas la diferencia entre vulva y vagina.

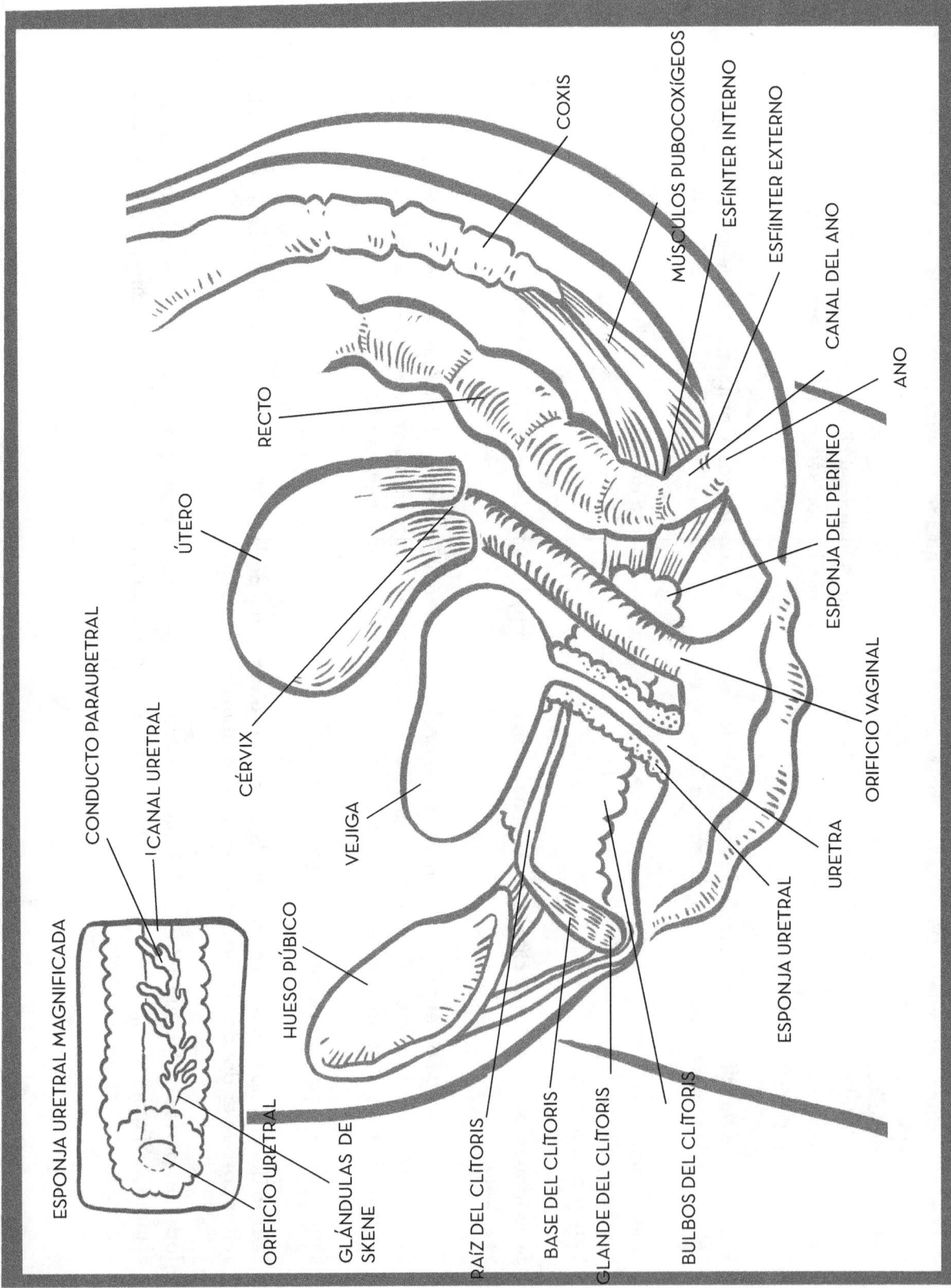

La **vagina** es un canal muscular de aproximadamente 5-10 cm. (2-4 pulgadas) de largo. Como casi todo, esto varía de cuerpo a cuerpo. El largo y diámetro de la vagina aumenta de tamaño entre más excitada esté la persona. El largo promedio de una vagina excitada es de 10 a 20 cm (4-8 pulgadas). Entre más excitada esté la persona, la vagina se auto-lubrica y se contrae creando sensaciones agradables. Las vaginas están diseñadas para estirarse, y aunque cada persona tiene una habilidad diferente para recibir la penetración, con la práctica las personas pueden aumentar su capacidad de lo que pueden recibir en sus vaginas.

Aproximadamente entre dos y tres centímetros adentro de la vagina hacia el lado del ombligo se encuentra el **punto G** (o esponja uretral). Es especial por su textura única y su capacidad para hincharse durante la excitación.

Al fondo de la vagina se encuentra el **cérvix**, éste tiene la apariencia de un botón o un disco compacto con un orificio en el centro. Este orificio se llama **orificio cervical** y es el (pequeño) camino al útero. Si tú tienes un DIU (dispositivo intrauterino), el hilo comúnmente se asoma por el orificio cervical.

De regreso a la parte externa, debajo de la vulva se encuentra el **perineo** y luego el **ano**.

Y eso nos trae de regreso a ¡tatatata!

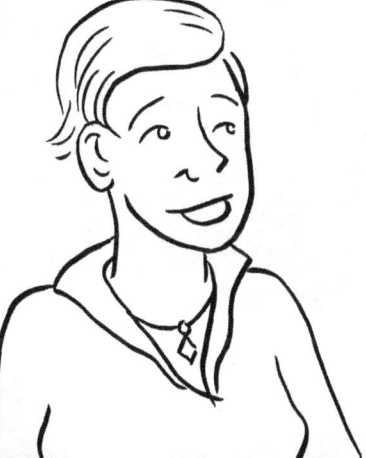

Perfecto, ¿Lo entendiste? Ahora vamos a dar un viaje por los penes

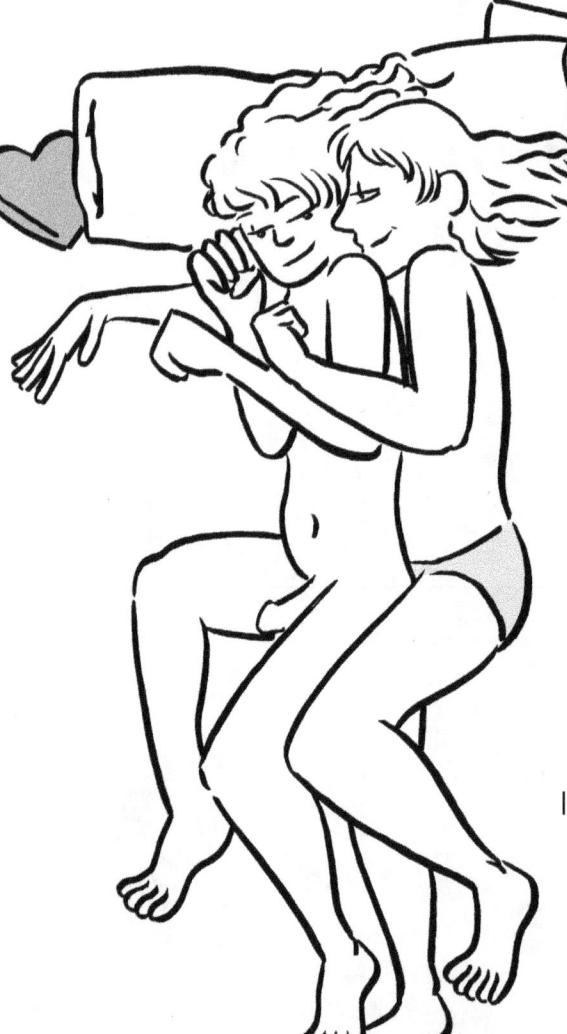

¿Qué tienen que ver los penes con el sexo entre mujeres? Mucho. Primero, los penes y las vulvas son análogos, y como te dije antes, te será útil entender cómo funcionan ambos. Si quieres ser una buena conductora, es útil tener conocimiento básico de cómo funcionan las transmisiones manuales y automáticas, aunque tu prefieras una sobre la otra.

Segundo, si ya conoces lo suficiente acerca de un tipo de genitales, te será más fácil entender el otro tipo. Por lo que si tienes experiencia con penes te será fácil entender a las vulvas, y viceversa.

Tercero, muchas mujeres tienen penes. ¡Sí! es cierto. Mujeres transgénero, personas intersexuales y personas de genero queer pueden tener penes. Si esa eres tú o tu pareja, es bueno saber más sobre el tema. No te tienen que gustar los penes, pero yo te sugiero tener la mente abierta y aprender de ellos de todas formas. Los cuerpos son geniales, y las personas también.

Para el resto de esta sección, me voy a referir al pene como falo. ¿Por qué? Porque es uno. Al igual que el clítoris. Los penes y los clítoris son falos. Ya sé que te puede parecer un poco pretencioso usar el latín aquí, pero creo que ayuda a que nos deshagamos del estigma que está asociado con el lenguaje que usamos. Recuerda, un clítoris es básicamente un pene pequeño. Un pene es básicamente un clítoris grande. Ambos son falos. Ambos son similares en cuanto a su estructura anatómica y la forma en cómo responden al tacto. Ten esto en cuenta cuando hablemos del cunnilingus y masturbación en pareja.

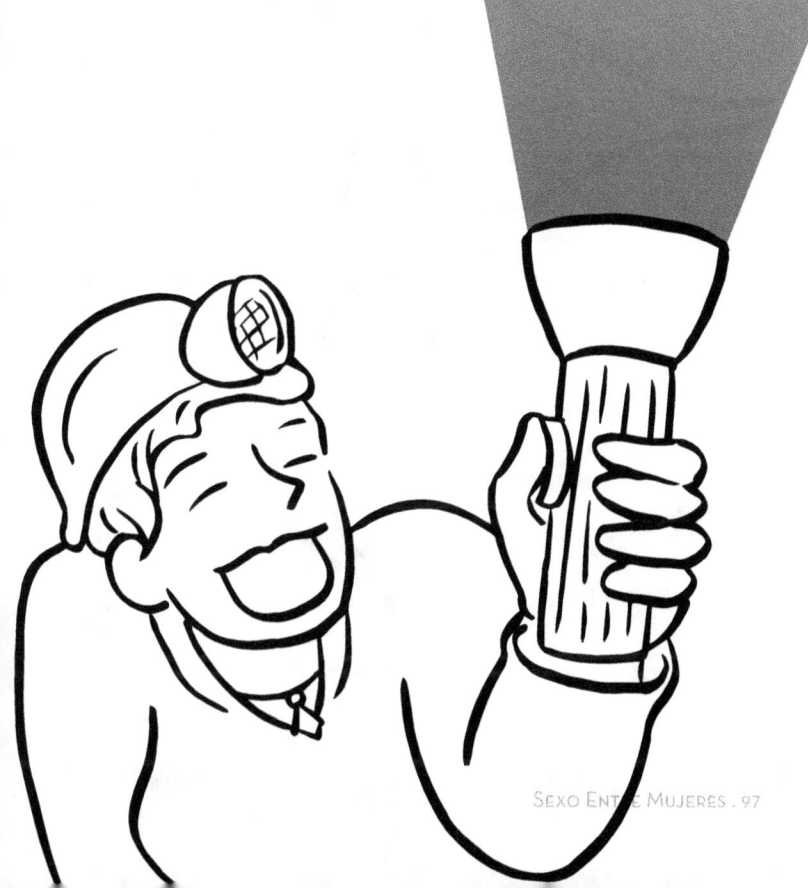

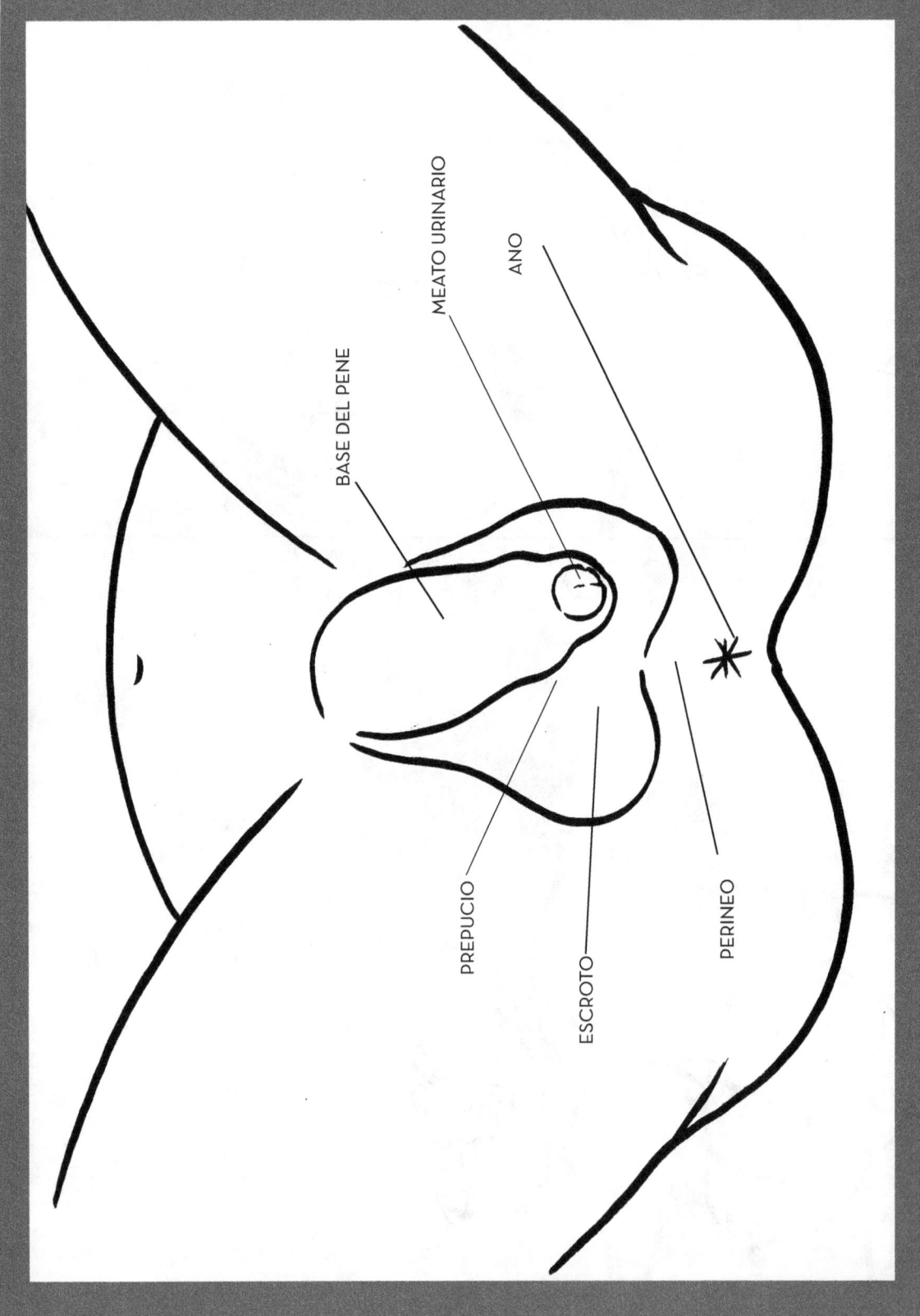

Empezando arriba, tenemos el mismo montículo de piel suave que protege a los genitales de impactos. Aquí vamos a encontrar, muchas veces, vellos.

Luego tenemos el **falo**. Los falos varían de tamaño. La punta del falo se llama glande y responde al tacto tal cual como lo hace el clítoris. El **meato** es el orificio de la uretra, a través del cual se expulsa orina, líquido pre-eyaculatorio y semen. El meato es muy sensible al tacto.

El lugar donde se encuentra la uretra es una de las mayores diferencias entre cuerpos de "hombre" y "mujer". En la mayoría de las personas con vagina, la uretra termina ligeramente arriba del orificio vaginal, y abajo del clítoris (no atravezando el clítoris). En la mayoría de las personas con penes, la uretra termina en la uretra del falo. Sin importar donde esté localizada, la uretra es, usualmente, muy sensible. Se necesita usar lubricante si vamos a estimular esta parte del cuerpo. Pero para aquellas personas a las que gusta la estimulación de la uretra, se puede sentir delicioso.

Arriba del glande, donde la cabeza del falo se une con la base del falo se encuentra el **frenillo**. El frenillo es otra área muy sensible, muy parecido a la parte interna del clítoris.

La base del falo es homóloga a la base del clítoris. Responde cuando se aprieta y cuando se masajea.

Adentro del pene, se encuentra el **cuerpo esponjoso**, que rodea la uretra. Este tejido eréctil, es responsable de una parte de la erección. Esta parte es homóloga a los bulbos del clítoris, los cuales también tienen tejido eréctil y ayudan a dilatar la vagina y hacer que los labios se hinchen durante la excitación.

CONSEJO EXTRA: todos los géneros tienen tejido eréctil, pero las hormonas y los problemas de salud pueden alterar la frecuencia y la intensidad de las erecciones. Las personas que toman antagonistas androgénicos frecuentemente no tienen erecciones. Afortunadamente hay muchas cosas sensuales que hacer con un falo flácido, hablaremos de algunas de ellas en los siguientes capítulos.

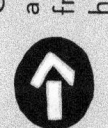

El **prepucio**, que se encuentra en algunos falos, y en otros ha sido removido, es homólogo del capuchón del clítoris. Una diferencia es que el prepucio es menos apretado que el capuchón del clítoris, y ya que tú quieres que tu pareja este excitada, el prepucio puede ser estimulado más fácil y placenteramente a lo largo de la base del falo comparado con el capuchón del clítoris.

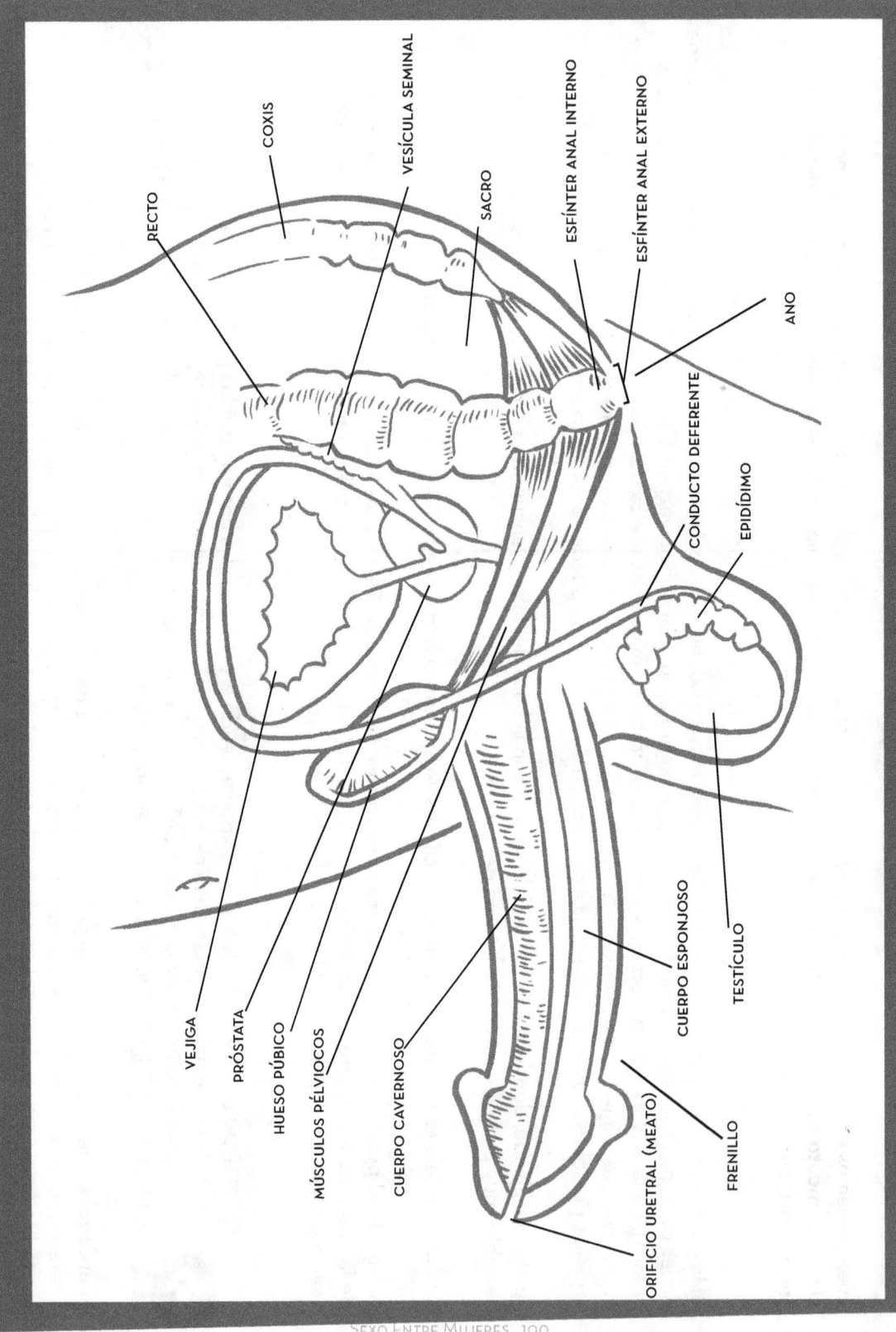

Abajo del falo se encuentra el **escroto**, el tejido del escroto es muy parecido al tejido de los labios internos (aunque es homólogo de los labios externos). Se siente placentero masajear esta piel y hasta estirarla suavemente, como lo puedes hacer con los labios (si a tu pareja le gusta).

Adentro del escroto están los **testículos**, donde los espermatozoides viven y son producidos. Los testículos son homólogos de los ovarios (donde se guardan los óvulos), los cuales están adentro del abdomen junto al útero. El **cordón espermático** (contiene el tejido deferente y otro tejido) conecta los testículos con la próstata adentro del cuerpo. Si te preocupa lastimar a tu pareja al tocar los testículos incorrectamente, es bueno saber más sobre el cordón espermático. La mayor parte del dolor en los testículos ocurre cuando el conducto deferente es estirado.

Antes del nacimiento, los testículos están arriba dentro de la pelvis. En el noveno mes de la gestación, ellos descienden al escroto por el **canal inguinal**. Tanto las anatomías "masculinas" y "femeninas" tienen canales inguinales, aunque son más grandes en las personas asignadas como hombres. Algunas personas empujan sus testículos en esos canales para que no se vean y otras personas lo hacen durante el sexo. Hablaremos más sobre cómo entender y cómo jugar con los canales inguinales en el Capítulo 4.

Por debajo del escroto se encuentra el **perineo** el cual es mucho más grande en cuerpos "masculinos" no operados.

Y luego tenemos el **ano**, el cual todos tenemos. ¡Yupi!

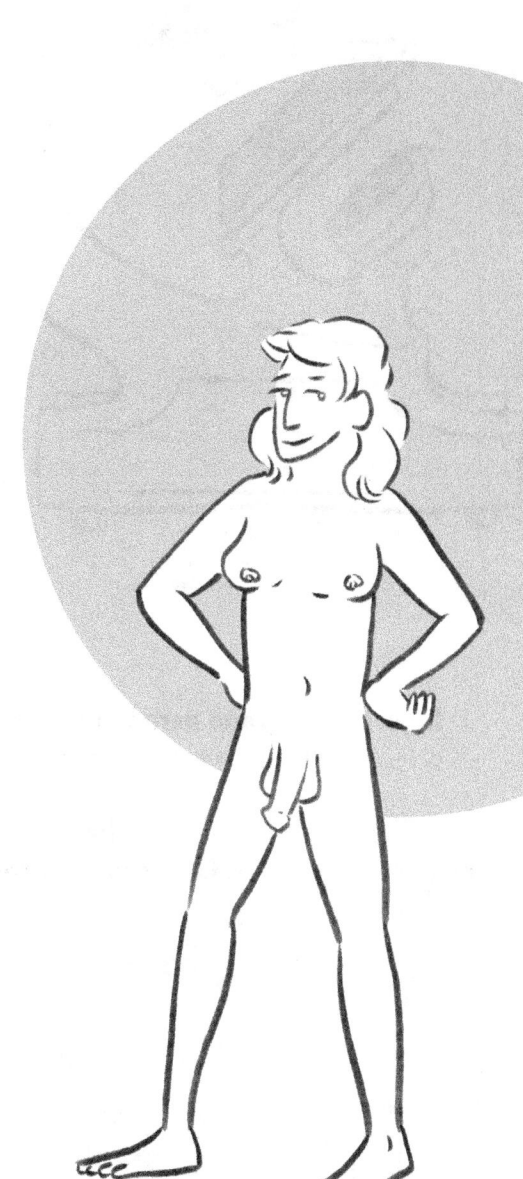

¡Perfecto! Pero, ¿por qué es importante conocer todas las partes?

Algunas razones

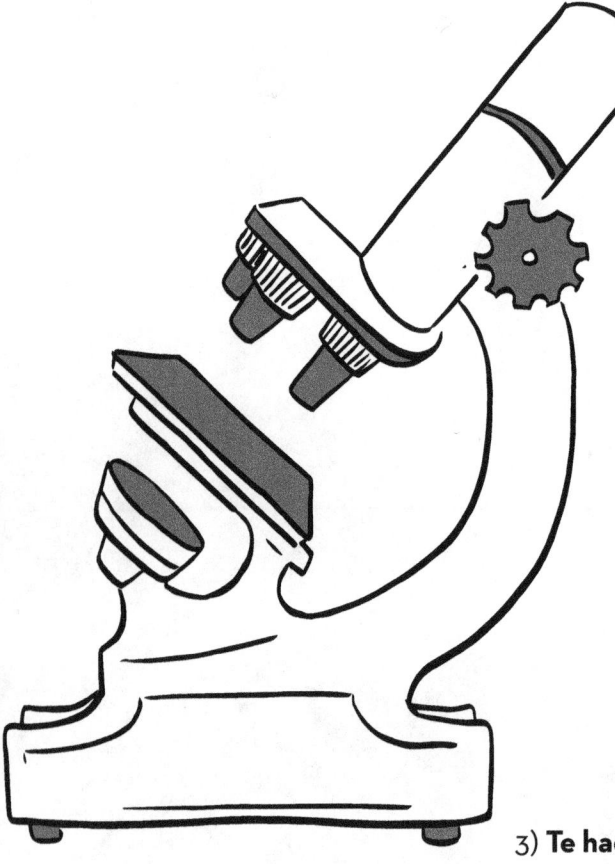

1) **Una buena parte de la respuesta sexual "femenina" no ha sido estudiada ni se le ha dado el crédito hasta recientemente (en los últimos 30 años).** Hasta muy recientemente las mujeres no hablaban francamente sobre cosas importantes de sus cuerpos. Entonces, tú estás siendo revolucionaria y positiva del placer al saber estas cosas y al ayudar a otros a que la las aprendan también.

2) **Conocer las palabras adecuadas puede ayudar a tus amantes a saber lo que tú quieres.** "Muerde esa parte carnosa de allá abajo" se puede convertir en un juego peligroso, con riesgo a que se interprete como "labios externos" o "clítoris". Aunque es una diferencia de centímetros o de semántica, lo que pudiera sentirse delicioso se puede convertir en una cita horrible.

3) **Te hace une mejor amante.** ¿Cuántes buenes mecánices no conocen los nombres de las partes de los carros? Conocer qué hay bajo el capó es una buena idea.

4) **El placer es bueno para ti.** Los orgasmos son buenos para ti. Saber cómo dártelos ayudará a orientar a tus parejas lo que aumenta las probabilidades de dártelos.

En el resto del libro vamos a hablar de estimulación y cosas divertidas que puedes hacer con cada una de estas partes. **¡Arranca motores, y vámonos!**

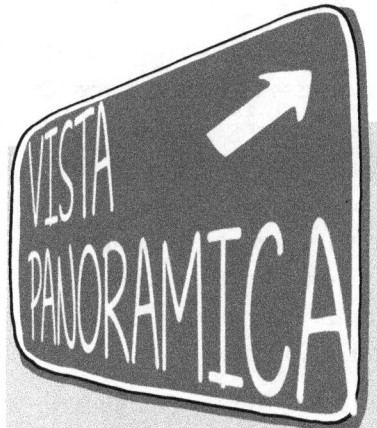

InterSEXUALidad: Lo básico
por Claudia Astorino

Las personas intersexuales son individuos que nacieron con una mezcla de características consideradas "masculinas" y "femeninas," o generalmente atípicas. Nuestra sociedad presupone que los cuerpos vienen en dos sabores únicamente: femenino y masculino, con sus respectivos genitales, gónadas, cromosomas, hormonas, y más. Con la llegada de la pubertad, aumentamos de estatura, de peso, proporción corporal, forma de los pechos y los pezones, vello, músculo, y estructura ósea.

Para las personas asignadas como mujeres, esperamos que tengan todas las características "femeninas" (ej. senos, vagina, útero, clítoris, cromosomas XX, etc.); para los hombres, las características "masculinas" (ej. pene, testículos, vello en el pecho, cromosomas XY, etc.). Las personas intersexuales tienen algunas características "femeninas" y algunas "masculinas," en lugar de todas las "masculinas" o todas las "femeninas." Por ejemplo, yo nací con una vulva y vagina, pero también con cromosomas XY y testículos. Algunas personas intersexuales también tienen genitales atípicos, donde el faloclítoris (el tejido de donde se origina el pene y el clítoris) es más grande o más pequeño que lo común, las gónadas tienen tejido testicular y tejido ovárico (un ovotestículo), o hay más o menos cromosomas que lo usual (ej. XXY).

Hay mucha diversidad en cómo son los cuerpos, y raramente vienen en dos sabores. Las sociedades están empezando a aceptar que tal como no hay sólo dos estaturas o dos colores de piel, tampoco hay dos características sexuales únicamente. La intersexualidad no es una categoría única—hay muchas formas de intersexualidad, y muchas variaciones en cada forma, por lo que saber que alguien es intersexual nos dice muy poco de cómo se ve y funciona su cuerpo.

Las personas intersexuales son sólo personas (maravillosas). Entonces, ¿por qué la intersexualidad es vista de forma controversial? Básicamente porque la sociedad no tiene lineamientos de cómo tratarnos. Se espera que los bebés que son asignados como mujeres se comporten como mujeres, y estén sexualmente atraídas a los hombres; los bebes que son asignados como varones, viceversa. Si un cuerpo no es fácilmente categorizable como hombre o mujer, ¿es un hombre o es una mujer? ¿Será gay? ¿Tendrá barbas o usará tutú? Los cuerpos intersexuales causan pánico social. Aunque la intersexualidad no es una condición médica, somos "tratados" médicamente de forma rutinaria sin nuestro consentimiento para "corregir" nuestros cuerpos para que podamos ser hombres y mujeres "normales". Los "tratamientos" comunes incluyen cirugía cosmética genital y extirpación de las gónadas.

Por tanto, ¿cómo se relaciona todo esto a tener sexo candente con una chica intersexual? ¡Qué bueno que preguntaste!

Primero, trátala con respecto. Si ella se abre y te dice que es intersexual (algo a lo que no está obligada a hacer), agradécele por sentirse lo suficientemente cómoda para compartirlo. Pregúntale si se siente cómoda con que le hagas preguntas, y dile que te parece bien el nivel de detalle que ella decida si se siente cómoda de compartir.

Déjala que guíe la conversación. Segundo, no asumas que su cuerpo se ve o funciona de determinada manera. Esto aplica para cualquier nueva pareja sexual—para las personas intersexuales simplemente hay preguntas adicionales que podemos hacer. Tal vez esta chica intersexual tenga un faloclítoris que es más grande que un clítoris tradicional y con capacidades eréctiles. Tal vez ella tiene una vulva, pero no una vagina. Tal vez ella tiene una vagina cerrada, lo que tiene implicaciones al momento de la penetración. Tal vez ella no desarrolló o desarrolló poco los senos. Ninguna de estas cosas significa que ella no puede sentir placer; de hecho, podrán descubrir cosas nuevas juntas. Considera el sexo con una mujer intersexual—tal como el sexo con cualquier persona—como una oportunidad para jugar y co-crear cosas espectaculares. Habla con ella sobre cómo su cuerpo influye el cómo siente placer y aprende de eso.

Finalmente se sensible ante las situaciones de consentimiento. Las personas intersexuales muchas veces han vivido los "tratamientos médicos" de forma traumática y describen este trauma de manera similar a los sobrevivientes de abuso sexual. Tu pareja intersexual seguramente ha sido medicada o su cuerpo ha sido examinado medicamente e incluso alterado cosméticamente por médicos sin su consentimiento, para que su cuerpo se viera "normal". Consecuentemente ella puede que tenga sentimientos negativos sobre su cuerpo y sobre el sexo en general. Ella puede necesitar más tiempo para establecer confianza antes de tener sexo contigo y puede tener ciertas necesidades durante el sexo. Puede que ella no quiera tener ciertos tipos de sexo. Si se siente afectada, tal vez quiera detenerse durante el sexo. Aprende a respetar sus límites. Si fue medicada, tal vez se sienta afectada respecto de cómo se ve y funciona su cuerpo. Puede que tenga cicatrices que le causen dolor (o no) o puede tener sensaciones al ser tocada que la hagan sentirse consciente respecto de ello. La reconstrucción vaginal pudo haber afectado el grado de estreches de su vagina, su olor, o su habilidad para lubricar. Hablar sobre temas de consentimiento nunca es fácil pero con trabajo y comunicación pueden tener sexo fantástico y pasar un tiempo genial.

En mi experiencia como persona intersexual, pueden existir sentimientos extraños sobre nuestro cuerpo y si está bien o deseable. Puede ser difícil aprender los límites ante el sexo y descubrir cómo comunicarlos (y reevaluarlos cuando sea necesario). Generalmente yo me siento segura y sexy cuando mi pareja a) apoya mis límites y los respeta cuando me siento afectada y b) me dice que soy muy sensual (digo, ¿a quién no le gusta eso?)—no a pesar de, pero por mi cuerpo intersexual. No implica presionar los botones correctos sino desear tener las conversaciones apropiadas. El consentimiento y el entusiasmo son importantes para tener momentos sensuales, e incluso más sexys.

Claudia Astorino es una activista intersexual que vive en la ciudad de Nueva York. Claudia es la directora asociada de la Organización Internacional de la Intersexualidad Capítulo Estados Unidos (OII-USA), coordina los eventos del Día Anual de Toma de Consciencia Intersexual (IAD) en Nueva York, escribe para Full-Frontal Activisim: Intersex and Awesome (su blog personal) y Autostraddle.com

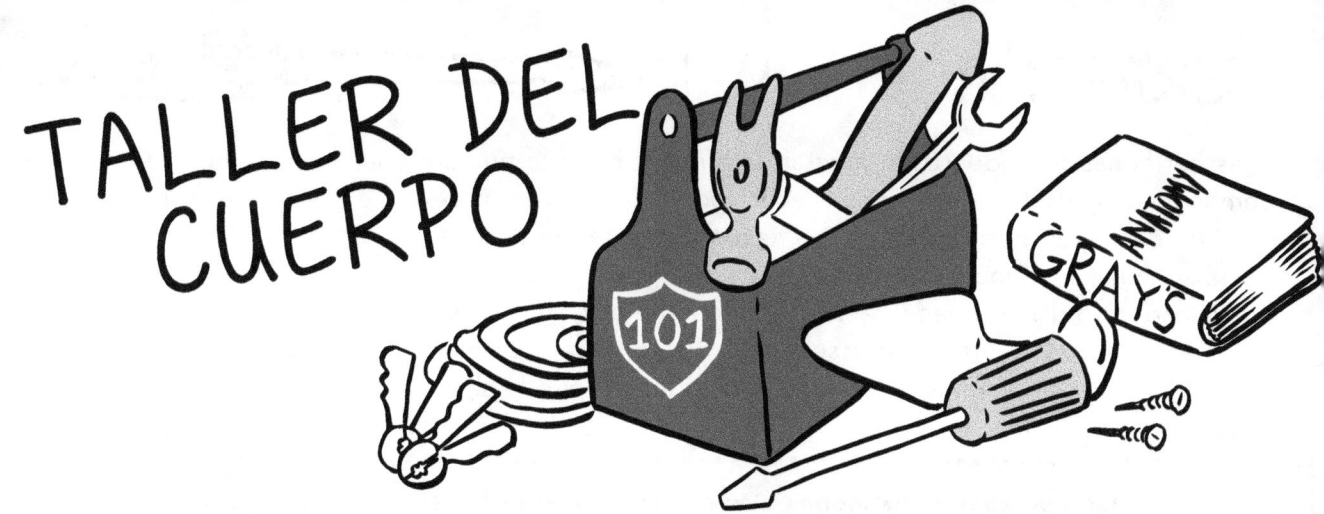

TALLER DEL CUERPO

EL SEXO DURANTE LA MENSTRUACIÓN

Tener sexo durante la menstruación está muy polarizado. En el lado a favor: el sexo durante la menstruación ayuda a calmar los cólicos, algunas personas se sienten más cachondas en sus días, es una manera de sentirse sexy aunque no te sientas sexy, el fluido menstrual es un lubricante extra, y eres más resistente al dolor y estás más emocionada por sensaciones diferentes.

Por otra parte, a algunas personas no les gusta que haya nada cerca de sus genitales cuando están sangrando, y si, puede ser un lío. Tú decides si te gusta. Y nadie te debe de decir si te debe de gustar o no. Pero, si tú decides tener sexo durante la menstruación, esta es la forma en cómo debemos proceder:

1) **Usa barreras.** Esto es por seguridad y por limpieza. Es más fácil tirar a la basura un guante que tener que estar limpiando bajo las uñas.

2) **Evita tener cunnilingus a menos que te hayas hecho las pruebas de ITS recientemente.** La hepatitis se contagia a través de la sangre, y esto incluye el flujo menstrual. Si tú o tu pareja no se han hecho las pruebas o no se han vacunado, lo mejor es usar láminas dentales, darse un regaderazo y/o usar un tampón o copa menstrual para minimizar la exposición a la sangre y poder jugar de formas diferentes.

3) **Mantén toallas obscuras junto a la cama.** A mí me encanta usar mi Liberator-Throe para cuando tengo sexo durante la menstruación ya que es repelente al agua, se lava fácil y viene en muchos colores.

4) **Platica.** Si, como siempre. El sexo durante la menstruación se puede sentir deeeeeeelicioso, pero si tú o tu pareja necesita detenerse o ajustar algo, entonces paren y ajusten.

5) **Reafirmar.** Si esa es la primera vez que están jugando de esta forma, toda la porquería que las mujeres reciben en la sociedad nos puede afectar en el momento de la pasión. Podemos tener miedo que nuestros cuerpos sean asquerosos o desagradables o apestosos u ofensivos. Si tu estás con una pareja que está menstruando, asegúrate de decirle que ella es hermosa.

TERAPIA HORMONAL

Las hormonas son poderosas, afectan la forma en la que nuestro cuerpo se comporta, nuestras emociones, y nuestra respuesta al placer. Todos, sin importar el sexo o el género, tenemos altibajos por las diferentes hormonas que nos hacen sentir de formas diferentes. Lo que te puede parecer sorprendente es cómo las hormonas pueden afectar nuestras sensaciones. Lo que un día se sintió delicioso, otro día se puede sentir desagradable por efecto de las hormonas. O lo que a veces se siente mundano, otras veces se siente divino. Para controlar esto hay que expandir nuestro repertorio de sensaciones. A veces el afecto íntimo puede significar un simple masaje de pies o caricias en la espalda.

Las personas que toman hormonas a veces sienten que las sensaciones al ser tocadas y el orgasmo cambian:

Yo tomo hormonas porque tuve una histerectomía y una ooforectomía. Las hormonas disminuyeron mi deseo y me es más difícil venirme cuando me masturbo.

ME EXITO FÁCILMENTE Y CON MAYOR FRECUENCIA. A VECES MI PENE SE PONE DURO SIN NINGÚN MOTIVO.

CON LAS HORMONAS ME SIENTO MÁS CÓMODA SEXUALMENTE CON MI CUERPO. VIVÍ UN PERIODO DE INTENSA DISFORIA JUSTO ANTES DE EMPEZAR A TOMAR HORMONAS Y FUE UNA DECISIÓN HERMOSA PARA MÍ, MIS EMOCIONES, Y MI CUERPO EL HABER EMPEZADO A TOMAR ESTRÓGENOS.

El estrógeno me dio la habilidad de "relajarme" la sensación va aumentando poco a poco y puedo demorarme hasta una hora para llegar al clímax. Se siente genial, pero a veces me siento impaciente y me frustro.

Mi pene es ahora menos divertido, mis pezones son maravillosos para jugar.

CUANDO TOMABA LA PASTILLA ANTICONCEPTIVA, NO QUERÍA TENER TANTO SEXO Y MI RESPUESTA SEXUAL ERA MENOR. CASI NO LUBRICABA AUNQUE ESTUVIERA MENTALMENTE EXCITADA. FUE HORRIBLE.

Yo tomo pastillas anticonceptivas para regular mi menstruación, han hecho mis senos menos sensibles. También me pongo demasiado cachonda al finalizar mi ciclo, más frecuentemente que antes de que tomara la pastilla.

YA NO TODO GIRA ALREDEDOR DEL PENE. AHORA TODO MI CUERPO ES UN ÓRGANO SEXUAL.

LOS ORGASMOS SE SIENTEN COMO UNA EXPERIENCIA EN TODO MI CUERPO Y DURAN MÁS, PERO YA NO SON TAN INTENSOS NI TAN ABRUMADORES. CUANDO ME TOCAN SIENTO MÁS, LO QUE REDUCE EL ESPACIO ENTRE MUCHA Y POCA ESTIMULACIÓN.

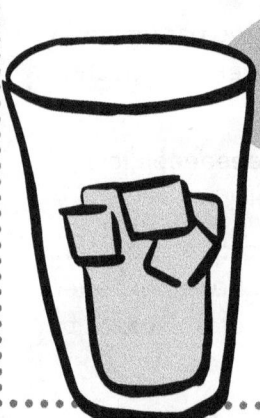

CUERPOS DESPUÉS DE LA CIRUGÍA

La cirugía, en general, puede algunas veces afectar la forma cómo sentimos placer en nuestro cuerpo, y las cirugías en los órganos sexuales, en específico, pueden influir la manera como nuestras hormonas funcionan. Por ejemplo, para algunas personas que han tenido histerectomías sus vaginas dejan de auto-lubricarse. En el caso de las mujeres cisgénero, les médices harán todo lo posible para preservar los órganos que producen hormonas (como los ovarios), para prevenir que necesiten Terapia de Remplazo Hormonal (TRH).

COÑOS POST-OPERADOS

La cirugía de confirmación de género para las mujeres transgénero implica usualmente crear una vagina, un clítoris, y los labios. Las vaginas "post-operadas" son hechas usualmente usando tejido del pene, del pene y del escroto, y pocas veces, de una parte del colon. Las cirugías post-modernas tratan de mantener la circulación sanguínea y la inervación intactos para garantizar que la mujer siga disfrutando de sensaciones placenteras en sus genitales.

Dependiendo de las características de la cirugía, la vagina podrá o no podrá auto-lubricarse, pero es posible que no ocurra. Habla con tu pareja sobre los tipos de lubricante que le gustan (Capítulo 8) y usen mucho.

El tipo de tejido usado va afectar que tan flexible es la vagina. Si vas a penetrar, hazlo lento (a menos que tu pareja te pida lo contrario) y no te sorprendas si a tu pareja no le gusta sentir algo tan ancho, al menos al principio.

Las mujeres transgénero no tienen punto G, pero tienen punto P (la próstata). La próstata usualmente se hace más pequeña después de llevar tiempo usando antagonistas androgénicos, pero eso no significa que no sientan placer (Hablaremos sobre la estimulación de la próstata en el capítulo 4).

Un clítoris quirúrgicamente creado es hecho a partir del glande del pene. Muchas veces preserva algunas características eréctiles, lo que ayuda a la circulación sanguínea y a tener sensaciones agradables.

Las mujeres transgénero no menstrúan, pero eso no significa que no tengan síndrome pre-menstrual. Después de las inyecciones hormonales, muchas mujeres transgénero empiezan a experimentar los efectos del estrógeno. Esto puede significar que su cuerpo esté muy sensible, sus orgasmos se sientan poderosos en todo el cuerpo, y que ella se sienta cachonda o no. Las reglas son siempre las mismas: habla con ella. Checa qué es lo que le gusta. Y juega (o no) de acuerdo a ello.

LA MENOPAUSIA

La menopausia ocurre cuando el cuerpo de la mujer deja de producir estrógeno natural. Esto comúnmente ocurre después de los cuarentas, aunque las personas que toman suplementos de testosterona y las personas con histerectomías tienen síntomas tempranamente. Los efectos secundarios de la menopausia son parecidos a cuando se toma testosterona o cuando nos remueven los ovarios, el cérvix, y el útero: la vagina deja de producir suficiente lubricante natural, la piel no brilla, el deseo sexual se reduce, los orgasmos son más difíciles de alcanzar, y el sexo con penetración deja de ser tan placentero. Durante y después de la menstruación, es importante usar mucho lubricante, mantenerse hidratade, y tomarse su tiempo. Las cremas de estrógeno pueden usarse directamente en la vagina para contrarrestar algunos de los síntomas fisiológicos de la menopausia. Puede ser frustrante para algunas personas cuando empiezan a tener estos síntomas, ya que cambia la forma como ven la sexualidad. Si esta eres tú o tu pareja, sean nobles, pacientes, e intenten nuevas sensaciones o incorporen nuevos juegos a su rutina.

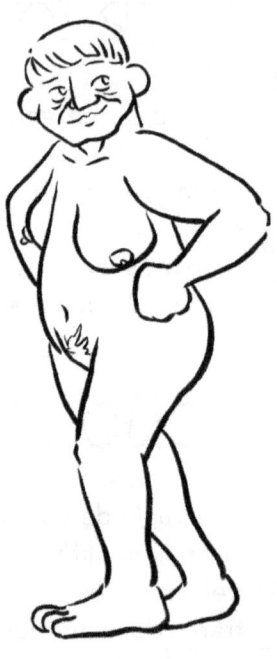

EMBARAZO Y SEXO

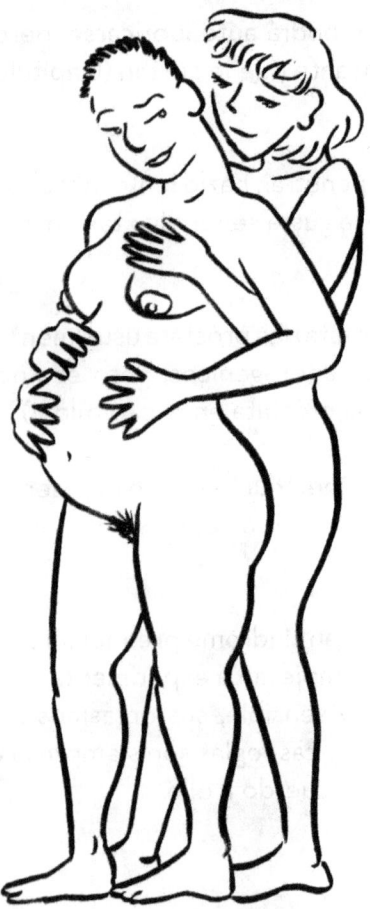

El sexo durante el embarazo puede ser sexy y divertido. El coctel hormonal, el aumento del flujo sanguíneo, y otros cambios en el cuerpo pueden incrementar el deseo sexual y la forma cómo respondes al tacto. Cada trimestre afecta lo que pueden hacer de forma segura, y la salud. Lo más importante es escuchar a tu cuerpo y mantener todo limpio, especialmente durante la penetración. Habla con tu médice sobre el tipo de sexo que pueden y quieren tener.

SEXO Y DISCAPACIDAD

La discapacidad y los impedimentos físicos pueden crear retos para el sexo. Algunas discapacidades pueden afectar la forma cómo respondes a las sensaciones o pueden agregar dificultades logísticas. La llave a enfrentarnos a todo esto es ser noble, abierte, y entusiasta.

La reducción de la movilidad es un efecto secundario de la discapacidad o del dolor crónico. Esto implica que ciertas posiciones pueden ser incómodas o imposibles, y que ciertas actividades deben de ser renegociadas. Si algunas posiciones son difíciles para tí o para tu pareja, simplemente exploren qué funciona mejor. Esto incluye reclinarse durante el sexo en lugar de estar acostades de espaldas, o asegurarse de apoyar tu cuerpo en lugar de recargarte en tu pareja. Dos puntos importantes—y cachondos—del sexo son investigar e intentar.

La mayor parte de la angustia al redor del sexo viene de pensar que debe hacerse de una forma específica.

Ni la pornografía tradicional ni el cine saben qué hacer con los cuerpos diversos. Sólo tú sabes qué se siente bien en tu cuerpo. Por lo que si la posición del misionero con las piernas enrolladas en el cuello de tu pareja no funciona, entonces creen algo más sexy.

Algunas discapacidades hacen que el sexo espontáneo no sea realista. En lugar de eso, tal vez se requiera planeación, consideración, y anticipación. Esto no es un problema, y si necesitas más anticipación, eso no te debe avergonzar.

Todos los cuerpos son válidos, y tienen características que son invisibles a observadores externos. No asumas nada. Sólo porque el cuerpo de alguien no funciona de la forma en que quieres usarlo, eso no significa que no va a disfrutar. De hecho, puedes aprender mucho sobre el placer de alguien que tiene necesidades diferentes.

Busca el placer, no chismosees. Tu trabajo es que tu pareja se sienta segure, protegide, y sexy. Sólo has preguntas que estén directamente relacionadas a esos objetivos. No necesitas saber necesariamente cómo alguien perdió su pierna para hacerles cosas eróticas. Si tu pareja quiere compartirlo contigo, ya será su decisión.

Ningún cuerpo está descompuesto. El sexo es resiliente. El placer siempre encuentra una vía. Aunque tus genitales no registren placer en la misma forma que tu pareja no significa que alguien está descompueste. De hecho, las personas con algunas discapacidades encuentran frecuentemente que sus cuerpos crean caminos eróticos en formas nuevas y excitantes. Yo tengo une amigue que es cuadriplégice y tiene una vida sexual fantástica, muchas veces incorporando lo que llama "Pulgar-gasmos" en su rutina. Explora las posibilidades de sus cuerpos juntes.

Haz del consentimiento tu prioridad. Todes somos tocades sin nuestro consentimiento, pero las personas con discapacidad mucho más. Ya sea que son empujades en su silla de rueda sin su consentimiento, o que alguien les agarre del brazo para "ayudarles," las personas con discapacidades lidian con la falta de consentimiento de manera regular. Pregúntale a tu pareja cómo y dónde le gusta ser tocade.

El dolor es complicado. Muchas personas lidian con dolor todo el tiempo. Algunas personas tienen espasmos rápidos que aparecen de la nada. Entonces la pregunta, "¿Te duele?" puede carecer de significado en el contexto del dolor crónico y discapacidad. Igualmente, para las personas que tienen dolor todo el tiempo, este dolor puede ser diferente: un dolor que te hacer odiar todo, un dolor que vale la pena seguir. Para las personas con dolor crónico, existe una evaluación—si el dolor lo vale o no. Siempre es decisión de la persona el decidir sus límites. Si tú no eres clare o no estableces una palabra de seguridad, tu pareja no podrá diferenciar entre un "ouchi" y un "alto."

Muchas personas no saben cómo manejar lo sorpresivo adecuadamente. Por lo que si puedes, avísale a tu pareja sobre lo que puede esperar de tu cuerpo. Por ejemplo, si la excitación hace que tu cara se ponga roja, o si el sexo te hace toser o carraspear en una forma que es alarmante para una nueva pareja, podrás ahorrarte un momento de ansiedad si lo dices antes. Y como con cualquier información nueva compartida, no la digas cómo si acabaras de matar a tu pez dorado. Ofrécela de forma franca y amable, y te sorprenderás cómo lo toma la gente.

Trae suplementos. Los juguetes son un aliado de cualquier relación sexual, pero son realmente muy útiles para personas con discapacidad. Los dildos pueden ayudar con el sexo manual, los vibradores son un plus cuando das cunnilingus, y los arneses apretados pueden ayudar si tienes movilidad limitada. ¡Pero no te olvides de los muebles! Vivimos en un era con reforzadores, almohadas, sillas, y cuñas, diseñadas para el sexo. Checa compañías como Liberator y Sportsheets para explorar opciones para el soporte del cuerpo.

Honra a la persona, no sólo su habilidad de "superar." Las personas con discapacidades son comúnmente llamadas "valiente" pero no tan seguido llamadas "sexy," "deseable," y "caliente que se me caen los calzones." Si tú piensas que tu pareja es alguna de esas opciones u otros, díselo. Todes necesitamos escuchar de personas que respetamos y que deseamos lo sexy que somos. Es incluso más importante cuando las normas sociales no están de tu lado.

ORGASMO

De forma básica, los orgasmos ocurren cuando ciertos estímulos alcanzan un nivel alto y desencadenan una respuesta placentera involuntaria. Para la mayoría de las mujeres, esto ocurre por la estimulación del clítoris, pero puede también originarse en el cérvix, el punto G, o los pezones.

Técnicamente, todos los orgasmos genitales y anales de las personas asignadas mujeres son orgasmos clitorídeos. Como ya hemos visto, la estructura del clítoris va más allá de donde llega la vista. Recorre el orificio vaginal y llega hasta los labios. Cuando estimulas adentro de la vagina, la estructura del clítoris se estimula también. Y esto, chicos y chicas, es de donde se origina el orgasmo.

Los orgasmos se pueden sentir de formas diferentes dependiendo de dónde ocurra la estimulación (hablaremos del punto G y del cérvix en el Capítulo 4), pero eso no significa que los orgasmos por penetración sean diferentes, sólo son diferentes rutas para el mismo lugar.

La mayoría de las mujeres están acostumbradas a tener orgasmos a través del glande del clítoris. Ya sea dándole doble clic al ratón, o montando tu oso de peluche, o usando un cepillo de dientes eléctrico de forma no recomendada, la estimulación del clítoris nos hace venirnos de forma rápida, fuerte, y confiable. Los vibradores, los dedos, y las lenguas son usualmente las mejores formas para estimular el clítoris para llegar al orgasmo.

Los orgasmos por penetración son más difíciles de ocurrir, pero son deliciosos y excitantes. Usualmente, la estimulación del punto G es clave para los orgasmos vaginales/internos. Con el contacto en el punto G, estás estimulando muchos nervios alrededor de la uretra y de la estructura interna del clítoris. La presión en los labios de la vulva puede ayudar a alcanzar el orgasmo interno, que es la razón por la que coger con un strap-on o con la mano es útil.

EL CAMINO DE LOS TRES PASOS PARA EL ORGASMO

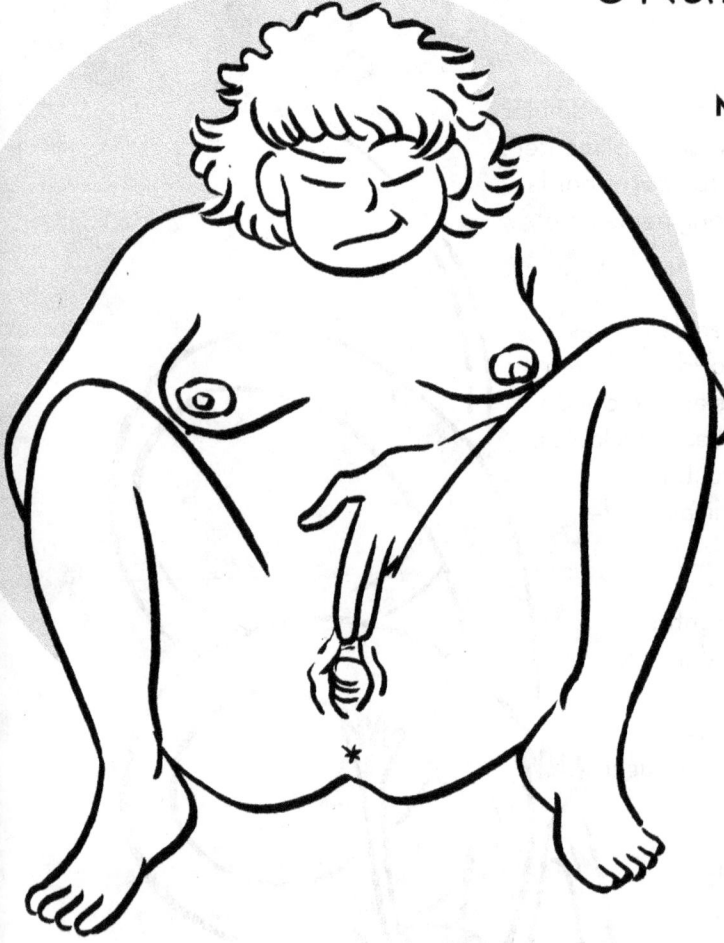

Mastúrbate

Date muchos tipos de orgasmos de formas diferentes. Experimenta con penetración, estimulación del glande, vibradores, manos, dildos, montar almohadas, acostada de espaldas, de boca, en la tina, en la regadera, en el escusado, cualquier lugar donde puedas tocarte. En suma, intenta cosas. Muches de nosotres encontramos algo que nos gusta y lo seguimos haciendo. Esto está bien si tienes prisa, pero no es bueno cuando tienes pareja. Tu pareja nunca te va a tocar tan eficientemente como tú lo haces. Por lo que intenta cosas distintas, y aprende a que te gusten diferentes formas de caricias.

Facilita

Tus orgasmos dependen de ti. Tu pareja te puede ayudar, pero tú eres la capitana del barco, incluso cuando alguien está controlando el timón. Es tu tarea poner las piezas juntas para sentir placer. ¿Te gustan las velas? ¡Enciéndelas! ¿Quieres una toalla? ¡Tráela! ¿Necesitas un vibrador? ¡Tráelo! ¿Te gusta un lubricante? ¡Cómpralo! Ayúdate a ayudarte.

Comunícate

Cuando tu pareja te está prestando su mano (o juguete, o lengua, etc.), dile qué te gusta. Ya deberías saber suficientes tips para aumentar el placer si ya has estado practicando contigo misme. Cuando se trata de que te vengas, sé une jefa en posición receptora. Las jefas receptoras no son mala onda. Son claras, directas, y están en contacto con sus necesidades. ¡Sé esa persona!

HÁGALO USTED MISME: ORGASMO

Si nunca has sentido un orgasmo, puede ser difícil saber hacia dónde debes dirigirte.

1) **Tócate**. Crea un espacio privado y cómodo. Tus manos deben estar limpias y tibias. Relájate y explora tocarte.

2) **Cuando encuentres algo que te guste, tu cuerpo se va a estremecer y contraer involuntariamente.** Ese estremecimiento va a ser tibio, sexy, y agradable. Cuando sientas ese estremecimiento o contracción, déjate llevar. Deja que tus músculos se aprieten más. Siéntelos contraerse y relajarse. Esto se va a sentir parecido a los Kegels, pero más como una sensación tibia que recorre tus nalgas, tu perineo, tu vagina, e incluso tus muslos. Estas contracciones y relajaciones controladas van a ser muy útiles. Si tienes problemas para relajarte después de una contracción, practica exhalando con la relajación, empujando con tus músculos vaginales. Como el yoga, respira cuando contraes y exhala cuando relajes.

3) **Aumenta la sensación placentera** (usualmente acariciando/frotando tu clítoris, o restregándote contra un objeto) y continúa contrayendo y relajando los músculos pubo-coxígeos.

4) **Deberás empezar a sentir como una cámara de eco entre las contracciones la estimulación que la aplicas a tu clítoris.** Puedes regular el grado de estimulación, o seguir aumentando la sensación (este es un buen momento para usar un vibrador).

5) **Sigue respirando.**

6) **Explora el acariciar otras áreas de tu cuerpo con la mano que tienes libre**, para aumentar el placer, por ejemplo tus senos o tus nalgas.

7) Aumenta las contracciones y la estimulación. Puedes controlarlo al aumentar la intensidad de la estimulación externa (dedos/vibrador/etc.) y las contracciones internas.

8) **Sigue jugando hasta que esta estimulación alcance el punto máximo.** Cuando te des cuenta que estás en el punto máximo, contrae tus músculos y trata de dejarte llevar. Yo lo considero el punto del salto. Corres y te lanzas hacia lo desconocido.

9) **Si no logras en el primer intento, no te frustres**. La realidad es que hay personas que se pueden venir fácilmente y otras a las que les cuesta más trabajo. Pero al final es una habilidad como cualquier otra. Algunas veces solo necesitas práctica. Por suerte la práctica hacia el orgasmo es más divertida que las lecciones de piano.

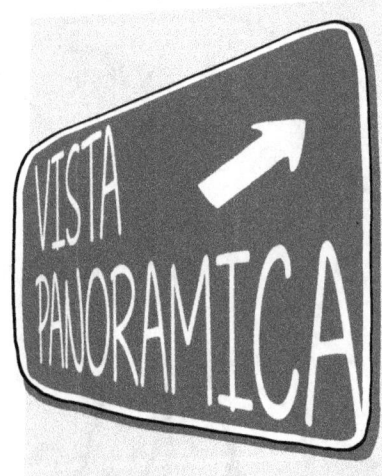

O, ¡SÍ!
por Megan Andelloux

La primera vez que tuve un orgasmo con otra persona estaba en la universidad. En ese momento no entendí que me había pasado. La segunda semana de mi primer año en la universidad, yo entré a mi dormitorio y dije, "Oh, Dios, anoche me enamoré." Mi nueva compañera de cuarto se me quedó viendo sorprendida y me empezó a hacer preguntas ya que, ¿quién dice eso?

En realidad, no estaba enamorada. Lo que pensé que era amor—esa sensación mágica que había hecho que hubiera volado y al mismo tiempo hubiera sentido mucho placer—fue un orgasmo.

Mi sentido común falló, pero fue una experiencia que me abrió los ojos y me inspiró a estudiar sexualidad.

La falta de estudios científicos relacionados con el orgasmo es un indicador que la mayoría de nosotres empezamos una vida sexual esperando apretar los botones indicados que nos harán llegar a ese punto.

Esto hace que tener orgasmos sea complicado, lo que es muy frustrante. Por lo tanto, déjame usar mis conocimientos científicos sobre la sexualidad para ofrécete unos consejos sobre el orgasmo:

1) Harás caras, fantásticamente eróticas y caras ridículas.

Si te alcanzas a ver en el espejo (o en los lentes de tu pareja si es que usa), probablemente pensarás que te ves rare. Esto es miotonía...

mi·o·to·ní·a: Espasmo muscular o rigidez muscular

...en acción. Acéptalo; te ves rare. Pero no te preocupes: la persona arriba de ti, en frente, o abajo (y sí, me refiero a ti si te estás agasajando en frente de un espejo) está muy agradecide de poder ser testige de tu hermosa cara.

2) Define qué estás buscando en el sexo

Una de las cosas más COMUNES que le escucho decir a la gente es esto: se masturban, reciben sexo oral, juegan con sus anos, etc., etc., pero realmente no les encanta lo que sienten. Viven emociones y quieren jugar, pero no es... increíble.

Te apuesto que has vivido eso—¡la mayoría de nosotres lo hemos pasado! He aquí una solución: Has una lista de todos los encuentros sexuales que vivas en los siguientes 6 meses. Es muy importante, especialmente alrededor del tema del consentimiento, el que nos comuniquemos con nosotres misme sobre lo que queremos HACER.

Antes que podamos consentir actividades con otres, tenemos que consentir actividades con nosotres mismes: nuestros deseos y nuestras necesidades. Es importante hacer un viaje al interior para poder comunicarles a otres las experiencias que nos van a permitir tener orgasmos. Haz una lista de tus fantasías, tus deseos, y tus curiosidades. Sé honesta contigo misme sobre lo que te excita. Para todes ustedes que les gusta enfocarse en tareas, que son buenes teniendo misiones, esta es una lista con la que te vas a divertir mientras la escribes y mientras haces lo que está escrito en ella.

3) ¡Toca un nervio!

Voy a nerdear un poco porque me gusta mucho la ciencia: Existen dos nervios principales que controlan nuestros orgasmos. Imagínalos como el cable naranja y el cable blanco que aparecen en las películas de acción. Si cortas el cable naranja todo explota, si cortas el cable blanco la bomba no se va a apagar. Excepto que con estos dos cables, es una bomba del placer que no se apaga, y donde todes ganan. Si tocas: el clítoris, los labios externos o internos, el pene, el escroto, el ano, la parte externa de los genitales, etc., estimulas el nervio pudendo. La estimulación del nervio pudendo causa usualmente olas rápidas, intensas, enfocadas en los genitales de placer que recorren las nalgas y el área genital.

Maravilloso, pero tal vez quieres ir más profundo y sentir calorcito alrededor de ti. Acaricia la zona G o la zona erógena del fórnix anterior, o incluso la próstata. Lentamente introduce tu dedo en el ano y/o cérvix y masajea. Al tocar estas áreas tibias del cuerpo estimulas el nervio pélvico. Al estimular el nervio pélvico se producen sensaciones como olas que invaden tu cuerpo. Tienden a ser lentas y ocurren a lo largo de todo el cuerpo, mientras que la estimulación del nervio pudendo está enfocada en los genitales.

Tal vez estés pensando, "Quiero tener un orgasmo sin tener que tocarme los genitales. ¿Es posible?

¡Sí! Puede pasar y podemos venerar los deseos profundos de placer del cuerpo en una parte del cerebro que se llama corteza sensorial. La corteza sensorial permite que tengamos orgasmos. Este es uno de mis hechos científicos favoritos. TODES somos capaces de tener orgasmos. TODOS. Una persona con daño en la médula espinal puede tener un orgasmo. Una persona a la que le quitaron el clítoris puede tener un orgasmo. Existen tantas formas no-genitales en las cuales podemos ver estrellas: estimulando los pezones, a través del pensamiento, coregasmo (alcanzar el orgasmo a través de abdominales), estimulando las rodillas o los pies, y/o estimulando la parte interior de la nariz, y más.

4) Las hormonas son importantes

Los niveles hormonales son importantes cuando nos referimos a crear sentimientos sexys y orgasmos. Las enfermedades pueden alterar el departamento de producción de hormonas en nuestro cuerpo y los medicamentos (Hola, antidepresivos y hormonas en los métodos anticonceptivos) pueden causar estragos al suplemento de hormonas sexuales. Si sientes que algo está mal, habla con tu médice, pero específicamente habla con une especialiste en medicina sexual. Pueden pedir un estudio de laboratorio para ver tus niveles hormonales, específicamente podrían checar la molécula de hormona sexual globulina vinculante (SHBG). Con un piquetito, podrás obtener evidencia física que algo está funcionando como debe ser, y puedes obtener medicamentos regulados y basados en evidencia para aumentar o disminuir los niveles hormonales para mejorar tu salud sexual.

5) Tiene que haber tensíon.

Hay tensión pélvica. Para tener un orgasmo, los músculos deben estar lo suficientemente contraídos para liberar la energía sexual que se acumulado (pero tampoco tan contraídos, porque eso puede causar momentos desagradables y probablemente desórdenes de dolor pélvico). ¿Cómo puedes tensarte? Bueno, antes de que empiece la acción, has ejercicios con los músculos pubo-coxígeos.

Al fortalecer los músculos pubo-coxígeos, haciendo ejercicios de Kegel, se aumenta tu tono muscular provocando que las contracciones sean más intensas. Entre más fuertes estén tus músculos, más evidentes serán tus orgasmos.

Cuando estés jugando, puedes aumentar la tensión pélvica al contraer las caderas, respirar (¡no te aguantes la respiración!), e involucrándote en la acción (eso significa que no puedes ser une conejite pasive durante la masturbación o con otras personas).

6) Nota los matices.

Posiblemente no tengas los orgasmos que ves en las películas en el cine o en tu computadora. Los orgasmos son distintos: algunos son delicadas pulsaciones, unos te hacen salir de tu cuerpo, otros te harán llorar, otros pueden ser un poco dolorosos. Cuando la gente dice que no sabe si ha tenido un orgasmo, yo les digo que pongan atención en su cuerpo. Si sienten unas repentinas pulsaciones que surgen de sus zonas sexys, esto es un indicador que experimentaron un orgasmo. ¡Sí! Los orgasmos varían de persona a persona y de experiencias a experiencias. Eso es normal y saludable.

Recuerda que las comparaciones son ladrones de la felicidad. Si te compraras a otras personas, te podrás perder de un momento de éxtasis personal. Disfruta la riqueza de tus experiencias orgásmicas. ¡Diviértete!

Muchas veces descrita como reina efervescente de la educación sexual, Megan Andelloux es una mujer necia que vive en Nueva Inglaterra y que trabaja fuertemente para reducir la vergüenza sexual y la desinformación

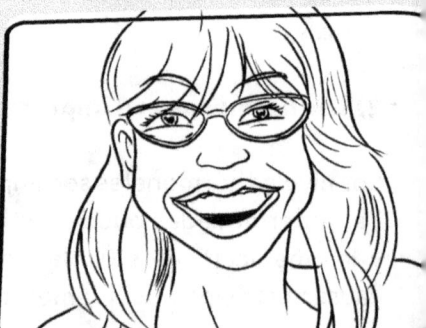

VIBRADORES

Los vibradores son métodos increíblemente confiables para tener orgasmos. Existen muchos estilos que podemos encontrar con características y calidades distintas. Y gracias al internet (GRACIAS, INTERNET), pueden llevártelos a la puerta de tu casa, incluso si vives en un país como Irán o... Chiapas. Algunos como la Hitachi Magic Wand tienen mucho poder pero pocos modos de configuración. Algunos como la Bala Mágica (Magic Bullet) son pequeños y suaves. La mayoría están hechos pensados en el clítoris, pero otros están diseñados para la penetración también. La mejor manera de saber qué te gusta es probar varios. Esto implica comprar uno y dárselo a una amiga, pedir prestado uno, comprar uno barato y luego comprar uno de mejor calidad si ya sabes lo que te gusta. Hay pocas sex shops que tienen políticas de devolución, pero la mayoría de las tiendas o las compras online no lo permiten. No podemos culparlas.

 CONSEJO EXTRA: Si puedes visitar una sex shop que tiene vibradores de demostración, una buena regla es probar la vibración en la punta de tu nariz. Si se siente intensamente doloroso prueba algo con una configuración más suave. Si es aburridamente suave, prueba algo con un motor más poderoso.

Es buena idea aprender a usarlos en ti misme (si te gustan) o en tus parejas. Para muchas mujeres, los vibradores son parte esencial del buen sexo. Algunas veces preferirás sexo asistido por un rato y luego terminar con un vibrador. Algunas veces la vibración es una excelente compañía a la penetración. (Hablaremos más sobre sex toys y cómo usarlos en el Capítulo 9).

ORGASMOS MÚLTIPLES

Los orgasmos múltiples no son usualmente un fenómeno de ¡BAM!-¡BAM!-¡BAM!

Son más como

... [5 minutos de estimulación]   **BAM!**   [2 minutos más de estimulación]   **BAM!**

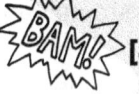 [otros 6 minutos de estimulación]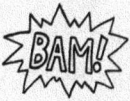

y así sucesivamente.

La razón por la que se llaman orgasmos múltiples y no solamente, orgasmos, es porque el placer de la mujer es medido en comparación con el del hombre. Mientras que la mayoría de los hombres cisgénero tienen un orgasmo por sesión, muchas mujeres tienen más de uno. Esto no es un fenómeno mágico. Es real. Pero cuando los hombres son el estándar usado para medir todo lo demás, los orgasmos en la mujer necesitan un adjetivo. En lugar de llamar a los orgasmos del hombre "orgasmos individuales," llamamos a los de la mujer, múltiples. ¡Sexismo! ¡Ya me entiendes!

Algunas mujeres pueden tener orgasmos de ¡BAM!-¡BAM!-¡BAM!, pero por lo general es un orgasmo con muchos altibajos, como una pelota pasando de persona a persona en un concierto masivo, donde sigue rebotando hasta que alguien se distrae. Cada altibajo puede ser muy placentero, pero no son necesariamente orgasmos discretos. Los orgasmos de ciclo completo que se repiten son raros, pero posibles igualmente.

Nadie está mal, y nada está descompuesto. Si tu pareja con solo mirarte te hace convulsionar de felicidad por 15 minutos, bien por ti. Si te toma un millón de años llegar al orgasmo #1 y quieres tomar una siesta inmediatamente después, entonces toma una siesta, amige. Todo está bien mientras todes estén pasando un buen rato.

La mejor manera para aprender cómo
tener orgasmos, una o millones de veces,
Es...

Prepárate...

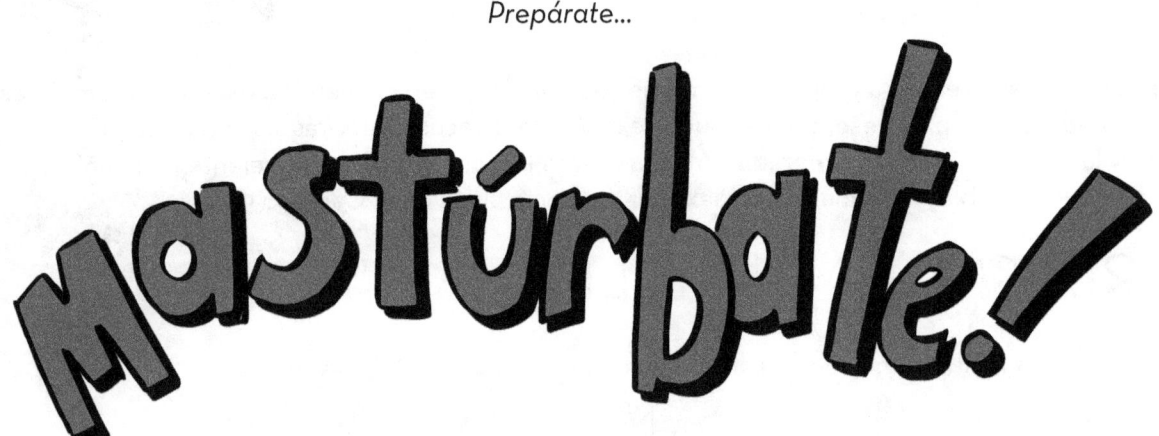

La masturbación es un tema y un acto tabú en nuestra cultura. Tal vez hagamos chistes al respecto, pero la triste realidad es que es más probable que compartas con lujo de detalles el sexo mediocre que tuviste anoche que el maravilloso orgasmo que te diste esta mañana.

Cuando te masturbas, no te tienes que preocupar por lastimar los sentimientos de alguien, de hacer un sonido raro o un gesto chistoso, o demorarte mucho. Por lo que, hazlo seguido. Hazlo orgullose. Y hazlo por ti. No quieres ser un chef que puede preparar un gran banquete pero no se puede cocinar un poco de pasta.

Una advertencia: Si ya sabes cómo venirte de forma confiable y rápida, intenta integrar otras técnicas a tu repertorio. Esto te ayudará a que respondas fácilmente a las caricias de otra persona.

Aprendí como venirme cuando tenía 12 años y lo hice tan seguido como podía toda mi adolescencia. El problema apareció cuando empecé a tener sexo con una pareja, me fue muy difícil aprender a venirme con las caricias de otra persona. Nunca me venía con cunnilingus, y olvídate de la penetración. Tuve que reeducar a mi clítoris a venirse con caricias suaves y de forma general antes de que pudiera invitar a otra persona a hacerme un oral. Por lo que, masturbate, pero varíalo cada cierto tiempo. No querrás caer en un truco-clítoris-orgasmo.

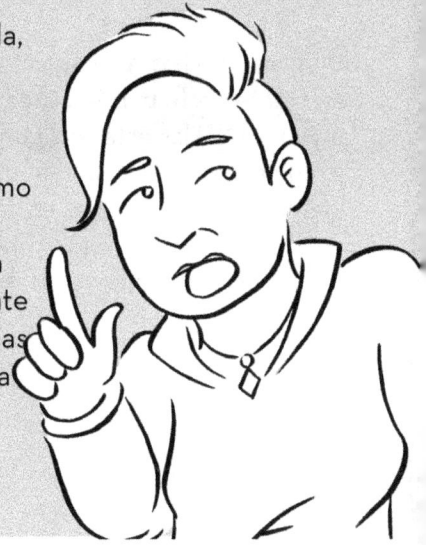

Bueno, yo me masturbo. Eso es fácil. Me toma 20 minutos de mi tiempo libre y unos episodios de Netflix. La parte más difícil viene luego...

Si quieres ensenarle a tu pareja cómo masturbarte, vas a tener que... prepráaaarateeee.... masturbarte EN FRENTE DE ELLES.

Ya sé, ya sé. Puede ser raro o darte pena el tan solo pensarlo (pero también es cachondo— créenos). PERO, el resultado es GRANDÍSIMO. Principalmente si tienes el mismo paquete que tu pareja, será fascinante aprender los trucos que usa tu pareja.

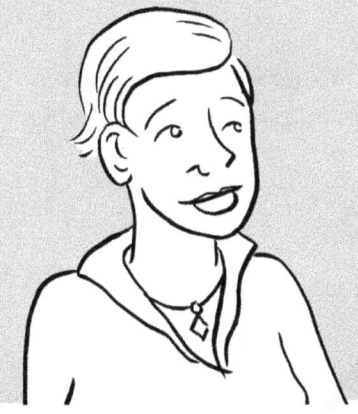

Un día después de la escuela, yo estaba jugueteando con mi (lindo pero sin experiencia) novio de la prepa. Él era virgen y nunca había visto a una mujer tener un orgasmo. Y nunca había estado cerca de darme un orgasmo. Entonces, me puse boca abajo y él puso sus dedos en mi clítoris y yo con mis dedos moví sus dedos como si fueran míos. Yo tuve un orgasmo totalmente natural y él no lo podía creer. Se lo pude haber descrito de forma verbal o le pude haber prestado un libro o le pude haber dado esa lección de dos minutos para terminar con todas las lecciones. Después de eso, cuando yo quería venirme, él sabía cómo.

 CONSEJO EXTRA: Cuando vas a hacerle sexo oral a tu pareja, pídele que se toque primero. Tú puedes hacerle cosas (penetrarle con los dedos) mientras ella se masajea el clítoris, todo mientras tú tienes una vista cinemática de cómo le gusta que le toquen el clítoris. Esta es una buena opción para cuando ella está cerca de venirse pero tú no puedes llevarla al punto del orgasmo por ti misme.

Una vez que has roto el hielo de "masturbarte en frente de tu pareja", toda tu vida sexual habrá mejorado. ¿Has estado alguna vez muy cachonda y muy cansada al mismo tiempo? Claro que sí. La masturbación mutua es una técnica ideal para noches como ésta. Abrácense, acariciense, vénganse y duérmanse juntos.

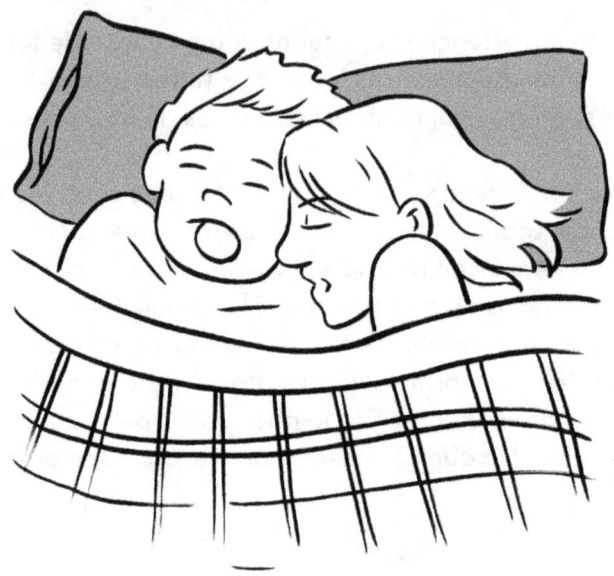

ORGASMO PARA DOS

Ya que sabes bien como venirte por ti misme, puedes intentar venirte con las caricias de tu pareja.

1) **Intenten cosas diferentes, aunque no "llegues a ese punto" tan rápido.** Necesitas entrenar a tu cuerpo a responder a distintos estímulos, especialmente si estás acostumbrade a masajearte muy rápido. Aunque seas une experte de tu placer, a veces es útil retroceder unos pasos y tocarte como si fuera la primera vez.

2) **Practica contracciones.** Puedes darte placer al contraer tus músculos púbicos. Practica estas contracciones en respuesta a las caricias de tu pareja

3) **Enséñale los pasos.** Toma su mano y muévela como te gustaría que la moviera, o explícale cómo hacerlo. Aunque tengan los mismos genitales, no significa que a las dos les guste lo mismo. Tienes que ayudarle.

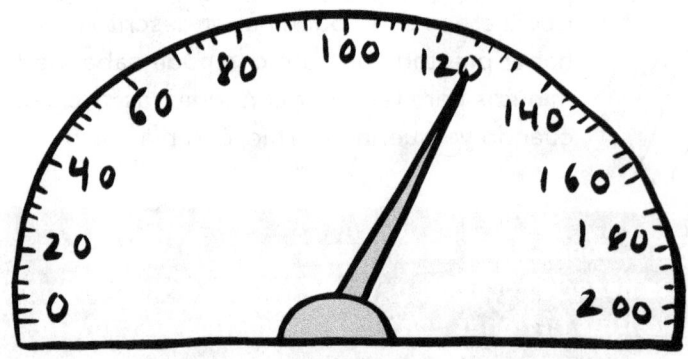

¿QUÉ HACES PARA VENIRTE?
¿VIBRADOR? ¿DEDOS? ¿MONTAR A CABALLO?

Un vibrador en el clítoris es la forma más rápida y confiable para tener orgasmos, en segundo lugar la penetración con un strap-on por atrás.

Yo no me puedo venir.

Usando un dildo y estimulando mi clítoris con un dedo o un vibrador.

Juego anal.

Yo solo puedo venirme cuando estoy acostada boca abajo con un vibrador. Es la forma más confiable y la única.

Los dedos y un poco de dolor.

Viendo porno y usando un solo dedo.

Yo puedo tener un orgasmo si me concentro y respiro profundamente. Esa es la forma más segura.

¡CUÉNTANOS SOBRE TUS ORGASMOS!
¿QUÉ TE HACEN SENTIR?

Como si un río me pasara sobre encima, como una cascada, como si todo mi interior se liberara y todo mi exterior se enrollara al mismo tiempo, como si mis huesos se convirtieran en espagueti, como si tamboreara, como una avalancha, como cuando te sacas los zapatos después de un día largo y cansado, como si mi pelvis fuera un animal salvaje que ha sido liberado, como si el big bang empezara desde mi clítoris.

LO MEJOR. Son muy enfocados en mi clítoris y después adentro de mi vagina. Las paredes de mi vagina se contraen y se siente maravilloso en los dedos de mis pies, como atrás de los ojos, y sudo y mi corazón late fuertemente.

Mis orgasmos se sienten como una mezcla entre estar empapada en un líquido de metal y estar dentro de una campana sonando.

Como una pequeña explosión de arcoíris.

Rara vez los tengo cuando mi pareja me estimula los genitales. Cuando tengo sexo con mi pareja, mis orgasmos son mentales y aparecen después que la hice venirse varias veces, lo cual encuentro increíblemente erótico. Después de eso, mientras me restriego contra ella, siento como todo desde mi pene hasta mi cabeza explotan con un orgasmo.

No son tan divertidos. Me gusta más la sensación antes de que aparezcan.

Cuando es muy bueno... siento como si hubiera conocido a Dios. Soy una con Dios.

Los orgasmos son mi cosa favorita en la vida. He tenido orgasmos desde que era adolescente y desde entonces han sido una forma maravillosa de conocerme, de estar en contacto con mi cuerpo, de limpiarme, de sentir emociones, de enfrentarme a situaciones.

Bueno, como yo soy una "geek" yo imagino que una gráfica sale de mi mente cuando tengo un orgasmo. Crece y cuando llega al punto máximo baja un poquito y luego vuelve a subir otra vez... y así sucesivamente. En serio. ¿Es normal? Es siempre una línea roja sobre un papel blanco con cuadricula azul. Estilo secundaria.

LOS PRINCIPIOS BÁSICOS DEL PLACER DE SEXO ENTRE MUJERES

1) **Enfócate en el placer, no en la meta:** No trates de "darle" un orgasmo inmediatamente. Esto te hará fracasar. Enfócate en el placer. Date cuenta de lo que le gusta a ella y guíate con sus gemidos, sus sonrisas y sus contracciones.

2) **Cada cuerpo es diferente:** Trata a tu chica por la persona única que es. No porque un movimiento era genial en tu ex o en tí misma significa que a ella le va a gustar. Además el cuerpo de la mujer cambia día con día. Lo que ayer funcionó puede que hoy no funcione. Nadie está descompuesto. Solo pon atención y pregúntale.

3) **Escucha con todo tu cuerpo:** Relaja tu mente y escucha su cuerpo y su voz cuando te dice qué le está funcionando.

4) **Cuando tengas duda, pregúntale:** Si estás clavada en tus ideas, es probable que ella también lo está. El preguntar no solamente es parte de un buen protocolo, les va a ayudar a les dos a "resetear" y regresar a lo que estaban.

5) **Mantén un buen humor.** Queremos que toda la presión este en tu mano, tu boca y tu cuerpo, pero no en tu cabeza. Esto no significa que no te puedas tomar el sexo de forma seria, pero el sexo es conexión, placer y juego. Los cuerpos fluyen y el sexo también. Esto significa que a veces habrás sonidos chistosos, olores, o contracciones musculares. Déjate llevar.

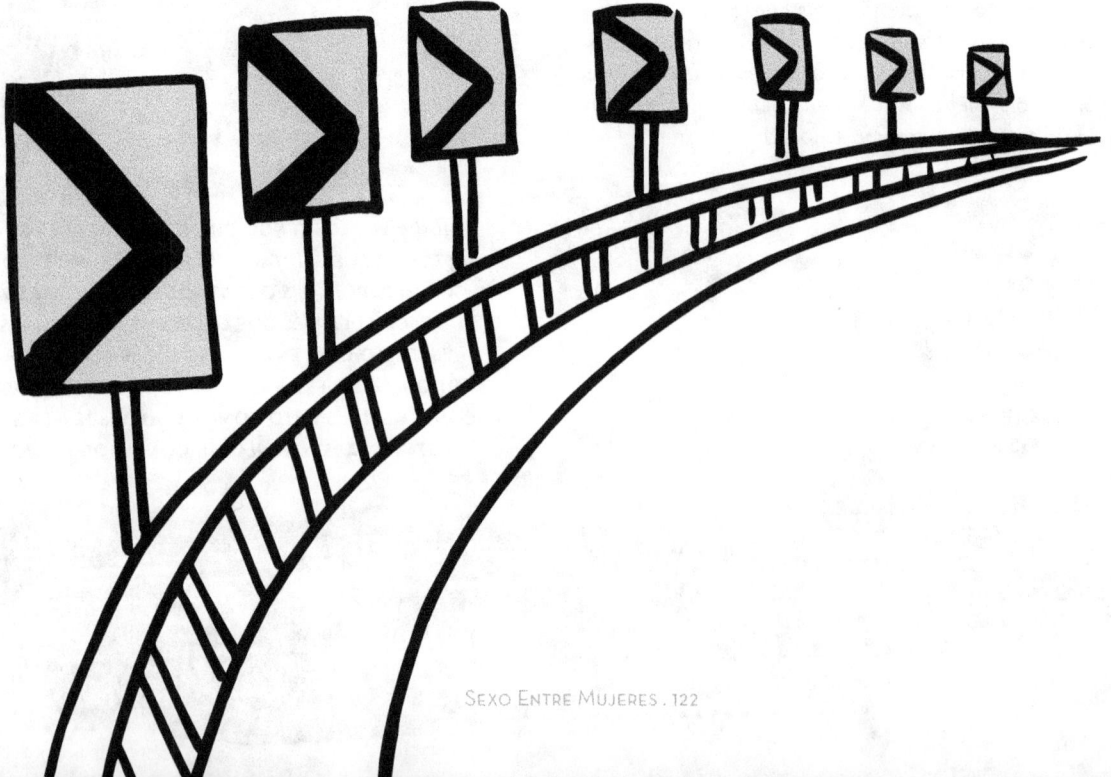

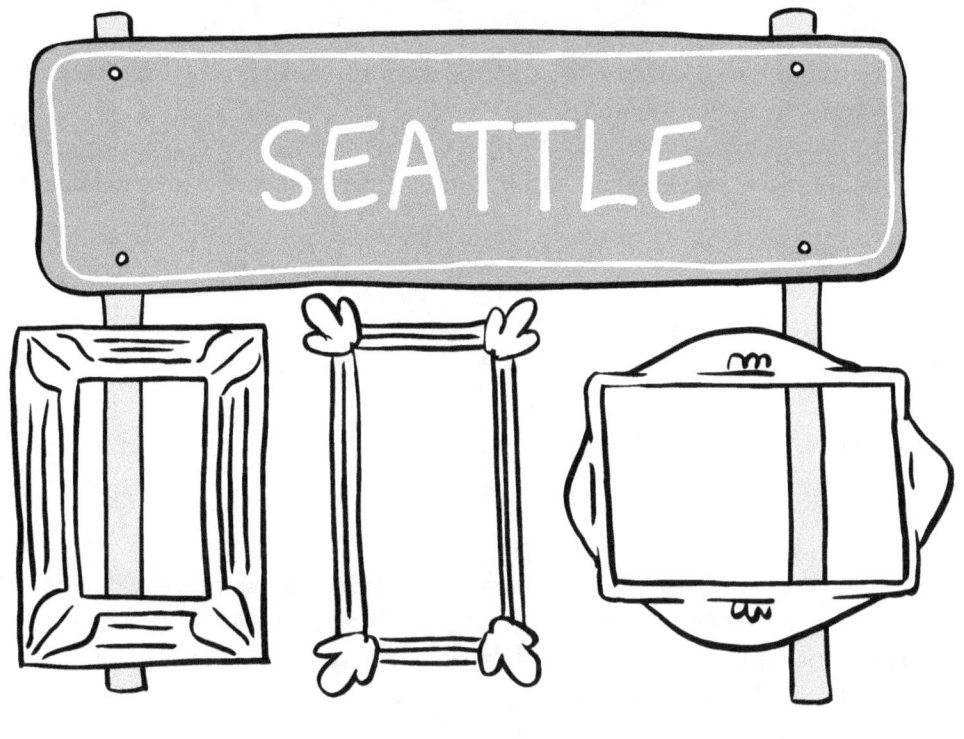

Día 2

Jackie se detiene en la zona de descanso. Laura se pone un suéter y pregunta, "¿cómo conoces a estas personas?"

"Bárbara era mi profesora de artes cinematográficas, cuando era profesor Leonardo Burton."

"Oh, guau."

"Ella hizo muchas películas sobre su transición. Increíbles. Era una mentora. Me enseñó sobre el trabajo de Bill Viola, Janet Biggs, Valie Export. Solo la he visto una vez desde que se hizo Bárbara, y fue entonces cuando conocí a su esposa Maureen. Ella es una psicóloga."

"¿Tú sabías, de eso?"

"¿Sobre la profesora Burton?" Jackie lo niega con la cabeza. "Aunque existía un poco de tensión sexual extraña. Su transición lo explicó todo. Yo siempre me he sentido atraída hacia lesbianas mayores."

Laura pone una cara y se sale del coche.

La cena es sencilla—pollo asado con coloridas acelgas del mercado. Después de la comida y de una plática, se van al balcón a admirar la hermosa vista de las Montañas Olímpicas. Maureen y Jackie beben ginebra con agua tónica, y Bárbara y Laura beben cerveza. Jackie y Bárbara echan chisme mientras las otras escuchan educadamente.

"Estaba obsesionada con esa pieza de cine Tap and Touch," dice Bárbara. ¿Lo debí haber imaginado?'

"¿Qué cosa?" dice Laura.

"Ser mujer," responde Bárbara. "La pieza es considerada un símbolo de arte feminista, ya que se cambia la posesión del cuerpo femenino de la vista de directores a la vista de las creadoras."

"¿Eso fue una epifanía?" pregunta Laura.

"¡Ey!" responde Jackie.

"Bueno, tal vez no en el momento," dice Bárbara, "pero creo que las representaciones feministas del cuerpo tenían sentido para mí. Ya que crecí como un niño negro en Georgia, no estuve expuesta a estas conversaciones. El cine cambió eso." Ella pone sus dedos juntos formando un rectángulo entre los edificios de Seattle creando una especie de postal alrededor de Space Needle. "Debido a los marcos, es fácil querer interpretar lo que él o la directore tratan de decirte. Y comúnmente entendemos los prejuicios, las ideas intolerantes, y las suposiciones sin examinar que te avientan ahí. El cine me ayudó a entender la comunicación potencial de una imagen en un contexto. Por lo que luego, cuando fui diagnosticada con cáncer de próstata y mi doctor me dio anti-andrógenos, tuve la oportunidad de contextualizar la experiencia de mi cuerpo de una mejor manera. Si eso no hubiera pasado hubiera seguido apenada de que mi pene no 'funcionara' o que mis músculos no se 'vieran bien.' Por el contrario, tuve la posibilidad de ver mi cuerpo desde mi género, ya contextualizado en la vida de un hombre de 53 años. La medicina moderna me salvó. Pero también el cine."

Maureen sonríe y toma la mano de Bárbara. Fue un momento tierno. Laura voltea a ver a Jackie.

"¿Cómo va tu trabajo?" Bárbara lee pregunta a Jackie. "Siempre quise que continuarás con tu tema de tesis."

Jackie responde nerviosa. "Apenas voy a regresar a eso. El no tener dinero ha acabado con mi creatividad."

"Ponle un marco alrededor."

"Eso tiene sentido cuando sabes que es 'eso'."

"El 'eso' es la historia. Cualquier historia. Como mi cuerpo, el tuyo, o ambos en concierto, es el contexto lo que crea la composición."

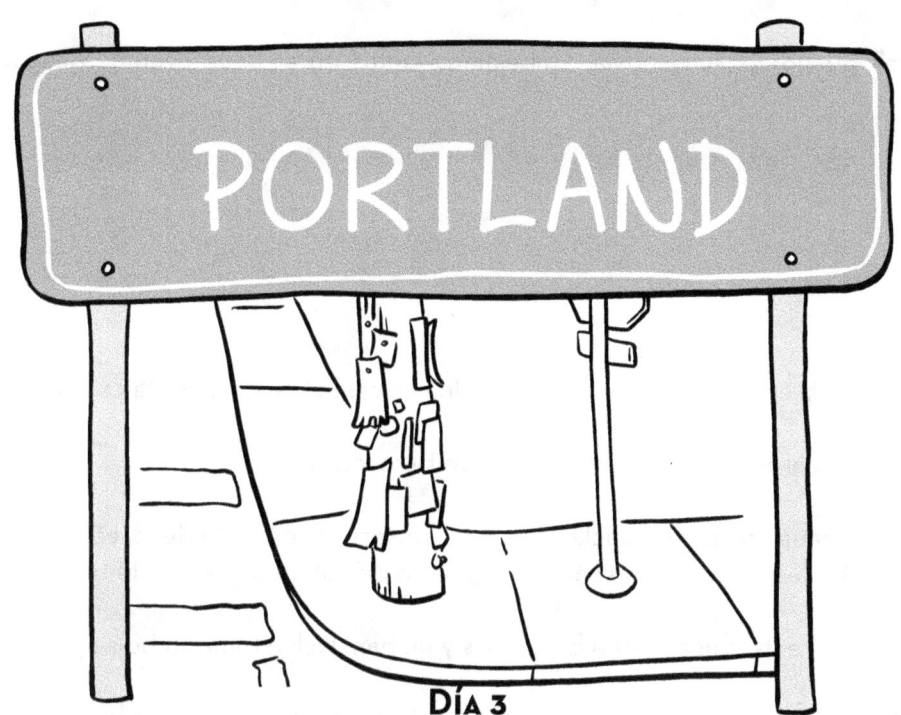

Ellas llegaron a Portland antes de que anocheciera. Laura observa los espejos y coloca sus dedos sobre el volante. Las luces de la calle se reflejan en la cara de Jackie como listones naranjas y azules.

"Podemos dejar nuestras cosas en la casa de mi amiga y luego salir a cenar," dice Laura.

Jackie mete su playera en la mochila. "No, solo déjame en Mississippi. Me quedé de ver con una amiga."

"Caliente. ¿Quién es ella?"

Jackie saca unos polvos de su bolsa y checa su cara. Se pone brillo en los labios—la primera vez que Laura ve que usa maquillaje desde Canadá—y se peina el pelo que cae sobre su frente con los dedos. "No te voy a decir."

"Entonces no voy a parar."

"Ash. Eres de lo peor."

Laura se encoge de hombros.

Jackie suspira. "¿Te acuerdas del dueño de esa galería que vendió algunas de mis piezas en la serie de Ícara? Bueno, es su exnovia. Trabajamos juntas en algunos eventos después que ellos terminaron."

"¿Bisexual?"

"Yo creo."

"¿No has tenido sexo con ella aún?"

Jackie lo niega con la cabeza. "Ella tiene pareja. Una chica. Esta es una visita casual."

"Claro." Laura se muerde los labios. "¿Quieres que te recoja al rato?"

"Mañana en la mañana," responde Jackie, mientras observa la pantalla de su celular. "Mándame un mensaje cuando te despiertes." Ella señala una parada de autobús. "Aquí está bien."

Laura se estaciona frente a una tienda de comics y un bar. Jackie toma su bolsa y se baja del carro.

"Buenas noches," dice Jackie y pasa por enfrente del coche y atraviesa la calle.

· ·

El estruendo de la guitarra y el bajo obligan a Jackie a ponerse de pie. Los chicos en el escenario gimotean. Jackie se sorprende de lo nerviosa que está. Eva es una vieja amiga, se dice a sí misma. Y ya está con alguien. No seas tonta.

Después de medio vaso de cerveza, Eva llega. Ella escanea el bar y camina hacia la barra. Eva se apoya mucho más en su bastón de lo que Jackie recordaba. Y su brazo, antes suave y blanco, ahora está hasta la mitad lleno de tatuajes coloridos. Ella sigue estando delgada, los huesos de su cuello se asoman por debajo de la blusa azul.

Eva se acerca a la oreja del barman. Jackie navega entre la muchedumbre para alcanzarla antes que ordene. Muy tarde. Mientras el barman sirve un trago, Eva voltea a la muchedumbre y ve a Jackie. Incluso desde el otro lado del bar, Jackie se da cuenta por qué siempre le llamó la atención Eva. Tiene una mirada profunda que se combina con una tranquilidad casi felina. Eva toma su trago y camina hacia una mesa. Jackie la alcanza y pone la cerveza en la mesa.

Eva sonríe. "¡Hola!" Se acerca a abrazarla. Entre sus brazos, Jackie huele su pelo. Huele a manzanas.

"Perdón haber llegado tarde," dice Eva.

"No hay problema. Solo llevas una bebida de retraso."

"Llegas a buen tiempo, de hecho. No creo que el barman me sirva otro trago por el momento."

"¿Por qué no?"

"Es difícil de explicar con mi discurso limitado lo que quiero a los barman novatos." Dice Eva. "Siempre acaban pensando que estoy borracha."

"¿Y estás?"

"Aún no. ¡Vamos!"

Jackie se acaba el resto de su cerveza y pide dos para ambas."

"Te ves bien," dice Jackie cuando regresa a la mesa. Eva sonríe y probablemente—ojalá—se sonroja. En el momento que ella oculta su mirada, Jackie observa sus brazos, y los brillantes tatuajes la distraen. Ella acerca su mano al brazo de Eva, y casi, pero no lo toca.

"¿Puedo?" pregunta Jackie.

Eva sonríe y le da su brazo derecho. "Es una cuna," ella dice explicando. "Y aquí hay una guillotina." Ella muestra con su dedo su hombro, donde hay una guillotina por encima de la cuna. "El corazón del robot controla todo. Porque yo casi morí cuando era bebé, y las máquinas me salvaron la vida."

Jackie toca la imagen del corazón mecánico. Eva sonríe mientras la toca.

Jackie recorre su dedo al antebrazo de Eva. "¿Y esto?" pregunta mientras señala una molécula esquemática. "Baclofeno," dice Eva. "Es en recordativo para que me relaje." Le muestra el otro brazo. "Tengo tetrahidrocannabinol en este." Se ríe.

"Guau, el tetrahidrocannabinol es hermoso," Jackie dice mientas recorre la estructura de la molécula hasta la muñeca de Eva.

"No tanto."

Jackie deja sus dedos en la muñeca de Eva y sus miradas se cruzan. El pecho de Jackie se estremece. Ella retira su mano y toma un sorbo de su cerveza. "¿Cómo está Maggie?" pregunta.

"Bien… por lo que he escuchado," responde Eva. "Terminamos hace un año. Ella regresó a Nueva Zelanda. Se fue buscando un hobbit velludo al que recibir todas las noches, yo creo."

La música cacofónica completa la conversación. Eva voltea a ver a Jackie, con su mirada profunda. Su mejilla se mueve y Jackie observa sus labios—rosas y carnosos.

"Te ves diferente," dice Jackie. "¿Qué te cambiaste?"

"Me pusieron una bomba."

"¿Una qué?"

Eva se alza la blusa para mostrar su abdomen. Su piel tiene un montículo del tamaño de una moneda, un suave domo emerge de uno de los lados de su cuerpo. "Dosifica los relajantes musculares. Relaja algo de la tensión en mi cara que es lo que hace que me vea diferente. Es genial."

"Eres biónica," exclama Jackie.

Eva asiente. "¿Quieres tocarlo?"

"¿En serio?"

"Claro."

Jackie toca la masa dura sobre la piel de terciopelo de Eva. "Guau. Es muy intenso y—"

"¿Y qué?"

"...sexy."

"¿Crees que mi bomba es sexy?"

"Tiene la fortuna de estar adentro de ti. Eso es sexy."

Eva se baja la blusa. "Pásame mi bastón."

Jackie retira su mano. "Lo siento. Eso fue muy tonto."

"Pásame mi bastón."

Jackie le pasa el bastón a Eva. Eva se toma el resto de la cerveza, se apoya en su bastón, y se para. "Sígueme," le dice mientras se va. Su bastón hace un ruido distintivo al mismo tiempo que se pierde en la música.

Jackie duda un momento. ¿Ella dijo que—? Se levanta de la mesa para alcanzar a Eva quien ya va en medio de la pista de baile y se dirige a los baños. Luego toma hacia la derecha hacia una de las puertas. Jackie se detiene confundida, y casi es tragada por la muchedumbre. Ella lucha por seguirla y persigue a Eva hasta una puerta.

El aire estaba húmedo y fresco. Jackie echa bocanadas de vapor por su boca. Una calle solitaria con luces naranjas que alumbran el pavimento. Ella voltea a ambas direcciones, pero Eva está desaparecida.

Jackie regresa hacia la puerta y ve a Eva recargada en la pared de ladrillos. Tiene una mirada astuta en su rostro. Eva deja caer su bastón y toma a Jackie del brazo izquierdo y pone sus labios en los labios de Jackie. Los labios de Eva son suaves y tibios, y su lengua es agresiva. Jackie presiona a Eva contra la pared y la atrapa entre sus brazos.

"Cárgame," susurra Eva.

Jackie la aprieta y la alza por la pared y pone su rodilla bajo la ingle de Eva.

"¿Así?" pregunta.

Eva sonríe y asiente. Ella se acerca para besarla de nuevo. Jackie besa el cuello de Eva, y Eva tiembla. Le roza los senos y Eva gime. Con cada caricia Eva se vuelve loquita. Los pezones de Eva se ponen duros en cuanto Jackie los toca. Jackie pone el pezón de Eva entre sus dedos y presiona. Eva se retuerce y gime.

"¿Te gusta eso?" pregunta Jackie.

"Puedes hacerlo más fuerte." Jackie lo hace y Eva se convulsiona de placer.

"No quiero lastimarte," dice Jackie.

"No lo harás."

Jackie presiona su boca contra la de Eva. Presiona su mano contra el hombro de Eva, el hecho que Eva es delgada y alta le da el ángulo perfecto para navegar. Jackie deja su rodilla en la entrepierna de Eva. Le baja la blusa de un lado y deja expuesto su pecho izquierdo.

"Oh, Dios," Eva gime al mismo tiempo que Jackie pone su boca en su pezón y lo chupa y lo succiona. "Sí," dice Eva, moviendo sus caderas hacia adelante y hacia atrás mientras se restriega contra el muslo de Jackie. Sus caderas se mueven salvajemente mientras monta la pierna de Jackie. Jackie intenta mantener a Eva arriba contra la pared, como una mariposa. Los pantalones de Jackie se mojan mientras Eva la monta. Eva gime fuertemente. Jackie voltea a ver el callejón. No ve a nadie, Jackie regresa su mirada a los pechos de Eva, lamiéndolos con su boca abierta de placer.

Jackie mordisquea los pechos de Eva, y la sostiene fuerte, y luego transforma los pequeños mordiscos en una mordida. Eva casi grita, y una ráfaga de dolor y placer la recorre. Sus cadera se tuercen mientras roza su clítoris en Jackie.

Jackie usa su otra mano para pinchar el otro pezón de Eva, y la combinación lleva a Eva casi al límite. Ella gime y gime. Su cara está roja. Tiembla, suspira, y se retuerce. Su orgasmo hace temblar todo su cuerpo y sus ojos se quedan en blanco. Jackie usa todas sus fuerzas por mantener a Eva en el mismo sitio. Las caderas de Eva se retuercen un poco más antes de relajarse. Su cuerpo se afloja. Jackie la abraza y presiona su cuerpo contra el de Eva.

"Jodeeeer," dice Eva. "Eso estuvo genial."

Jackie sonríe y pone su cabeza en el hombro de Eva.

"Quiero otro," dice Eva.

Jackie se empieza a reír. "¿Qué?"

"Quiero que sigamos."

"¿Te sientes cómoda parada así?"

"Lo estaré si me ayudas a venirme otra vez. Una vez más acá y luego te llevo a mi casa para hacerlo de manera horizontal."

"Lo que usted diga," dice Jackie.

Eva pone la mano de Jackie en su entrepierna. "Quiero que me metas tus dedos."

"Okay," dice Jackie.

"Empieza suave. Mis músculos se van a contraer al principio, pero una vez que me acostumbre, será genial."

Jackie sonríe. "Eres increíble."

Eva le sonríe en respuesta. "¿Cómo?"

"Nunca he estado con una mujer tan directa y tan linda al mismo tiempo."

"Aprendí a pedir lo que necesito si quiero obtener lo que deseo. Aplica para todas, pero especialmente para nosotras."

Jackie besa a Eva. "Quiero darte lo que tú quieras."

"Entonces empecemos."

CAPÍTULO 4

USANDO EL EMBRAGUE

SEXO CON LA MANO

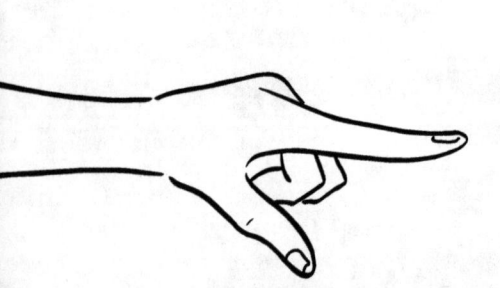

SEXO CON LA MANO

Mmmmmmmm...manos.

Las manos pueden ser fuertes o suaves, gentiles o demostrativas, fáciles de acomodar o llenar. Siempre están ahí incluso cuando has olvidado tu arnés. Las manos hacen del sexo entre mujeres algo especial (aparte de los pechos, las tijeras, el 69, y—está bien, el sexo entre mujeres es especial, y el sexo con la mano es un sabor mágico).

La primera cosa que yo les enseño a las personas de todos los géneros y orientaciones en mis talleres es a acostumbrarse a usar las manos durante el sexo. Yo que tengo sexo con personas de diferentes géneros, te puedo decir con seguridad que no importa que paquete tengas entre las piernas, mientras sepas usar las manos.

Las manos son geniales porque son hábiles y pueden crear muchas sensaciones: hurgar, pellizcar, masajear, rozar, exprimir, retorcer, y muchas más.

Muches de nostres que debutamos en relaciones heterosexuales parece que hemos olvidado cómo usar las manos. Parece que en cuanto empezamos a tener sexo pene con vagina todo lo que hacíamos antes desaparece. La buena noticia es que para las mujeres que tienen sexo con mujeres las manos siguen en el menú.

Y porque existen terminaciones nerviosas en los dedos, con las sensaciones que puedes crear, el sexo con las manos es satisfactorio, íntimo, y sensual para ambas partes.

REGLAS DEL SEXO CON LAS MANOS

Yemas y No Puntas: Siempre empieza usando las yemas de los dedos (en lugar de las puntas). La diferencia está en la suavidad.

Presión: Empieza suave y luego aumenta la presión. Quieres que su cuerpo se relaje con tus caricias, no que se tense.

Inclinación/Pasión: Alterna caricias con las yemas de tus dedos con suaves rasguños, o suaves pellizcos con caricias, para crear una sensación agradable.

Penetración con Consentimiento: No penetres a nadie antes de que estén listes. Hablaré de esto más adelante.

Entonces, se están besando y las cosas se están poniendo calientes, y tus dedos se empiezan a dirigir hacia... abajo.

Asumamos que ya le has bajado la ropa interior o medias y tus dedos ya están muy contentos. Entonces, felicidades, tu mano está en su concha/coño. Muchas personas no tendrán sus manos puestas en una concha/coño hoy. Tú ya estás muy adelantade. ¿Ahora qué?

Un buen comienzo:

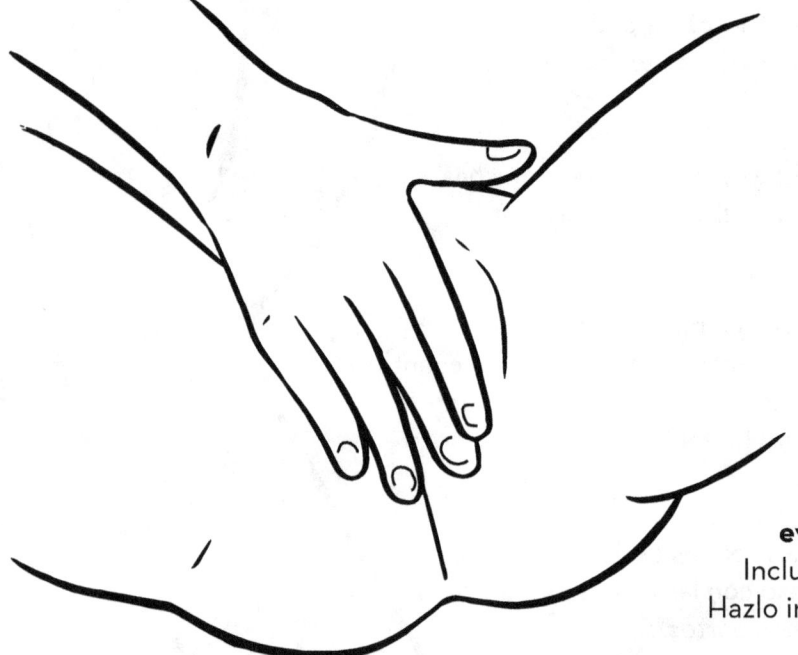

Empieza a dar palmaditas en su vulva con la mano completamente abierta y presiona. Tu dedo más largo debe ser abrazado por sus labios y las puntas de tus dedos deben descansar en la horquilla vulvar. La parte de tu mano cercana a la muñeca estará sobre su monte de venus.

En este momento, es importante evitar meter el dedo en la vagina. Incluso si está muy mojada, debes esperar. Hazlo interesante.

Con tu mano abierta mueve la vulva en círculos lentos. Lo que estás haciendo se llama "despertar" las terminaciones nerviosas de esa zona, alistándola para sensaciones placenteras. El movimiento de palmaditas con presión ayuda a hacer sentir a la persona segura y protegida. Ella va sentir que está en buenas manos, y eso es algo bueno. La educadora sexual y experta en cuerdas Midori llama a esto "abrazo de la concha" y se debería sentir así: presión firme y relajante.

(**P.D.** Este es un buen momento para dejar el libro de lado y usar tus manos para intentar este movimiento en tí misme. Incluso si no tienes una vulva, es bueno hacerlo para guardarlo en tu memoria muscular, así que inténtalo.)

Todas las técnicas externas funcionan tanto en mujeres trans no operadas como en dueñas de vulvas. El abrazo de la concha debería ser la posición de la mano #1 y se siente segura y deliciosa. La única diferencia es cuidar de no presionar el escroto, ya que puede causar molestia. Y revisa la sección de Taller al final de este capítulo para movimientos para chicas con pene.

Si está excitade, se empezará a rozar contra tu mano. Esto es un buen signo. Si se está rozando, déjale que decida el ritmo y el paso. Si presiona su pelvis contra tu mano, pon resistencia presionando. La zona pélvica puede aguantar mucha presión, incluyendo coger y parir. Si se aleja, detente, pausa, y habla. Pero usualmente, el ofrecer una mano firme para que se restriegue es genial.

Si no se está rozando contra tu mano, vele a los ojos o escucha lo que dice, su aliento, su lenguaje corporal.

A veces un atinado "¿Sí?" puede ser todo lo que necesitas para saber cómo va. Ella puede responder con un movimiento de cabeza, una sonrisa, un gemido, o una palabra. Si no se comunica, puedes retroceder un momento (retirando la mano, haciendo contacto visual, o pidiéndole que te oriente) para obtener la claridad que necesitas.

Si tú o tu pareja se están divirtiendo, pueden continuar.

Tal como con la vagina, no es buena idea ir directo al clítoris. Puedes hacer muchas cosas divertidas con tus manos antes de ir directo al grano:

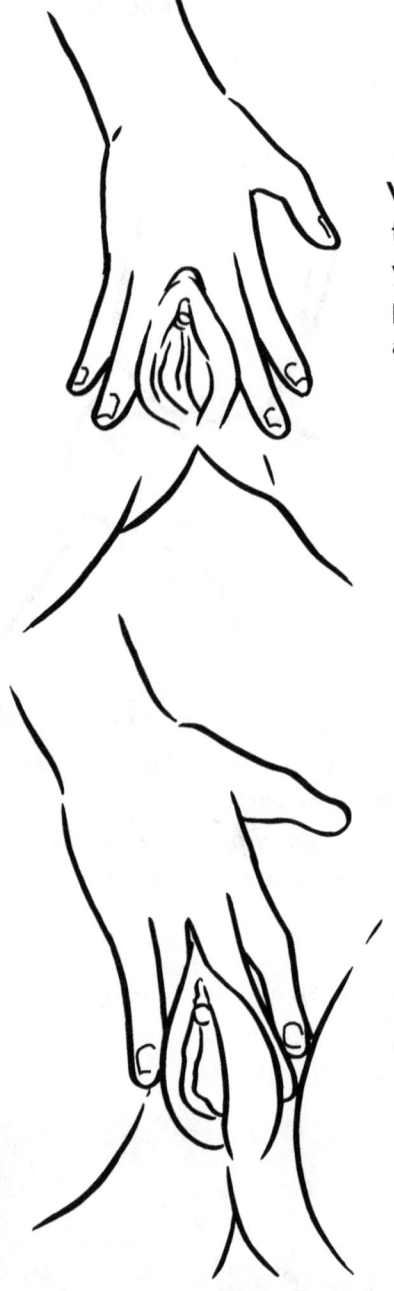

Volcán Invertido. Empieza con el abrazo de la concha, y luego separa tu primer y segundo dedo como si hicieras el símbolo de "Vida Larga y Próspera" que se hace con las manos (película de Star Trek). Cada par de dedos van a presionar un lado de los labios externos. Una vez ahí, puedes presionar, mover la mano en círculos lentos, o masajear.

Tijeras de Seguridad. A partir del Volcán Invertido, junta los dedos apretando los labios internos y el clítoris entre tus dedos anular y cordial. Tu pareja puede hacer ejercicios de Kegel que harán vibrar su clítoris, o tú puedes hacer vibrar tu mano o continuar apretando.

Cara de Pato. Para hacer una "cara de pato" con tus dedos, junta los labios externos asegurándote de apretar el clítoris y los labios internos simultáneamente. Al igual que con las Tijeras de Seguridad, tu pareja puede hacer ejercicios de Kegel para estimular el capuchón del clítoris.

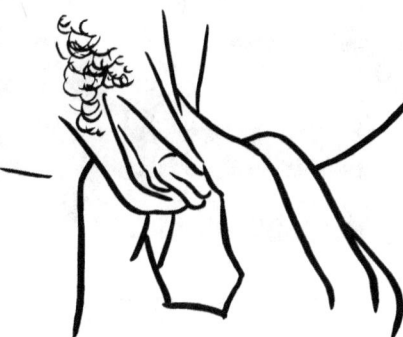

Pinchar la concha. Pon la punta de tus dedos, bien lubricadas, de manera perpendicular a sus labios externos. Masajea de arriba abajo mientras pinchas el capuchón del clítoris y los labios internos.

Corriendo en el cañón. Como pinchar la concha, pero en los valles entre los labios internos y externos. Sentirás las raíces del clítoris aquí las cuales pueden ser placenteras para tu pareja.

Una advertencia: No uses las técnicas como pasos a seguir en un baile. Encuentra algo que le guste y síguelo haciendo. Si su energía disminuye, puedes aumentarla haciéndolo más rápido o poniendo más presión en tu movimiento, pero cambiar de técnicas rápidamente puede ser desagradable.

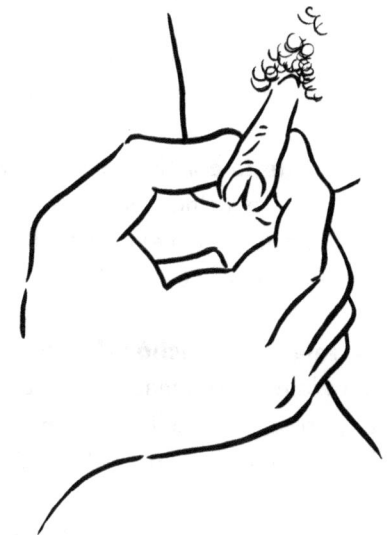

Unas manos con manicure perfecto son la base del mundo lésbico. Son una indicación visible de proeza sexual (o al menos una suposición). Por lo que sigue los siguientes consejos:

Lava tus manos antes de poner tus dedos en alguien. O usa guantes. ¿Te gustaría que te metieran en tus genitales cada billete, botella de cerveza, y cigarro que tocaron esa noche? No lo creo.

Antes de una cita, lava por debajo de tus uñas como tu mamá te enseñó.

Mantén tus unas cortas y sin filo. No tienes que tener tus uñas todas cortitas, pero es por algo que las lesbianas tienen esa reputación: coger con el dedo con uñas largas puede ser complicado. Si alguna vez te has rasgado tu vagina, lo comprenderás. Si tienes uñas largas decoradas, usa guantes. Si tienes uñas largas, pon bolitas de algodón bajo las uñas y luego ponte guantes.

Estate pendiente de usar las yemas. Muchas de las técnicas descritas en este capítulo involucran las yemas de los dedos. Cada vez que hablamos de las yemas, quiero que pienses en esa área acojinada de tus dedos, ese colchoncito donde está tu huella. Casi nunca debes tocar directo con la uña cuando estamos tocando el área delicada de los genitales.

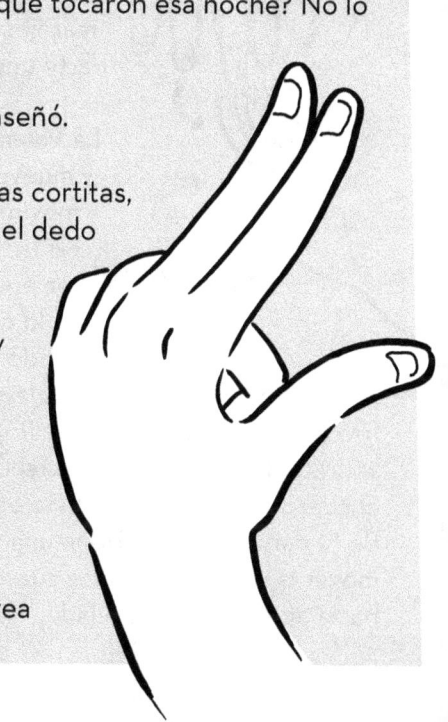

CONSEJO EXTRA: Necesitas tener las manos limpias y arregladas antes de intentar las siguientes técnicas, PERO no te cortes las uñas antes de una cita. Si te las cortas antes, la puntas van a estar filosas, que es peor que no habértelas cortado antes. Por lo tanto, hazlo un día antes o límalas después de cortarlas para sabrosear suavemente.

Si tú y tu pareja quieren continuar la estimulación, pueden enfocarse en el vestíbulo, el orificio vaginal, los labios internos, y el clítoris. He aquí algunas cosas que intentar:

Usa tu dedo cordial para hacer pequeños círculos alrededor de la piel del vestíbulo. Esto va a estimular el orificio vaginal, el orificio uretral, y el clítoris. Si tocas el vestíbulo y no está muy liso, usa lubricante, ya sea el de botella (checa el Capítulo 8) o saliva (solamente si ya has negociado este tipo de intercambio de fluidos).

Masajea el capuchón del clítoris. Usando un dedo (el cordial es el más accesible para la mayoría) masajea el capuchón del clítoris de abajo hacia arriba. Cuando tu pareja esté excitade, sentirás que su clítoris se empieza a poner duro. Pueden masajear hacia los lados, o de arriba abajo.

Has círculos en su clítoris. Si ella se siente bien y está excitade, puedes mover la atención al glande del clítoris. Un buen primer movimiento consiste en incorporar el glande a los movimientos circulares del vestíbulo.

Masajea el clítoris. Puedes ahora enfocarte en el glande del clítoris y ya no en el capuchón. Los masajes deben ser cortos. Inténtalo en tu nariz para darte una idea del movimiento.

La Palanca. Coloca la yema de tu dedo sobre el glande del clítoris y mueve todo el clítoris de un lado al otro. Con este movimiento me imagino esas laptops viejas que tenían una bolita en medio del teclado. Pero tal vez eres muy joven para entender esa metáfora, por lo que piensa en el joystick del juego de Nintendo Game Cube. Esos aún se pueden comprar por internet. (¿Verdad?) La clave con la palanca es no causar mucha fricción en la piel del glande (lo que puede ser doloroso). En lugar de ello, se trata de estimular el capuchón del clítoris y todo el interior al manipular el cuerpo del capuchón. Esto es **u**n buen ejercicio para intentar en la punta de tu nariz, también. Tiene una resistencia similar a un clítoris erecto. Intenta mover la punta de tu nariz suavemente con círculos rítmicos o de arriba hacia abajo o de lado a lado.

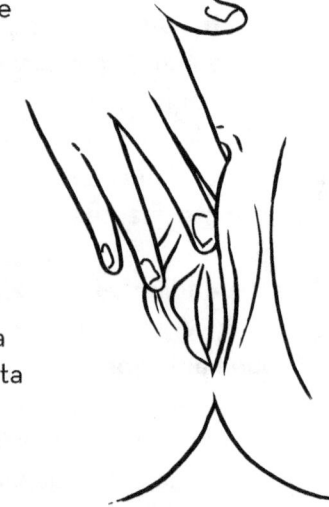

Jaloncito al Clítoris. Si tu pareja está contente y excitade, puedes intentar el jaloncito al clítoris. Este consiste en recrear el clásico movimiento "porn-ilingus" al jalar de abajo hacia arriba. Esto se siente rico, especialmente si das un jaloncito firme, deliberado, y empiezas suave. Es más fácil si ella no tiene ropa interior porque la mejor posición para ti requiere que muevas tu mano lejos de su vulva. Inténta este movimiento en tí misme (si no tienes un clítoris, inténtalo con el glande de tu pene) y experimenta cambiando la presión y el ritmo.

PENETRACIÓN

Recuerda que no a todas las personas les gusta la penetración, y algunas personas la prefieren unas veces y otras no.

Permiso. Es importante pedir permiso de forma amable y sexy antes de introducir algo en el cuerpo de otra persona. Pregúntale si le puedes penetrar de la forma que le gusta. Y espera a que diga sí, asienta, o responda de manera afirmativa antes de que lo hagas.

Lubricación. Recuerda que la lubricación no es necesariamente un signo de excitación, la falta de lubricación no significa que no está feliz de que le toques. Si vas a penetrarle, necesitas lubricar tus dedos. Puedes usar saliva (una vez más, asegúrate de haber negociado esto) o lubricante de botella. Intentar meter tus dedos secos en una vagina es un no firme. ¡Lubrícalos!

Presión. No, no presión grupal. Presión física. En la estimulación genital, la fricción superficial es solo una parte del placer. Cuando se habla de penetración no pienses en ametrallar. En lugar de eso, piensa en cómo estimular sensaciones agradables a través de las paredes vaginales. Hablaremos de estimulación del punto G más adelante en el capítulo, pero hay mucho más aparte del punto G cuando hablamos de penetración. Explora poniendo presión firme en las paredes de su vagina.

Un dedo es un buen comienzo. Ya sea con tu dedo índice o cordial de tu mano dominante presiona la yema de tu dedo contra el orificio vaginal de tu pareja. (Usar la yema primero se siente mejor que usar la punta/uña). Es bueno dejar la yema ahí por un momento. Si tu pareja está muy deseosa de la penetración, esto va a crear una sensación de juego. Algunas veces, me gusta dejar mi dedo ahí hasta que ella sola lo empieza a coger.

CONSEJO EXTRA: No asumas qué tanta "llenura" quiere ella. Para algunas personas un dedo es suficiente, si es que no mucho. Cada persona tiene diferente capacidad para ambas sensaciones, y capacidades.

Pregunta antes de meter más dedos. Muchas personas saben lo que quieren, Y si no sabe, puedes decirle que pueden intentar algo y si no le gusta quitas dedos.

Con un dedo adentro, puedes inspirarte a hacer movimientos de adentro hacia afuera o estimular el punto G. Pero en lugar de eso, usa esta oportunidad para explorar los interiores de tu pareja. Dependiendo de su ciclo hormonal, y su estado de ánimo, la estimulación de diferentes áreas en su vagina se puede sentir maravillosamente delicioso. Intentar presionar suavemente o masajear en múltiples direcciones para ver cómo reacciona.

Un consejo para les geeks.

El describir direcciones al referirnos a los cuerpos puede ser confuso. Por ejemplo, "hacia arriba" puede significar hacia el ombligo, hacia el cérvix, o hacia el ano, dependiendo de la posición en que esté tu pareja. Si quieres ser MUY buene describiendo dónde te deben tocar, ¿por qué no aprendemos algunos términos científicos?

DORSAL: El lado del cuerpo donde está la columna, o sea, tu espalda. Piensa en la aleta dorsal de un delfín.
VENTRAL: El vientre.
CAUSAL: Hacia la cola o el ano.
CEFÁLICO: Hacia la cabeza.
PROXIMAL: Cerca del centro del cuerpo. (Piensa en "próximo" o sea cerca).
DISTAL: Lejos del centro del cuerpo. (Piensa en "distante") Ejemplo, tus dedos están más distales que tus hombros.

Así que la próxima vez que te acuestes con une biólogue, dile "masajéame la superficie ventral de mi vagina, tan cefálicamente como alcancen tus dedos. ¡Oh, sí!

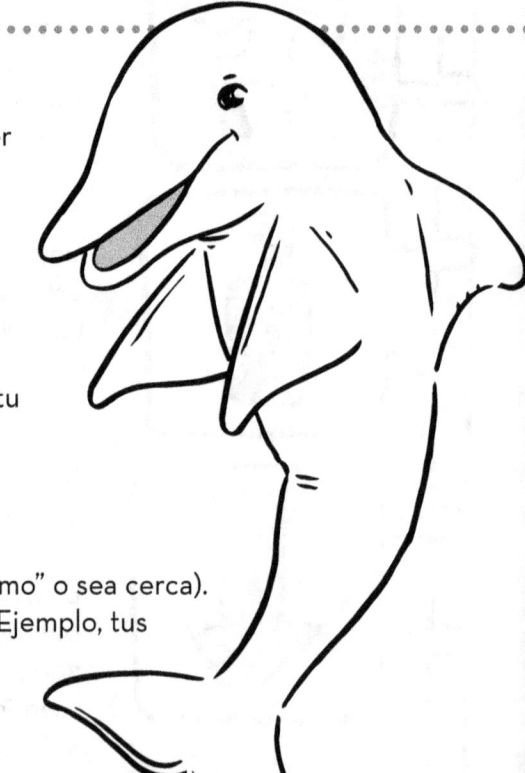

LE CUL-DE-SAC DE L'AMOUR

A menos que tengas dedos muy largos y ella tenga un canal vaginal corto, no hay riesgo de que golpees su cérvix de manera incómoda.

Sin embargo, es bueno saber que el cérvix puede cambiar nuestros estados de ánimo de un día al otro (o de hora). Dependiendo en qué momento del ciclo esté tu pareja, y su estado de salud, su cérvix puede sentirse penoso o estar emocionado de jugar. Tal como el clítoris, el cérvix quiere ser tocado entre más excitade esté su dueñe.

Una forma de penetrar de forma profunda antes de tocar la puerta del cérvix es meter tus dedos tan profundamente como puedas hacia una de las paredes vaginales. (La pared ventral es la más fácil para la gente, pero si está a gatas, la dorsal también puede funcionar). Si tus dedos pueden entrar lo suficiente, notarás que su cérvix se hunde en la vagina. Por lo que encontrarás una zona donde la pared vaginal se encuentra con el cérvix.

Esta parte no es tan sensible como el cérvix, pero es tan cercana al útero que tocarla puede causar una sensación en una escala entre placer y dolor. Si ella está disfrutando la estimulación en esa zona, ella seguramente disfrutará la estimulación del cérvix.

Puedes trazar círculos en esta zona recorriendo el borde del cérvix. Esto estimulará el útero y los ligamentos asociados, y se siente rico.

Para estimular el cérvix directamente, simplemente masajea con tus yemas el rededor de la superficie. Es importante que uses guantes para no rasgar el cérvix. Puede causar mucho dolor y sangrado, lo que acabaría con el momento sexy.

Usando la yema de tu dedo, toca la superficie del cérvix. Se puede mover un poco, y puede brincar hacia arriba o hacia abajo con contracciones uterinas y vaginales.

Cuando ella esté muy excitade, presiona sobre su cérvix con uno o más yemas de los dedos. Esta sensación agradable es la que se siente cuando ella está deseando una penetración profunda—manipulación del cérvix.

La higiene de las manos es muy importante si tienes sexo manual con alguien que está embarazade. ¿Por qué? El orificio del cérvix se encuentra más dilatado en las personas embarazadas. Esto significa que mayor cantidad de bacterias pueden entrar al útero. Y las infecciones en el útero no son un chiste. Lávate las manos correctamente, usa guantes, y cuídale.

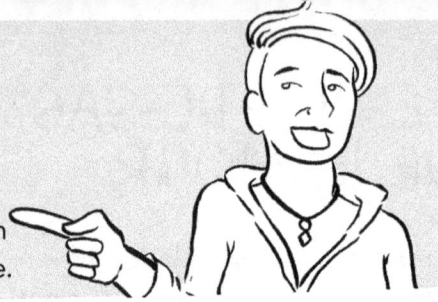

Generalmente, cuando una mujer está cerca de ovular, su cérvix puede soportar más sensaciones que lo usual. La estimulación del cérvix puede inducir un orgasmo, y para muchas personas puede producir una sensación de trance. Para este tipo de sexo con las manos, usar más de un dedo está bien. Usar dos es más práctico para la persona que da y la que recibe, pero para generar la sensación de llenura, tres dedos es lo ideal.

Nuevamente, platica con ella antes de meter más dedos, y deja que ella te diga cuando retroceder o continuar.

PUNTO G

El punto G, o la esponja para-uretral, ha recibido mucha atención en los últimos años.

La esponja para-uretral se llama así porque es un tejido esponjoso que rodea la uretra. Durante la etapa de excitación, este tejido se llena de sangre y fluido, haciendo que este "punto" sea más sobresalido al tacto.

La mayoría de las personas no pueden ver el punto G, pero otras, si estando excitades se acuestan boca abajo, esa área va a sobresalir del orificio vaginal.

Encuéntralo

El punto G está localizado a 4 o 5 centímetros dentro de la vagina en el lado dorsal (hacia el ombligo). La textura es ligeramente diferente al resto de la pared vaginal. Tiene bordes carnosos parecidos a los del paladar. Recorre con la lengua tu paladar superior casi llegando a los dientes. Esta textura rugosa es muy parecida a la superficie del punto G. Cuando está hinchado es del tamaño de una pelota de ping pong. El punto G de algunas personas es muy grande y en otras personas es muy pequeño y tímido. Esto no está relacionado con la cantidad de placer que puedes sentir.

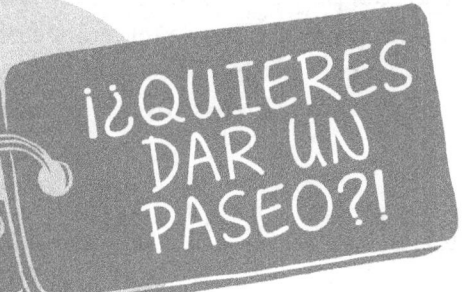

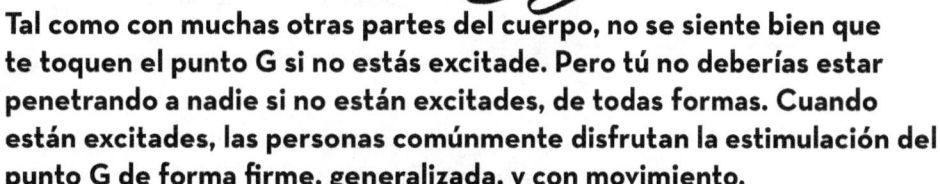

Tal como con muchas otras partes del cuerpo, no se siente bien que te toquen el punto G si no estás excitada. Pero tú no deberías estar penetrando a nadie si no están excitades, de todas formas. Cuando están excitades, las personas comúnmente disfrutan la estimulación del punto G de forma firme, generalizada, y con movimiento.

El clásico movimiento para el punto G es la técnica del "ven acá" donde usas uno—o mejor dos— dedos para crear un movimiento de ven acá.

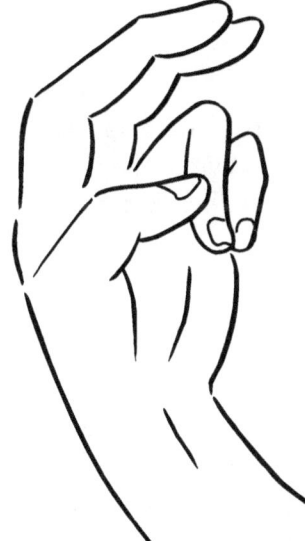

Este movimiento puede ser combinado con un movimiento de afuera hacia adentro para crear un movimiento más largo donde tus dedos entran más profundo y presionan el punto G al salir.

Otra técnica es hacer el símbolo de la paz con tus dos dedos y masajear el punto G.

Si meter y sacar tu dedo no es algo que le guste a tu pareja, simplemente presiona el punto G y has vibrar toda tu mano. Esto va a crear una sensación de arriba-abajo en lugar de adentro-afuera. La velocidad puede variar desde algo muy lento hasta muy rápido. Si tu pareja está muy excitada, al hacer vibrar muy rápido tus dedos en su punto G escucharás un sonido de chapoteo.

Navigando

La estimulación del punto G para la persona que lo recibe se puede sentir como ganas de hacer pipí. Esto pasa porque estás estimulando tejidos alrededor de la uretra. Es normal, y lo más seguro es que no te hagas pipí. Pero si estás preocupade, ve al baño antes de que empiecen el juego de la penetración. Si estás muy preocupade, puedes poner unas toallas, o hacer estas técnicas en la regadera.

Una vez que empieces a practicar la estimulación del punto G, te sorprenderás cuanta estimulación puedes experimentar y disfrutar. Puede pasar que sea muy difícil para tu pareja generar la cantidad de presión que quieres. Y es en este momento que los juguetes sexuales son útiles. Hablaremos sobre cómo estimular el punto G con juguetes sexuales en nuestra sección de vibradores y juguetes.

REVISANDO LOS FLUIDOS: LA EYACULACIÓN

La eyaculación en la mujer. Lo que una vez se consideró un secreto vergonzoso, ahora está en boca de todes. Tal como la sexualidad femenina.

También conocida como "eyaculación femenina" o "squirting" o "orgasmo húmedo" y muchos otros nombres divertidos, la eyaculación en la mujer ocurre cuando el fluido que hace que el punto G se hinche se libera del cuerpo a través de la uretra. Usualmente esta salida de líquido es acompañada de un orgasmo, pero de hecho, es un proceso independiente que puede ocurrir sin orgasmo.

Algunas personas lo pueden hacer naturalmente, otras tienen que trabajar duro para lograrlo, y a otras no les importa. Unas personas pueden eyacular fácilmente y no pueden evitar el eyacular cuando están excitadas. Otras solo eyaculan con estimulación penetrativa específica. Y otras nunca pueden eyacular.

Tú decides qué tanto te importa tu capacidad para eyacular.

El fluido es producido por las glándulas de Skene (homólogas a las glándulas que secretan el fluido seminal en las personas asignadas como hombres), y es expulsado por la uretra, con contracciones de los músculos pubo-coxígeos o con presión externa en el punto G. El fluido tiene un olor y un sabor alcalino. Es usualmente transparente o lechoso o ligeramente amarillo. A veces huele un poco a orina, ya que sale por el mismo conducto. Pero, no es orina, te lo prometo.

Lo más importante que debes recordar es no avergonzarte ni avergonzar a tu pareja si eyacula. Nada mata más la pasión que cuando alguien grita "¡qué asco!" mientras tienes un orgasmo.

Existen libros y videos en el tema, por lo que si te interesa aprender más de esto, te sugiero revises nuestro Apéndice para los libros que recomendamos. Mientras tanto, aprende de una experta, una persona quien es estudiosa del tema.

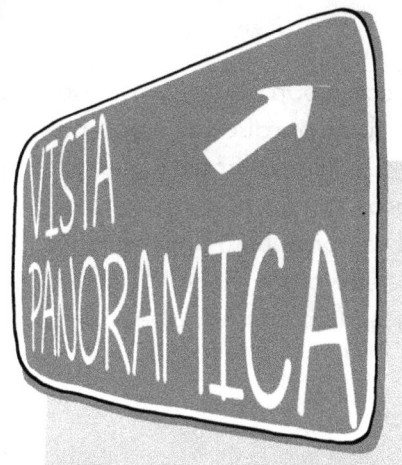

¡Dame Esos Cinco! Consejos Para Sexo Eyacutástico por Jiz Lee

Ya sea que la llames eyaculación femenina, eyaculación, venirse, squirting, amrita (néctar divino de las diosas), o mi frase favorita: "salsa divina," los nombres para el maravilloso y a veces esquivo líquido pueden variar tanto como varían los nombres para nuestras actividades sexuales o nuestras partes del cuerpo mutigénero.

1) La primera regla al tratar de eyacular es no tratar de eyacular.

Esto es lo que yo llamo el "Anti-Objetivo." Tal como enamorarse, la eyaculación puede ocurrir cuando menos lo esperamos. Si nunca has eyaculado (sin borrar esa meta de la cabeza) no te sorprendas si no pasa. En lugar de tener sexo con el objetivo de eyacular, ¿por qué no intentar algunos consejos y acciones que han ayudado a otras personas a hacerlo? Sin importar lo que pase, ¡te la vas a pasar muy bien! Elimina la presión y deja que tu cuerpo te guíe y te sorprenda.

2) ¡Juegos previos, seguro!

Considérate une atleta sexual, y asegúrate de calentar antes de tu gran evento. La eyaculación puede ser una parte normal del ciclo de la respuesta sexual. En resumen, generalmente el ciclo de la respuesta sexual comienza con la excitación, luego el sexo (que varía de persona a persona, y para muches incluye orgasmo), y termina con la resolución. Tú no puedes llegar a cualquiera de esas fases sin que hayan ocurrido otras antes. Ya que la eyaculación forma parte de la fase del orgasmo en el ciclo, asegúrate de no saltarte la fase de la excitación. Desde luego, la eyaculación no es el fin último del sexo satisfactorio. Pero si quieres mejorar tu suerte con respecto de la eyaculación, asegúrate de calentar antes los motores.

3) Orina antes y después de tener sexo (y no tengas miedo de orinar durante).

El orinar antes y después de tener sexo puede ayudarte a prevenir infecciones de las vías urinarias. Aunque no tengas sexo con alguien pero te estás masturbando frente a la computadora es siempre buena idea hacerlo. Es particularmente relevante en términos de la eyaculación porque la sensación antes de eyacular es similar a la de orinar, por lo que si ya has ido al baño, te relajará y ayudará a eliminar los miedos de orinar a tu pareja o la cama. No tengas miedo si hay un poco de orina, o si el líquido tiene un color amarillento, o si hay olor a orina en tu eyaculación. La eyaculación no es orina, pero si hay orina en tu vejiga puede haber olor. Por tanto ve al baño antes, mantén toallas a la mano, y no le tengas miedo al desorden.

4) Sé un relajo cachondo y al mismo tiempo higiénice.

Mantén tu cuerpo limpio usando guantes o lavándote las manos con jabón neutro y usando lubricante sin glicerina. (Los lubricantes a base de silicón funcionan bien porque son a prueba de agua y no se van a disolver ni van a ser absorbidos por el cuerpo.) Mantén limpia tu cama/sillón/piso/carro/hamaca usando toallas (toallas de colores oscuros son las mejores para el sexo.) Puedes incluso comprarte un protector de colchón, el cual va por debajo de la sábana de cajón y ayuda a mantener tu colchón sin humedad (lo que puede crear moho.) Si estás viajando, carga contigo pañales grandes o sábanas a prueba de agua como las Liberator's Facinator Throe que proveen confort y estilo.

5) Enfócate en complacer.

El sexo es más que mete-saca. Explora los bordes de la vagina y examina cómo cambia su forma y su nivel de lubricación dependiendo del grado de excitación, hidratación (¡agua, agua, y agua!), y otros factores. ¡Nunca tenemos el mismo tipo de sexo dos veces! Las personas erotizan sensaciones distintas y en diferentes momentos de sus vidas, y cada persona es única en lo que les gusta. A muchas personas les gusta sentir presión (al usar los dedos en posición curveada o juguetes sexuales firmes y curveados) para estimular la glándula para-uretral y producir líquido eyaculatorio. A otras personas les gusta la excitación sexual y la estimulación externa (como presión en la vulva con la base del strap-on). Algunas veces la eyaculación ocurre como un chorro y otras veces se escurre. Cada cuerpo es distinto, por lo que no tengas miedo de tantear el terreno y descubrir qué se siente rico.

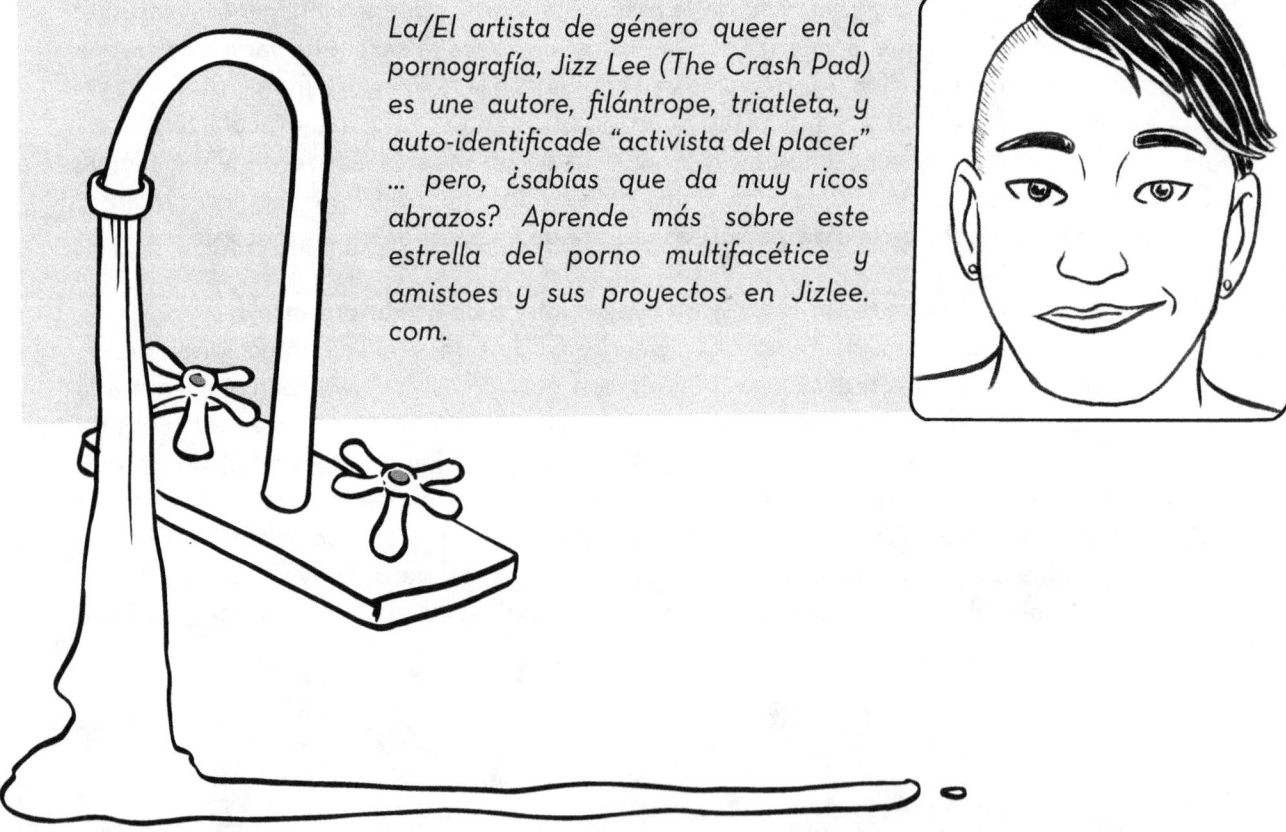

La/El artista de género queer en la pornografía, Jizz Lee (The Crash Pad) es une autore, filántrope, triatleta, y auto-identificade "activista del placer" ... pero, ¿sabías que da muy ricos abrazos? Aprende más sobre este estrella del porno multifacétice y amistoes y sus proyectos en Jizlee.com.

En la comunidad médica y sexual ha habido mucho debate sobre la eyaculación en la mujer y cómo ocurre. Mi teoría favorita es la de la educadora y enfermera Sherry Winston. Ella sugirió que la eyaculación es una manera de mantener la uretra limpia durante y después del sexo.

Mis consejos para la eyaculación:

1) No tengas miedo de dejar todo mojado.
   Hazlo en la regadera, o sobre toallas para que te sientas más segure y te dejes llevar.

2) Explora "pujar" mientras tienes un orgasmo en lugar de jalar.
   Es muy común para muchas personas el tener orgasmos al apretar todo y jalar la energía hacia adentro. Para mí, la eyaculación se siente como lo opuesto a esa energía: dejarte llevar y relajarte. La educadora sexual Tallulah Sulis (creadora del video de la eyaculación "Néctar Divino") lo denomina "parir" para orgasmear. Si te puedes imaginar (o si ya sabes) como es el parto, tienes entonces una idea clara de lo que debes hacer con tu cuerpo.

3) Si sientes que vas a orin, lo más seguro es que no sea orina.
   Y si es orina, relájate. Acostúmbrate a la idea de pujar y dejar que los fluidos se liberen. Si eso te incomoda, no te preocupes, la sensación de querer orinar desaparece en 10 segundos.

4) Estimula el punto G, y mucho. Si estás jugando sole, consigue un dildo o vibrador curveado que puedas usar en tu punto G.
   Si estás jugando con una persona, combina algo que sabes que te hace venir con estimulación de tu punto G. A mí me gusta ponerme la Magic Wand sobre mi clítoris mientras un par de dedos trabajan en mi punto G. Los resultados pueden variar. Si no te gusta la estimulación del punto G, puedes intentar la penetración o juego anal para aumentar el placer.

5) Prepárate para sacar todo de la vagina.
   Si te sientes cerca de venirte, saca todo lo que tengas en la vagina antes. Si dejas algo adentro, puedes bloquear el orificio uretral y prevenir que el líquido eyaculatorio salga. Cuando estás cerca a venirte, simplemente saca todo juguete (o lo que sea), relájate, y orgasméate. ¡Te sorprenderás con tus fluidos sexys!

Me gusta eyacular, personalmente, porque se siente como una liberación que se une al placer del orgasmo. Es divertido tener una representación visual de mi placer, y es excitante para mi pareja. Pero, ya sabes que a veces vas a dejar todo hecho un batidero, y a veces no estoy de humor para ello. La eyaculación tal como los orgasmos múltiples es un truco que mucha gente disfruta. Así que si quieres aprender, aprende. Pero no te presiones (o a tu pareja) a aprender a hacerlo.

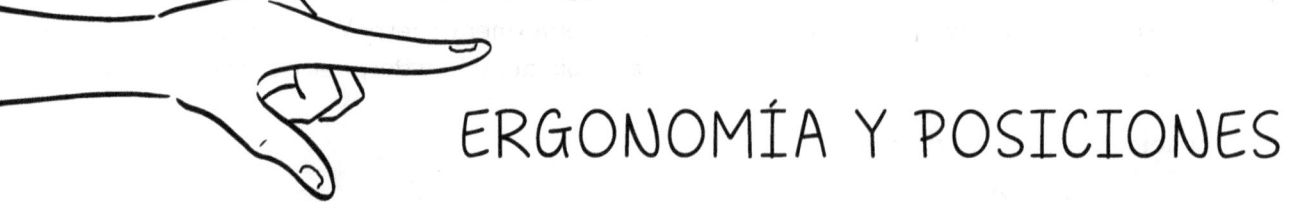

ERGONOMÍA Y POSICIONES

Hay un chiste que dice que la mano se duerme cuando ella está a punto venirse. Y ese chiste está basado en la verdad. Tantas veces he tenido que tomar medidas drásticas por entumecimiento. Me han dado calambres, se me ha dormido la lengua o las piernas, o me ha dado un estirón muscular en el cuello, y más cosas cuando estoy al servicio del orgasmo de mi pareja. Son las cosas que hacemos por amor.

Algo que hace especiales a los humanos son nuestras habilidades con las manos. La mano está controlada por 34 músculos, y algunos de éstos son muy pequeños. Todos los músculos se cansan, y entre más pequeños sean más rápido se cansan. Ya que tenemos muchos músculos en la mano, ésta es aguantadora (podemos teclear por más tiempo que hacer sentadillas) ya que los músculos se pueden turnar en la actividad. Sin embargo, toda mano se cansa. Sin importar qué tan en forma estemos, o que tan habilidoses seamos, o cuantos años hayamos estudiado el violín, nuestras manos se fatigan.

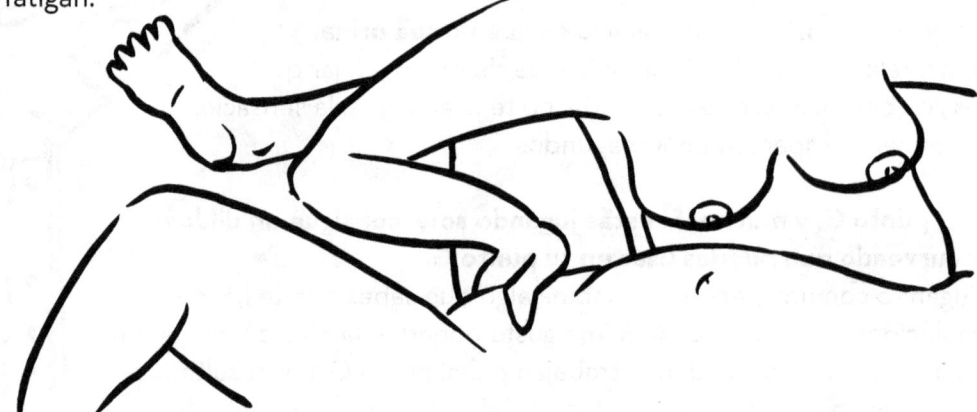

Si sufres de dolor crónico, seguramente estás familiarizade con el baile de las posiciones incómodas. Pero si tu cuerpo es cooperativo, seguramente te encontrarás en una posición incómoda en más de una ocasión. Es normal que tus músculos se cansen cuando estás penetrando con tu mano o dedos. Aunque tenemos muchos músculos en la mano, éstos son pequeños y se cansan más rápido, que las caderas y los muslos.

Lo primero que debes corregir es el ángulo de tu muñeca. Ya que penetrar con los dedos ocurre después de un faje horizontal o vertical y puede crear incomodidad en tu muñeca.

Cuando sea posible, baja tu hombro y acerca todo tu brazo a su pelvis. Esto implica agacharte si estás encima, o hincarte o sentarte si estás de pie. Esto ayudará a eliminar el dolor. Lo mejor que puedes hacer es poner tu muñeca alineada a tu antebrazo, lo que implica ponerte más abajo. Esto te ayudará a generar más potencia y a evitar que te canses más rápido. Cuando quieres cogerle con tus dedos en la posición misionera, es común que te deslices hasta abajo y te arrodilles cerca de sus piernas. Pon almohadas o cojines bajo sus nalgas para ajustar el ángulo de su pelvis. Esto evitará que tu muñeca se doble.

Otra cosa que puedes intentar es inmovilizar tu muñeca. Puedes hacerlo con un vendaje, pero para más rápido puedes usar tu otra mano.

¡ESPERA!

EL ABRAZO DE LA MUÑECA 100% NATURAL:

1) Pon tu mano dominante (con la que sueles cogerle) con la palma hacia arriba como si fueras a coger a tu pareja.
2) Coloca los dedos de la otra mano alrededor de la muñeca: El dedo índice y el cordial quedan arriba de la muñeca en el dorso de la mano. El dedo meñique y el anular quedan por debajo de la muñeca.
3) Coloca tu pulgar envolviendo la muñeca por debajo de la palma de tu mano. Aprieta. ¡Voila! Protección de la muñeca instantánea.

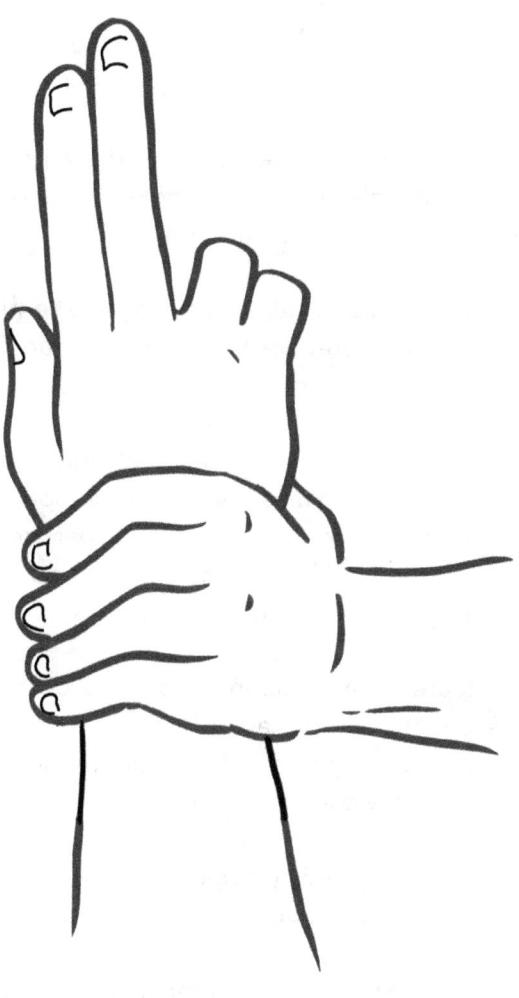

La belleza de esta técnica es que puedes pasar de una mano a otra.

Si estás cogiendo con tu mano y tu mano derecha se empieza a cansar, usa el truco del abrazo de la muñeca, luego usa tu mano izquierda mientras se relajan los músculos de la derecha. De esta forma, estás usando tu mano derecha como un sex toy mientras usas la izquierda para generar potencia. Cuando tu mano izquierda se canse, cambia el poder al hombro derecho. Esto te ayudará a que dures más.

También intenta posiciones diferentes. Algunas personas opinan que coger con la mano por detrás es genial. La persona que navega puede relajar su cabeza sobre una almohada, y la persona que maneja puede ajustar su altura para alinear su hombro con las caderas de la navegadora. Dependiendo del ángulo de entrada, la persona que maneja puede poner su mano con la palma hacia arriba o hacia abajo, o de la manera que le sea más cómoda.

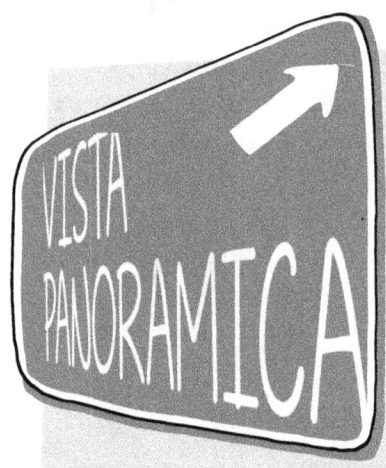

AMANDO A LAS CHICAS GORDITAS
por Kelly Shibari

"Deberías hacer porno," le dijo.
"¡No hay chicas gorditas en porno!" le respondí.

Toda película porno que he visto muestra mujeres delgadas. Las únicas mujeres gorditas que he visto en una pose semi-desnuda (aparte de en los museos) son las que aparecen en esas postales chistosas en la playa. Esas postales que dicen "Ojalá estuvieras aquí" donde aparece una mujer de 200 kilos en bikini.

En la mayor parte de nuestra vida, especialmente en los Estados Unidos, recibimos mensajes que tener una talla mayor a la 6 no es saludable, ni deseable, ni sexy. La "talla aceptable" parece hacerse más pequeña con el paso del tiempo.

Recibir mensajes negativos nos hace sentir poco sexy, lo que afecta nuestra habilidad de tener sexo divertido y maravilloso. Esto implica que el sexo con personas gorditas no es tanto sobre posiciones y técnica, sino sobre las ideas.

Deja de decir "si fuera más delgada podría (completa la oración)". No sucede así. Las personas delgadas no son más felices. Las personas felices son felices. Es simple. Vivir saludablemente tiene poco que ver con el número que aparece en los pantalones. Si tú eres una persona triste y enojada, irte de viaje a Hawái con todo pagado no va a lograr desaparecer tu tristeza o enojo. Igual vas a estar quejándote mientras te tomas una bebida en un mai tai.

Rodéate de afirmaciones positivas de tu cuerpo y de tu sexualidad, y de personas y de cosas y de tweets que te hagan feliz. Si hay algo negativo que te rodea, deshazte de eso. ¡Deshazte de las personas que te odian! Todo lo que harán es acabar contigo mientras tú estás completamente indefensa, y eso es horrible. ¡Usa el botón de bloquear/Unfollow! Si eres feliz y estás haciendo lo posible por ser saludable—no flaca—descubrirás que cada día es mejor. Puede que suene como arcoíris y pajaritos y como una gurú en una montaña, pero es verdad. Y cuando te sientes segura e ignoras los disparadores negativos, invitarás mucha positividad—lo cual es muy sexy.

La confianza en ti misma—no la actitud de diva, ni el tamaño, ni el color de pelo, ni tener un círculo de amigos atractivos—es un gran imán para atraer personas. Yo soy segura inteligente, nerd, chistosa (más chistosa que nada), gordita y asiática a quien no le importa estar desnuda. ¿Y sabes qué? Sentirme segura, inteligente, nerd y chistosa hace que el sexo sea más divertido. Créeme, la talla no tiene nada que ver con eso. Trátate con respeto y con orgullo y atraerás al tipo de persona que quiere estar junto a una maravillosa diosa.

Ok. Podemos ser positivas emocionalmente y podemos aceptar todas las tallas, pero debemos coincidir en algo: algunas posiciones sexuales son más difíciles para las personas de mayor tamaño. Pero hay algo más: algunas posiciones sexuales son difíciles de hacer sin importar el tamaño. Buen sexo es sexo divertido. Para la mayoría de las personas, el sexo divertido implica posiciones donde el orgasmo es posible, y eso puede cambiar dependiendo de la flexibilidad, la agilidad, y la fisiología.

Algunas posiciones son básicas cuando eres una persona de mayor tamaño. La posición del perrito es buena. Igualmente la de la vaquerita (la que recibe está arriba). La cucharita también es buena. Básicamente, cualquier posición que permita el máximo de penetración va a ser genial cuando tienes sexo con una persona de mayor tamaño, y eso implica encontrar una posición donde la pancita no se ponga en el camino. Eso puede significar que algunas veces estás en la cama y la persona que penetra está de pie. O ambes están usando juguetes.

Cualquier cosa que pone mis caderas por encima de los hombros hace que mis senos queden en mi cara sin dejarme poder respirar. Esto puede funcionar para algunas personas, pero no para mí. Para algunos, mantener sus piernas en el aire por un periodo largo de tiempo puede ser agotador. Existen cuñas y correas que pueden definitivamente ayudar con esas posiciones, para que tú puedas relajarte y disfrutar el paseo orgásmico.

Todo el mundo tiene posiciones que les gustan más que otras y no todas las "posiciones sugeridas" funcionarán para todos. Los mejores y más divertidos aspectos del sexo son la experimentación y la curiosidad. Si una posición no funciona, podría ser divertida. La risa, combinada con la confianza y la emoción que viene con el hecho de que tú estás haciendo algo nuevo puede ser un enorme excitante. La experimentación es la mejor parte del sexo divertido, y si no te estas divirtiendo cuando tienes sexo, entonces ¿por qué lo estás haciendo?

Recuerda: tu pareja está contigo porque LE GUSTAS. Ellos SABEN que eres una persona gordita. No es como que hubieran pensado que eras talla dos y en el minuto que te sacaste la ropa--¡TARÁN!— de pronto eres talla 22 y tu pareja sale corriendo y gritando. La persona que está contigo es porque prefiere personas gorditas o porque no le importa que talla tengas. De cualquier forma les gustas, y tu cuerpo es parte de todo el paquete. Entonces ¿Por qué negarles la experiencia sexy de tu maravillosa figura?

Al actuar de frente y detrás de cámara como una mujer curvilínea y asiática, Kelly Shibari es una fuerza que rompe estereotipos.

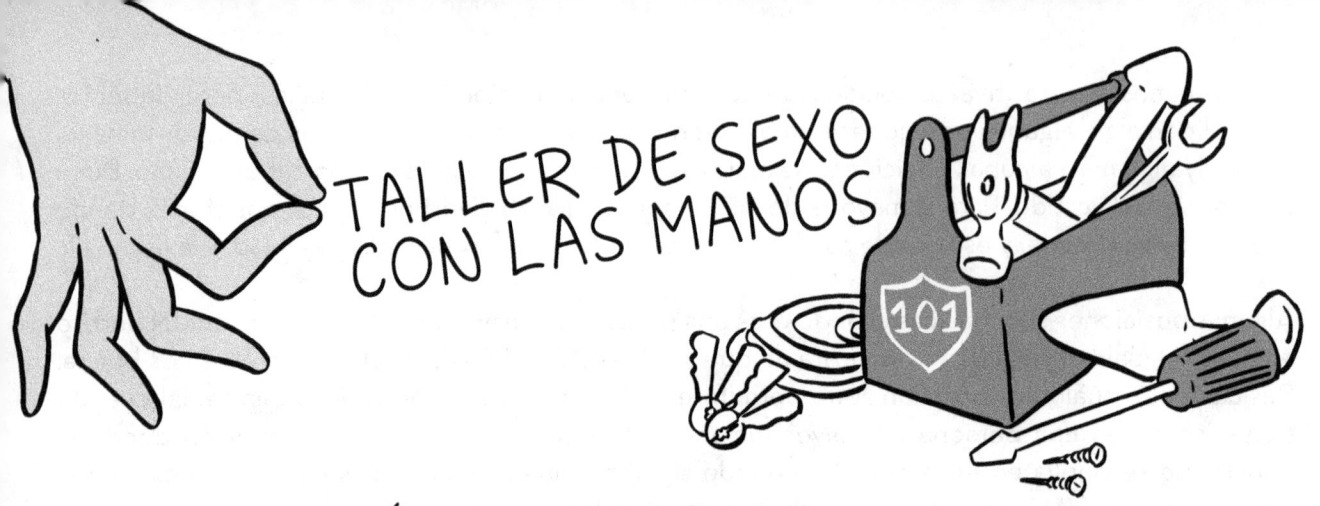

TALLER DE SEXO CON LAS MANOS

PENETRACIÓN Y EMBARAZO

La higiene es especialmente importante cuando penetras a una persona embarazada. Durante el embarazo, la entrada del cérvix se dilata, permitiendo la entrada de más cosas al útero. Esto puede crear problemas serios sino tienes las manos o los juguetes limpios. Usa guantes cuando introduzcas tus dedos en gente embarazada.

Con referencia a la estimulación del cérvix durante el embarazo, se cuidadose si estás en riesgo de parto prematuro:

""Las actividades que debes evitar si la mujer embarazada está en riesgo de parto prematuro son: penetración vaginal o sexo anal que estimulan el cérvix directamente, la estimulación de los pezones que causa que se liberen hormonas que contraen el útero; que el semen entre al cérvix, ya que contiene prostaglandinas, y cualquier estimulación en el clítoris, incluyendo el uso de vibradores." (Brill, Stephanie. La nueva guía esencial a la concepción, embarazo y parto para lesbianas)

Fisting (introducir toda la mano en la vagina) es mala idea desde el tercer trimestre del embarazo, ya que ha sido conectada a parto prematuro también. Generalmente, la penetración usando los dedos, especialmente si se evita el cérvix, está bien para personas embarazadas de bajo riesgo.

MIRA, NO HAY CÉRVIX.

Algunas mujeres no tienen cérvix, ya sea porque se los removieron quirúrgicamente (total o parcialmente) o porque nacieron sin él (por ejemplo en personas intersexuales, mujeres trans, o algunas personas asignadas como mujer). La vagina es un tubo, y en lugar de un botón sobresalido al final de él, tú sentirás una cicatriz. La penetración se debe sentir deliciosa en mujeres sin cérvix, porque la penetración estimula todos los músculos del canal vaginal y la estructura interna del clítoris. El cérvix, junto con los ovarios y el útero, también regula las hormonas, por lo que sin cérvix la lubricación natural se ve comprometida. Entonces, ¿qué hacer? ¡Ya conoces la respuesta! **LUBRICANTE.**

"MUFFING"

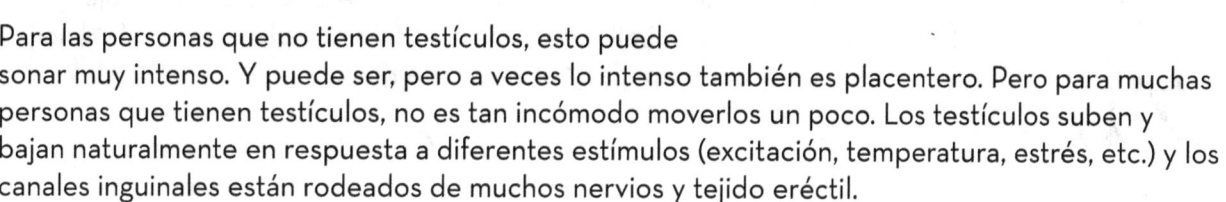

El muffing es una técnica de penetración que disfrutan muchas mujeres trans que no han sido operadas. Involucra el penetrar con los dedos los canales inguinales, los canales por los cuales los testículos descendieron al escroto. (Las personas que fueron asignadas como mujeres también tienen canales inguinales, pero son más pequeños.) Algunas veces los testículos se pueden meter al cuerpo durante el muffing, y algunas veces se mueven al lado para permitir el acceso a los canales.

Para las personas que no tienen testículos, esto puede sonar muy intenso. Y puede ser, pero a veces lo intenso también es placentero. Pero para muchas personas que tienen testículos, no es tan incómodo moverlos un poco. Los testículos suben y bajan naturalmente en respuesta a diferentes estímulos (excitación, temperatura, estrés, etc.) y los canales inguinales están rodeados de muchos nervios y tejido eréctil.

Aparte de la sensación excitante, también hay otras motivaciones para que te penetren de esta manera. Y sino es suficientemente divertido, tener no uno sino dos canales inguinales ofrece doble oportunidad de placer.

Si tu pareja quiere este tipo de penetración, sigue las mismas reglas que seguirías para la penetración vaginal: ve lento y deja que la persona te vaya guiando. La exploración con presión suave en los músculos y tejido eréctil, es usualmente lo que se siente mejor. Empieza suavemente con un dedo y puedes, eventualmente, si ella quiere, aumentar más dedos, incluir vibraciones o incluso dildos.

Aunque estos canales son generalmente seguros para explorar, los cordones espermáticos pasan a través de ellos (los cordones espermáticos contienen los conductos deferentes). Algunas personas disfrutan la estimulación de los conductos deferentes, pero otras no. La persona que decide es la que posee los conductos deferentes.

Las mujeres trans post operadas, también tienen canales inguinales, pero hay menos espacio en sus pelvis una vez que ya tienen una vagina allí. Pero si ella es una jugadora olímpica sexual, posiblemente disfrute de una mística penetración cuádruple. Eso sin embargo, es un tema para Sexo Entre Mujeres Parte 2.

Para aprender más sobre el muffing lee la revista de la brillante Mira Bellwether *Fucking Trans Women* (en ingles).

TÉCNICAS MANUALES PARA EL PENE DE MUJER

Prácticamente todas las técnicas externas son geniales para mujeres trans con equipo instalado de fábrica. Es genial la presión del montículo y movimiento de todo el tejido. El abrazo de la vulva funciona prácticamente igual. Tu mano puede abrazar su escroto y el capuchón del clítoris (pene de mujer) como un paquete grande o puedes agarrar la base y ligeramente introducir tus dedos en su escroto. Una tercera opción es agarrar la piel del escroto (no los testículos) junto con la base del falo y dejar que los testículos cuelguen atrás de tus nudillos. Una vez aquí puedes masajear suavemente, mover los testículos o realizar cualquier otra sensación placentera.

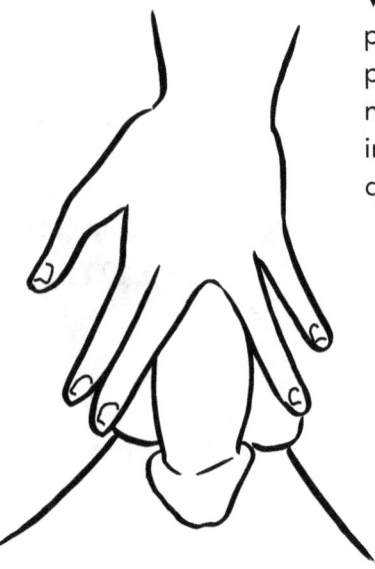

Volcán Inverso & Tijeras Seguras son especialmente placenteros para mujeres trans que no han sido operadas, donde la base del pene de mujer queda entre tu dedo cordial y tu dedo anular. Si ella no tiene una erección completa (lo cual es una consecuencia de los inhibidores de andrógenos) pincha la base de su pene de mujer para que sienta rico. Si ella tiene una erección completa, será más difícil pinchar la base pero igual se sentirá bien.

Si estás jugando con su clítoris (pene de mujer), querrás usar lubricante, especialmente si estás haciendo movimientos pequeños como **El Doble Click al Mouse.**

Recuerda que algunas mujeres se sienten bien con su cuerpo, y otras se sienten bien con unas partes pero no con otras. Por ejemplo, a ella le puede encantar la estimulación en la base del pene de mujer, pero puede que no le guste que le toquen su escroto. O el sexo manual está bien, pero no el sexo oral. O puedes tocar todo su cuerpo mientras lo toques como cuando tocas una vulva y no un pene (por ejemplo movimientos pequeños y enfocados en el glande, abrazo a la vulva y no movimientos verticales). Pregúntale como le gusta ser tocade antes de que empiecen a jugar.

Lo más importante que debes saber sobre el uso de tus manos en sus genitales trans es tratarlos como lo harías con un clítoris de una persona cisgénero. Ya sea que sea hormonal o tenga disforia o una mezcla de ambos, o ninguno, es mejor acercarse a los genitales como si te acercaras a los genitales de cualquier mujer: con respeto, curiosidad, y enfocándote en su placer.

Es cierto que algunas mujeres trans les gusta ser tocadas como tocarías a un hombre cisgénero: con una mano envolviendo el pene y subiendo y bajando. Pero a muchas mujeres no les gusta eso. Y es mejor asumir que ella prefiere que le preguntes en lugar de ir directo al grano.

Los inhibidores androgénicos que comúnmente toman las mujeres trans no operadas cambian muchas cosas del cuerpo de estas mujeres. Una de las cosas más notables es que ella no logrará tener erecciones completas.

Afortunadamente, hay MUCHAS cosas divertidas que hacer con un clítoris trans flácido.

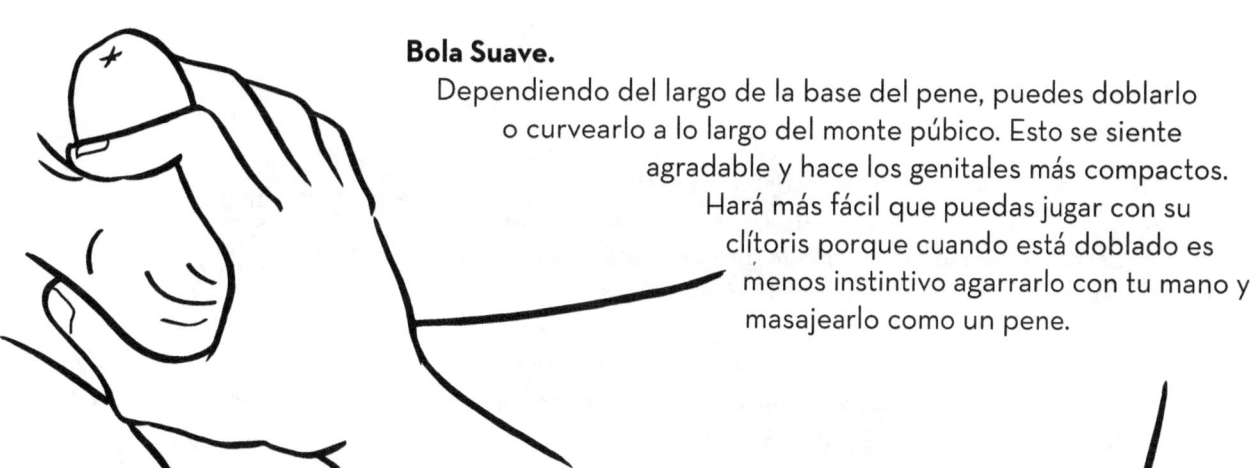

Bola Suave.
Dependiendo del largo de la base del pene, puedes doblarlo o curvearlo a lo largo del monte púbico. Esto se siente agradable y hace los genitales más compactos. Hará más fácil que puedas jugar con su clítoris porque cuando está doblado es menos instintivo agarrarlo con tu mano y masajearlo como un pene.

El Asiento de la Bicicleta.
Las mujeres trans no operadas también tienen una estructura interna del clítoris. Pasa por debajo del escroto y del perineo. Es fácil saber que ella está excitade, pero también cuando no lo está. Presiona la palma de tu mano en contra de su perineo y explora con diferentes presiones esa zona. Ese es un buen lugar para poner tu mano cuando juegas de forma oral. Se siente agradable. Si a ella le gusta sentir ahí una sensación sólida, coloca la palma de tu mano en esa zona mientras haces cosas divertidas con tu boca o con tu otra mano. También puedes usar tus dedos para masajear los bordes.

Alterna suaves golpecitos en la superficie de sus genitales con presiones firmes para crear sensaciones agradables. Juega con la yema de tus dedos para acariciar su clítoris, su escroto y su perineo y agrega movimientos en forma de masaje.

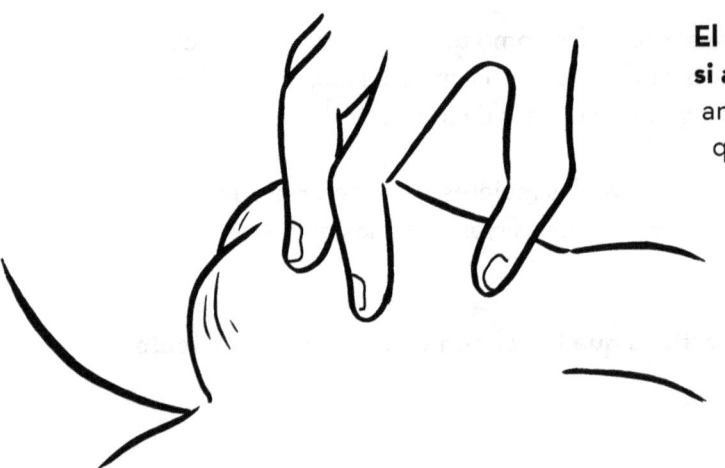

El escroto es un lugar agradable al tacto, si a ella le interesa. El tejido del escroto es análogo al tejido de los labios de la vulva, lo que implica que es sensible a las caricias firmes y suaves, y también es agradable cuando se jala, se aprieta y se masajea. Con tus dedos lubricados, traza un camino desde su perineo atrás del escroto cruzando el lado dorsal y luego hacia arriba rodeando el área caudal hasta llegar a su clítoris.

A muchas personas les da nervios lastimar los testículos, especialmente sino tienen mucha experiencia con ellos. Esto es lo que necesitas saber: lo que normalmente provoca dolor en los testículos es: 1) si los conductos son estirados o 2) los testículos chocan entre sí. Entonces, cuando estés jugando con el escroto, asegúrate de solo tocar la piel y no los conductos. Evita golpear los testículos entre sí o jalarlos muy fuerte o cualquier cosa que provoque que los testículos choquen entre sí. En lugar de eso enfócate en el placer de la piel al jalarla, lamerla, o estirarla ligeramente. Tu pareja se puede sentir ansiosa, especialmente si es nueva con los testículos, por lo que siempre deja que ella te diga cuál es su nivel de confort.

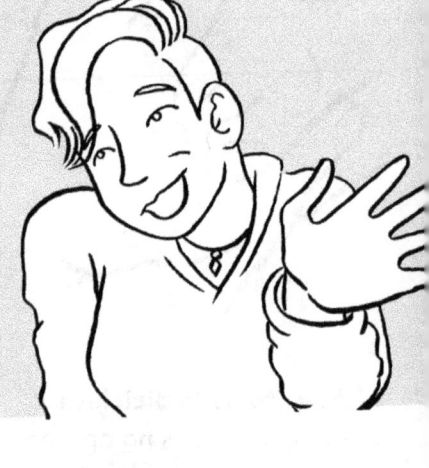

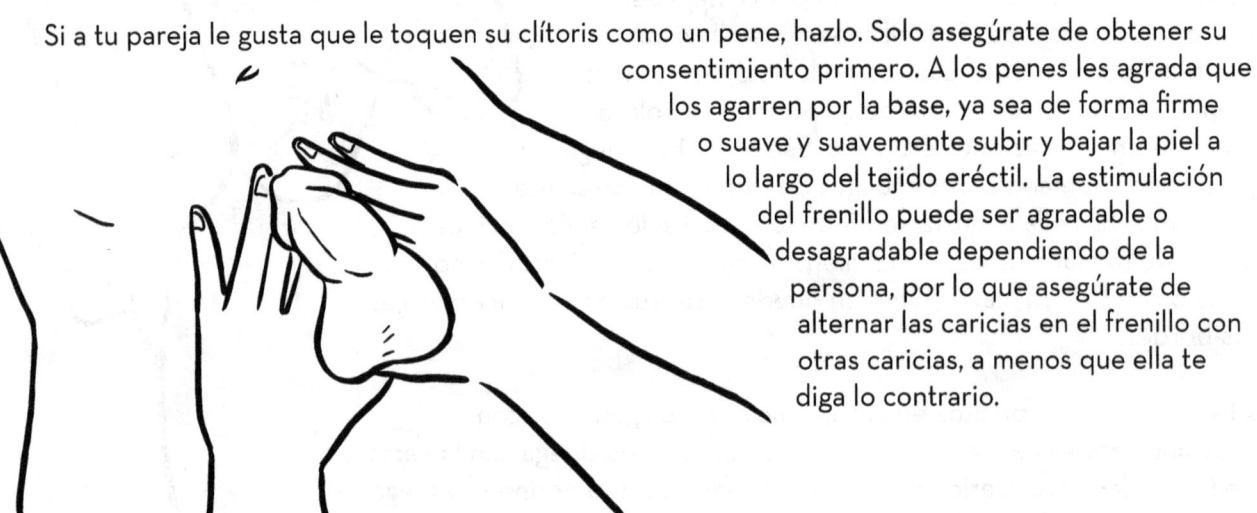

Si a tu pareja le gusta que le toquen su clítoris como un pene, hazlo. Solo asegúrate de obtener su consentimiento primero. A los penes les agrada que los agarren por la base, ya sea de forma firme o suave y suavemente subir y bajar la piel a lo largo del tejido eréctil. La estimulación del frenillo puede ser agradable o desagradable dependiendo de la persona, por lo que asegúrate de alternar las caricias en el frenillo con otras caricias, a menos que ella te diga lo contrario.

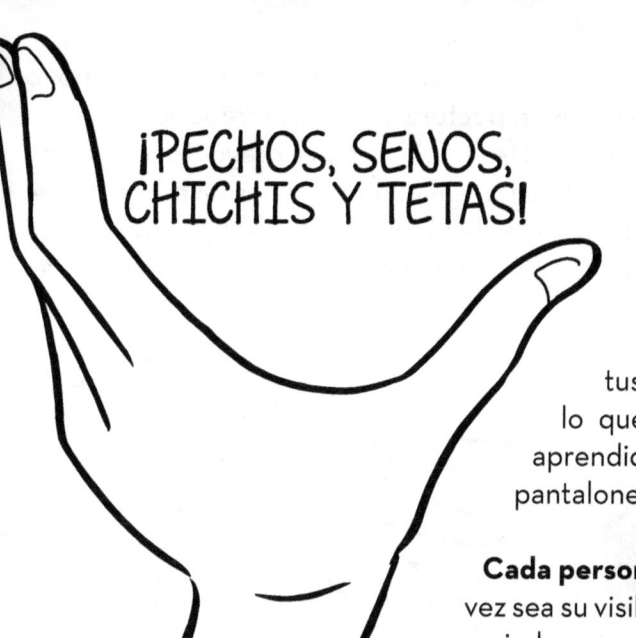

¡PECHOS, SENOS, CHICHIS Y TETAS!

Los senos son mágicos tal como la amistad y los pedos de unicornio. Los senos tienen el potencial de ser hermosos, abrazables, sexy, macho, fabulosamente femeninos, producidores de orgasmos, volteador de cabezas, y placenteros.

El juego con los senos es una forma de practicar tus habilidades de navegación. Tú puedes preguntarle lo que quiere e intentar todas las cosas que hemos aprendido hasta ahora, todo mientras tienes puestos los pantalones.

Cada persona tiene una relación distinta con sus pechos. Tal vez sea su visibilidad o las rarezas sociales, o su tendencia a estar asociados con el género más que con cualquier otra cosa. Es rara la mujer que no tiene una opinión respecto de los senos. Aunque están considerados como características secundarias, muchas personas tienen una conexión mental más fuerte con sus pechos que con sus genitales.

Por lo tanto cuando llega el momento cachondo, todes piensan distinto con respecto a la estimulación de los pechos, algunas personas no lo soportan, mientras que otras quieren más. Un hecho importante e interesante, es que todos los pechos tienen el mismo número de terminaciones nerviosas, sin importar su tamaño. Esto significa que deberás tocar los pechos pequeños de forma más suave que los grandes, porque las terminaciones nerviosas están más concentradas. Evita estimular los pezones de un pecho pequeño directamente a menos que a tu pareja le guste.

Para personas con pezones sensibles, la estimulación directa puede ocasionar una sobrecarga sensorial, algo así como cuando sobas el mismo punto en tu brazo por un largo tiempo. Si esta persona es tu pareja, algo tan simple como un aliento caliente puede ser suficiente o demasiado.

En el otro lado de la escala, a algunas personas les gusta "tortura intensa de los pechos" en forma de pinzas de ropa, uso de cuerdas, mordidas, y bofetadas.

Comúnmente describo el juego con los pezones para principiantes como tener dos clítoris en mi pecho. Muy seguido (aunque no siempre) la forma en que a una persona le gusta que le estimulen el clítoris, es similar a la forma que le gusta que le estimulen los pezones.

Pregunta antes de tocar. Siempre me sorprende la variabilidad en la sensibilidad de los senos entre mis parejas. A una de mis parejas le puede gustar rudo y mucha estimulación de los pezones. Otra se siente sobre estimulada a menos que esté muy excitada. Otra le gusta físicamente, pero le afecta emocionalmente. A otra le encanta cuando está ovulando, pero no le gusta cuando no lo está, a una le gusta sobre la faja o si los toco como si fueran pectorales en lugar de senos. Aunque he estado con estas parejas más de una vez, cada vez es diferente y siempre pregunto antes. Una buena forma de hacerlo es integrar un juego: besito besito, lamidita lamidita, suave beso en el pezón y alejarse. Y luego ves cómo reacciona. Algunas veces hará un ruido muy claro y otras será ambiguo. Si es ambiguo, preguntaré "¿te gusta esto?" o "¿Quieres más?" si ella quiere más, bueno sigue leyendo...

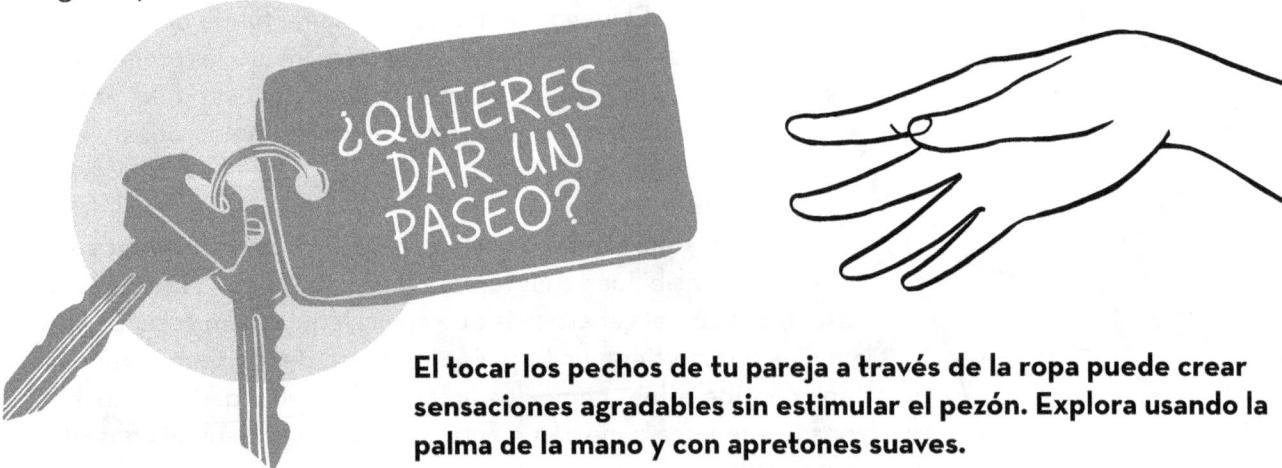

El tocar los pechos de tu pareja a través de la ropa puede crear sensaciones agradables sin estimular el pezón. Explora usando la palma de la mano y con apretones suaves.

Los besos en los senos son un sueño para muchas personas. Es un movimiento excelente durante el faje. Recorrer su playera hacia el lado mientras le besas el cuello, la clavícula y su escote, pueden sentirse muy agradable.

Juguetea. Explora besando, masajeando y lamiendo sus pechos, evitando la aureola y el pezón. Si ella quiere estimulación directa del pezón, el juego puede ser deliciosamente frustrante. Si a ella no le gusta la estimulación de los pezones, esta forma de caricias pueden sentirse muy bien por si solas.

Recorrer el contorno del pezón con la lengua es el rey del juego con los pechos: seguro robusto y excitante. Recorre en círculos la aureola con tu lengua. Hazlo en dirección de las manecillas del reloj y en contra. Incluye un suave apretón o pellizco. Este círculo es divertido y hazlo solo por fuera de la aureola hasta que ella te pida más, entonces, pon todo el pezón dentro de tu boca. Yumi.

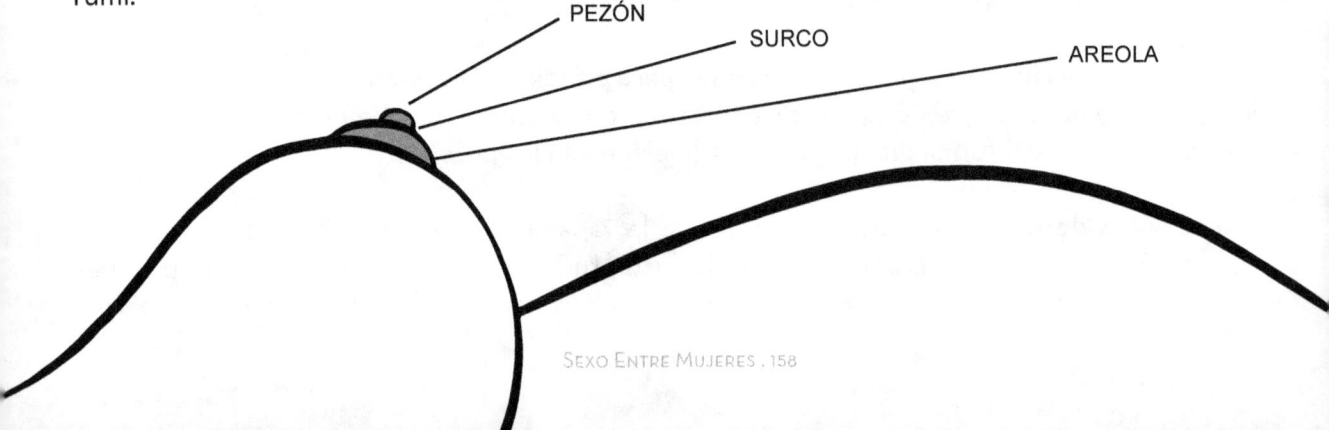

Juego con temperaturas. Algo divertido que hacer con los pezones es lamerlos o succionarlos, dejándolos mojados con tu saliva para luego soplarlos suavemente. Esto crea una sensación refrescante que excita a muchas.

Succionar es una sensación intensa. Puede ser muy agradable para mujeres que no son hipersensibles. Lo divertido es que ya que todes fuimos bebes en algún momento, todos tendemos a tener una inclinación hacia este movimiento. Intenta succionar suavemente con tus labios y con movimiento de la lengua. Si a tu pareja le gusta esto, puedes intentar tomar el pezón con tu boca y recorrerlo con tu lengua.

Pellízcame como si me quisieras. Uno de los movimientos "del porno" que le gusta a mucha gente es el pellizcón del pezón. Es mejor si lo haces con la lengua que con los dedos. Muy parecido al pellizcón del clítoris, consiste en mover la piel del pezón con un apretón firme de la lengua. Practica con tu dedo menique para entender el movimiento.

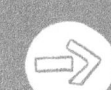 **CONSEJO EXTRA:** El pellizcar es una sensación que puede ser demasiado para personas con pechos hipersensibles. Si tu pareja es sensible, mejor haz lamidos largos y con presión en lugar de toques enfocados en un sitio o pellizcos.

Morder (¡suave!) si muerdes los pezones debes empezar extremadamente suave, no lo muerdas fuerte o vas a generar un moretón. A algunas personas les encantan que le muerdan los pezones porque les gusta esta mezcla entre placer y un poco de dolor.

 **CONSEJO EXTRA:** Para conocer la preferencia de mordidas con parejas nuevas, me gusta jugar este juego. Después de que me dijeron que les gusta ser mordides, yo les digo que les voy a empezar a morder muy suave, aumentando la presión y quiero que me digan cuando lleguen al extremo. Puedes hacer esto en diferentes partes del cuerpo, pero es especialmente efectivo en los pezones, ya que el "o si" de una mujer es el "no" de otra mujer.

¡Vibraciones! ¡No solo para los genitales! las vibraciones pueden ser deliciosas en los pezones. Intenta hacer un tour con tu vibrador favorito desde el clítoris hasta el pezón y de regreso. Hay incluso pinzas que vibran para los pezones.

La simetría es más importante para las curvas de los bíceps que para el juego con los pezones, pero si vas a pasar mucho tiempo en un pezón, cambia al otro para permitir que el pezón #1 descanse un momento.

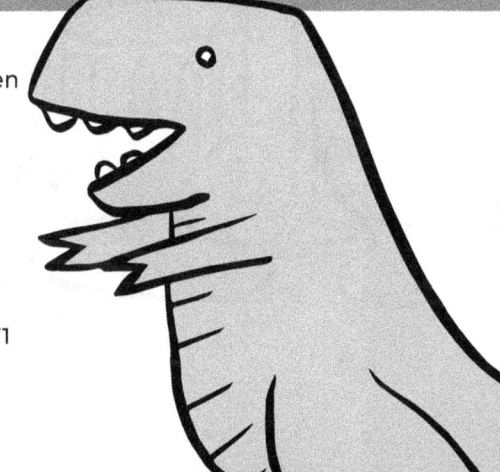

Lo mejor del resto de los pechos. Mientras que la aureola tiende a tener toda la atención, todo el seno tiene terminaciones nerviosas que generan sensaciones increíbles. Explora la cresta del lado inferior del seno y el área cercana a la axila. Si estás lamiendo su pezón, trata de cambiar ocasionalmente al recorrer tu lengua a través de la piel del seno, su caja torácica, o su clavícula.

¡Pezón OH! Sí, a mucha gente le gusta la estimulación de los pezones. Suertudes. Si esta es tu pareja, la regla es similar que para cualquier otro tipo de orgasmo: variedad y luego consistencia. Intenta diferentes cosas hasta que descubras algo que a tu pareja le encanta. Luego sigue haciéndolo de forma consistente y con ritmo estable.

No te olvides de mí. Si a tu pareja le gusta el juego con los pechos, sigue haciéndolo incluso cuando te hayas movido al área genital. Si tu estatura te ayuda, lame sus pezones mientras le coges con tu mano o con un dildo. Esto puede ser una combinación increíble.

NUNCA hagas estas tres cosas a menos que te lo pida tu pareja:

1) **Mover la raíz del seno.** Este es un error clásico de principiante. Los senos tienen muchas terminaciones nerviosas, sí, pero la mayoría de ellas están en la superficie, lo que hace que los besos, los masajes, y las lamidas se sientan geniales. El retorcer o doblar el pezón raramente se siente bien, y puede causar mucho dolor. Recuerda que los pechos están unidos al cuerpo, por lo que no trates de removerlos con un ardiente apretón y un girón.

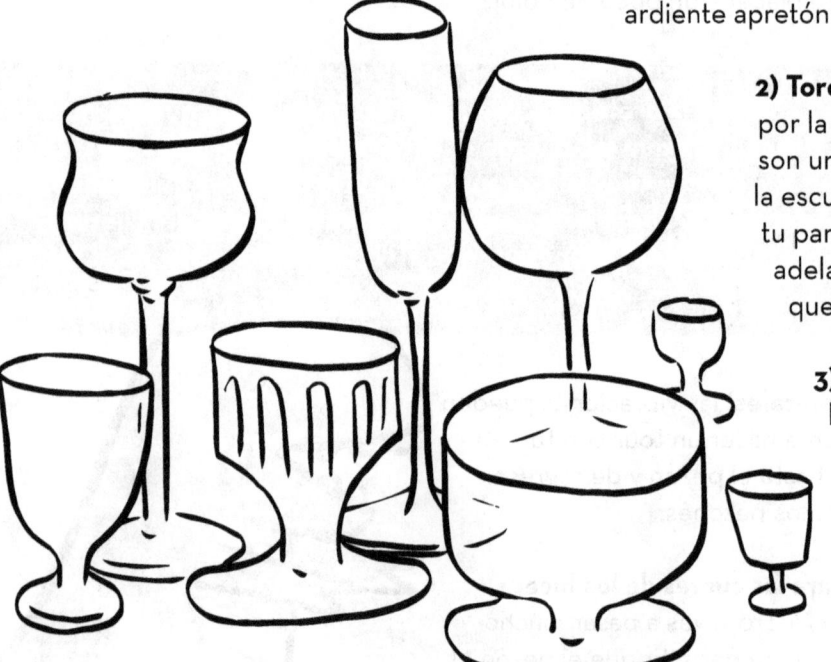

2) **Torcer el pezón.** Hay una razón por la que los "torzones de chichis" son una forma de bullying (acoso) en la escuela—duelen mucho. Si a tí o a tu pareja les gusta ese tipo de dolor, adelante, pero nunca lo intentes sin que te hayan dado autorización.

3) **Mordisco.** A muchas personas les gusta que les muerdan los pezones, pero no lo hagas tan duro. Empieza con mordisquitos para ver cómo responden. Si ella te dice "más fuerte" (sólo si lo pide) puedes aumentar la presión.

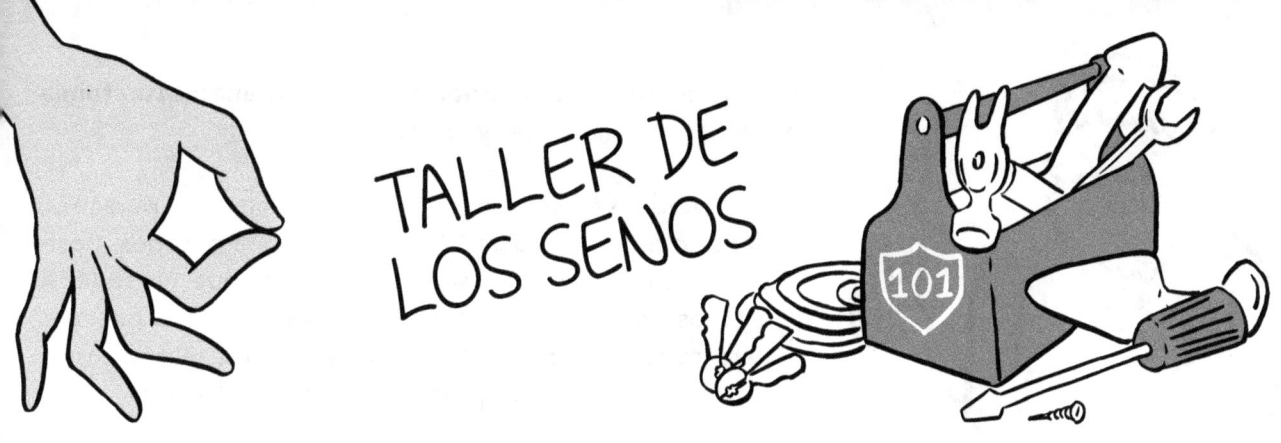

TALLER DE LOS SENOS

Si tú o tu pareja han tenido una **cirugía de senos** (ejemplos: reducción, implantes, o mastectomía), las sensaciones pueden verse reducidas o eliminadas. Esto es especialmente cierto con las reducciones o la mastectomía, ya que los pezones son removidos del cuerpo durante la mayoría de estas cirugías. A tu pareja puede que no le interese el juego con pezones, o puede que necesite mayor presión para sentir. Platica con ella sobre lo que quiere.

Los **implantes** brindan nuevas oportunidades porque generan un rango de sensaciones adentro de los senos, particularmente si el implante está cerca de la caja torácica, o donde la piel es tensa. Si a ella le gusta, explora moviendo todo el seno para que el implante se mueva por dentro. Esto va a estimular nervios que de otra forma no se pueden alcanzar.

Cuando **las mujeres trans empiezan a tomar hormonas** ellas pasan por una nueva pubertad, por lo que todo eso que las mujeres cisgénero experimentan de adolescentes, las mujeres trans lo viven por primera vez. Uno de los momentos más significativos es el crecimiento de los senos y el aumento de la sensibilidad. Esto puede ser excitante y raro a la vez. Muchas de elles tendrán nuevas sensaciones con sus pezones y una capacidad mayor para el placer. Estas son buenas noticias para ambes. Puedes jugar con sus senos crecientes tal como jugarías con otros, pero sé consiente de la sensibilidad ya que les puede molestar, por lo que tócalos gentilmente a menos que te pida lo contrario.

Lo mismo ocurre en **distintos momentos del ciclo de una mujer**. Lo que puede ser maravilloso una semana puede doler en la siguiente. Si tu pareja está pasando por el síndrome pre-menstrual, cuídale.

Los senos poder ser un área incómoda para muchos **hombres trans o personas masculinas**. Tal como el pene puede ser un área difícil para algunas mujeres trans, los senos pueden ser un área de mucho placer o la raíz de dolor emocional. Por lo que es buena idea evitarlos a menos que te lo pidan.

Cuando tengas duda, habla de ellos como "pectorales," como "¿Te gusta que te toque los pectorales?" Si la respuesta es sí, pregunta cómo. A algunas personas les gusta que les toquen los pechos como pectorales, a otras les gusta todo tipo de juego con los pechos y pezones. No asumas nada porque asumir causa conflictos, por lo que siempre pregunta. Si a tu pareja le cuesta trabajo hablar sobre ciertas partes de su cuerpo, aléjate de ese tema y tócale en áreas de género neutro (cualquier parte excepto los genitales, el pecho, y el ano) hasta que tengan más claridad sobre su cuerpo.

Si tu pareja ha tenido **cirugía superior (por ejemplo, una mastectomía completa)**, posiblemente tenga cicatrices.

Esto puede ser sexy o no sexy para algunas personas. Platícalo antes de tocar sus cicatrices. Los pezones, post-cirugía pierden mucha sensibilidad si es que no toda. A algunos hombres les gusta que jueguen con sus pezones para re-enervarlos. A algunos otros no les interesan los pezones, y les interesa pasar su tiempo en otra área.

Las **nuevas madres** usualmente lactan. Recuerda que la leche materna es un fluido corporal por lo que si vas a chupar sus glándulas mamarias, ten una conversación sobre sexo seguro primero.

Los **piercings** pueden incrementar la sensación adentro de los pezones. Asegúrate que el pezón ya ha sanado antes de que empieces a moverlo dentro de tu boca. Las reglas son similares: platica, empieza suave, y enfócate en su placer.

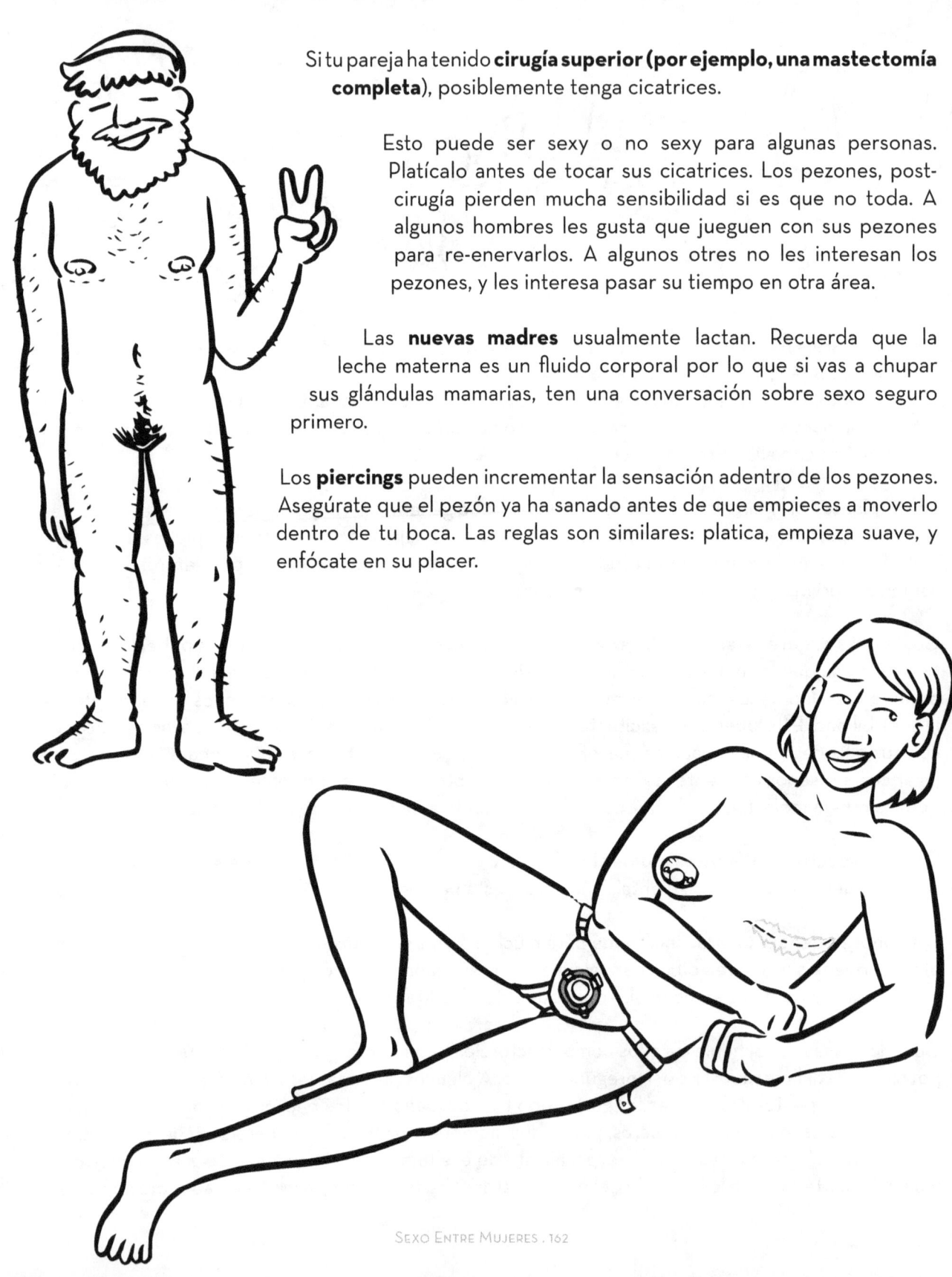

¿CÓMO ES LA RELACIÓN CON TUS SENOS?

Me encanta jugar con mis senos (¡aunque prefiero jugar con los de mi novia más!)

Yo me vendo los pechos, pero son hermosos y disfruto el poder de desvendarlos frente a mis amantes.

No son de mi tamaño ideal, pero cuando amamantar a mis dos hijos fueron los placeres más agradables de mi vida.

Me gustan más desde que me puse implantes—una de las mejores decisiones en mi vida.

Yo me los quité. Me gustan en otras personas.

Me encanta tener tetas, son geniales y aplastables. Son también muy sensibles en este momento, lo que es muy divertido.

Me encantan y creo que son perfectos. Te lo puedo comprobar.

Me gustan más cada día. Pasé toda mi vida creyendo que eran feas/raras pero luego vi muchas más y me di cuenta que no hay fórmula para ellas y si podía pensar que las de las demás son hermosas también podía hacerlo con las mías.

Yo amo y odio mis pechos. Son muy grandes y pesados y hacen que me duela la espalda y me duelen cuando corro. Me encanta que mis parejas sexuales los disfrutan.

Me encantan mis senos. Son geniales para estimular y nunca tengo suficiente. Si pudiera instalarme dos más, lo haría.

Tuve una reducción de senos cuando tenía 18 y me causó daño a los nervios por lo que me puse piercings en mis pezones para tener más sensación y para reclamarlos. Ahora los amo.

Mis pechos son probablemente la parte más maravillosa de mi cuerpo. El resto de mi cuerpo puede ser disfórico o molesta, pero mis pechos siempre se sienten bien.

Muy grandes y tengo que comprarme brassieres caros. ¡Pero me encanta cómo se sienten cuando los aplasto o los lamo!

Les amo y les odio. Mis pezones son *enormes* y mis pechos muy sensibles (me hacen reaccionar así de guau. He tenido varios orgasmos al jugar con ellos), pero me provocan dolores de espalda.

Algunas veces quiero que le pongan mucha atención a mis senos y otras veces no. La mayor parte del tiempo soy feliz que las personas con las que he estado los encuentran atractivos.

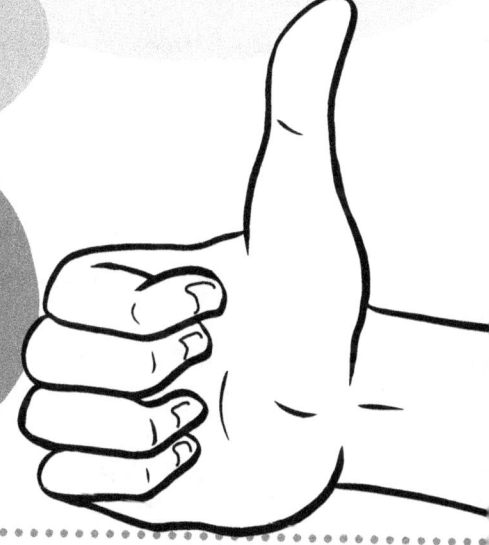

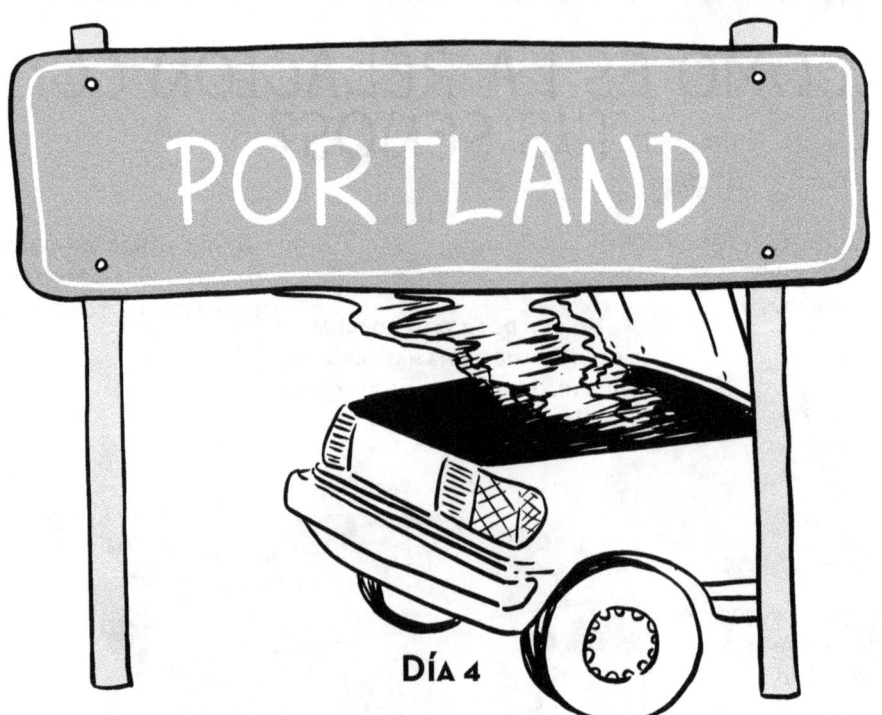

DÍA 4

"Fue difícil encontrar este lugar," dice Laura mientras Jackie abre la puerta del carro.

Jackie parpadea mientras avienta su bolsa en el asiento de pasajeros y se sube al carro. "Oh, perdón. Pensé que usarías el GPS."

"Vamos retrasadas."

"¿Retrasadas? ¿No tenemos prisa, o si?"

"Hoy es el día que tenemos que manejar por más horas," se queja Laura. "Nos va a tomar 12 horas en llegar a Bay Area." Enciende el carro y acelera hacia la calle.

"Dios. Tranquila. Esta es una zona residencial, no la autopista."

Laura maneja agitada con una cara como si tuviera una pregunta atravesada. Jackie hace lo posible por ignorarla y se enfoca en su dolor de cabeza causado por la falta de sueño y la cruda.

El teléfono de Jackie vibra al recibir un mensaje de su ex, Sergio, quien aún aparece en su celular como Amy. Ella necesita cambiarlo urgentemente.

Hey, ¿estás de regreso? Hoy actúo en Dada's por la noche. ¿Quieres venir conmigo? Deja que te dé la bienvenida de regreso a casa. ;)

Jackie se sonroja y le responde. *Por seguro. :)*

"¿Quién era?" pregunta Laura.

"Sergio."

"¿Amy? ¿Qué quiere ella?"

"Él. Vamos a vernos esta noche."

Laura suelta aire por la nariz de manera indignada. "Yo me voy a quedar esta noche en casa de mi amigo Kurt en Haight," dice. "Él está fuera. Tendré toda la cama para mí sola." Jackie se queda callada, agradecida por la noche sola en su casa. Pero nota la impaciencia de Laura quien quiere detalles de la noche que pasó con Eva, o una invitación a su departamento en Oakland.

"¿Vas a regresar con Amy o...?

"Sergio. No." Jackie se suelta el cinturón de seguridad y se pasa al asiento trasero.

"Ey, ¿qué haces?"

"Voy a tomar una siesta. No nos mates."

Jackie se despierta al atardecer con el sol entre las nubes y las montañas, y ve a Laura gritando "¡MIERDA!"

Jackie se levanta y voltea a ver al parabrisas. Hay humo saliendo del capó de Olivia. Laura se pelea con el volante y maneja hacia la orilla del camino.

"¡JODER!" grita mientras se baja del carro y se dirige al capó. Una ráfaga de humo sale de éste. Jackie se pasa hacia adelante mientras checa si hay señal en su teléfono.

"¡Esto es tu maldita culpa!" Lura grita. "No hubiera tenido que manejar tan rápido si no hubiéramos empezado la manejada tan tarde por culpa de tu acostón."

"¡¿Qué dices?! ¡Le agregamos 75 millas a nuestro viaje por que tú quisiste un acostón!"

Laura saca su celular de su bolsillo y busca un servicio de grúa.

"¿Dónde estamos?" pregunta Jackie.

"Un pueblucho llamado Ucky o algo así," Laura responde mientras mira su teléfono.

"¿Ukiah? Eso no está tan mal." Jackie responde mientras mueve su celular en el aire. "Tengo un poco de señal. Llamaré a una grúa."

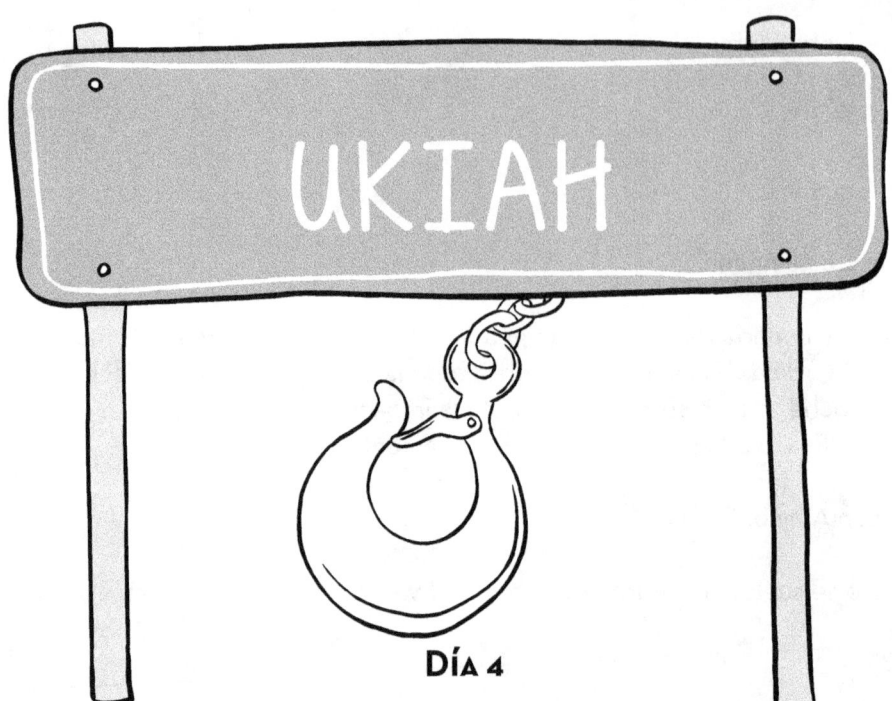

Día 4

Rosie está en la entrada del garaje con dos vasos de plástico en las manos. El calor del día ha empezado a descender lentamente. Las aguas frescas son tentadoras, pero Carla está cautivada con el vestidito veraniego que Rosie lleva y por la forma como el sol hace brillar la silueta de Rosie a través de la tela transparente. Carla termina de colocar la nueva batería en un Honda. Ella coloca el trinchete en su bolsillo y se limpia las manos en su overol.

"¿Tamarindo o hibiscos?" pregunta Rosie

"Jamaica," responde Carla. Ella toma la bebida roja y le roba un beso. "Estás sudando."

"Está muy caluroso acá."

"Ven." Carla enciende el ventilador industrial y aprieta el botón rojo para cerrar la puerta del garaje. Va al lavabo y se talla las manos con una fibra.

Rosie se asoma a ver el nuevo proyecto de Carla: un Dodge Charger de 1972. Carla toma una toalla limpia y se seca las manos. Se pone entre las piernas de Rosie y las separa.

"Mi papá tuvo que manejar hasta Cloverdale en su grúa," Carla susurra mientras toma las caderas de Rosie. "Se tardará como una hora." El overol de Carla aprisiona las piernas desnudas de Rosie. La cara de Rosie se pone colorada. Ella voltea a ver a otro lado mientras sus dedos buscan un contorno duro.

"Ey," dice Carla. "¿Qué pasa?" Ella toma el borde de la falda de Rosie y la empieza a subir, dejando al descubierto una parte de su tanguita blanca. Pone su muslo en ese sitio. Rosie suspira.

"Nada. Sólo me gustaría que nos pudiéramos ver en otro sitio…limpio, de vez en cuando."

Carla toma la cabeza de Rosie y acerca su cara. "No me mientas," le bromea. "Te gusta el sexo sucio."

Rosie arquea su espalda y presiona su pecho contra el de Carla. "Bueno, un poquito." Se ríe.

Carla recorre con sus manos el contorno del cuerpo de Rosie, sus caderas, su cintura, y sus senos. Desabotona el vestido de Rosie y mueve el elástico del bra por el hombro de Rosie.

El pecho de Rosie se enrojece, un tono rosa bajo su piel morena. Carla se acerca y lo besa, siente el calor del cuerpo de Rosie en sus labios. El vientre de Rosie se mueve de arriba abajo mientras suspira.

Carla se agacha lentamente mientras hace un caminito de besos hasta el abdomen de Rosie. Ella pone su boca a centímetros del suave montículo de piel escondido en la tanga de Rosie. Carla desliza sus manos en los muslos de su chica y aprieta uno de ellos con su mano. Se queda fija, esperando. Respira en el algodón blanco.

Rosie gime impaciente. Carla sonríe porque conoce este baile. Ella hace bailar las yemas de sus dedos en los muslos de Rosie y las acerca al elástico de su tanga.

Rosie separa las piernas y pone sus caderas hacia adelante acercándolas a los labios de Carla.

"No, no," Carla bromea. "Di, por favor."

Rosie murmura.

"Hasta que me enseñes cómo hablar sucio contigo en Pomo, obtendrás tu español."

"Por favor…" Rosie susurra.

Rosie acerca sus caderas aún más mientras presiona su monte contra los labios de Carla. "Cógeme, por favor."

"¿Segura?"

Rosie se ríe y asiente.

"Bueno, bebé. No puedo negarme."

Carla presiona su boca contra Rosie y desliza su tanguita debajo de sus caderas. Ella clava su boca en la vulva de Rosie. Rosie mueve sus caderas y gime.

Rosie abre más las piernas y se apoya en el capó del carro.

"¿Quieres mis dedos?" Carla pregunta.

Rosie asiente. Carla desliza uno, luego dos adentro. El calor de Rosie abraza sus dedos. Inmediatamente, Rosie empieza a montar la mano de Carla. Carla se pone de pie y toma a Rosie por los hombros con la mano que tiene libre. La aprieta.

"No, no," Carla juega. "Vamos a ir suave y despacio."

Rosie lloriquea con una sonrisa.

Rosie mueve sus caderas más lento para igualar el paso de Carla. Ella aprieta los dedos de Carla cuando salen y se relaja cuando entran.

"¿Te gusta eso, bebé?" Murmura Carla. El calor de las nalgas de Rosie calientan los labios de Carla. Rosie toma las nalgas de Carla y las aprieta.

"¿Quieres venirte?" pregunta Carla.

Rosie asiente.

"¿Estás segura?" ella juega.

Rosie aprieta las nalgas de Carla rogando. "Bueno, bebé."

Carla baja su hombro y lo alinea con el pecho de Rosie al mismo tiempo que aumenta el ritmo con su mano. Aumenta la presión en la pared de la vagina de Rosie mientras mete y saca los dedos. Rosie se agarra de la espalda de Carla, aplastando sus hombros. Ella gime y grita, cada exhalación lleva un gemido de placer. Con cada gemido Carla restriega sus dedos con más fuerza.

Rosie suelta los hombros de Carla y se recarga en el carro, jalando hacia abajo la mano de Carla.

"Buena chica," dice Carla, mientras sigue moviendo sus dedos a un ritmo fijo.

"¡Así sigue!" Rosie pide.

A través de la puerta, Carla escucha el rugir de la grúa. Ella voltea a ver a Rosie y continúa con la acción.

Rosie deja caer su cabeza y gime. Sus músculos se tensan alrededor de los dedos de Carla y luego se relajan y así sucesivamente.

Alguien golpea la puerta. "Lita lita" El papá de Carla la llama desde la entrada.

"¡Mierda!" dice Carla. Rosie sigue viniéndose, así que toma el vestido y se lo sube para cubrir su pecho desnudo.

"¡Abre el portón, por favor!" su padre la llama. Está usando un tono profesional, pero Carla nota la impaciencia de su voz.

"¡Aguanta!" grita Carla. Le avienta un pedazo de papel de lija a Rosie. "Has como si estás lijando algo." Ella corre hacia el botón del portón del garaje. "Pero, no lijes nada." Rosie se apura a reacomodar su ropa.

"¡Carlita!" su padre grita.

"¡Ahorita!" responde Carla. Ella aprieta el botón rojo y el portón se comienza a abrir.

El atardecer naranja se refleja en sus tobillos. Rosie se acomoda el bra con una mano mientras que con la otra intenta hacer como que lija un parche de la Charger. Carla huele su mano en pánico. Corre hacia el mostrador y la mete en un balde lleno de aceite de motor sucio.

Su papá se asoma por debajo del portón. Carla toma un trapo y se limpia la mano.

"Perdón, estaba con aceite en las manos. Un cambio de aceite."

"Deberías dejar la puerta abierta cuando estás acá. Queremos que la gente nos vea que estamos trabajando."

Carla voltea a ver a Rosie, quien se sonríe. "Sí, papá."

"Hola, Rosemary," dice el padre de Carla. "¿Cómo está tu hermano?"

"Bien. Sigue trabajando en el casino. Le gusta el negocio del turismo."

"Bueno, siempre será bienvenido en el taller. Lita está siempre ocupada por acá."

El señor Hernández escanea el taller para descubrir algún misterio. Carla carraspea y gira la vista hacia la grúa donde están esperando las clientas y así desviar la atención de su padre, ya que Rosemary sigue con la ropa desacomodada.

"Cierto, cierto, tenemos un problema con el radiador de este vocho. ¿Crees poder repararlo antes que cerremos? Estas dos chicas deben llegar a Oakland esta noche."

"Seguro que sí, papi," responde Carla.

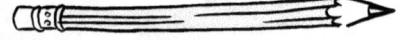

CAPÍTULO 5

SINTIENDO LA RUEDA

MANEJANDO & NAVEGANDO

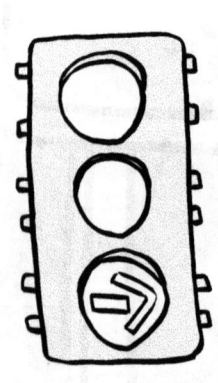

CONDUCTORE AL ASIENTO

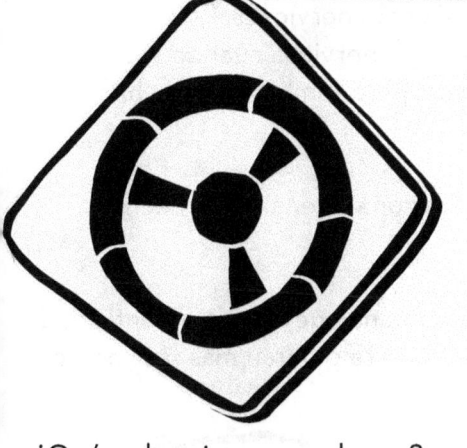

Imagina que estás en el asiento de un carro hermoso y lujoso. Estás a punto de encender el carro y hacerlo rugir. Estás un poco nerviose. Después de todo, no es tu carro, cuesta mucho, y te lo confiaron.

¿Qué es lo primero que haces?

¿Qué es lo primero que haces?

¿Ajustas el asiento? ¿Revisas los espejos? ¿Te abrochas el cinturón? ¿Te tomas un minuto para ver dónde están todos los botones?

Cada carro es diferente, y este te tomará unos minutos para ajustarte. Pero muy pronto lo entenderás y podrás manejarlo. No tendrás que revisar tu lista mientras manejas. Sabrás que el volante requiere casi una vuelta y media en cada dirección para doblar. Sabrás que debes usar tu dedo cordial para señalizar. Suavemente aplastarás el freno cuando pases por una curva. Acelerarás cuando salgas de ella. No tendrás que pensar en ello cada vez. Lo sentirás y manejarás.

Cuando te estás dejando llevar, manejar en un camino abierto es fácil y sereno. Es una experiencia colaborativa entre le conductore y el vehículo. Y tal como manejar es una responsabilidad que se debe tomar con respeto y conciencia, también lo es ser la activa.

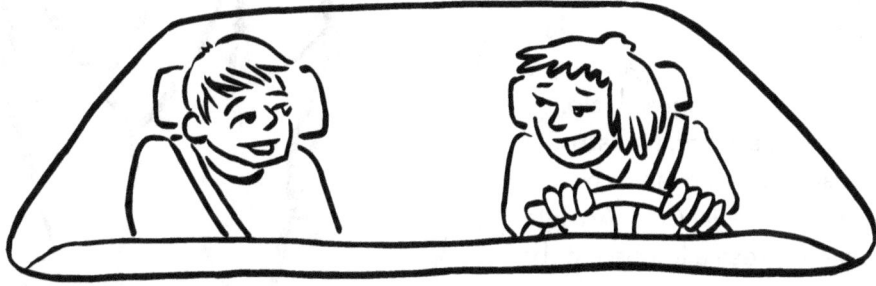

Cuando eres le active, eres le Conductore. Le pasive es le Navegadore. (Es importante denotar que "active" y "pasive" no implica una jerarquía. Puedes ser una pasive dominante o una active sumise. Estoy usando los términos Conductore & Navegadore, pero podría usar las palabras "Dadore" & "Recibidore," "Hacedore" & "Heche," etc.)

Es su trabajo decirte dónde doblar. Es tú trabajo escuchar y manejar responsablemente.

ESTAR PRESENTE

La mayor parte de las personas no pueden disfrutar el momento si están nerviosos. Esto es muy cierto en el sexo. Aunque estés muy excitade, hay siempre una energía nerviosa cuando estás de forma íntima con alguien por primera vez. Esto ayuda a la excitación, pero también puede hacer las cosas placenteras difíciles de manejar.

Para combatir esto, no tienes que hacer como que sabes todo y eres una buenaze. De hecho, si finges, te verán fingiendo.

El mejor rol que debes adoptar cuando estás en la cama con una persona nueva es la autenticidad y la transparencia. Hablar las cosas claramente con tu amante hará que te quieran más fácilmente.

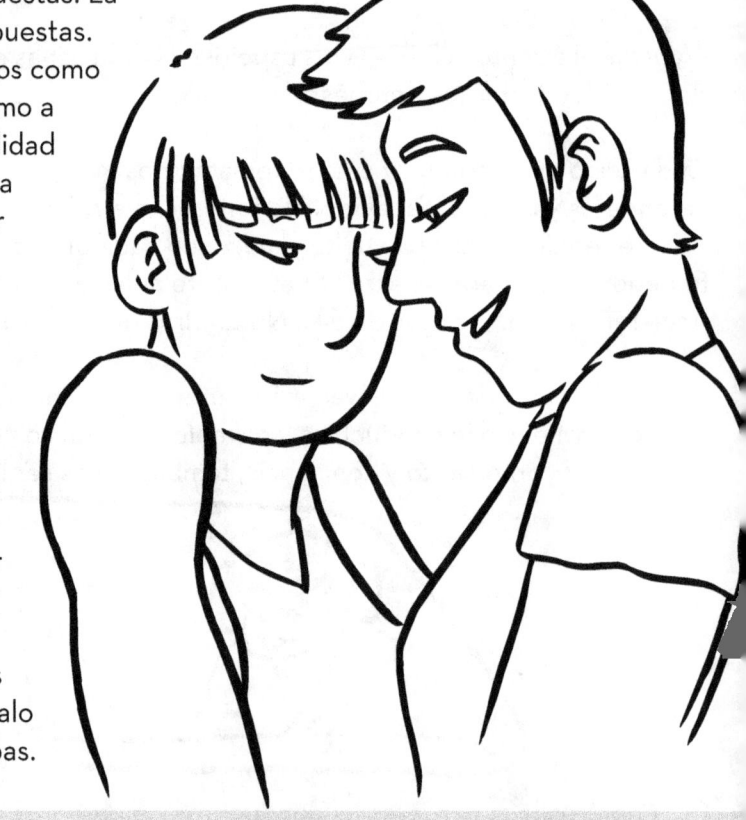

Uno de los mayores impedimentos del sexo es cuando pretendemos que sabemos todas las respuestas. La verdad es que nadie conoce todas las respuestas. Ni expertes, ni talleres, ni podcasts, ni libros como este te pueden decir cómo darle un orgasmo a esa chava/chica que te gusta. La individualidad y la especificidad de la experiencia humana están fuera del alcance de todes. Lo mejor que puedes ofrecer son preguntas, tu escucha, y tus habilidades. El resto es co-creación.

Aquí es donde la magia del sexo ocurre.

Así que deja la pose y sé tú misme. Si estás nerviose, dilo. Si no estás segure de que le gustas, pregunta. Si necesitas hacer un ajuste para evitar un calambre, hazlo. De otra manera, te va a afectar. Nuestros cerebros no se desconectan cuando no es un buen momento de arreglar algo. Arréglalo al momento y luego regresa a lo que estabas.

 **CONSEJO EXTRA:** Estar presente implica también prestar atención a sí algo está funcionando o no. No te pongas en automático mientras haces un movimiento que funcionó con tu ex si no vas a poner atención a si está funcionando con tu pareja actual.

ESCUCHAR

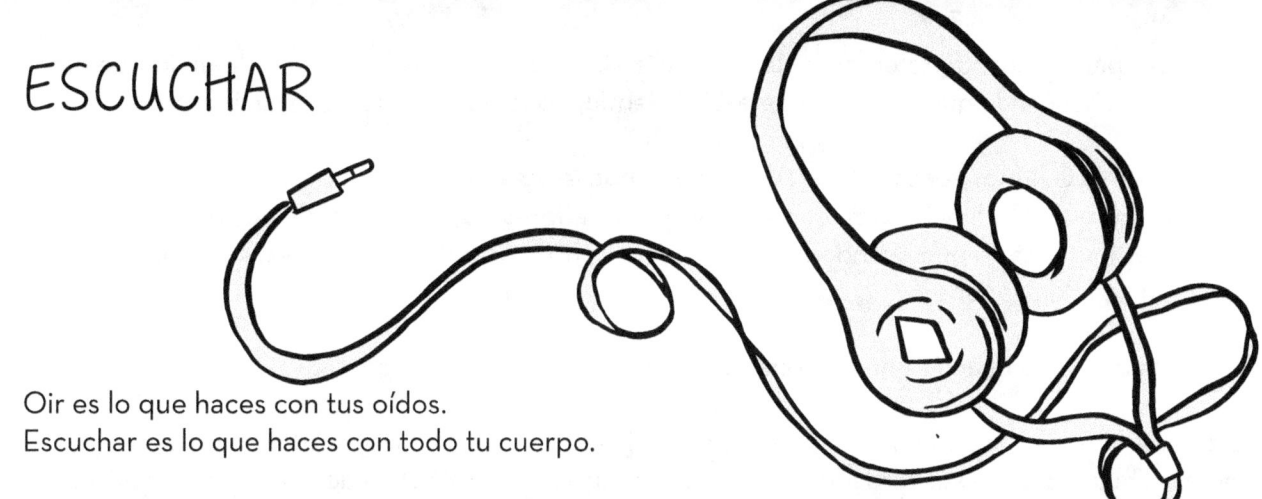

Oir es lo que haces con tus oídos.
Escuchar es lo que haces con todo tu cuerpo.

¿Cómo se siente escuchar con todo tu cuerpo? Ya lo has hecho probablemente. ¿Eres une atlete? ¿une bailarine? ¿une artista? ¿une peleadore de artes marciales? ¿entrenadre de yoga? ¿une artesane?

Lo que estás buscando es "el ritmo."

Conoces esta sensación como "ráfaga de adrenalina," o "mente de principiante," o "euforia." Es a donde va tu mente cuando tratas de encontrar el tono adecuado en un instrumento musical, o cuando estás entrenando en el boxeo, o cuando entrenas una rutina con tu pareja de baile. Estás experimentando un río de sensaciones, y le das el mismo peso a toda la información que estás recibiendo. Estás buscando el punto suave en tu mente donde aceptas todos los estímulos sin eliminar ninguno.

El educador para la sexualidad Reid Mihalko (páginas 308-309) dice que es como tratar de hacer a una copa de vino cantar. Cuando quieres hacerla cantar, estás al pendiente de muchas cosas: fricción, velocidad, presión, etc. Estás al pendiente de todo eso y ajustas tus movimientos de acuerdo a lo que percibes. Si no estás segure de lo que estoy hablando, deja este libro y toma una copa de vino. Llénala con un poco de agua y recorre tu dedo húmedo por el contorno de ésta. Hazla cantar. Y date cuenta de a dónde va tu mente mientras lo haces.

Las personas que se dedican a la música conocen este lugar. Es la cualidad de escuchar no sólo con tus oídos sino con todo tu cuerpo. Si alguna vez has tocado un instrumento, conoces la sensación de la vibración en tu cuerpo cuando encuentras el tono exacto. Seguramente estás poniendo un estímulo, pero el instrumento está amplificando y alterando tu contribución y transformándola en un nuevo y co-creado sonido.

Tu pareja hará lo mismo. Puedes tocarle de cierta manera, pero su cuerpo recibirá esa contribución, la relacionará de cierta manera, y te dará algo a cambio. Tu trabajo es escuchar el nuevo sonido que ella te da, y responder a su vez.

Te puedes perder cuando te enfocas demasiado en lo que estás dando en lugar de en lo que estás recibiendo. Escucha lo que su cuerpo te está diciendo, no lo que esperas que su cuerpo te diga.

Alza la mano: ¿Cuántas veces has estado con une nueve amante que está obviamente usando movimientos que 1) le funcionaron con sus parejas anteriores y 2) no hizo nada por ti? ¿Cuántes de ustedes han notado que cuando esos movimientos no funcionaron, tu pareja siguió haciendo lo mismo en lugar de variarle?

Esto es lo que pasa cuando una persona se apega demasiado a las expectativas.

Para variar mis metáforas un poco: Cuando les artistas aprenden a dibujar, tienen que aprender a cómo dibujar lo que está verdaderamente ahí y no lo que ven a través de los diferentes filtros en sus mentes. Tu trabajo como amante es responder a la persona que está frente a ti, no a la persona que crees que está ahí.

Tienes derecho a usar la información que has adquirido a través de tu historia sexual. Sólo sé maleable y receptive con respecto del cuerpo que estás tocando en ese momento. Será único. E incluso si estás con la misma mujer otra vez, su cuerpo puede ser ligeramente distinto que la vez anterior. Nuestras sensaciones internas cambian con nuestro estado de ánimo, nuestra conexión, nuestro ciclo, y nuestras hormonas. Eso es lo que hace a las mujeres tan interesantes. Nunca te metes en el mismo río dos veces cuando estás con una mujer.

Hay muchas formas en que puedes aprender a escuchar. Naturalmente serás mejor escuchando de unas formas y otras te resultarán difíciles. El punto es practicar escuchar en todos los modos.

OÍDOS

Presta atención a sus suspiros y vocalizaciones. Algunas personas son hábiles encontrando sonidos de placer (si éste eres tú, regresa al Capítulo 1 y lee cómo mejorar la comunicación con tu pareja). Al mismo tiempo que tu pareja se excita más, su aliento será más rápido, más errático (muchas respiraciones cortas seguidas de suspiros largos, por ejemplo). Algunas personas sostienen el aire cuando están muy excitadas. El problema con eso es que privas a tu cuerpo de oxígeno y eso hace más difícil que te vengas. Entonces, si eres de les que se aguantan la respiración, practica respirando profundamente cuando te acercas al orgasmo, para saber cómo se siente. El sonido ayuda a tu aliento: no puedes vocalizar si no estás respirando.

Cada mujer hace sonidos diferentes. Te puede tomar varias noches de sexo descifrar sus sonidos.

Historia divertida: Tengo una amante que se pone muy intensa cuando está experimentando mucho placer. Su cara se pone roja y fruncida. Sus músculos tiemblan. Pone sus manos en forma de puños. Sus sonidos son sílabas fuertes. Una de esas sílabas, que yo aprendí, es "Na." La estoy cogiendo y empieza a gritar "¡Na! ¡Na! ¡Na! ¡Na!" lo que suena muy similar a "¡No!" y créeme esto no es algo sexy de escuchar cuando estás haciendo tu mejor esfuerzo. La primera vez que ocurrió, le pregunté "¿Te gusta esto? ¿Lo estás disfrutando?"

"¡Claro que sí!" ella respondió.

"Bueno, ¿sigo?"
Ella asintió vigorosamente y se dejó caer en la almohada.

Más tarde esa noche mientras cenábamos, le pregunté sobre su sonido "No." Ella me dijo, "¿Hago un sonido de 'no'? ¡Qué raro! Me encantó todo."

Ella no tenía idea del ruido que hacía. Nos hemos acostado varias veces como para aprender que no me debo preocupar cuando hace ese sonido y sé que cuando ella quiere que pare, me lo dirá claramente.

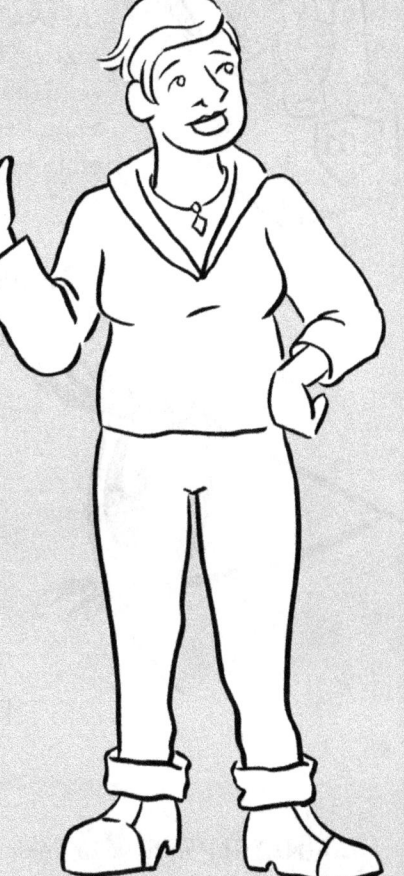

PIEL

Siente el sudor y el calor. Estos son signos de excitación incrementada. Pero hay otras formas más sutiles de escuchar a la piel. Yo lo veo como una sensación de vibración, o una cualidad kinestésica de cómo el cuerpo se mueve de formas distintas. Como sea que lo percibas, es importante aprender a escuchar con las palmas de tus manos, tus labios, tu cara, y el resto de tu piel. Si eres una persona musical, puedes pensar en un cuerpo como un piano, el cuerpo de un violonchelo, o tal vez un diapasón. No sólo escuchas su piel, la sientes como propia y prestas atención a los estímulos que recibes. Se puede sentir como electricidad o como las vibraciones de una cuerda. Puede ser frío o caliente o puede que tengas una respuesta kinestésica como ver colores o escuchar sonidos.

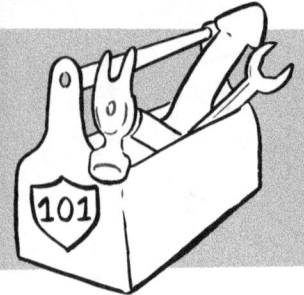

AFÍNATE: Practica escuchar con tu piel. Toma tu mano no dominante y acaricia tu brazo con la yema de tus dedos. Hazlo suave para sentir cómo cada vello responde a tu movimiento. Ahora, pasa tu mano sobre el brazo sin tocarlo. Mueve tus dedos hacia arriba y hacia abajo, y nota la sensación del aire y calor en tu brazo mientras lo mueves.

OJOS

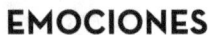

La idea de escuchar con tus ojos parece extraña. Yo digo escuchar en lugar de ver, porque la escucha es una sensación receptiva para la mayoría de nosotres. Estamos fijes y dejamos que la información nos llegue. Escuchar con tus ojos es lo mismo. No estás solo mirando signos de excitación, sino que estás permitiendo que códigos visuales sutiles lleguen a ti. Si conoces el Tai Chi, o el yoga, o la meditación, esto se conoce como "mirada suave." Tu dejas que tus ojos no se enfoquen y que reciban información de una forma suave, más holística. Cuando tienes esa mirada suave, pequeñas claves llegan a tu mente como la flexión de los dedos del pie, el movimiento de la respiración, y todo se registra.

AFÍNATE: Pon tu vista en un punto lejos. Luego, suaviza la mirada para que pierda su enfoque. (Si usas lentes, quítatelos.) Intenta "abrir la apertura" de tu mirada para que toda la información entre al mismo tiempo. Se va a sentir como si relajaras los músculos que controlan tus ojos. Respira profundamente y relájate con esta sensación.

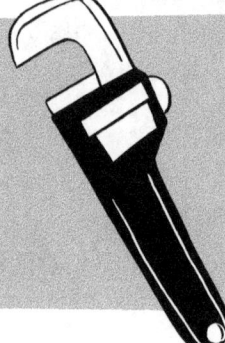

EMOCIONES

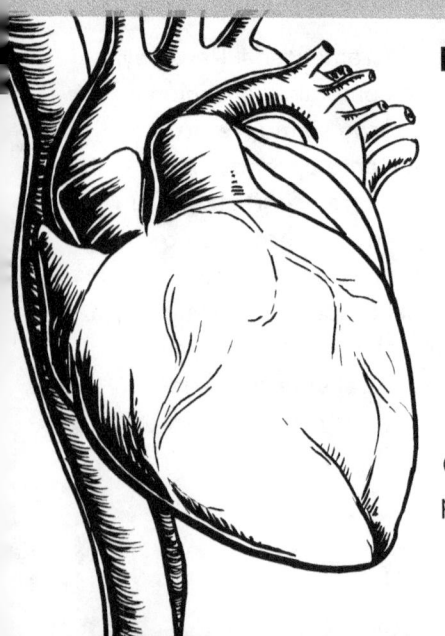

Si eres una persona empática, sabes que los estímulos crean sensaciones dentro de ti. ¿Alguna vez has entrado en un cuarto y sentido tristeza? ¿Felicidad? ¿Tu nivel de energía subió o bajó? Cuando estás en la cama con alguien, es fácil tener reacciones emocionales. Deja que las emociones te digan algo. Si le tocas de cierta manera y tu cuerpo tiene una reacción visceral de tristeza, puede que estés respondiendo a algo en un nivel inconsciente. Cuando hay cambios drásticos emocionales, platica con tu pareja. Puede que estés respondiendo a algo completamente desconocido. O puede que te halles ante una oportunidad de conexión, intimidad, o placer profundo.

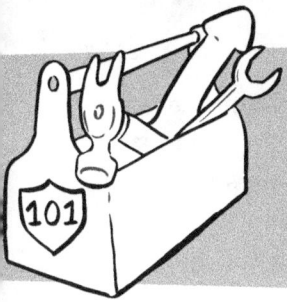

AFÍNATE: Practica la escucha energética. Cuando estás en un cuarto con mucha gente (por ejemplo, un café, una biblioteca, o un restaurante), siéntate en silencio y presta atención a la habitación. Apaga los ruidos individuales. Siente la energía de este cuarto y ve qué genera dentro de tí. ¿La habitación se siente ansiosa? ¿Serena? ¿Hay un desequilibrio de energía en algún sitio?

Aprender a escuchar en formas diferentes es bueno para el sexo, pero también para la vida. Muchas prácticas meditativas y artísticas enfatizan estas cualidades de receptividad. Cuando sientas ansiedad, intenta escuchar de manera más expansiva, suave, con tu piel, tus ojos, tus oídos, y tu corazón.

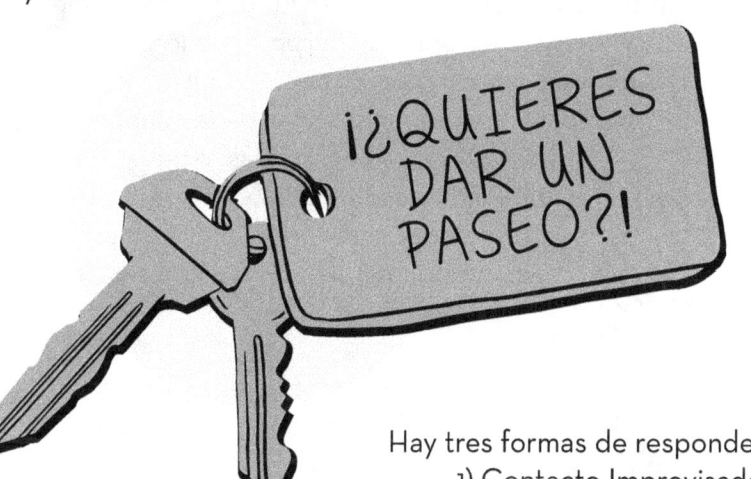

Como Conductore, tu trabajo no es solo escuchar, sino también responder. Por lo que una vez que recibes información, ¿qué debes hacer?

Hay tres formas de responder a un estímulo de tu pareja:
    1) Contacto Improvisado
    2) Le Conductore
    3) Pasive Empoderade

CONTACTO IMPROVISADO

Contacto Improvisado es una forma de baile de improvisación desarrollado en 1972. Y es cómo suena. Su filosofía básica es crear un movimiento inspirado por el movimiento de tu pareja. Rápidamente te darás cuenta que ninguna persona está iniciando algo por sí sola, sino que es una conversación entre cuerpos.

Muches de ustedes seguramente han hecho una variante de contacto improvisado sensual: los besos. Cuando besas a alguien por primera vez, hay un periodo de adaptación donde aprendes cómo le gusta a tu pareja ser besade. Puede que no uses tanto la lengua, o que le acerques tomándole de los hombros. Puede que des mordisquitos o des beso francés o sea de piquito o apasionado. Tú respondes al beso, y tu pareja responde a ti. Cuando un beso es excelente es porque han desarrollado un estilo que les funciona a ambes. Algunas veces no sabes quién inicia la transformación—es una mera experiencia nueva co-creada.

Entonces es sexo de Contacto Improvisado. Esto es como colocar tu mano y aumentar la presión hasta que estén iguales. Es como que ella pone sus brazos por encima de su cabeza y tú los tomas con tu mano libre. Es como si ella se sentara y tú pones tu brazo en su espalda para mantenerle en esa posición. Contacto Improvisado requiere escucha suave y presencia. Tú quieres ver y sentir lo que ella te da, y darle algo que lo complemente, amplifique, o ajuste.

LE CONDUCTORE

El método de Le Conductore está basado en la idea de "active" y "pasive." Este método es genial cuando tú estás en modo de Investigar y Desarrollar. Tu pareja se puede relajar mientras exploras su cuerpo y escuchas cómo responde a tus caricias. Es bueno también para las personas tímidas, para reinas de la almohada que sólo quieren ser cogidas, o para personas con intereses sumisos. Si tú y tu pareja se encienden con la polaridad, el método de Le Conductore será su favorito.

Como la conductora, tú creas y controlas la energía, como la directora de orquesta. Si quieres aumentar la energía tú la creas y la guías. Si quieres disminuirla, también lo puedes hacer. Para ser une excelente conductore, tienes que saber sobre energía y sobre cómo manipularla. Por ejemplo, puedes aumentar la pasión al aplastar fuerte, besar profundamente, o masajear los músculos con tu tacto. Puedes aumentar la energía al ponerle intensidad al ritmo, al mover su cuerpo de forma dramática, o al tocar sus zonas erógenas de forma directa. Puedes relajar las cosas al acariciarle suavemente, disminuir la velocidad, y hacerlo todo "más tierno."

Sigues escuchando a tu pareja—esto es un dueto, no eres une soliste. Pero en lugar de hacer pequeños cambios para crear una nueva experiencia, tú la estas guiando y estas usando los cuerpos juntos para crear música.

SI LA MUSICA FUERA EL ALIMENTO DEL AMOR...
Tal vez alguna de estas melodías te inspiren a tener tu propia sinfonía:

ADAGIO/LENTO: Lentamente
ALLEGRO: Alegre y energético
COLORATURA: Embellecido u ornamentado
FOCOSO: Apasionado
FORTE: Alto
LARGO: Lento, con un ritmo deliberado o un movimiento completo
PIANO: Suave y amable
SENTITO: Expresivo
TUTTI: Todo junto
VIVACE: Vivo

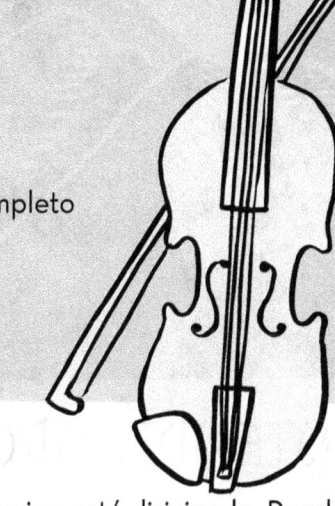

PASIVA EMPODERADA

Pasiva empoderada es cuando la persona en posición de recibir es quien está dirigiendo. Puede ser verbal (por ejemplo una pasiva jefa) o puede ser como la Conductora—que inicia el movimiento y crea oportunidades al mover su cuerpo en distintas formas. La persona pasiva empoderada es alguien que sabe lo que quiere. Esto puede implicar mover su cuerpo en una nueva posición, sugerir cómo deben tocarle al poner las manos de su pareja de la forma que ella quiere, o hablando sucio y pidiendo cosas de esa manera. (Nota: "activa" y "pasiva" también hace referencia a los roles en el sadomasoquismo o BDSM, pero no los estamos usando de esta manera aquí.).

Recuerda, no porque alguien es una pasiva empoderada, no significa que la "activa" ignore el consentimiento. El sexo necesita consentimiento para dar y para recibir.

Para manejar necesitamos saber más que los componentes del carro. El saber cómo arreglar el ventilador del carro no te enseña a cómo manejar. Y el sexo es más que entender la parte científica de esto. Debes de saber las partes y cómo funcionan, pero también debes estar dispueste a aprender las variaciones de cada cuerpo con el que te encuentres.

Si expandimos nuestro campo de visión, y vemos al sexo como un intercambio igualitario de energía sexual, nos daremos cuenta que cada experiencia es maravillosa y distinta.

Todo el sexo es co-creado. El consentimiento y el placer no son cosas de una sola vez, tal como el sexo no es una cosa de una sola vez. Necesitas continuar la conversación, hacer ajustes y asegurarte que todos se la están pasando bien.

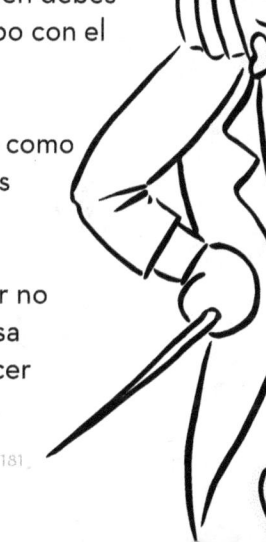
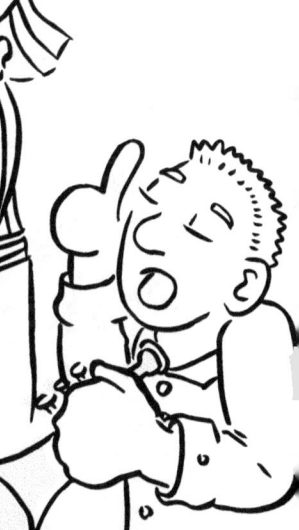

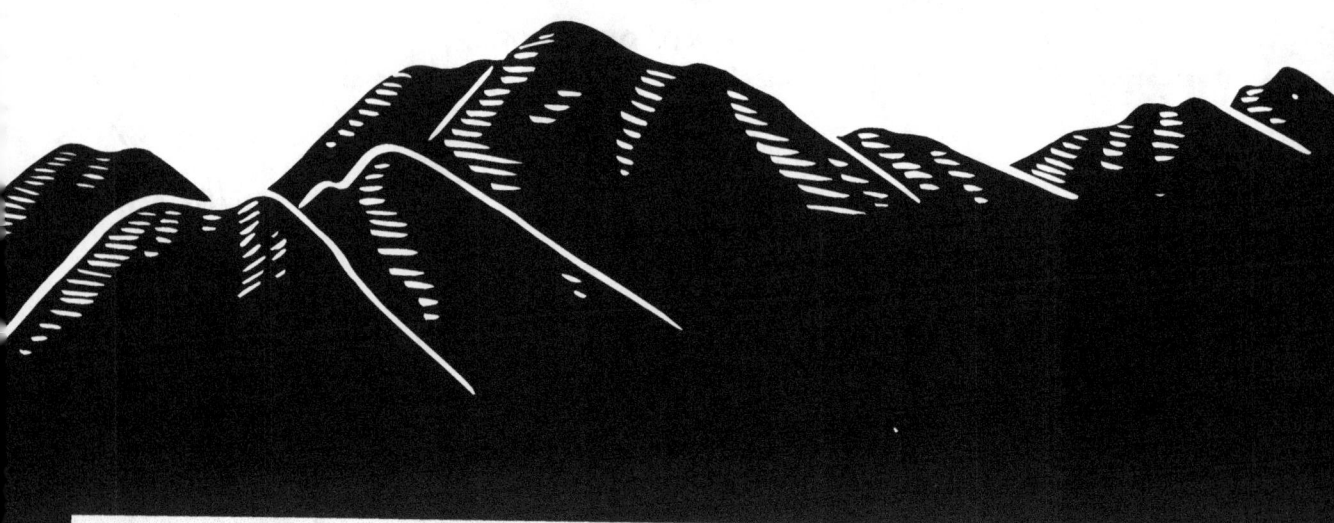

ENTENDIENDO LAS PIEDRAS

Piedra es un término para una persona que no le gusta que le toquen los genitales en lo absoluto. En ingles, está frecuentemente asociado con la palabra "butch," (machorra) pero alguien puede ser piedra y femenina o butch y pasiva.

La gente escoge ser piedra por muchas razones. Algunas veces es por su historia de abuso, disforia corporal o simplemente por falta de interés o placer con esa parte del cuerpo. Algunas personas en el espectro asexual pueden ser piedra, porque no les gusta sentir estimulación sexual en su cuerpo aunque si les gusta estimular sexualmente a otras personas.

Lo importante que hay que saber es: no es tu "culpa" si alguien es piedra. Puedes decidir dormir con alguien que es piedra si quieres, pero no estás obligade. Si es importante para ti darle a una persona placer sexual corporal, entonces esa es tu preferencia y está bien. Sin embargo, si realmente te interesa alguien que es piedra, ¿Por qué no intentarlo? Muchas personas que son piedra dicen que sienten gran satisfacción cuando logran que su pareja tenga un orgasmo. Algunas de estas personas dicen que es más gratificante dar que recibir.

EL ARTE DE LA SEDUCCIÓN

Las bailarinas de burlesque saben una o dos cosas de cómo ser sexy. Analicemos algunos de sus consejos en como orquestar una experiencia cachonda. **Hay una formula clásica en el mundo del burlesque: Seducir, Presentar, Retirar.**

Seducir
Esto ocurre cuando insinúas algo sexy sin mostrarlo directamente. Así es como la ropa y los accesorios son utilizados. La bailarina ocultará partes de su cuerpo atrás de un abanico, una bufanda, una túnica, o un disfraz, jugando como que te va a mostrar más piel, pero tapándose antes de darte los tesoros. Ella está enganchándote, asegurándose de tener tu atención.

Presentar
Después de seducirte por un rato, ella te premiará mostrándote, aunque sea por un segundo, una parte de sus nalgas o de sus senos. Pero antes que te excites demasiado…

Retirar
Ella no te dejará ver por mucho rato ya que ocultará rápidamente sus áreas deliciosas. O te distraerá con una nueva parte de su cuerpo con la cual te seducirá de una forma similar.

Y luego el ciclo comienza otra vez.

¿Qué puedes aprender de esta Dama de la Seducción?

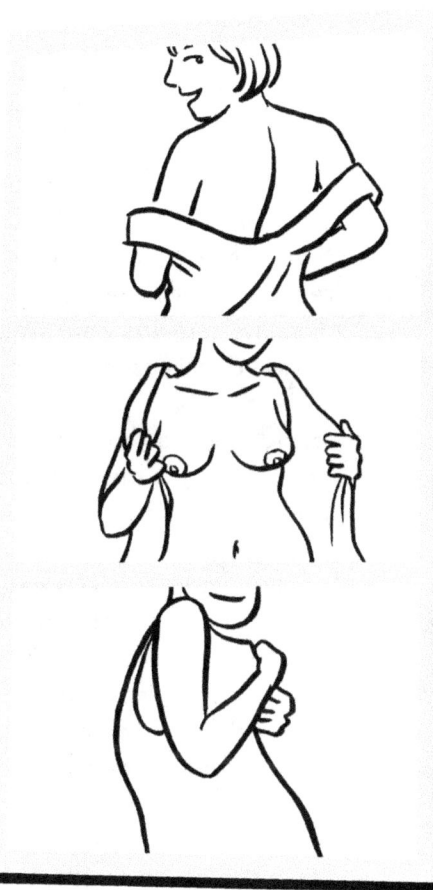

Existe mucho placer cuando la excitación va en aumento. Es como desenvolver un regalo o como los aromas de la cocina antes de comer, o como el momento en que ves los ojos de la otra persona antes de besarla. La seducción puede ayudar a que esa experiencia sea mejor.

Puedes aprender a seducir si le vas dando poco a poco a tu pareja lo que quiere. Por supuesto que lo terminarás dando… eventualmente. Este proceso de seducción puede incluir dejar tus labios por unos segundos más en su boca al final del beso, hacer un paseo por su cuello y su pecho antes de besar su pezón, o hacer otro largo viaje por debajo de su abdomen antes de tocar su clítoris. O puede significar tocarle suavemente antes de tocarle con la fuerza que te pide. O encender el vibrador para que ella lo escuche antes de que toque su cuerpo.

Entre más conozcas el cuerpo de tu pareja, más podrás seducirlo. Una vez que sepas lo que le gusta, podrás saber cuándo puedes quitar o devolver una acción para mantener la energía en movimiento.

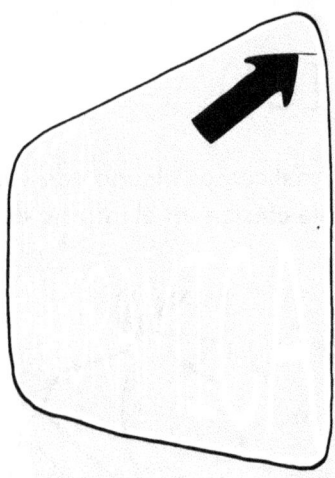

Manejando
por Sex Nerd Sandra

Yo no sabía cómo escuchar porque nunca había sido escuchada. Esto descubrí a la mañana siguiente después de haber tenido sexo mediocre con un strap-on cuando había confiado en mi amiga, en su solicitud, para ser testigo de su cara de "Oh, esto no es mejor que tener sexo con un hombre." Éramos nuevas y yo pensé que sabía lo que estaba haciendo, porque yo estaba haciéndolo de la forma que lo había experimentado.

Mi experiencia a este punto había sido con amantes masculinos haciendo lo que ellos creían que era tener sexo: ritmo aburrido y angularmente pornográfico. En respuesta a esto, yo fingiría gemidos y me arquearía como había visto que se arqueaban las mujeres en la pantalla de mi computadora. Hemos aprendido a través del internet y eso se puede ver.

He leído muchos libros pero ninguno realmente explica cómo entender a mi pareja. Bueno, aprendí eventualmente como entender a los hombres, pero pensé que darle placer a una mujer vendría de forma instintiva, ¿verdad?

Al día siguiente que vi la cara de mi amiga, serena por debajo de mí mientras la cogía con mi strap-on, sentí que algo andaba mal. "Espera. ¡Espera! ella no estaba disfrutando, estaba OK, pero... oh no." Me di cuenta como un balde de agua fría: había estado teniendo sexo con mujeres de la misma forma que mis parejas me habían cogido a mí y lo peor de todo es que yo me había burlado de lo malo que el hombre estereotípico es en el sexo y yo no era nada mejor. En ese momento me dije a mi misma, "Esto termina aquí."

Rechacé todo lo que creía saber sobre el sexo con una mujer. En mi corazón yo sabía que nunca había sido cogida de la forma que yo quería. Sentía que nadie había entendido cómo tocarme. Mis necesidades sexuales parecían siempre absurdamente complicadas y diferentes de las de otras mujeres. Me sentí rota e indescifrable y pensé que nunca nadie me podría entender.

Nunca me lo había dicho a mí misma, pero sabía que había más que hacer, que dar, que recibir, que las posiciones simples del misionero.

Empezó todo conmigo. Empecé a pensar sobre cómo me gustaría que mi pareja me tocara, me penetrara, y pausara antes de entrar más, mientras me apretaba firmemente con sus manos. Para hacer esto, me tuve que escuchar a mí misma. Por primera vez me encontré con mis sensaciones internas, esas sutiles sensaciones que usualmente ignoraba.

Escuché. Noté pequeños cambios cuando escuché una palabra sexy, esa sensación de relajación interna cuando alguien presiona mi orificio. Escuchaba mis suspiros cuando masajeaba mis labios externos y notaba que tan confiada me sentía en los brazos de quien me tomaba por la cintura y me jalaba.

Empecé a poner atención en las expresiones faciales de mi pareja. Como educadora sexual, yo leo los signos no sexuales de aburrimiento y de curiosidad que son importantes para mi profesionalmente, y pude trasladar esta habilidad a la habitación.

Yo regresé a la cama como una persona distinta. La empatía, esa habilidad que nos permite sentir lo que la otra persona siente, pasó a formar parte de mi repertorio. Aprender con mis propios sentidos, ha sido maravilloso descubrir que no soy rara ni tan diferente a las otras mujeres. Me alegra saber que le puedo dar a una mujer lo que nunca me di. Yo nunca pensé que algo que me pusiera tan triste podría traer felicidad a otras. Me ha ayudado a sanar el juicio hacia mí misma y hacia mi cuerpo y me ha abierto la posibilidad a ser activa, a confiar y a sentir. Ser una amante sensitiva y que responde empezó en mí. La persona que necesitaba desesperadamente entender era yo misma.

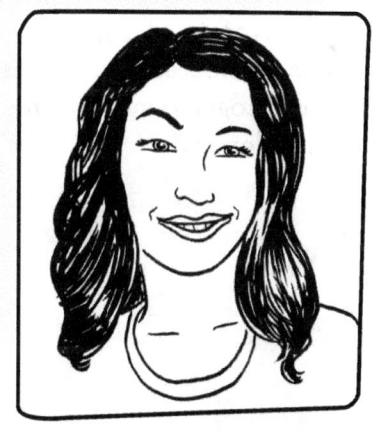

Sex Nerd Sandra toca con consentimiento la vida de millones. Nacida y crecida en Los Angeles, esta educadora sexual y locutora de podcast es una viajera ávida y amante de preguntas grandes.

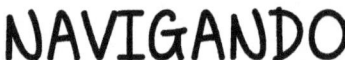

NAVIGANDO

En una situación ideal de viaje en carro, ambes tienen la capacidad de manejar o navegar si se necesita. Hay personas que prefieren una o la otra, y eso está bien. Mientras que une esté contente atrás del volante y la otra esté feliz como pasajere, todo está bien.

El rol de le navegadore es crucial. Tú tienes el mapa. Tú diriges el curso. Tú avisas cuando hay que doblar.

Tú no vas a esperar que alguien sepa cómo llegar a tu casa si no conoce tu dirección, ¿verdad?

Si son nueves en el área, tendrás que explicarles cómo llegar.

Algunas veces es mejor que tú manejes, y que elles pongan atención.

¿Entiendes hacia dónde voy?

Ser pasive es practicar el arte de recibir. De acuerdo a nuestra altamente científica (léase: no tan científica) encuesta de Sexo entre Mujeres, el 25% de las lectoras se identifican como activas, el 40% como pasivas, y el 15% como inter (una inter es una mezcla entre pasiva y activa y que cambia de acuerdo a las circunstancias). Esto no me sorprende del todo. Recibir es ser vulnerable, estar abierta, y estar expueste. Puede dar miedo. Es por eso que es una posición muy poderosa. Como recibidore, la dadore está a tu servicio y al servicio de tu placer. Es tu trabajo navegar. Es su trabajo manejar.

Tú avisas si hay que doblar. Tú monitoreas los alrededores. Ella manipula los pedales. Incluso si no eres experta en orgasmos, tú tienes la última palabra. Incluso si eso significa decir "cógeme mientras me quedo fija y en silencio."

EL PLACER ESTÁ EN EL CUERPO DEL QUE LO PORTA
Entonces, ¿cómo ser une buene navegadore?

Conoce la Ruta
Conoce qué te excita, qué te da sensaciones placenteras, qué te hace aullar, mugir, o gritar.

Respira
Tu sangre necesita oxígeno. Dale lo que necesita. Si es difícil para ti, practica suspirando o haciendo sonidos sabrosos.

Usa Tu Voz
Tu conductore no lee la mente. Si ella se pasa la vuelta, tienes que decirle.

Habla en Presente
¿Conoces el chiste antiguo donde alguien pregunta cómo llegar a un lugar? "Te vas derecho por esta carretera por varios kilómetros, luego dobla a la derecha donde veas una antigua iglesia, luego sigue manejando hasta llegar a la casa de Jaime, toma la derecha y llegaste." ¿Te ayuda, verdad? Bueno...

Algunas cosas que tienen sentido para ti no tienen sentido para tu conductore.
Algunas veces esto significa que tienes que tomar su mano y poner sus dedos donde tú quieres exactamente. A veces esto significa explicar paso a paso eso que hacía tu ex que te encantaba.

Habla Fuerte y al Momento
Si algo no te gusta, dilo. Si necesitas hacer un pequeño ajuste, hazlo. Estohará que todo sea mejor a largo plazo.

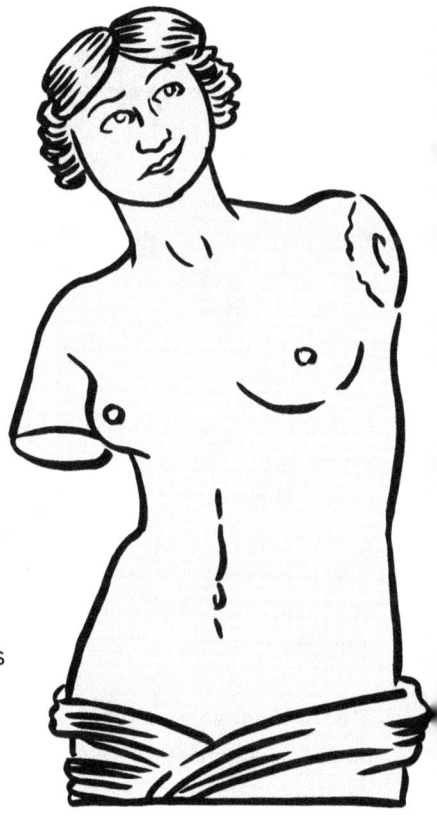

Usa Tu Cabeza
Date permiso de clavarte en tu fantasía. Si pensar en algo te pone súper cachonde, ve y hazlo. La gente habla mal de las fantasías. Nosotres en Sexo entre Mujeres pensamos que las fantasías son maravillosas. Incluso si abarcan otras personas que no son tu pareja actual, o escenarios que son tabú, de miedo, o anti-feministas, o políticamente incorrectos, tienes derecho a pensar en ello. El único momento en el que te debes detener es cuando la usas para desasociarte del momento. Si te retraes en tus pensamientos para evitar la realidad porque no te gusta tu pareja o no estás disfrutando, la fantasía como medio de escape es una mala idea. La fantasía, como cualquier cosa que introduces a la habitación, debe mejorar la experiencia, no ayudarte a tolerarla.

LA TRANSMISIÓN DE TOBI

"Entonces, ¿cómo tienes sexo?"

Me choca recibir esta pregunta, ¿a ti no? Las mujeres queer reciben esta pregunta todo el tiempo de parte de personas bugas (heterosexuales). Las mujeres trans y queer y sus parejas también reciben preguntas similares de otra gente. No hay una forma de tener sexo. Las mujeres trans tienen sexo de muchas formas distintas como todo el mundo. Tal vez haya similitudes, pero cada persona es diferente. Evita hacer suposiciones.

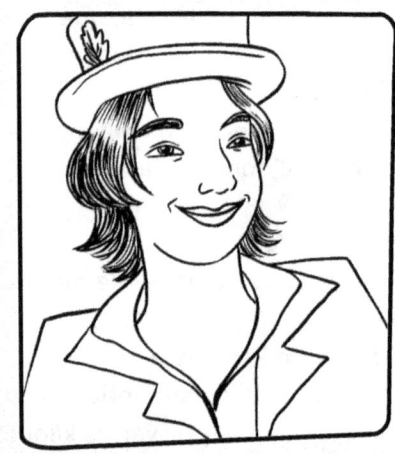

He visto situaciones donde otras personas se han metido en problemas al asumir que si una mujer tiene genitales similares a los de un hombre cis, los usa de la misma forma que el hombre cis los usaría. Es un tema complicado. Muchas mujeres trans experimentan disforia intensa con la idea de usar sus genitales para penetrar a su pareja. Otras personas pueden experimentar culpa o vergüenza porque quieren tener sexo en la forma en que no se supone que las mujeres trans lo tienen. Además, tomar hormonas implica cambios en la forma que los genitales reaccionan ante los estímulos. Puede resultar difícil o imposible tener una erección, las caricias que antes le gustaban ya no le gustan más, y nuevas formas de caricias se sienten repentinamente increíbles.

Entonces, ¿cómo tienen sexo las mujeres trans con sus parejas? De la forma que elles quieran. Si una mujer trans lesbiana y una lesbiana cis tienen sexo penetrativo, siguen siendo lesbianas. Si dos mujeres trans se sienten atraídas hacia el BDSM (sadomasoquismo) y el juego de roles kinky, bien por elles. Si a una pareja solo le gusta acariciarse y crear una conexión sin sacarse los pantalones, sigue contando como sexo. Si otra pareja escoge solo conectar y crear una conexión juntes aunque no sea sexual, o apapachos, o afecto, eso es tan válido como cualquier otra relación.

Alguna opciones para el sexo ni siquiera se te habían ocurrido

Es increíble como personas creativas pueden desarrollar formas diferentes de tener sexo. Especialmente cuando a la mayoría de las personas nos enseñan que sólo hay una manera de tener sexo. Muchas veces las personas trans no se sienten cómodas de tener sexo en la forma en la que les enseñaron. La forma como te gustaba que te tocaran pudo haber cambiado una vez que empezaste a tomar hormonas, y es común sentir que todas las formas de tener sexo no funcionan. ¡No seas pesimista! Hay un infinito número de opciones. He aquí unas cuantas opciones:

Muffing es la penetración de los canales inguinales, esa parte del cuerpo donde los testículos descienden y donde se pueden subir durante el tucking. Hay muchos nervios en esa área y caricias suaves o masaje en esa área crea una sensación que no se compara casi con nada. Puedes encontrarlos al invertir el "escroto" suelto o "el tejido de los labios" a cada lado de la porción interna del falo. Puedes suavemente insertar un dedo y curvearlo hacia un lado. Hazlo con cuidado las primeras veces. El área puede ser muy estrecha y la sensación se puede sentir extraña o alarmante al principio.

Frotismo es rozar tus genitales con los de tu pareja, también se le llama tribadismo, faje, sexo seco, o tijeras. Se puede hacer con o sin ropa y en diferentes posiciones. Puedes estar encima o debajo de tu pareja y puedes tenerle entre las piernas. Mi forma favorita es donde una persona está sentada en la falda de la otra con una Magic Wand colocada entre los genitales de ambes.

Sexo y tucking es cuando te quedas con tu ropa interior para mantener los testículos escondidos pero tratando de tocar y estimular los genitales a través de la ropa interior. Todo se puede sentir diferente cuando está comprimido. Y para las mujeres que no les gusta tener sexo cuando sus parejas pueden ver sus genitales, esta es una forma genial para eliminar el estrés que aparece por esa razón.

Estimulación del perineo es algo que muchas mujeres disfrutan. Es el área entre los genitales y el ano y puede ser estimulada con mucha presión. Pon tu mano en forma de puño y presiona con los nudillos esa área, o con una rodilla o con una Magic Wand. Especialmente cuando se realiza frotando, puede sentirse muy similar a la penetración vaginal.

DESFLORANDO FLORECITAS

La virginidad es un concepto arcaico y heterosexista. Cuando la celebridad lesbiana Suze Orman salió del closet diciendo que era "una virgen de 45 años" porque no había tenido sexo con un hombre, la comunidad de la sexualidad positiva se quedó sorprendida. La virginidad no está definida por la penetración y no está definida ciertamente por los penes. Entonces, ¿qué significa ser virgen?

Hay un chiste universal entre lesbianas que nadie sabe lo que realmente hacen (la gente imagina que hacen tijeras ya que eso es lo más cercano al sexo de pene con vagina que los hombres cis pueden imaginar).

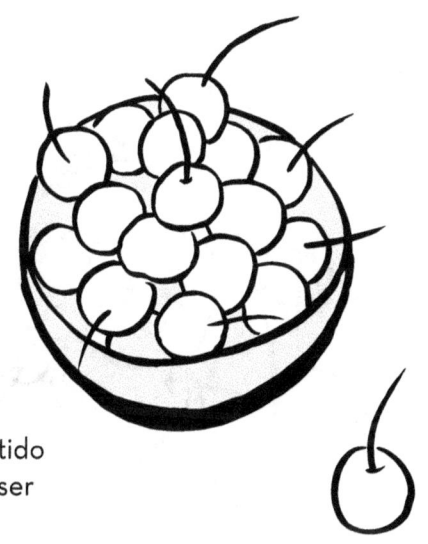

La belleza del sexo lésbico (sexo de una mujer con otra mujer, en este contexto) es que tú defines qué es. Si sientes que ya has tenido sexo, ya lo has tenido. O como la comediante Reggie Watts dice, "¡Si crees que estás cogiendo, seguramente estás cogiendo!"

La "virginidad" es un concepto de mierda cuando es usado para definir qué tan "pura" es una persona. Pero es un concepto divertido cuando significa que hay cosas que aún no has intentado. Puede ser selectiva y aventurera.

Pero algunas veces puede ser incómodo también. Como cuando te interesan bellezas que no quieren salir contigo porque no tienes suficiente experiencia. Tal como el hacer algo un millón de veces no te hace "sucia," el nunca haberlo hecho no te hace inocente. La mejor forma es ofrecer la información de manera emocionada a tu amante o amante potencial, y no como si fueras a dar malas noticias.

Existe mucha diferencia emocional entre...

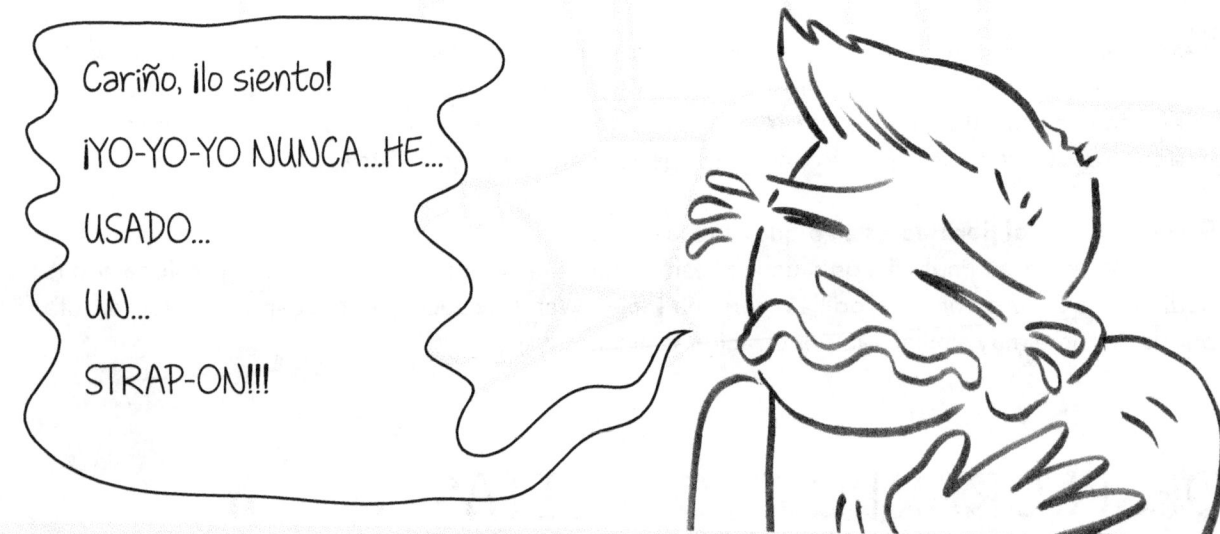

Y...

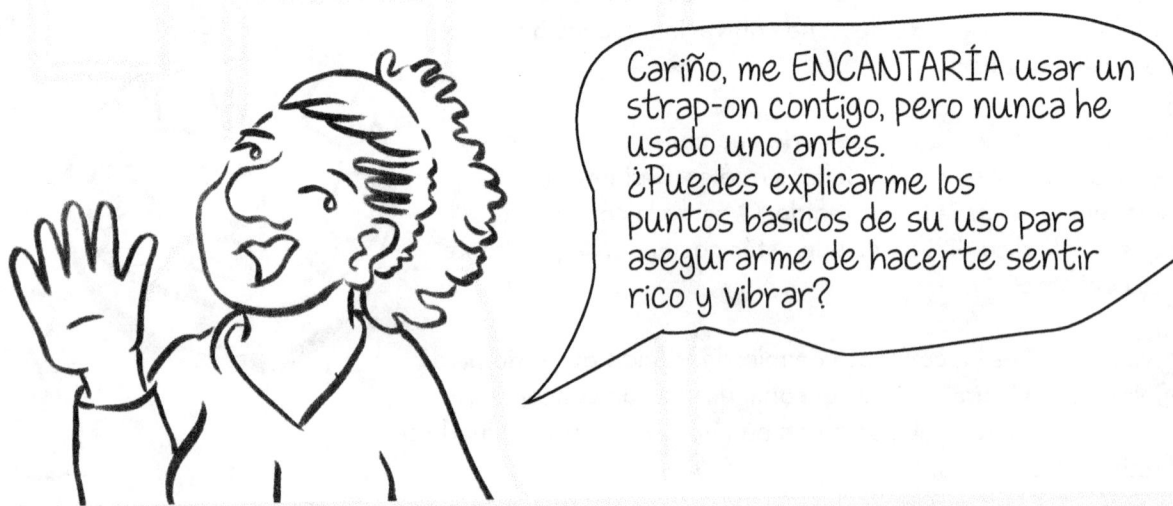

Todes somos novates en algo, y todos seremos novates en algo toda nuestra vida. Hay algo hermoso en ser novate. Es la parte divertida. Has tuya la emoción hacia lo desconocido. Date permiso de ser novate y de estar nerviose, pero explorar de todas formas.

Cuando eres honeste sobre lo que has hecho y lo que no has hecho, le das permiso a tu pareja de ser novate en sus cosas propias sin sentir vergüenza.

He aquí una forma que puedes hacer de la virginidad algo divertido Y fácil de comunicar a tu pareja o parejas.

Copia la tabla de la siguiente página en una hoja de papel, o llénala ahí mismo.

En la columna "SI," escribe las cosas que quieres intentar.

En la columna del "TAL VEZ," escribe las cosas que te causan curiosidad, pero que tendrías que negociar mucho para animarte a hacerlas. O cosas que no te interesen pero que estás dispueste a explorar si tu pareja lo desea.

En la columna del "NO," escribe cosas que definitivamente no quieres intentar.

Estas cosas pueden ser tan vainilla (comunes y practicadas por la mayoría de las personas) o tan arriesgadas como tú quieras.

He aquí algunas ideas que te pueden inspirar:

- Juego con los pezones
- Uso de vendas de ojos
- Masturbación mutua
- Nalgadas
- Sexo oral con dildo

¡Pon cada uno de esos ejemplos en la lista y sigue generando ideas!

Si tienes pareja, has este ejercicio con ella y luego comparen notas durante un momento donde no van a tener sexo. Si estás soltere, guarda estas ideas de Quiero Intentar en tu mente para poner en tus perfiles de citas por internet o para sacar en tus conversaciones cuando tengas una cita. Puede ser súper interesante platicar todo lo que quieren intentar por primera vez.

Recuerda que cuando desfloras una de tus florecitas, no estás realmente "perdiendo" nada. Estás ganando experiencia, intuición, y un poco de entendimiento del mapa de tus gustos, preferencias, y deseos.

¡SÍ! ¡TAL VEZ! ¡NO!

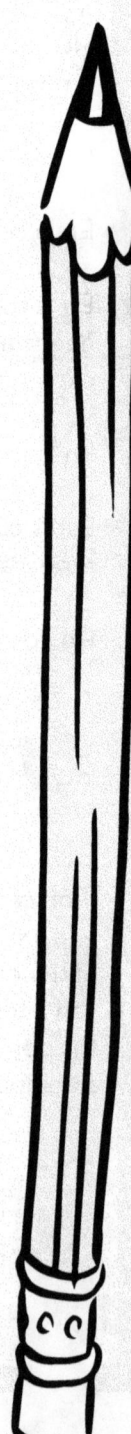

LISTA DE VIAJE DE SEXO ENTRE MUJERES

¿Cuándo fue la última vez que te fuiste de viaje? ¿Cómo te preparaste?

Seguro ya sabías a dónde querías ir. Si fuiste con une amige o dos, seguramente te aseguraste de que fueran en dirección correcta. Tal vez planearon ese viaje juntes.

- [ ] **Un buen viaje de carretera requiere que todos estén en la misma página** (incluso si eso significa "manejemos y veamos a dónde llegamos").

- [ ] **Un buen viaje de carretera requiere que todos se sientan segures de tu habilidad detrás del volante.** Es difícil disfrutar de la vista si no confías en cómo maneja la otra persona. No todos podrán manejar, pero aquelles que decidan manejar deben ser segures, hábiles, e inteligentes. Manejar de manera segura también incluye saber cuándo debes parar a descansar. Si estás cansade, o estás afectade por drogas o alcohol puedes poner a todos en riesgo. Es mejor esperar a que todos se sientan bien antes de continuar.

- [ ] **Un buen viaje de carretera debe de incluir un carro seguro.** No tiene que ser el carro más lujoso de la carretera, ni el más suave de manejar. Pero tienes que saber que está en buenas condiciones de viajar. Tienes que darle mantenimiento, ponerle los líquidos necesarios, y hacerle los ajustes precisos.

- [ ] **Un buen viaje de carretera requiere de cierto ambiente y confort.** La música, las botanas, y unos asientos cómodos harán que el viaje sea más divertido. Ya sea que estés en la parte trasera de una pickup, o manejando un carro lujoso, o manejando un carro clásico y ruidoso, esos complementos hacen la diferencia.

¿Ves la metáfora? El sexo es como un viaje de carretera. El buen sexo requiere que todxs estén de acuerdo con los términos del viaje, que todxs se sientan segurxs y honradxs durante el viaje, que todxs estén saludables y conozcan los mecanismos de sus cuerpos, y que todxs se sientan cómodxs para poder relajarse y disfrutar del viaje.

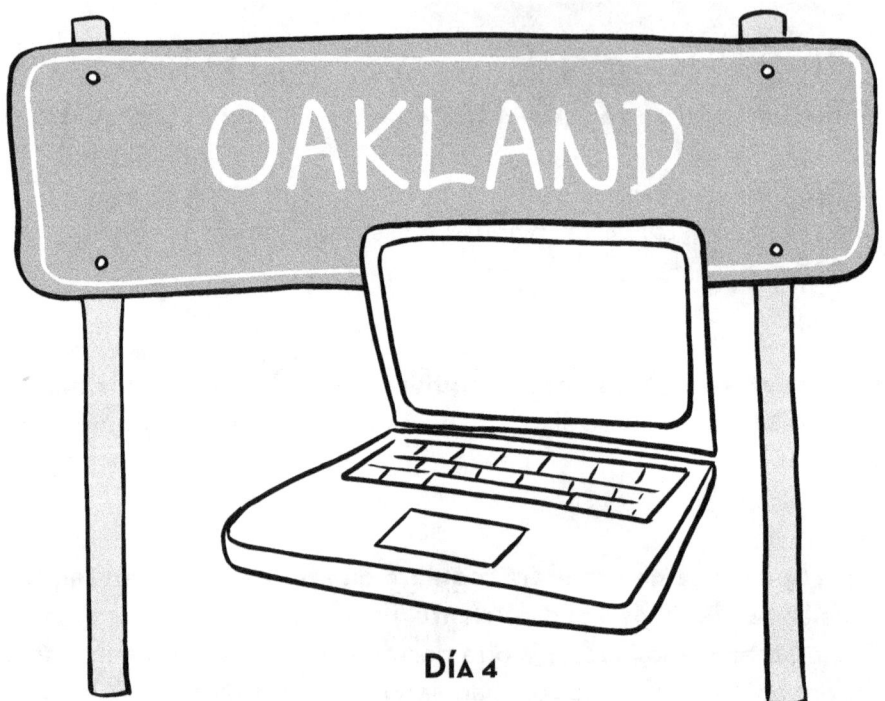

Día 4

El sonido de la música retumba en las paredes. El guardia de la entrada con barba con brillantina y con pantalones apretados saluda a Jackie en la puerta. El bar está atascado y huele a azúcar y a sudor.

Jackie se acomoda la blusa y no sabe si está vestida apropiadamente para la fiesta. Al menos tuvo tiempo de bañarse, lavar su ropa, y de hacer su cama antes de ver a su ex.

Pide una cerveza y escanea el bar, reconociendo algunas caras familiares. La música baja de volumen y algunas luces se apagan.

Una luz alumbra el escenario y la multitud grita. Una mujer con un bikini aparece con un acordeón y se queda parada del lado derecho del escenario. Un hombre delgado con un sombrero y pantalones blancos la sigue, toma una silla, se sienta, y pone un violonchelo entre sus piernas. Con una seña de la acordeonista, la banda comienza a tocar.

Con las primeras notas, Sergio entra. Está vistiendo unos pantalones rojos, un corbatín rojo, y curitas negros sobre sus pezones. Ya tiene barba y su bigote tiene pequeños chinitos en las puntas. Sergio baila y Jackie le admira—la fuerza de sus nuevos músculos, lo vacío que parecen sus pechos, pero más que nada, la felicidad en su cara.

Ese mismo entusiasmo se mantiene luego, cuando Sergio y Jackie se acuestan. El confort familiar de su cama y su cuerpo la hacen reír y suspirar.

Jackie recorre sus dedos sobre el hombro de Sergio y toca su nuevo vello. Ella hunde sus manos en su pelo negro y chino. Su piel clara contrasta la piel morena de Sergio. Ella sonríe, dejándose llevar. Ella se acerca y besa la oreja de Sergio.

Sergio retrocede. Jackie reacciona. "¿Estás bien?"

"No me gusta que me toquen las orejas."

"¿Desde cuándo?"

"Solo no lo hagas."

"Bueno."

Sergio y Jackie se vuelven a besar, tentativamente. Sergio acomoda a Jackie de espaldas y estira sus brazos de lado como a ella le gustaba. Sergio se roza contra la vulva de Jackie. Ella se retuerce y recorre con sus uñas la espalda de Sergio quien responde molesto.

"¿Qué?"

Sergio se mueve al extremo de la cama. "Por favor, no me toques como—"

"¿Cómo lo hacía antes? ¡Serg, no puedo leer tu mente!"

Sergio se mete bajo las sábanas, y se cubre la cabeza. "Estoy sintiendo cosas distintas, ¿okay?"

Jackie piensa en salirse de la cama pero lo duda. Está cansada de las peleas, pero también cansada de estar evitándolas. Bajo las sábanas, Sergio dice, "Solo durmamos."

Jackie se acuesta y Sergio la abraza, el cobertor crea una capa delgada entre ambes. Sergio se mueve por unos minutos, se da vuelta. Jackie despierta en la habitación semi-alumbrada, con demasiada energía para irse a dormir.

Se sale de la cama y abre su computadora. Visita sus páginas web habituales. Cierra su navegador y enciende su cámara. Su cara azul la mira de frente. Su maquillaje está desastroso y grasoso, el delineador está recorrido y la hace ver fría. Ella toma un pañuelo y su botella de agua. Atrás de sus pañuelos está su vibrador. Voltea a ver su cara en la pantalla, y luego ve el vibrador. Toma una foto con sus ojos viendo el plástico azul de su vibrador.

Voltea a ver a Sergio. Está roncando.

Jackie aprieta el botón de "grabar" y mira la cámara. Ella humedece el pañuelo y se empieza a quitar el maquillaje. El delineador se embarra en su mejilla, pero la base también se quita, dejando expuesta su piel rosa. Con su mano libre pone el vibrador en su concha y presiona su clítoris, fuera de ángulo. Ella se queda de viendo su imagen. Su vulva se contrae. Sergio sigue roncando.

Siente que se acerca su orgasmo, pero mantiene fija su expresión facial y evita hacer ruidos, dejando su expresión tan neutral como sea posible. Se sigue quitando el maquillaje, lo negro de su delineador desaparece de su cara limpia. Su orgasmo hace retumbar su cerebro, sus ojos fuera de foco, y su aliento tiembla.

Al llegar a la cumbre del placer, Jackie mantiene su expresión facial mientras ve su cara en la pantalla. El pañuelo se ha roto y han quedado pedacitos en sus mejillas. Se limpia una vez más, dejando senderos a lo largo de su rostro.

Toma una respiración profunda y aprieta el botón rojo y deja de grabar.

Abre su blog, el que no ha actualizado en dieciocho meses, el último post es un párrafo estúpido donde reconsidera el propósito de su arte.

Ella muerde su labio y vuelve a ver su grabación. Ve que tiene tensa su quijada y que su ceja está relajada. Los colores: luz azul en piel rosa, ojos verdes con rayas grises. Es atractiva, piensa, y eso que es su propia cara. Le da "Play" y nota como el sonido del vibrador y el sonido de los ronquidos de Sergio crean una melodía sutil de fondo. Su cara mantiene neutralidad hasta que llega el orgasmo. Sus ojos se abren: puede notar como batalla para controlar sus gemidos y su expresión de placer. Sus labios se separan un poco, sus pupilas se dilatan. Ella traga saliva. Saca aire por su nariz y luego mantiene la respiración. Luego se queda congelada con el pañuelo sostenido en su quijada.

Se ve un poco loca, un poco intensa, combatiendo algo que no se ve pero que ella siente.

Jackie voltea a ver su blog vacío y regresa al video, selecciona "Exportar > Publicar."

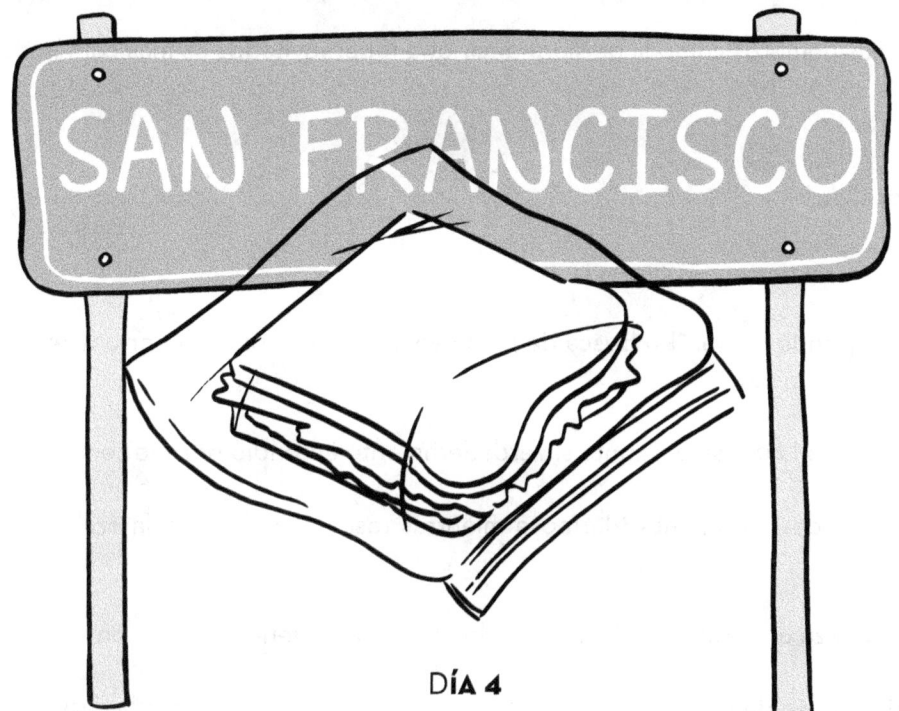

DÍA 4

Laura busca la llave extra bajo una pierda en el patio delantero de la casa Victoriana. Sube los peldaños angostos hacia el segundo piso y entra a la casa. Hay una nota sobre la mesa de la cocina:

Hola Laura, siento no poder verte en este viaje. Te dejé un sándwich. Usa lo que necesites de la cocina a menos que tenga una etiqueta. Te dejé una toalla limpia sobre mi cama. Puede que mi compañera de casa, Marisol, esté ahí. Ella es buena onda. ¡Llámame la próxima vez que visites Bay!- Kurt

Laura deja su bolsa y se dirige al refrigerador para buscar el sándwich. Abre la bolsita y lo empieza a comer antes de sentarse.

"Hola." Una mujer que parece duendecilla aparece en el pasillo. Ella viste una playera y tiene una tanga. "¿Eres amiga de Kurt? ¿La lesbiana?"

"Así es." Claro que Kurt iba a mencionar ese pequeño detalle. Loco. Laura nota que la cara de la chica pasa por diferentes momentos de entendimiento. Ella reconoce esa cara. No es que la chica esté en shock; está sorprendida y se cuestiona específicamente lo que significa para ella. A las mujeres hetero nunca les importa. A las mujeres curiosas siempre les importa.

"Soy Mariposa," dice la chica. "Vivo aquí."

"Me imaginé," responde Laura mientras come otro pedazo del sándwich. "Gracias por dejarme quedarme."

La chica encoge sus hombros como si quisiera decir que tener invitados es más común de lo normal.

"¿Qué haces por acá?"

"Solo estoy de pasada."

"¿A dónde vas?"

"A la aventura," responde Laura. "En busca de lo nuevo. Mi vida ha pasado por una etapa complicada. Necesito sacudirme un poco."

Mariposa asiente, pero Laura se pregunta si verdaderamente entendió porque se ve muy joven.

"¿Tienes novia, entonces?" pregunta Mariposa mientras rasca con su dedo la orilla de la mesa de la cocina.

Laura mueve su cabeza de forma negativa, dejando que la chica llene el vacío con su extraña emoción.

Mariposa cambia el peso de su cuerpo a su cadera derecha dejando a la vista la curva de su cintura.

"Lo siento," Laura dice, finalmente. "Pareces buena onda. Y eres muy guapa. Pero yo tengo una regla sobre no acostarme con mujeres que no han estado con otras mujeres antes. Tampoco con mis huéspedes, aunque soy más flexible con eso."

Mariposa responde con una mirada más profunda, parpadeando una sola vez. "He estado con otras mujeres antes."

Laura oculta su felicidad detrás del borde del vaso de agua.

"Digo, si fiestas de piyamadas en la prepa cuentan," menciona Mariposa.

Laura se ríe. "Sí," se continúa riendo. "Definitivamente cuentan."

"Digo. Nunca he besado a una mujer. Pero si he acariciado a mujeres. Cosas tontas."

Laura observa los ojos apasionados de Mariposa. Toma su mano, como si un gato tomara a un canario. "Muéstrame."

Mariposa sonríe, apaga la luz del pasillo y lleva a Laura hacia la habitación del fondo. La habitación huele a mariguana y a fragancia hindú. La habitación de Mariposa está iluminada con una sola lámpara. Las dos chicas se besan en la cama de Mariposa y se acarician. Laura juega con los bordes de la ropa interior de Mariposa y besa su vientre.

"Oye," le dice Mariposa mientras toma el pelo de Laura. "No me gusta el cunnilingus."

Laura posa su cabeza en el vientre de Mariposa. "¿No te gusta? O ¿nunca te lo han hecho bien?"

"No sé, me imagino."

"¿Quieres comprobar si hay una diferencia?"

"Yo... Sí... pero no sé"

"Recuéstate. Relájate. Sigue respirando," dice Laura. "Si no te gusta, dime y yo paro."

Mariposa asiente. "Bueno."

Laura juguetea con el cuerpo de Mariposa y se dirige a su casi desnuda vulva. Huele a mariguana y a clavo. Laura inhala y respira. Besa su vulva. Mariposa se pone tensa y luego se relaja.

Laura roza sus labios y su lengua contra la vulva de Mariposa mientras disfruta la mezcla de saliva y excitación. Recorre con su lengua el espacio entre los labios externos y los internos de Mariposa, dibujando el contorno hasta llegar al capuchón del clítoris para luego continuar hacia abajo otra vez. Mariposa se estremece y aprieta las sábanas.

Laura presiona la parte plana de su lengua contra el orificio vaginal y saborea los líquidos dulces que de ahí salen. Ella juega con su lengua el clítoris de Mariposa, mientras observa la mirada de Mariposa, tratando de leer sus reacciones. La respiración de Mariposa es profunda pero pone un brazo sobre sus ojos, lo que hace difícil saber cómo se siente. Laura observa la respiración y la temperatura corporal de Mariposa, y al ver que le gusta, vuelve a hacer presión.

Laura recorre su lengua a través del clítoris y los labios de Mariposa de diferentes formas. Mariposa empuña sus manos y mueve sus caderas hacia el frente, presionando su cuerpo contra la cara de Laura. Laura toma las caderas de Mariposa mientras mantiene los movimientos con su lengua.

Mariposa respira cada vez más agitada y con más fuerza. Laura pone una mano por detrás de los glúteos de Mariposa presionando la palma de su mano contra el perineo.
"Oye," dice Mariposa.

Laura se detiene. "¿Estás bien?"

"¿Quieres hacer algo distinto?"

"¿Cómo?" dice Laura, mientras se apoya con sus codos. "Si tú quieres."

"Si, podemos."

"¿Podemos o quieres?"

"Lo que sea," responde Mariposa encogiendo los hombros.

Laura frunce su ceño. "¿Estás disfrutando esto?"

Mariposa sonríe. "Si, totalmente."

"Entonces, ¿qué pasa?"

"Es que... ya llevas un rato ahí abajo."

"Como quince minutos," Laura lo dice riéndose.

"Solo no quiero que, ya sabes, lo intentes mucho. Yo no logro venirme de esa forma, jamás."

"¿Se siente rico, de todas formas?"

Mariposa asienta, tímidamente.

"¿Te la estás pasando bien?"

Mariposa sonríe. "Sí."

Laura suspira. "Entonces confía en mí. A mí me encanta. Yo soy feliz si me quedo ahí abajo toda la noche. Yo podría dormir ahí si tú me dejaras. No hay nada más que me gustaría estar haciendo ahora que lamerte tu conchita."

Mariposa la ve con ojos llorosos. "¿Me lo prometes?"

Laura responde sin dudar. "Te lo prometo."

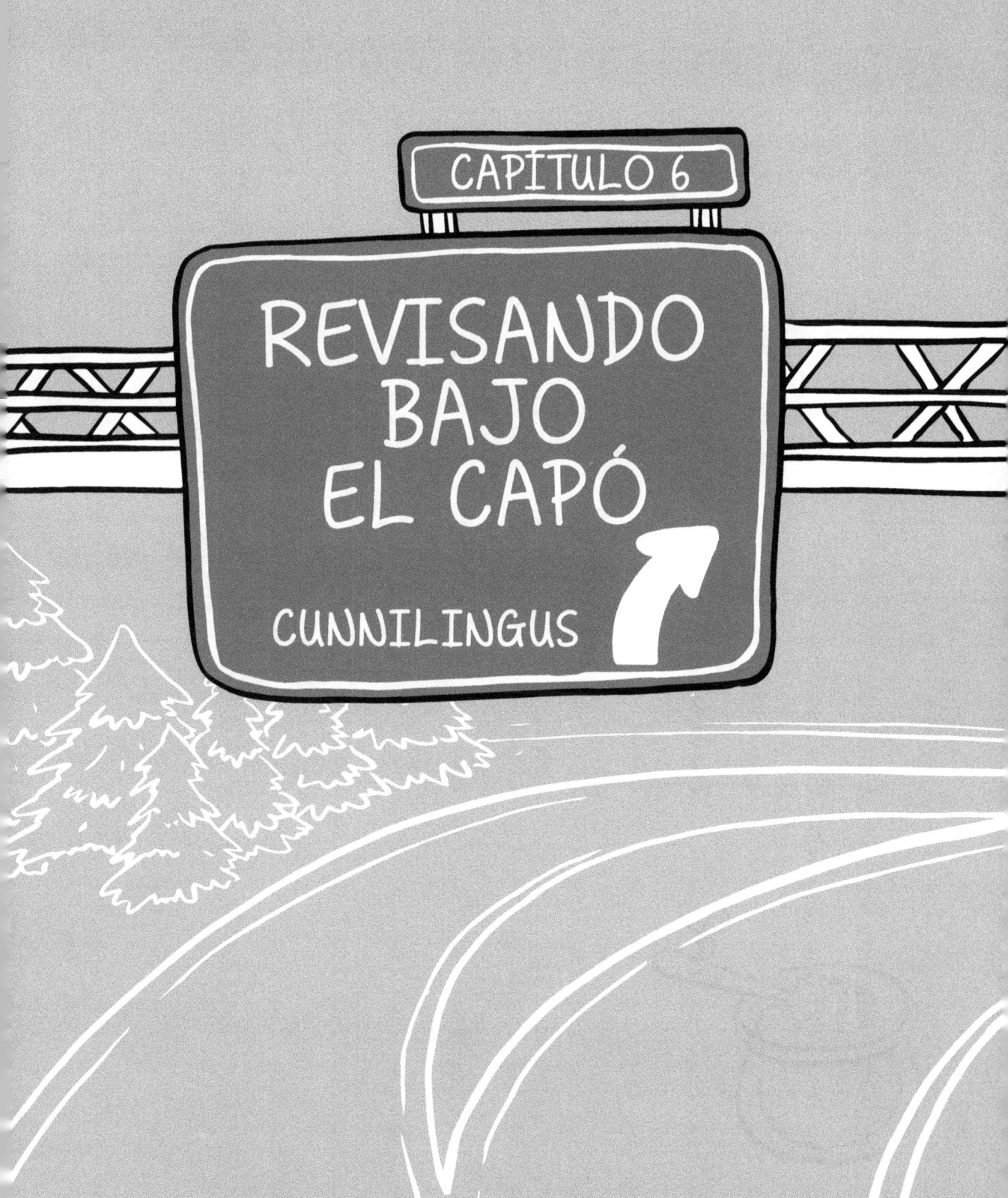

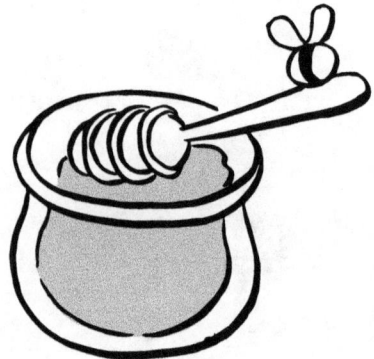

CUNNILINGUS

¡Mamar concha! ¡Chupar el coño! ¡Dar lengüetazos! ¡Hacer una chupadita! ¡Lamer la papaya!

El cunnilingus es considerado el acto más importante del sexo lésbico, y al mismo tiempo puede ser el acto más intimidante de realizar. Esto se debe a varias razones: es difícil detectar movimientos y cambios mínimos de la vulva con tu boca (contrario a los dedos), es más difícil comunicarnos cuando la cara de tu pareja está lejos de ti, y los músculos de tu lengua y cara se cansan más rápidamente que los de tus manos, haciendo más difícil mantener el ritmo. Además muchas mujeres consideran el sexo oral como un acto muy íntimo, lo que añade otras barreras a las físicas.

El arte del cunnilingus incorpora todo el material que hemos cubierto hasta ahora, así que si te has brincado a este capítulo, te recomiendo regresar al principio y asegurarte de entender todo sobre anatomía, presiones, ritmo, y especialmente comunicación. ¡Y no te olvides de la estructura interna del clítoris!!! Eso es parte clave para este capítulo. ¿Cómo? Vas a usar tu cara, tus manos, tu lengua, y tus labios para estimular todo al mismo tiempo. Oh, sí.

El cunnilingus es cuando lo más importante es escuchar el cuerpo de alguien y sintonizarnos con su energía.

La verdad es que lamer la concha/el coño no se ve así cuando lo estás haciendo bien:

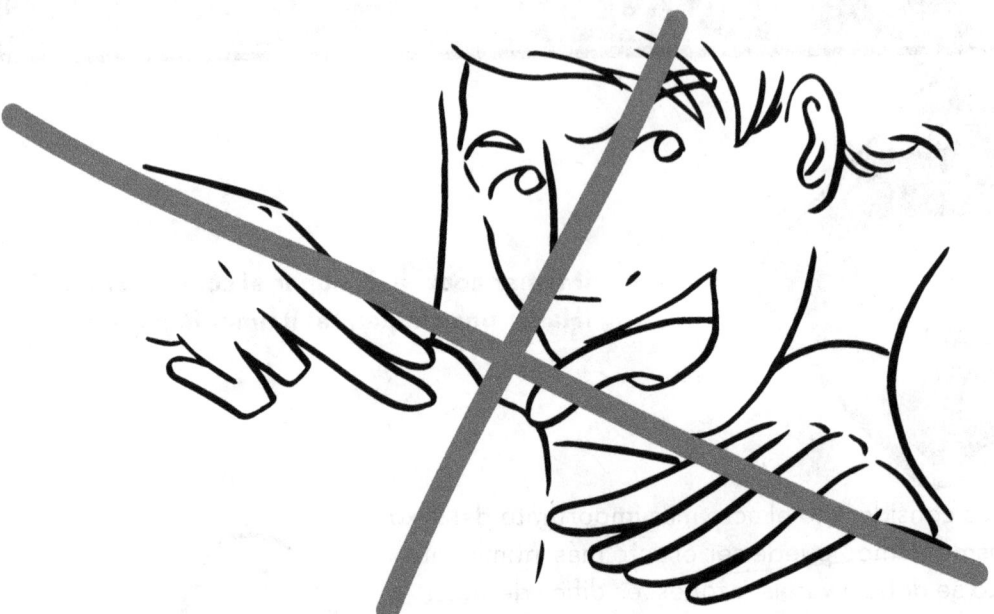

De hecho, cuando lo haces bien, se ve más así:

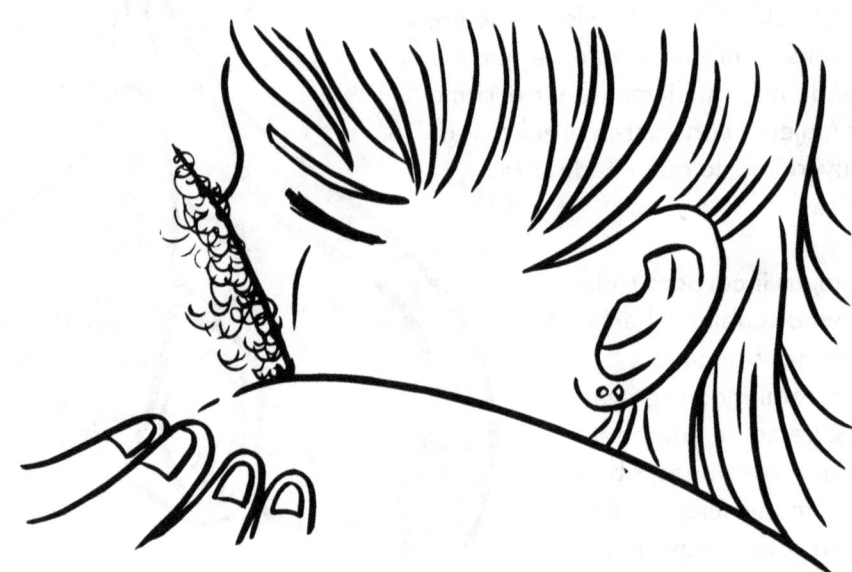

Esto es porque tu cara juega un rol estabilizador mientras que tu lengua se mueve. Esa es la filosofía básica del cunnilingus, sin embargo rara vez es explicada de esta forma.

Tu cara es su roca, su base, y su apoyo. Usarás tu cara para aplicar presión y darle algo sólido contra qué restregarse. Usarás tus manos para incrementar la estimulación. Mientras tanto, usarás tu lengua y tus labios para hacer movimientos enfocados en el clítoris para darle placer.

LAS REGLAS "O" DEL CUNNILINGUS

1) **Variedad y luego consistencia.** ¿Recuerdas esa idea de hacer las letras del alfabeto con tu lengua? Esto te ayuda a aprender variedad. Pero cuando tu pareja sabe lo que le gusta en específico, debes HACER ESO Y MUCHO. Esto puede resultar un reto al principio, pero después de un tiempo te volverás experte en hacer eso que a tu pareja le encanta..

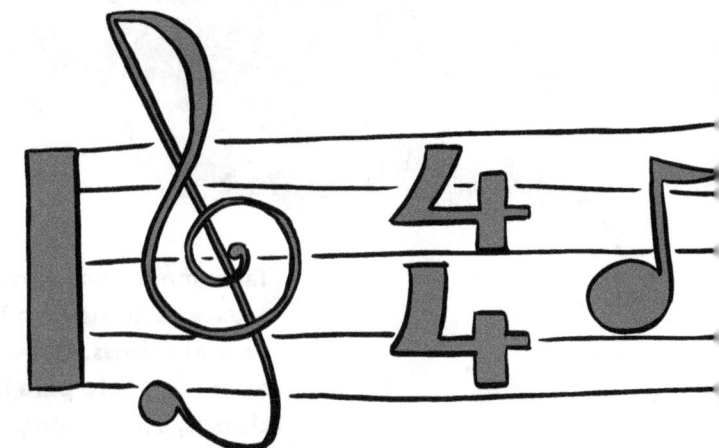

2) **Ofrece afirmaciones positivas.** Algunas personas se sienten inseguras sobre su cuerpo y sus genitales, especialmente si una cara está clavada en ellos. Por lo tanto, dile lo sexy que está, lo delicioso que huele, lo rico que sabe. Ayúdale a relajarse al recibir.

3) **Respeta el clítoris.** No te lances al clítoris muy rápido. Toma tu tiempo. Y una vez que estás enfocade en el clítoris, entiende que vas a estar ahí un buen rato. Déjate llevar por la experiencia. Es un gran regalo el que te permitan poner tu boca en sus genitales. Has honor a ese regalo y a la persona al no hacerlo con prisa. Disfruta la experiencia. Practica gratitud.

Recuerda que la mayoría de las mujeres crecemos escuchando que nuestros genitales apestan, son feos, y asquerosos. Ayuda a combatir esos mensajes al respetar todo el cuerpo de tu pareja incluyendo sus genitales. Dile que es hermose (o el adjetivo que más le guste) y asegúrate de que ella sepa que te encanta su cuerpo. Incluso si es algo de una noche, puede ayudar un poco a eliminar la vergüenza que sentimos.

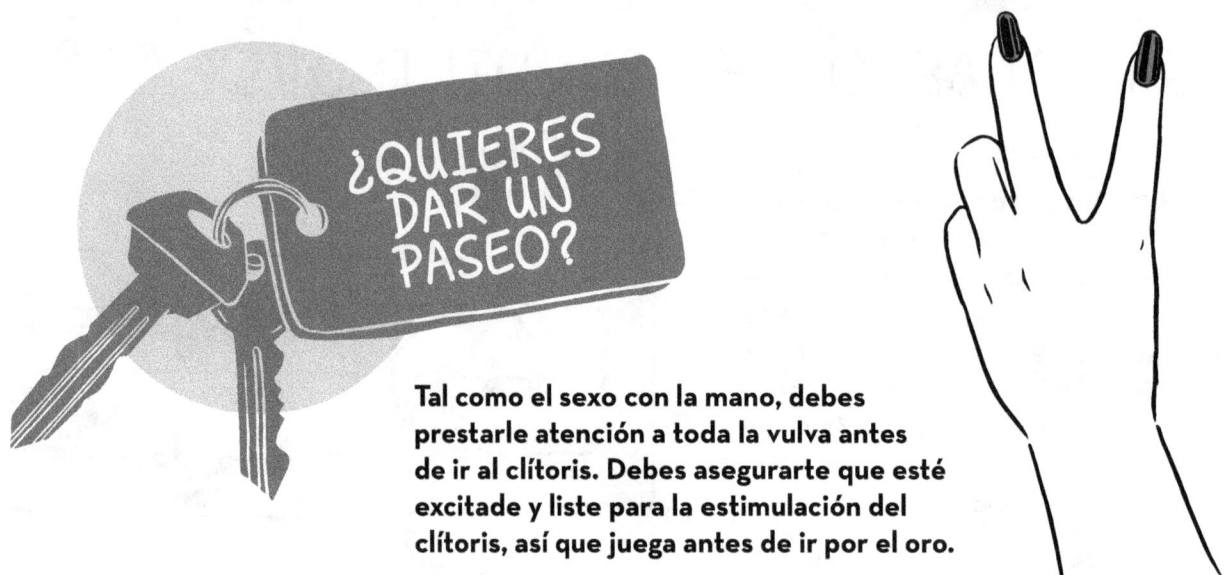

¿QUIERES DAR UN PASEO?

Tal como el sexo con la mano, debes prestarle atención a toda la vulva antes de ir al clítoris. Debes asegurarte que esté excitade y liste para la estimulación del clítoris, así que juega antes de ir por el oro.

Toma la ruta panorámica.
Toma tu tiempo para llegar ahí abajo. Recuerda la fórmula del burlesque: Seducir, Presentar, y Retirar. Esta es la etapa de seducción. Avanza lentamente con besos, lamidas, y mordiditas. Una vez que estás entre sus piernas, no te claves inmediatamente. Sigue jugando. Lame y besa sus labios de la vulva, besa su entrepierna, y regresa.

Aprende a conocer el paisaje.
Presta atención a toda el área genital. Besa los labios externos. Mordisquea y succiona sus labios internos. Pon tu lengua muy cerca de su clítoris y rózalo suavemente, pero no te lances a él todavía. Tal como tú no empiezas una película con la escena más heroica del protagonista, la estimulación directa del clítoris debe llegar poco a poco.

Empieza por afuera y luego avanza hacia adentro.
Recorre con tu lengua desde la base de un labio externo por encima de la hendidura y hasta la base del otro labio.

Jala los labios externos con tus labios.
Lame su perineo.
Luego muévete hacia adentro.
Jala sus labios internos con tus labios.

Usa tu lengua para trazar óvalos alrededor de la base del clítoris sin tocarlo.
Pon la parte plana de tu lengua en su orificio vaginal. Siente el calor y saborea sus fluidos.

Dale beso francés a toda la vulva. Esto es genial cuando no sabes qué hacer, cuando necesitas un descanso de estar haciendo movimientos con la lengua, y cuando se están excitando. Es sensual, íntimo, se siente delicioso, y ayuda a que todo su vulva se ponga en sintonía.

 **CONSEJO EXTRA:** ¿Sabes cuál es el símbolo popular de cunnilingus entre estudiantes? ¿La lengua entre dos dedos formando una V? Se supone que implica el separar los labios para lamer la concha/el coño. Y es la razón por la que no debemos seguir los consejos de los estudiantes de prepa. Los labios son parte integral del cunnilingus. Debes darles cariño antes y después del evento enfocado en el clítoris. Por lo tanto, lame, besa, mordisquea, y excita toda la vulva antes de dirigirte al clítoris.

Antes de ir por el glande del clítoris, usa tu lengua para acariciar el capuchón de éste. Tal vez puedas sentir la erección con tu lengua.

No subestimes al capuchón del clítoris. Tal como el prepucio en el pene, mover esta piel sobre el tejido eréctil se siente delicioso y ayuda a estimular todas las partes unidas a éste. De hecho, a muchas personas no les gusta la sensación de la estimulación directa del clítoris en absoluto. Esto es particularmente cierto en personas con alta sensibilidad—esas personas cosquilludas, a las que no les gustan los vibradores, o que la estimulación de los pezones es demasiado.

Estimulación del capuchón del clítoris

¿Te acuerdas del "Volcán Invertido" en el Capítulo 4? Ahora hazlo con tus labios. Protege la parte frontal de tus dientes con tus labios (has cara de viejite sin dentadura postiza), y pincha la base de su capuchón con tus labios. En ese momento, tu pareja puede hacer ejercicios de Kegels para mover su clítoris entre tus labios creando un masaje. O, con la misma posición de la boca, puedes mantenerte fije y dejar que tu pareja se roce en tu cara.

Lame de arriba hacia abajo un lado del capuchón. Esto funciona perfecto si pones tu boca en la **Posición de una Firme O**. ¡Checa la siguiente página!

Una de mis técnicas favoritas para la estimulación del capuchón del clítoris es lo que llamo "Pequeña Mamadita." ¿Recuerdas que el capuchón es prácticamente un prepucio? Con la Pequeña Mamadita, tú mueves el capuchón sobre el glande para crear sensaciones agradables. Rodea el capuchón del clítoris con tus labios (este es sonido de "uuu" de la palabra Aleluya). Tu labio superior va a estar colocado arriba de la raíz del clítoris, y tu labio inferior debe estar colocado entre la parte más baja del clítoris y el vestíbulo. Con los labios en esa posición, haz movimientos de adentro hacia afuera con tu cabeza, como si estuvieras haciendo una mamada pequeña, o chupando una paleta muy angosta. Mantén tu lengua a un lado si no quieres estimular el glande.

PRESENTANDO LA POSICIÓN DE UNA FIRME U

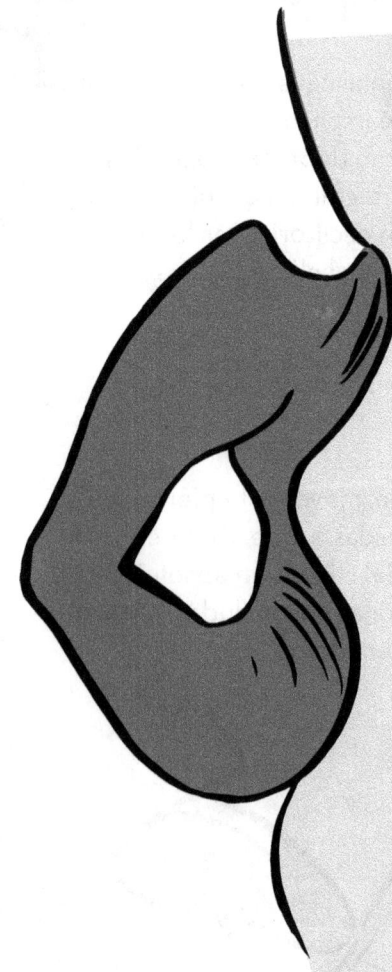

En las artes marciales tú necesitas una base firme e igualmente en el sexo oral. Excepto que ahora no estamos hablando de los pies y las caderas, sino de los labios y la cabeza. Esta base es muy útil para el cunnilingus.

1) **Abre tu boca como si fueras a cantar un sonido fuerte de "¡Uuuhhh!"** Tus labios deben estar colocados en forma de "u" amplia—no una "uuuh" apretada sino muy abierta (como si fueras a cantar Aleluya).

2) **Pon tus labios en su vulva.** Tu labio superior debe estar por encima de su clítoris, en la hendidura entre la base de su capuchón y su monte de venus. Si ella tiene vellitos, tu nariz va a estar sobre ellos, y va a parecer como si tuvieras un bigote. Si puedes, clava tu labio justo donde empieza a salir el vello. Tu nariz va a estar sobre su monte de venus. Tu labio inferior estará por debajo de su orificio vaginal, o un poco arriba si esa distancia es incómoda para ti.

3) **Apóyate sobre ella y pon presión en tu boca para crear una conexión energética.** Ten en cuenta que esta posición va a hacer que se te cansen los músculos del cuello. Hablaremos de cómo lidiar con ello más adelante.

Intenta esta técnica en la parte lateral de tu puño para ubicarte. El labio superior va en el dedo índice, y el labio inferior en el pulgar. (Lee *El Juramento del Meñique* en la siguiente página.)

La Firme U es la base para muchas técnicas de cunnilingus. Le ofrece a tu pareja una superficie para restregarse (ejemplo, tu cara), para estimular los bulbos del clítoris, para aislar el clítoris de la estimulación directa, y para hacer sentir a tu pareja segure y firme.

EL JURAMENTO DEL MEÑIQUE

¿Quieres practicar algunas técnicas en este capítulo?
¡Hay una manera simple!

Coloca tu meñique sobresalido como si fueras a tomar té, luego empuña tu mano con la otra alrededor, dejando solo la punta del meñique expuesto. La punta del meñique es tu clítoris fabricado. Puedes colocar tu mano empuñada de la manera que te acomode para que tu mentón pueda apoyarse donde tu pulgar se conecta a tu muñeca. Ten cuidado si tienes uñas largas.

Puedes realizar estimulación del capuchón por un rato ya que algunas personas llegan al orgasmo de esta forma. Si a tu pareja le gusta la estimulación directa del clítoris, esto es lo que debes hacer.

Mientras mantienes la Firme U, usa la parte plana de tu lengua para presionar el glande del clítoris. No la muevas todavía. Simplemente presiona. Tu pareja probablemente presionará su clítoris contra tu lengua, que es lo que tú quieres. Si ella se aleja, es probable que su clítoris aún no esté listo para ese tipo de estimulación. Sigue jugando con sus labios y sus muslos, o pregúntale si hay algo más que quisiera.

Si ella se presiona contra ti, significa que es tiempo de usar tu lengua. Nuevamente, sé deliberade pero sutil. El clítoris no es un saco de boxeo. Mueve la parte plana de tu lengua de forma que muevas el clítoris con ella.

Esto significa que debes mantener una presión decente sobre él. Aún no es momento para dar golpecitos en esta etapa. Recuerda que las sensaciones pequeñas se sienten mucho mayores. Empieza suave, firme, y constante. (Intenta esto en tu meñique.) Vas a aumentar la tensión y la presión ahí.

Explora moviendo tu lengua y el clítoris de forma rítmica y repetitiva. Esto puede implicar moverla de izquierda a derecha hacia arriba a la izquierda y hacia abajo. O de arriba a abajo. O de la parte superior izquierda en diagonal hacia abajo. O puedes intentar hacer un círculo completo y seguir dando vueltas. No recorras el círculo muy rápido. Intenta hacerlo por un momento, y si ella no reacciona con más excitación, cambia y haz algo distinto. Recuerda que esta es la etapa de "encender la caldera" del placer sexual. Una vez que tengas una idea de cómo tu pareja recibe placer, podrás explorar más esta etapa. A algunas personas les gusta quedarse en esta etapa por un laaaaargo rato. Se siente como un rico y sexy masaje. Por lo que a menos que tu pareja quiera un orgasmo inmediatamente, disfruta este momento.

Si tu pareja hace sonidos, seguramente podrás diferenciar entre "Oye, eso se siente muy bien" y "¡OH DIOS SIGUE HACIENDO ESO!"

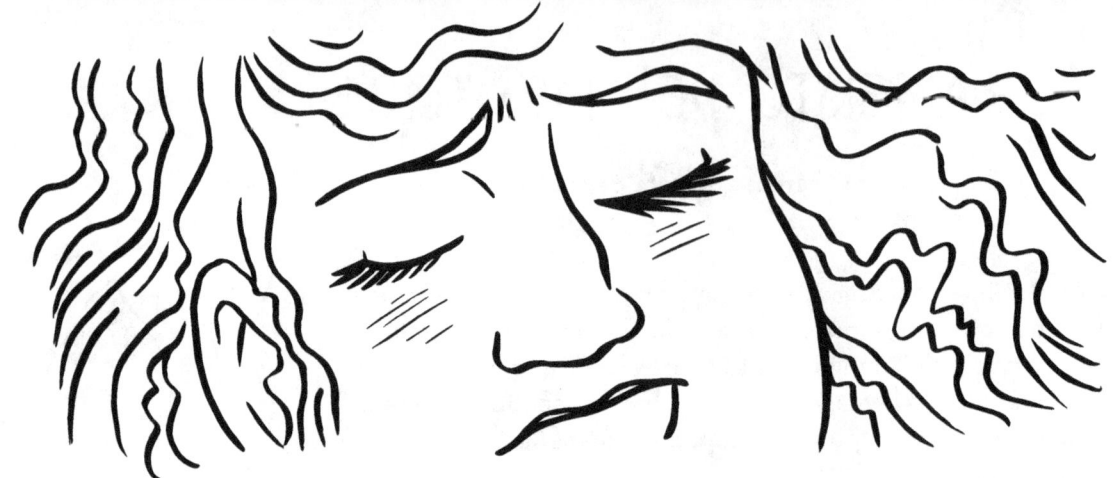

Cuando tu pareja está en este punto, tu trabajo, amige, es prestar atención a las súplicas de tu ésta, y seguir haciendo lo que estás haciendo. Cuando tu pareja esté excitada, puedes aumentar las sensaciones en el glande del clítoris. Para hacer esto, retrae el capuchón del clítoris y has lo siguiente:

¿Tu labio superior tiene bigote púbico? ¿Sí? Bueno, ahora vas a mover tu labio superior hacia afuera y hacia adentro, como si hicieras boca de pescado. Piensa en los labios de Kylie Jenner.

Sí, te ves ridícule. Pero tu cara está en su vulva, así que nadie se puede burlar de ti.

El objetivo de la boca de pescado es crear un movimiento en el capuchón de su clítoris, al retraerlo ligeramente. Ten cuidado de no jalarlo muy fuertemente. Solo necesitas crear un poco de tensión nada más.

Mientras haces esa boca de pescado, mantén la presión en su monte de venus con tu cara, y sigue lamiendo su clítoris de la forma en la que le gusta o en una nueva dirección.

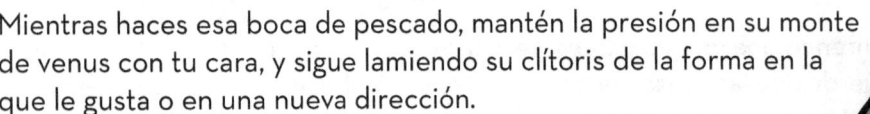

 **CONSEJO EXTRA:** Tu pareja debe estar muy relajade para que la boca de pescado se sienta bien. Hazlo una vez que ella se esté restregando en tu cara o te demuestre su grado de excitación. Este pequeño movimiento hace la diferencia.

MANOS

No porque tengas tu cara ocupada en su vulva, no significa que no puedes usar las manos.

Algo que puedes hacer con tus manos es poner la palma sobre su monte de venus, y sutilmente jalarla hacia su ombligo. Esto hará que los labios de su vulva estén más tensos y hará que se asome ligeramente el glande del capuchón. Este es un movimiento muy bueno cuando la persona se está empezando a excitar, especialmente si es une "chice restregadora." Le mantendrá estable y así no te tomen como caballo de rodeo, y también para estimular la estructura interna del clítoris y del tejido eréctil.

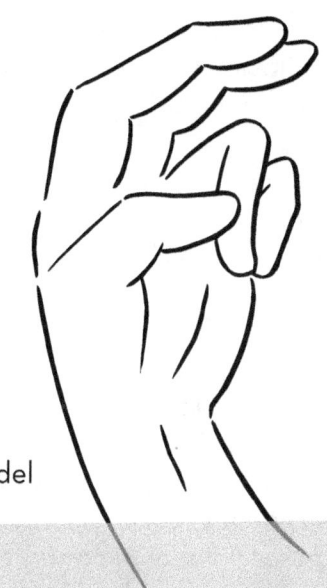

 **CONSEJO EXTRA:** Si le gusta restregarse, puedes usar tu antebrazo para jalar su vulva hacia abajo. Puedes seguir presionando su monte de venus, pero usando todo el brazo.

Puedes también poner la yema de tu pulgar sobre la entrada de su vagina (si ya has establecido confianza con respecto de la penetración) o sobre su ano (lo mismo). No lo metas, solo ofrece presión para que disfrute.

Bueno, tienes una mano sobre su monte de venus, la otra mano en su orificio vaginal o su ano, tu cara está contra su vulva, y tu labio superior está haciendo el movimiento de boca de pescado sobre su clítoris. ¿Ahora qué?

LLEGANDO A LA CIMA

El cunnilingus no debe girar en torno al orgasmo. Pero puede ser divertido cuando ocurre. Si quieres ayudar a tu pareja a venirse usando tu boca, la clave es amplificar la energía mientras mantienes el mismo ritmo y presión.

Recuerda prestar atención a los signos visibles y audibles de su excitación que va en

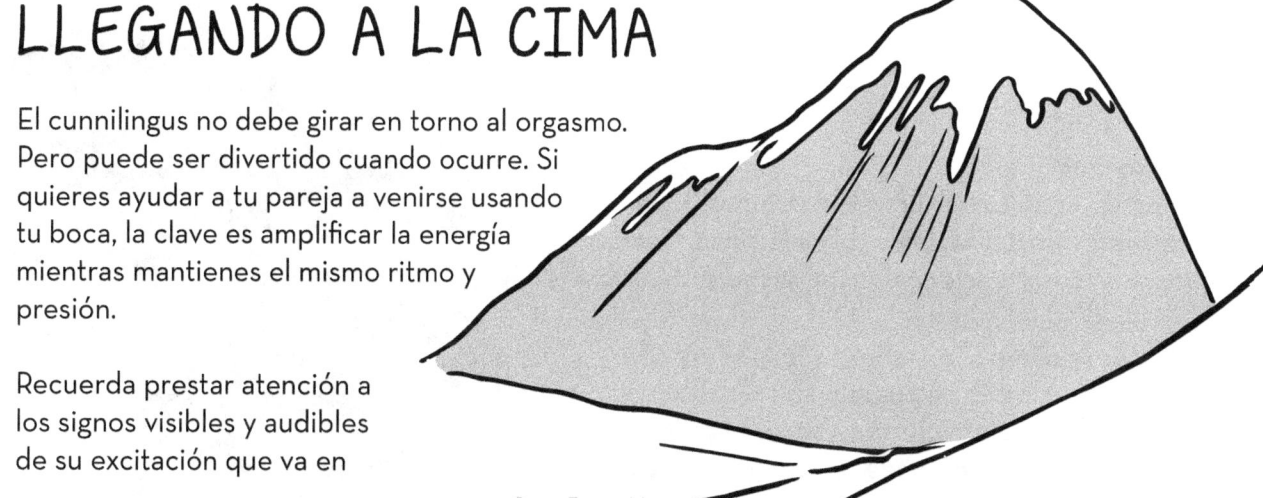

aumento: su vulva se va a hinchar y se va a oscurecer; su clítoris va a sobresalir del capuchón; su respiración será más corta y errática, o profunda, o tal vez se la aguante; sus muslos, abdomen, vagina, manos, y nalgas se van a tensar.

Si va rumbo al orgasmo, tu trabajo es mantenerle en el curso de éste. Lo que sea que estés haciendo con tu lengua, tus manos, y tu cara, ahora no es el momento de cambiarlo. Si, puede ser difícil. Hay un chiste viejo en la comunidad lésbica—cuando está a punto de venirse tu lengua se dormirá.

Por esta razón, a través del cunnilingus puedes cultivar un estado de conciencia, pero no como el Tai-Chi u otras artes marciales. Habrá un punto en el cual tu lengua se canse—es natural. Lo que te hará cinturón negro es 1) **tu habilidad para continuar con el ritmo a pesar de la fatiga y 2) tu habilidad para tomar un respiro sin interrumpir su experiencia placentera.** Ambas actividades requieren enfoque mental, intención, y un poco de elegancia. Mantenerte enfocade a pesar del cansancio se siente como cuando estás en una posición de yoga y tus músculos empiezan a temblar. ¿Qué haces? Sigues respirando. Mantienes tu enfoque. Tomas energía de tus reservas y la entregas. Esto es útil cuando tu pareja está muuuy cerca de venirse pero... le falta... un.... poquito... más.

Sigue respirando, mantén el ritmo y el enfoque, y dale tu atención.

QUEDARSE SIN GASOLINA

Puede ser que la fatiga ocurra más que los orgasmos. Los buenos cunnilingus requieren presión y movimientos repetitivos que cansan. Entonces, ¿qué podemos hacer?

Cambia la actividad
Cambia de estimulación lingual a estimulación manual. Si es posible, intenta imitar el mismo movimiento que estabas haciendo con la boca, ahora con tus dedos. Lee el Capítulo 4 para aprender técnicas usando los dedos.

Trae refuerzos
Si a tu pareja le gusta lo vibratorio, es buena idea mantener su vibrador favorito sobre la cama. Cuando te empieces a cansar, enciéndelo y salva el día.

Haz ajustes mínimos
Pon almohadas debajo de sus nalgas, cámbiate de posición, pasa de estar sobre tu abdomen a hincada, o muévete a una posición donde tu cuello esté más relajado.

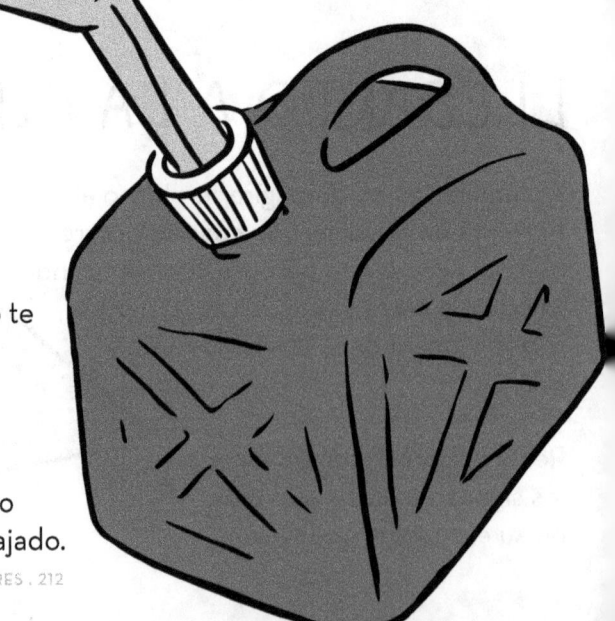

Recuerda el truco del burlesque
No tengas miedo de retroceder un momento y hacer algo distinto por unos minutos para recuperar tu energía antes de regresar al clítoris.

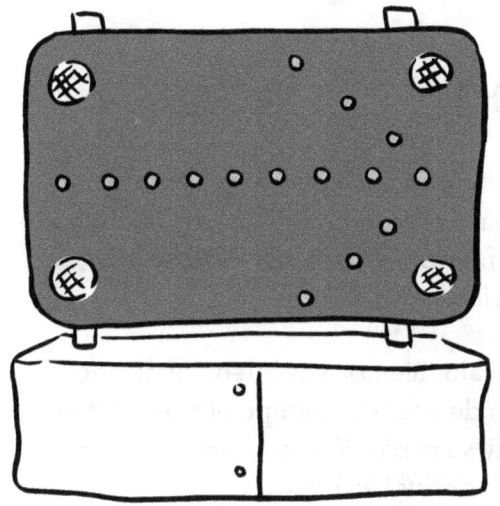

Ajusta posiciones.
Si ella está de espaldas y tú estás entre sus piernas, dile que se siente en tu cara, o ponte tras de ella en posición de perrito.

No tiene nada de malo tomar un respiro, tampoco.
Para hacer esto, debes de memorizar todo lo que estás haciendo (asumiendo que le está encantando), algo así como un espía. ¿Dónde está tu lengua? ¿Qué movimientos está haciendo? ¿En qué parte del clítoris lo está haciendo? ¿Qué estoy haciendo con las manos? ¿Dónde están sus labios internos y externos? Toma nota de todo. Entonces, deliberadamente has algo distinto. No te pares por completo, porque puede ser muy frustrante. Hazlo como si fuera una sinfonía y éste es el momento del piano. El distraer la atención del oro un momento puede lograr que cuando regreses a él, se sienta maravilloso. Una buena opción para este momento es el beso francés a la vulva. Esto le dará a tu lengua un descanso mientras que le sigues dando placer a tu pareja.

RELAJACIÓN POST ORGÁSMICA

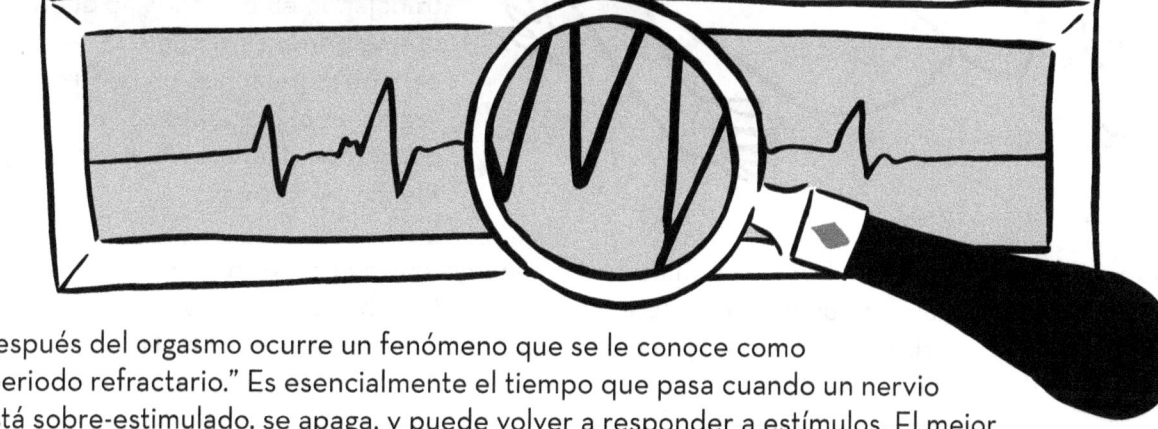

Después del orgasmo ocurre un fenómeno que se le conoce como "periodo refractario." Es esencialmente el tiempo que pasa cuando un nervio está sobre-estimulado, se apaga, y puede volver a responder a estímulos. El mejor ejemplo para el periodo refractario es el pene flácido del hombre cis y su respuesta de "¡no lo toques!" La mayoría de las mujeres cis no tienen periodos refractarios en el sentido científico, y los clítoris no necesitan tanto tiempo entre orgasmos como los penes, pero eso no significa que debes seguir lamiendo. Aunque quieras que se venga por segunda vez, es importante que pares todo movimiento una vez que se vino. A menos que ella te aleje, puedes mantener tu cabeza entre sus piernas, pero no lamas. Dale un momento.

Algunos orgasmos pueden durar más de lo que parecen. Deja que su respiración vuelva a la normalidad. Probablemente se cambie de posición después del orgasmo y relaje todos los músculos que tensó. Puede que deje los ojos abiertos. Si quieres tantear el terreno para un segundo round, solo dale una lamida suave. Lo más seguro es que o se coloque para que la sigas lamiendo o se aleje, y así sabrás la respuesta.

PENETRACIÓN

Las reglas de la penetración aplican igualmente para la mano que para el sexo oral. Hojea el Capítulo 4 si necesitas refrescar la memoria. Pero he aquí los puntos básicos:

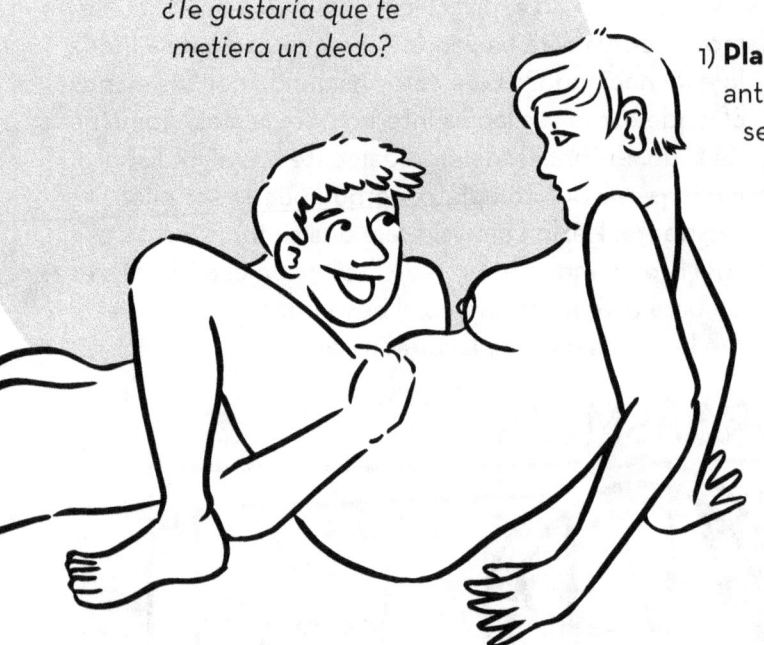

¿Te gustaría que te metiera un dedo?

1) **Platícalo.** Siempre es bueno platicarlo antes de hacerlo durante el sexo oral. Un sexy y simple, "¿Te gustaría que te meta un dedo?" es bueno.

> **CONSEJO EXTRA:** Tal como los frijoles en el arroz, a algunas personas les gusta la estimulación del clítoris y del punto G de forma simultánea, y a otras no. Por eso es bueno platicarlo. Para algunas personas si ya estás trabajando en el clítoris no querrán que te brinques al punto G. Pero para otras personas, un dedo en la vagina en el momento correcto les puede mandar hasta la estratósfera. Platica, no asumas.

2) **Tranquile, tigre.** Hay una diferencia significativa de energía entre el cunnilingus y coger con la mano. No te entusiasmes con la mano. Mete uno o dos dedos y has un poco de mete-saca, pero enfócate en el clítoris como el evento principal. Una presión firme en dirección al abdomen puede ayudar a estimular la crura.

3) **Aprende a saber cuándo usarlo.** Para algunas personas, recibir un dedo es como subirse a una catapulta que les lanza hacia el mundo feliz. Si ésta eres tú o tu pareja, usa tu dedo como un "as en la manga"—o sea tú. Úsalo sabiamente y ambes sentirán el amor.

4) **Prepárate para la salpicada.** Si tu pareja eyacula y la estás chupando, puede que te mojes cuando se venga. Solo tenlo en cuenta.

RESPIRACIÓN

Si pones suficiente presión en su monte de venus con tu cara, es probable que te falte el aire. Es probable que tu nariz esté enterrada entre sus labios o su vello púbico, y tu boca esté ocupada trabajando. La clave para la respiración mientras le haces un oral es hacerlo sin interrumpir el ritmo.

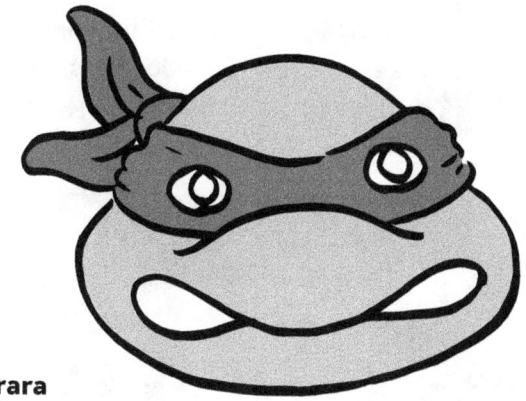

Entonces... ¿qué hacer para no morir en la posición más rara (pero heroica)?

Tal vez se rían de mí, pero para mí respirar durante un oral es como hacer cara de Tortuga Ninja Mutante. Si no entiendes mi referencia, puedes reírte y pensar que soy rara. Te voy a explicar:

La clave es respirar por los lados de la boca.

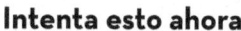

Intenta esto ahora
Has el ejercicio del Juramento del Meñique en tu mano. No respires por la nariz. Toca tu meñique con la lengua imaginando que es un clítoris. Dale toda tu atención. Hazle el amor a ese dedo. Cuando necesites respirar, has un orificio por el lado de la boca e inhala, pero mantén la presión y el contacto con el clítoris y el monte de venus. No tendrás mucho espacio para respirar, pero es suficiente. Practica esto evitando que tu ritmo se vea alterado.

Otra opción
Inclina tu cabeza hacia un lado. Mantén la presión y movimiento en el clítoris. Inhala y regresa la presión a su monte. Si puedes mantener un buen ritmo, esto se sentirá como nadar en estilo libre con intervalos de respiración.

Finalmente, intenta el método de carbonación
¿Sabes cómo al destapar un refresco de corcholata, ésta se inclina y deja salir el gas? Así es como vas a respirar. Presiona tu cara contra un lado de tu mano y empieza a mover la lengua. Asegúrate que tu boca está sellada contra la mano. Luego separa los labios lo suficiente como para respirar. Probablemente sientas entrar el aire por el lado de tu boca y un poco por arriba. Luego vuelve a sellar la boca contra la mano.

Lo increíble de estas técnicas de respiración es que el flujo de aire fresco le llega a los genitales de tu pareja y se siente muy bien. Practica y escoge la técnica que mejor te acomode e impresiona a tu pareja con tu dedicación a su clítoris.

CONSEJO EXTRA: El gemir no es únicamente una reafirmación positiva. También provoca sensaciones. Cuando gimes, generas vibraciones en la forma de un sonido. La próxima vez que hagas un oral, intenta gemir, zumbar, y explorar otros sonidos. Tal vez te sientas ridícule, pero a tu pareja le encantará.

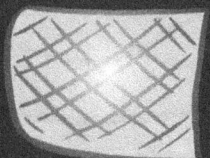 Hay algunas formas para encontrar el clítoris aún cuando está oscuro.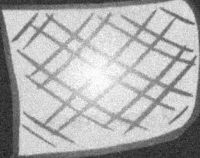

De arriba hacia abajo

Encuentra la hendidura de los labios. Es la zona donde se encuentran los labios en la parte superior de la vulva. Lo encuentras normalmente en línea recta del ombligo hacia abajo. Algunas veces hay vello y otras no. Si recorres con tus dedos por debajo de la hendidura, la textura de la piel va a cambiar de "normal" a suave y húmeda. Usualmente, unos centímetros debajo de la hendidura encontramos el clítoris. Si encuentras el orificio vaginal es porque ya te pasaste.

De abajo hacia arriba

Encuentra el orificio de la vagina. Seguro está más húmedo y caliente que el resto de la vulva. Los labios probablemente están doblados así que hazlos a un lado. Un poco al norte del orificio vaginal se encuentra el vestíbulo—un pedazo de piel muy resbaloso. Sigue hacia el norte hasta que sientas una pequeña protuberancia. Si llegas a la hendidura (donde los labios se unen hasta arriba), ya te pasaste.

 CONSEJO EXTRA: Es más fácil encontrar el clítoris con tu lengua que con tus dedos. Usa tu lengua para buscarlo.

POSICIONES

La clásica posición del "misionero" hará que te duela el cuello, especialmente si estás poniendo presión contra su vulva. Puedes aliviar esto al enrollar tus brazos bajo sus muslos y hacerte hacia atrás, de manera que tus manos puedan tocar sus senos o su monte de venus. En esta posición, puedes usar tus brazos para jalar su cuerpo hacia tu cara en lugar de tener que generar la presión con tu cara y cuello. Es también genial porque puedes presionar su monte y jalarlo hacia arriba para tensar sus labios con tus manos libres.

Otra posición que me gusta es **el 69 de lado**. Esta posición es genial incluso si no se hacen un oral simultáneamente. Tu pareja puede poner su cabeza en una almohada o en tu cadera mientras te la comes. Puedes poner tu cabeza en su entre pierna y aun así generar suficientemente presión con ella. Intenta enrollar tu brazo alrededor de su cadera y nalgas y coloca la yema de un dedo sobre su ano, perineo, u orificio vaginal. Puedes usar este brazo para jalar sus caderas hacia tu cara y generar la presión para la Firme O.

El Trono de la Reina. Esta es una posición fantástica por muchas razones. Tú como le conductore puedes relajarte, mientras tu pareja se monta con tu cara. Esta es una excelente opción para aquellas personas a las que les gusta restregarse con su vulva, porque pueden hacerlo contra tu boca y cara tan fuerte como quieran sin que te lastimes el cuello. Puede ser una posición emocionalmente difícil para algunas personas, especialmente para quienes están en posición superior, ya que se pueden sentir expuestes. Pero a otras les encanta por esa misma razón, y además desde abajo se tiene una vista fantástica.

El único inconveniente de esta posición es el control de la respiración de le conductore. El vello púbico o la piel del monte de venus pueden impedir que respires. Es buena idea que une de ustedes mantenga el monte de venus jalado hacia arriba y lejos de la nariz para mantener el flujo de oxígeno. Las chicas gorditas, van a necesitar sostener su pancita también. También ten cuidado si le navegador eyacula o se moja mucho. Una amiga inventó la frase "embarque de la concha" para explicar el miedo de ahogarse en esta posición.

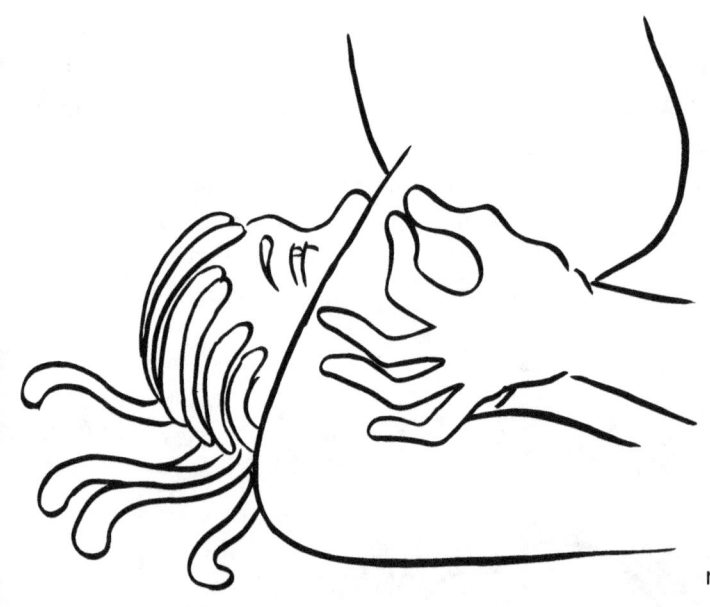

Si tú estás en posición de reina, como navegador tienes todo el control, por lo que practica cunnilingus seguro al hacer contacto visual cada cierto tiempo y pregúntale cómo va. A mí me gusta hacer señas con las manos. Mi pareja golpea mi muslo rápidamente si necesita que me quite. Si me da la señal de "bien" entonces sé que todo va perfecto.

Una nota final: Las láminas dentales no funcionan bien en esta posición. Asfixia no consensuada no es sexy.

Belleza Trasera. . Hacerle sexo oral a tu pareja por detrás puede ser muy sensual. Deberás estirar más la lengua para llegar al clítoris, pero eso es parte del placer. Puedes hacer esto mientras tu pareja está en cuatro. Lo que hace que esta posición sea muy sexy (pero desafiante para algunas personas) es que debes subir la cabeza por la grieta de sus nalgas. Esta posición requiere que pongas tus ojos contra sus nalgas, para que tu nariz esté prácticamente penetrando su vagina, mientras que tu lengua saborea su clítoris. La sensación es increíble para le que recibe, porque se pone presión en partes que normalmente no reciben atención, como el área que conecta las nalgas y las piernas. También se siente delicioso en la cara de le dadore. Me encanta hacer esto cuando mi pareja está haciendo cosas comunes como lavar los platos. Me agacho entre sus piernas, le bajo la ropa interior y me la saboreo por detrás, logrando que el trabajo de casa sea más divertida.

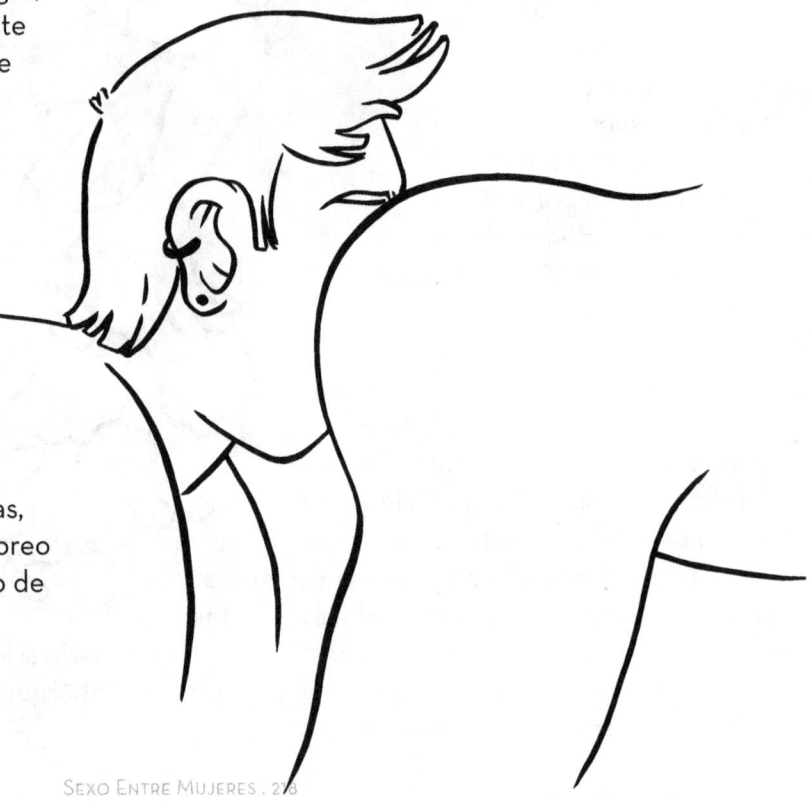

TIPS DE CUNNILINGUS PARA LES PASIVAS EMPODERADAS

Te están haciendo sexo oral. ¡Felicidades! Bien por tí.

¿Quieres ayudar a tu pareja a ayudarte? ¡He aquí algunos consejos!

1) **Sé una pasive empoderade.** Dile a tu pareja lo que quieres. ¿Te gustaba más lo que estaba haciendo antes? ¿Necesitas otra almohada bajo tus nalgas? ¿quieres que intenta algo que nunca has probado? ¡Ya sabes qué hacer! Estar empoderade no implica ser grosere. Solo significa que le comuniques a tu pareja lo que le hará tode una estrella del rock.

2) **Préstale tu mano.** A muchas personas les gusta presionar su monte de venus cuando reciben estimulación del clítoris. Pero algunas veces, tu pareja va a tener las manos ocupadas y no podrá hacerlo. Intenta presionar tu monte o jalar tus labios en dirección al ombligo. Esto hará que tus labios se estiren, lo que contribuirá a tu placer y facilitará la movilidad de tu pareja.

3) **¡Restriégate!** Al restregar tu concha/coño contra la cara de tu pareja se va a estimular toda la vulva. Al restregarte flexionarás los músculos del piso pélvico, que a su vez estimulan la estructura interna del clítoris. También informará a tu pareja que lo que está haciendo se siente muy bien.

4) **¡Respira!** Si te olvidas respirar, tu cuerpo dejará de sentir placer. Respira profundamente y relájate.

5) **Deja de preocuparte por ella**. Esto va a sonar egoísta, y es un tanto. Muchas mujeres se preocupan por muchas cosas relacionadas con el sexo y su cuerpo. Relájate y disfruta. Deja que tu pareja se haga a cargo de tus necesidades físicas. Tú hazte cargo de ti misme. Recuéstate y disfruta.

¿QUÉ TE GUSTA DEL CUNNILINGUS?

Me encanta el sabor, el olor y la manera en cómo me pierdo en la complejidad de una concha y las reacciones que puedo hacer sentir a una mujer.

Me encanta el sabor y la vista.

Para mí es un acto muy personal de entregarme a alguien y llevarla a un estado de arrebato y liberación emocional. Me encanta el poder darle esto a la mujer que amo.

Me encanta la intensidad al sentir que lamen mi clítoris, que lo succionan, y lo jueguetean suavemente. Me encanta el sabor de los genitales. Me encanta la sensación de excitación en el cuerpo de mi pareja en mi lengua y particularmente me encanta si mi pareja se viene en mi boca o se chorrea en mi cara, en mis dedos, y en mis senos.

Me gusta sentirme poderosa; me gusta sentir la cara de otra persona lamiendo mis jugos.

Me encanta poner mi cara ahí abajo. Saborear, explorar, y aprender. Sentir cosas en ella que mis dedos no habían sentido. Me gusta no poder descifrar qué me está haciendo. La intimidad me hace volar. Me hace sentir especial.

Se siente como si el cuerpo entero de mi pareja bailara en la punta de mi lengua, arqueándose y moviéndose... increíble.

Me ENCANTA el cunnilingus. Me encanta el sabor del coño y esos estremecimientos de placer, y sentir y escuchar a mi pareja mientras se enciende y pierde el control.

Cubrirme del sudor, los jugos, la saliva de mi pareja...lo que sea que haya allá abajo, lo quiero en mi cara.

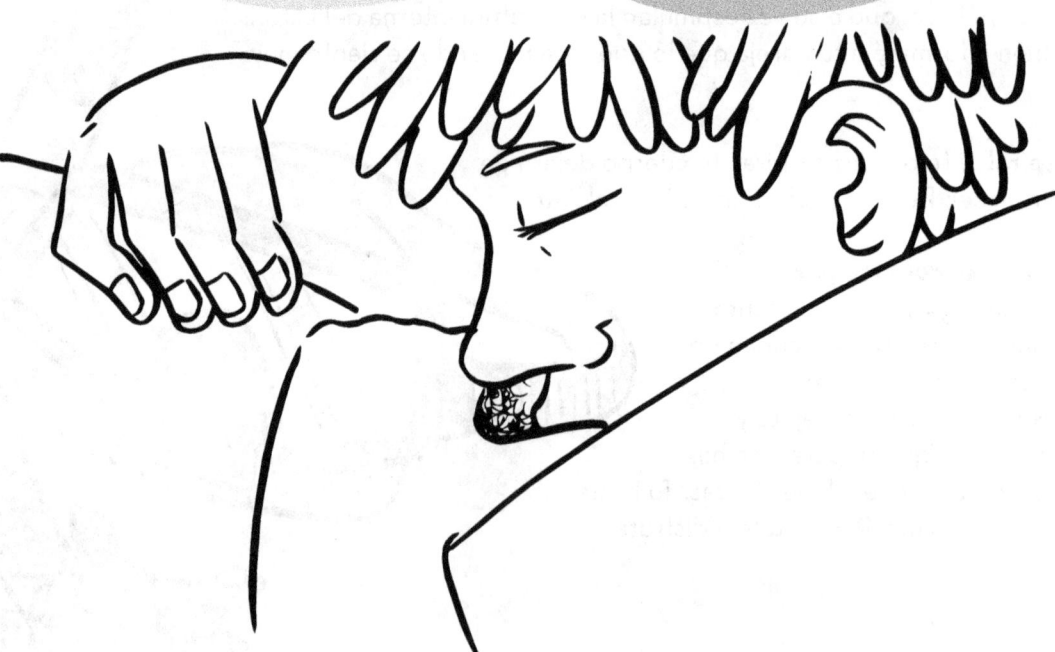

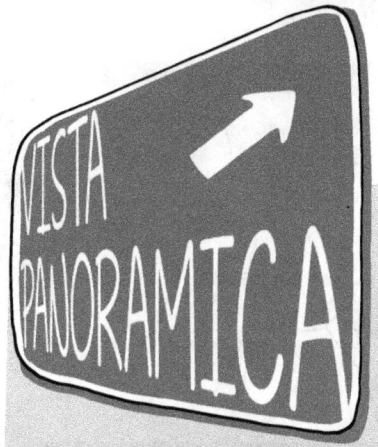

Cunnilingus Para Mujeres Hetero
por Nina Hartley, R.N.

Felicidades por querer expandir tu repertorio erótico e incluir vulvas. Como una amante de las vulvas, sin hablar de mi experiencia como profesional del trabajo del sexo, te doy la bienvenida al maravilloso mundo de las partes femeninas. La lección de hoy es una guía corta de lo que puede ser un aprendizaje para toda la vida, si así lo deseas.

Si ya te gustan los penes, te ayudará pensar que un pene no es algo más que un clítoris grandote. O que un clítoris es un pene pequeñito. Sin importar el tamaño exterior, ambos son falos: base, glande, corona, prepucio y frenillo. Yo tengo un repertorio con el que empiezo con la mayoría de mis parejas. Después de llegar a su vulva y de halagarla por su apariencia, pongo mi labio cubriendo mis dientes superiores en su hueso púbico, donde el capuchón del clítoris se encuentra con la hendidura de sus labios. Esto pone naturalmente mi quijada sobre el orificio de su vagina. Luego, respiro naturalmente hasta que ambes estamos sincronizadas. Este momento de conexión me permite relajarme y ponerme en sintonía. Ella comenzará a mover su cadera en mi cara, lo que me indica que está lista para que la fiesta comience.

Yo empiezo a chupar suave y lentamente su vulva. Si no sabes cómo hacerle esto a tu pareja, pídele que succione la piel entre tu pulgar y la mano y luego cópialo en tiempo real. Te sorprenderá qué tan rápido mejoras. Es como chupar un pene que no está duro, pero que pronto estará. O puedes imaginar cómo chuparías un pene que es del tamaño de la punta de tu meñique. Créeme, ella siente su clítoris tan grande como un pene de 20 centímetros en un hombre. Es un ajuste de algoritmos entre transistores y microchips. Si un movimiento de seis milímetros en un pene es mucho, en un clítoris es demasiado. Entre más lento te muevas, más oportunidad le das a esas 8,000 terminaciones nerviosas a encenderse y darte placer.

Si pierdo la conexión con mi pareja o no sé qué hacer después, simplemente mantengo mis dientes cubiertos con mis labios y aplico presión, dejando que ella se mueva como desee. O succiono su piel con mi boca, jalo la piel del hueso púbico como 3 centímetros y la dejo que se restriegue contra mi cara (mantén esos dientes cubiertos). Si sigo sin saber qué hacer, o si parece que mis acciones no la están llevando al límite, quito mi cara de su vulva y la invito a usar sus manos o un juguete mientras yo le doy apoyo manual si ella lo pide. No es malo recostarte junto a ella y abrazarla mientras ella se estimula el clítoris y tiene un orgasmo.

Toma práctica, pero al menos la tarea es divertida.

El lema de Nina Hartley: "Una necesidad nunca es poco sanitaria mientras seamos cochinotas, ya que lo "sanitario" es un estado y lo "cochinota" es un estado de la mente," la ha ayudado en sus 30 años de carrera profesional como profesional de la industria del sexo, como defensora de la libertad de expresión, como liberacionista sexual, como educadora, y como profesional de la perversión.

PENE DE MUJER CHUPAR LA MENINA

Para el caso de las **mujeres trans post-operadas**, la base del cunnilingus es la misma, excepto que no hay mucha estructura interna del clítoris. Esto significa que puedes enfocarte en el glande y disfrutar los labios vulvares y el interior de la vagina. Los labios, particularmente son muy divertidos para las mujeres trans post-operadas, ya que están hechos del tejido escrotal y mantienen muchas terminaciones nerviosas.

Para el caso de las **mujeres trans no operadas**, usa lo que ya hemos aprendido sobre las estructuras genitales análogas para "mapear" lo que hemos platicado en las páginas anteriores en su clítoris trans. Esto significa que debes de centrar tu atención en el glande y en el frenillo. Muchas mujeres trans dicen que disfrutan la estimulación oral como el cunnilingus tradicional, por lo que explora lamiendo, chupando, y apretando tu cara contra ella como lo harías con una vulva. Esto es fácil si no tiene erecciones, porque su clítoris es manejable y fácilmente apretable. Puedes apretar su clítoris contra su abdomen y enfocarte en la zona caudal de éste, especialmente el frenillo y la corona.

Para otras mujeres, el cunnilingus en forma de una felación es agradable. Pero te sugiero no comenzar con eso. Mejor pregúntale cómo le gusta ser tocade.

Para otras mujeres, mucha estimulación del glande es desagradable. Esto es particularmente cierto si tiene erecciones. Si este es el caso de tu pareja, da lamidas pequeñas aproximadamente de 2.5 centímetros debajo de su frenillo, en el área ventral de su clítoris.
Independientemente de cómo le guste el sexo oral a tu pareja, es buena idea empezar poco a poco, jugando con sensaciones en lugar de asumir que ciertos genitales siempre disfrutan lo mismo.

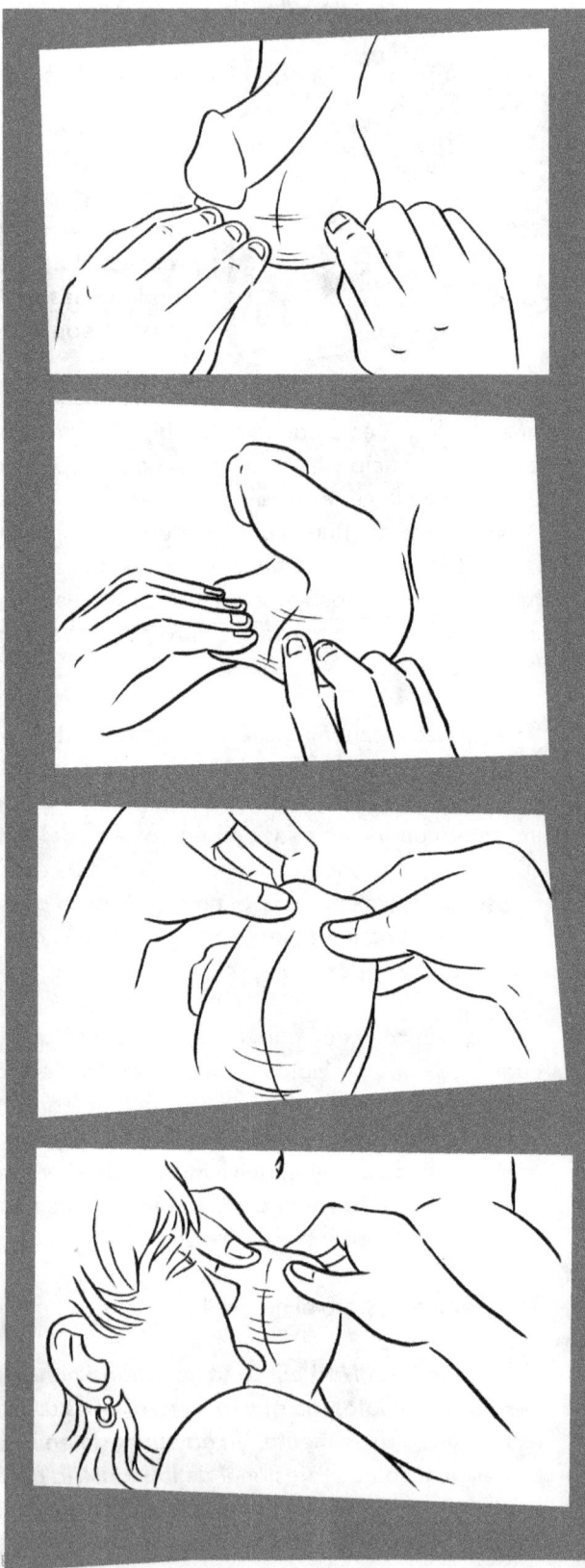

Con todas tus parejas, la posición de la mano puede ser la misma: una mano en su monte de venus, ligeramente jalando hacia arriba, una yema del dedo en su orificio vaginal (o en su perineo o su ano).

Usa tu mano para acariciar sus genitales, pon tu pulgar por debajo de su escroto y tu dedo índice enrollado alrededor de su clítoris. Yo lo veo como con **ramo de flores genital**. Cuando has atrapado toda esa área, puedes jugar con tu lengua, tu boca, juguetes, o con la otra mano.

Si a tu nena le gusta el juego escrotal, intenta lo que llamo **"La Ardilla Voladora."** (Checa la página anterior.)

Para hacer la Ardilla Voladora, jala suavemente la piel del escroto (sin jalar los testículos ni los conductos) y ponlo por encima de su clítoris. La piel se va a estirar y se va a ver brillosa. Puedes entonces poner tu boca justo en el medio, apretando sobre su clítoris a través del escroto. Luego puedes lamer, mordisquear, y chuparle sabroso. Esto se puede sentir bien independientemente si tiene erecciones o no. Me encanta esta técnica porque me ofrece la oportunidad de clavar mi cara en mi pareja—mi parte favorita del cunnilingus. Dependiendo de lo que le guste que le hagan en los testículos, puedes dejarlos a un lado del clítoris, o acariciarlos. Si le gusta la estimulación de la próstata, un dedo dentro de su ano mientras le chupas puede ser glorioso. Y si ella es fan del muffing, métele el dedo de esta forma, mientras la saboreas.

¿QUÉ OPINAS DEL SEXO ORAL?

Me gusta bajo ciertas circunstancias. La forma que me gusta que lo hagan va a depender de cómo me sienta en ese momento. A veces me gusta que me la chupen como si fuera un pene. Algunas veces me pongo un arnés con dildo, porque se siente "bien." Otras veces, prefiero que me laman y me besen y traten mis genitales como una vulva.

¡Me encanta el sexo oral! Hay pocas cosas que no me gustan y si algo no me gusta en medio de la acción lo digo y pido que hagamos algo distinto. Me encantan los movimientos de la lengua en mi clítoris trans cuando son circulares y de arriba hacia abajo haciendo un delta en mi frenillo (lo aprendí de Cogiendo con una Mujer Trans). El presionar mi clítoris contra mi abdomen y mordisquearlo usando los labios—es maravilloso. También me gusta que me chupen. Esto puede ser raro porque se siente parecido como cuando pensaba que era un chavo. Pero al mismo tiempo, es diferente y se siente delicioso y me provoca más orgasmos que con otras actividades sexuales.

Sí, pero no por mucho rato porque me sobre estimula (esa sensación parecida al dolor y no al clímax) porque muchas personas tienden a concentrarse en la punta ya que es más fácil de alcanzar. Pocas personas han logrado hacerlo bien; no es tan complicado hacerlo desde la primera vez bien como todos creen. Igualmente, yo prefiero que lo hagan más profundo (cerca de la base) y pocas personas son capaces de hacerlo hasta donde es sensible para mí, de otra forma siento como si su boca está en mi codo y todo el entusiasmo se va a la basura.

¿PREORGÁSMICA?

El mito más común de las mujeres preorgásmicas es que no disfrutan del sexo ya que no tienen orgasmos. Esto es completamente falso. Los orgasmos para muchas personas son la cereza del pastel, pero el sexo es el pastel. Con cereza o sin cereza, ¿a quién no le gusta el pastel?

Si tú o tu pareja no tienen orgasmos, no significa que el cunnilingus está descartado. E incluso si tú algunas veces te vienes, pero no lo sientes en este momento, no significa que estás descompuesta. Disfruta la intimidad, la conexión, y la experiencia corporal del placer. La parte más difícil del cunnilingus para la mayoría de las mujeres es poder escapar de sus cabezas. Si te presionas a venirte o presionas a tu pareja para que se venga como una estrella del porno, vas a tirar al placer por la ventana. En lugar de eso, complácete y disfruta.

COMO UNA VAMPIREZA

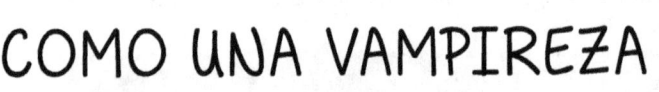

Sí, Virginia, puedes chuparle la concha a tu pareja cuando está en sus días. Ya que el flujo menstrual es principalmente sangre, debes de asegurarte de hacerte la prueba de hepatitis y de estar vacunada contra la misma, y de conocer el estatus de ITS's de tu pareja. Si tienes dudas, puedes usar una lámina dental, ella puede ponerse un tampón/copa menstrual, y se pueden enfocar en la estimulación externa más que la interna

---

Recuerda que todas estas técnicas son sugerencias. Si a tu pareja no le gustan las cosas que mencioné, o prefiere algo diferente, hazle caso. Les únices expertes reales en el placer son las personas dueñas de esos cuerpos. Por lo que, platícalo, y toma decisiones que se ajusten a tu pareja y las circunstancias.

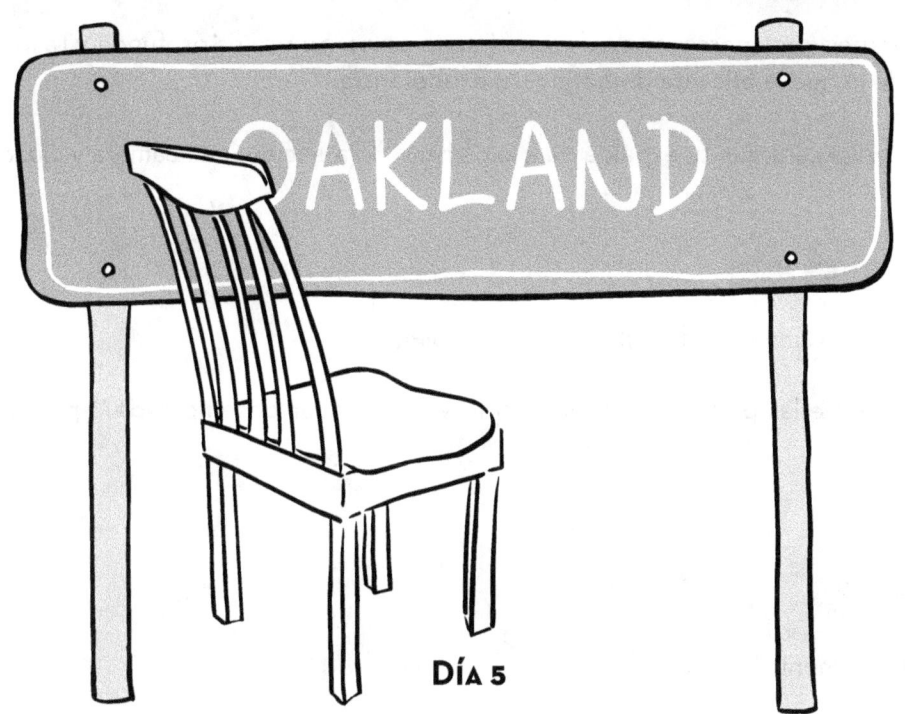

Día 5

Jackie se despierta con el aroma del café y los huevos, y con el ruido de Sergio al silbar en la cocina. Tiene puesto unos calzones y nada más.

"Buenos días." Sergio sonríe.

"¿Qué es todo esto?"

"El desayuno," responde. "Y una disculpa. Si me permites, déjame empezar otra vez. Te he extrañado. Me desperté pensando en comer tu coño."

Jackie se ríe. "Oh, eso suena muy bien."

Sergio sonríe. "Bien. Come para que luego te coma yo."

Jackie se come los huevos. "Oye, ¿me ayudas con un video? ¿Matamos dos pájaros de un tiro?"

• •

Los rayos de sol atraviesan la ventana del cuarto de Jackie y se reflejan en la silla del escritorio.

"¿No necesito firmar algo antes de hacer esto? Sergio pregunta desde su posición, hincade en frente de la silla.

"No es pornografía. Es arte."

"¿Cuál es la diferencia para personas como yo?" Sergio se ríe. Su risa es profunda y rasposa. Su risa le recuerda a Jackie lo que le encanta de Sergio: su exuberancia.

"Bueno, voltea la silla para que tu espalda de a la cámara." Ella enciende la cámara y ajusta su posición en el asiento.

"Mi lado bueno," Sergio se ríe.

Jackie coloca la cámara, se quita la ropa interior y se sienta.

Sergio se coloca entre las piernas de Jackie. "¿Me voy a quedar desempleade?" pregunta desde su posición.

"No estás a cuadro."

"¿Qué tratas de ver?"

"No sé. Es un experimento."

"¿Liste?"

"Vamos." Ella le da grabar. El bigote de Sergio le hace cosquillas en sus muslos, a la izquierda, a la derecha, a la izquierda, y luego cerca de su vulva. Los besos se convierten en lamidas. Sergio mordisquea sus labios externos desde arriba hasta abajo. Coloca su boca sobre el monte de venus, envolviendo toda su vulva. Sergio suspira. Jackie también. Ella ve su boca en la pantalla de la computadora. Ella lame sus labios mientras que Sergio lame sus otros labios. Sergio besa y roza su cara contra los pliegues de su vulva. Jackie se rasca la cabeza, algo que a Sergio le agradaba, y al parecer, le sigue agradando.

Sergio presiona su boca contra ella y pone su mano atrás de la espalda de Jackie para acercar sus caderas hacia su cara. Ella comienza a moverse y a gemir. Jackie no está segura si debe hablar, pero quiere decir "¡sí!" entonces lo hace, solo una vez y de forma casi cortada. Jackie batalla con mantener su cabeza centrada. Su boca está abierta y su respiración se vuelve difícil. Sergio mantiene su cara firme y jala las caderas de Jackie hacia su boca. Jackie sonríe. Elles recuerdan que es así como le gusta venirse a ella. Su orgasmo es inminente, ella batalla contra el movimiento de cabeza ya que el marco es muy angosto como para capturar la escena.

"¡OHHH!" Ella grita. Echa su cabeza hacia atrás y envuelve con sus piernas los hombros de Sergio.

Un momento de calma invade la habitación. Luego Sergio se sube y la besa suavemente. Su bigote está húmedo de ella.

"Solo es tu boca," dice Sergio mientras la voltea a ver sobre su hombro.

"Estaba tratando de dibujar una paralela. Y tal vez construir una metáfora."

"¿Qué?"

Jackie se sienta con el video y lo ve completo. Cuando ella se viene, su boca desaparece, y en la cámara solo se ve su cuello. El auto foco trata de enfocar. Luego enfoca su pulso, un pequeño bulto sobresalido de piel en su cuello. Sus músculos se ven tensos, pero su pulso es fijo y fuerte. Unos segundos pasan, respiraciones, sangre, y un tendón que se mueve a ritmo del concierto de placer en la pantalla.

Luego la boca de Jackie vuelve a aparecer en la escena. Ella medio sonríe antes de hacerse hacia atrás y detener la grabación.

"Sí," dice Sergio mientras se abotona su camisa y se enrolla las mangas cerca de los codos. "Me gusta."

Jackie acompaña a Sergio a la puerta. "¿Te vas a quedar?" Sergio pregunta. Jackie se encoje de hombros.

"Bueno, yo te puedo ayudar a meter esos videos a ciertos clubes, si es la ruta que deseas."

"Tal vez," Jackie responde con una sonrisa.

Se dan un besito y Sergio se aleja hacia la estación BART al mismo tiempo que Laura se estaciona.

· ·

Antes que Laura pueda decir nada, Jackie le dice, "No me quiero ir."

Laura se queja. "¿Cuántas veces debo de disculparme?"

"Te has portado muy mala onda desde que dejamos Canadá. "¿Por qué habría de pasar otros seis días de infierno contigo?"

"Porque…"

Jackie nota que Laura trata de buscar las palabras correctas que la animarán a subirse al carro.

"Porque todo es más divertido contigo. Se siente nuevo y acompañado."

"No tan bueno."

Laura pone sus ojos en blanco. "Lo mejor está por venir."

"¿Entonces?"

"Es un mundo grande, Jackie. ¡Un estado enorme! ¿No quieres ver un pedacito?"

"Me gusta estar en casa. No está mal."

"No está mal es muy diferente a maravilloso. ¡Vamos! Se supone que venimos de aventura. ¿Cuándo fue la última vez que visitaste Big Sur?"

"Nunca he estado ahí."

"Yo tampoco. ¿Ves?"

"Yo pensé que no nos saldríamos de la autopista 101 a partir de ahora."

"Si, pero... La aventura nos llama. Vamos. Vamos a subirnos a los árboles y a colgarnos como changos."

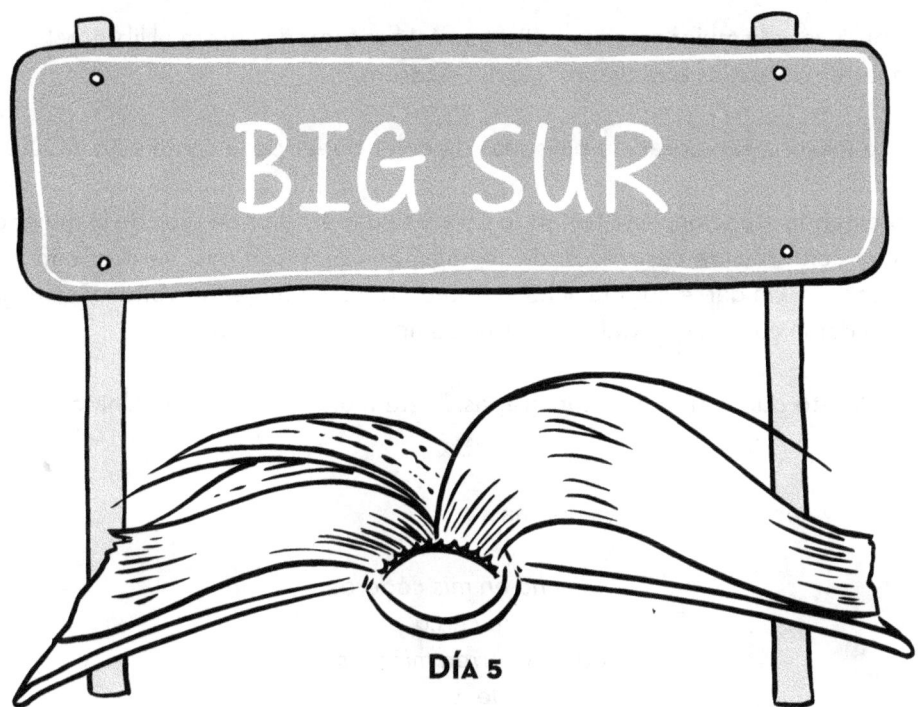

Día 5

Olivia avanza por la autopista 1. A la izquierda campos verdes, y a la derecha el mar azul. Lentamente las montañas se transforman en bosques, y los árboles son tan altos que no dejan pasar la luz del sol. El aire huele a salud y frescura. Jackie saca su cabeza por la ventana como un perro y respira.

"Henry Miller fue un misógino," Laura comenta mientras el aire del océano entra por la ventana.

"Y el Trópico de Cáncer era increíble; Anais Nin fue una de las más bisexuales sensuales de todos los tiempos, y aun quiero ir a esa librería."

Jackie estaciona a Olivia entre unas secoyas frente a la librería de Henry Miller. Laura se baja del carro, contempla los árboles y con sus dedos recorre los troncos. Atrás de la puerta hay una cabina pequeña. Hay esculturas basura en el pasto.

Laura pasea por el anfiteatro y Jackie entra.

La librería huele como toda librería debería oler, a una mezcla de moho, papel, y humedad. Un hombre joven está sentado atrás de la caja registradora y les sonríe tras un libro llamado El Sueño de un Lenguaje Común. Les pregunta si necesitan algo. Solo hay un cliente en la tienda, un hombre encorvado en la sección de metafísica.

Jackie escanea los dorsos de los libros en la sección de poesía, la mayoría de ellos son de autores de la era de Beat, interrumpidos por autores contemporáneos.

"Tenemos nuevos libros al frente."

Jackie se voltea para ver a la mujer morena y alta que está recargada contra el librero. Lleva una playera blanca polo con letras bordadas que dicen, "Libris Pistorum."

"Buen material. La mayoría son cosas de personas de color queer de la costa este. ¿Quieres ver?"

Jackie no está prestando atención, está tratando de averiguar el color de ojos de la mujer que se oculta tras los lentes con contorno de caparazón de tortuga. Sus ojos son casi verdes, con puntitos cafés. Jackie mueve la cabeza, sin darse cuenta si ha aceptado o no. La mujer se voltea y se aleja; le toma un momento a Jackie darse cuenta que debe seguirla. Se apura para alcanzarla.

La chica toma un librito que está unido con grapas. "Esta mujer es increíble. Una chingona. Hermosa. Te encantará."

Jackie hojea el libro y lee algunos de los poemas.

> *Cincha en mis caderas*
> *Tú cerca*
> *Dedos recorren mis muslos*
> *Me alzo.*
> *Tú me jalas adentro*

"Guau," dice Jackie, mientras cierra el libro con cara cautiva, como si fuera una revista porno.

"Sí," responde riéndose. "A la autora le encanta escribir sobre el sexo."

Jackie le regresa el libro a la mujer y se regresa a la sección de poesía.

"Me llamo Sam," dice la mujer, extendiendo su mano.

"Jackie," responde Jackie mientras le da la mano.

Laura se acerca, mientras revisa algo en su celular. "¿Tienes señal acá?"

Sam responde, "Regresará en 30 minutos cuando viajes hacia el sur."

"Parece que alguien ha tuiteado uno de tus videos, pero luego perdí la señal," le cuenta Laura.

"¿En serio?" Jackie se siente con nauseas. La gente está viendo sus videos donde tiene sexo con extrañes. En el Internet.

"¿Videos?" pregunta Sam.

"Videos experimentales," responde Jackie y trata de cambiar el tema.

"Videos sensuales," dice Laura arqueando una ceja.

"Laura, Sam. Sam, Laura." Las dos se dan la mano.

"¿Cómo sensuales?" pregunta Sam, mientras se estira su cola de caballo.

Jackie detecta curiosidad en la chica de la librería. "Me filmo en un marco limitado teniendo… ya sabes."

"—Sexo." Laura agrega.

Los ojos de Sam se abren. "Genial, ¿Las dos?"

"No," responde Jackie rápidamente. Laura gira su cabeza a otro lado. "Yo… con otras personas. Trato de ser creativa. Ya no tengo más contactos."

"Se refiere a ex parejas," dice Laura.

"¡Yo te puedo ayudar!" grita Sam mientras aplaude, y el sonido retumba en la silenciosa tienda.

"¿Qué?" dice Jackie.

"¿Qué?" repite Laura.

"Me gusta el arte. ¡Suena divertido!"

· ·

"¿Estás segura de querer hacer esto?" pregunta Jackie.

"Totalmente. Estará genial."

Jackie se recuesta en la cama de Sam que se encuentra en una casa rodante en medio del bosque. La ventana está abierta, y una brisa fresca mueve las cortinas. El aire huele a lo que se supone que debe oler, y Jackie se siente alerta y al mismo tiempo relajada.

"¿Tienes suficiente luz?" Sam pregunta, mientras mueve la cortina.

"Sí. Todo bien."

Sam observa a través del lente de la cámara. "Creo que debes dejar tus piernas abiertas así o no se podrá ver el dildo."

"Está bien si no se ve tanto. Si es lo único que se ve."

Sam se ríe.

"Como quieras. Ya verás. Ven acá y recuéstate."

"Pensé que te estaba cogiendo."

"Lo estás, pero necesito enfocar la cámara. Ponte en mi posición por un segundo."

Sam se acuesta. Su pelo café cubre la almohada. Jackie admira su cuerpo, piel clara y bronceada por una vida en el campo. Sam ve a Jackie, se moja los labios, y le sonríe. Jackie aleja el foco de la cámara para capturar las caderas de Sam y sus muslos en primer plano."

"Pon tu pierna arriba como si te fueran a coger," comenta Jackie. Sam lo hace, luego mueve sus caderas y gime de forma chistosa, pero seductora.

Jackie se ríe y ajusta en enfoque. "Quédate así para la grabación, guapa. Estamos listas."

"Yumi. Hay que hacerlo."

Jackie se monta en Sam. Se recuesta y la besa. Sam recorre sus manos sobre los hombros de Jackie, sus senos, y su cintura. Ellas rozan sus cuerpos entre sí.

Sam se separa. "Espera, ¿no se supone que debería estar acostada?"

"En un momento. Estoy disfrutando esto."

Los labios de Sam son ágiles y su lengua es como un dardo. Jackie no está acostumbrada a eso, y se adapta. El cuerpo de Sam es suave y fuerte, bajo sus suaves curvas se esconden fuertes músculos, como si fuera una mujer que evita trabajar. Jackie toca los brazos y las piernas de Sam, y siente sus músculos por debajo de su piel suave.

"¿Dónde está el arnés?" pregunta Jackie.

"Ahí." Sam señala el pie de la cama. Jackie se mueve y Sam se lo pone por atrás de sus nalgas. "Hace años que no lo uso." Jackie se recuesta y ayuda a Sam a ajustarlo. "¿Se siente bien?" pregunta Jackie. "¿Segura?"

Sam se mueve de arriba abajo, lanzando el dildo morado y brilloso que se movía en su abdomen hacia su muslo. "¡Me encanta este dildo! Así se vería mi pene si fuera una sirena," Sam se ríe, más que consigo misma con Jackie. Toma un condón de la mesa y lo coloca el dildo.

Jackie re recuesta y mueve sus caderas al borde de las sábanas.

"¿Lista?" pregunta Sam, mientras mueve las piernas de Jackie.

"Listísima."

Jackie saca de su bolsa una botella de lubricante y se echa un poco en la mano, y luego lo embarra contra el dildo en Sam.

Con una mano en la base, Sam mete suavemente el dildo. Jackie suspira y sonríe.

"¿Rico?" pregunta Sam.

Jackie asiente.

"¿Esta es la parte donde estamos filmando?" pregunta Sam.

"Solo quédate así y cógeme por unos minutos. Lento."

Sam murmura, "Con gusto."

Sam se roza contra Jackie de forma lenta y firme. Jackie suspira y gime dulcemente. Mientras masajea los hombros y cuello de Sam, Jackie siente cada movimiento dentro de ella. Ella tensa sus dedos en respuesta.

Sam gime de placer. Se le acerca para besarla, y sus caderas cambian de posición.

Jackie mueve s Sam para que ella quede abajo y se monta en el dildo. Jackie se ríe. La risita se convierte en risotada. El dildo de Sam vibra con la risa de Jackie, y Sam se empieza a reír también.

"¡Oh, dios, necesitaba esto!" grita Jackie. Sam se le acerca y la besa y se regresa a la almohada. Jackie se mueve sobre el dildo. La cabeza de éste es más prominente de lo que ella está acostumbrada, pero le gusta, y se posiciona de tal forma que el frenillo roza su punto G.

Jackie se estremece. "Wow."

"Sí."

Sam sostiene a Jackie de la espalda con una mano y pone su otra mano sobre el monte de venus, guiando sus caderas mientras cogen.

"Wow, eso se siente increíble," dice Sam casi sin aliento.

Jackie monta a Sam, haciendo un círculo con sus caderas. Sostiene su cabeza con una mano y la otra la pone sobre el antebrazo de Sam.

"Oh, oh, oh, oh, ohhhh" Jackie lo repite como un mantra con cada movimiento de su cadera.

Sam sostiene a Jackie. Ella acaricia sus senos y juguetea con un pezón entre sus dedos. Jackie gime. Su gemido se transforma en un grito. Su orgasmo hace vibrar ambos cuerpos, la cama, y el tráiler. Jackie se colapsa sobre Sam, dejando su boca sobre el cuello de su chica.

Jackie se mueve lentamente, con sus caderas juntas. Se besan y sonríen.

"Tengo malas noticias," dice Sam.

Jackie se separa. "¿Qué pasó?"

Sam voltea a la cámara. "Creo que nos movimos del marco."

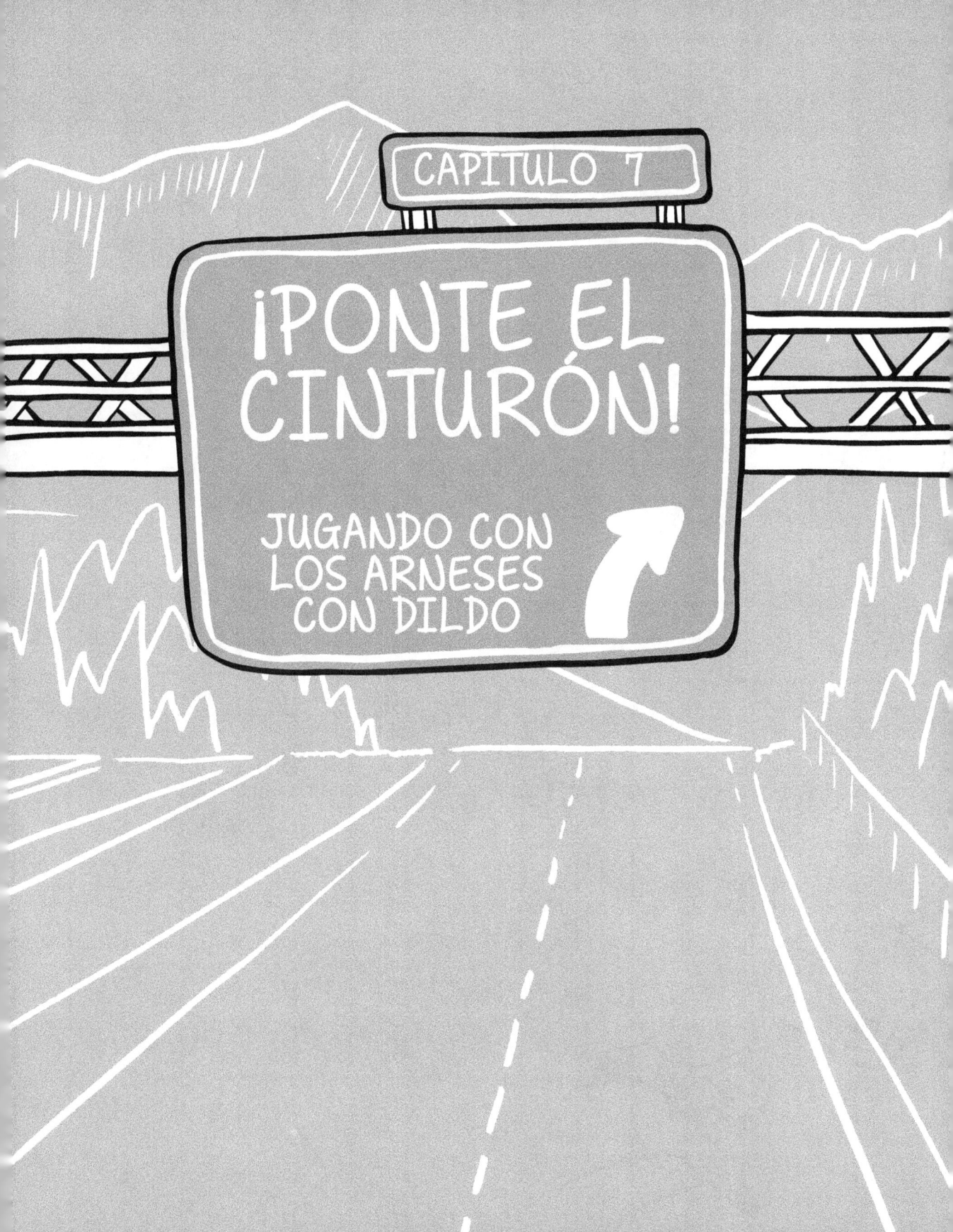

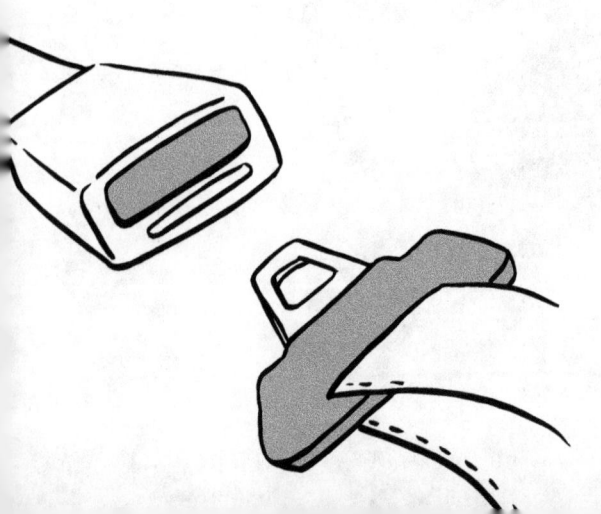

LOS ARNESES CON DILDO

Atención, el noble arnés con dildo es una herramienta esencial de todo amante moderne alrededor del mundo. ¿Existe algo más vigorizante, más a-cogedor que un dildo? Lo que alguna vez fue descartado entre lesbianas de otras generaciones, ahora son parte indispensable de la artillería de las mujeres que cogen con otras mujeres.

PREPARÁNDONOS

Hay dos partes esenciales de todo arnés con dildo (obviamente):
El dildo y el arnés.
Platiquemos de ellos, ¿te late?

DILDOS

Hay dildos de diferentes materiales, formas, colores, y tamaños.

Algunos son muy realistas: Otros no: Otros *nada* realistas:

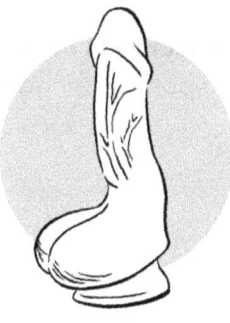 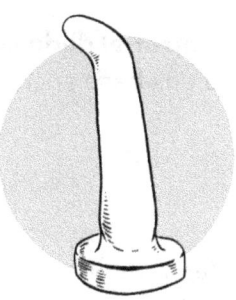 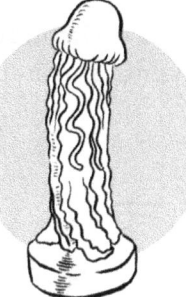

Algunos son perfectos para el arnés: Otros no:

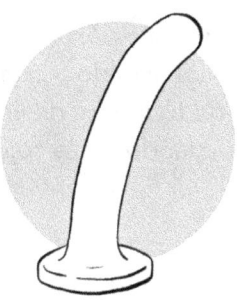 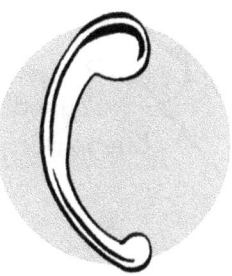

Cuando estás decidiendo qué dildo comprar, toma en cuenta los siguientes detalles:

Forma

La mayoría de las personas prefieren los dildos lisos o con ligeras texturas, especialmente para poner en el arnés. Los dildos con crestas o texturas prominentes pueden ser todo un reto para el sexo con arnés, incluso si no te molestan cuando los usas con la mano. También presta atención al ancho de la punta comparado con el ancho de la base del dildo. Algunos dildos pueden ser muy lisos y planos, y otros pueden tener una cabeza grande (el "honguito" de la punta del dildo). A algunas personas les gustan los dildos lisos y a otras con cabezas prominentes.

CONSEJO EXTRA: Los dildos de cabezas prominentes ayudan a la persona que porta el arnés porque puede saber dónde termina el dildo basándose en la resistencia que siente dentro de su pareja. (¡Los puntos G también disfrutan de este tipo de dildos!)

Probarás varios modelos antes de encontrar el dildo con la forma que te acomoda mejor.
Finalmente, asegúrate que el dildo tenga una base ancha y plana para que lo portes cómodamente.

Un aspecto muchas veces ignorado respecto de la forma del dildo es el ángulo de entrada. Algunos dildos parecen rectos, pero apuntan hacia abajo cuando los portas. Esto puede hacer de la posición del misionero algo complicado. A mí me encantan los dildos con ángulos pronunciados. Se ven raros cuando están en el aparador, pero son geniales cuando los portas en un arnés porque su ángulo pronunciado ayuda al dildo a ponerse derecho, cuando lo portas por encima de tu monte de venus. Esto es muy bueno porque te deja ver la punta cuando estás cogiendo.

Realismo

Algunas personas crean lazos emocionales o psíquicos con sus dildos. Cuando quieres un dildo que se sientan como un pene de verdad, entonces tienes que buscar uno que represente el tipo de pene que te imaginas que tienes. Para la mayoría de las personas, el tener un dildo realista implica escoger la forma, el color, y el tamaño que les funciona. Otras personas pueden imaginarse que tienen un cuerno de unicornio, y eso está genial también. Por otra parte, hay personas que detestan la idea de un dildo como el análogo de un pene. Si esa persona eres tú o tu pareja, considera comprar un dildo no realista, ya sea de colores de fantasía o de formas no relacionadas con un pene.

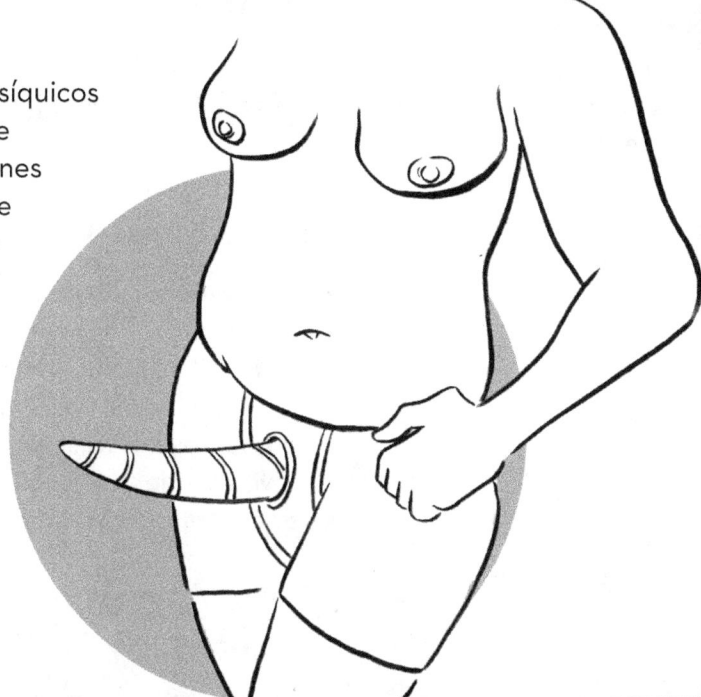

 Para los dildos realistas tienes la opción de comprar uno "con bolas" o "sin bolas." Si quieres algo realista con bolas está genial, además son buenas como agarradera si decides usarlo con la mano. Sin embargo, las bolas pueden ser abultadoras para algunos arneses, así que asegúrate de probar la combinación que más te convenga si estás comprando el dildo y el arnés al mismo tiempo.

Materiales

La silicona es la reina de los materiales de los dildos. Es segura para el cuerpo, existe en una variedad de colores y formas, se puede meter al lavavajillas, se puede hervir (fácil de limpiar), y puede ser blanda o dura. Lo malo es que pueden ser caros. Un buen dildo de silicona te sale en $50 dólares aproximadamente. Puedes encontrar más baratos o más caros, pero si será una inversión grande. Esperemos que con el tiempo el precio baje.

Hay dildos de otros materiales como de gelatina (jelly rubber) el cual es muy barato, pero mucha gente opina que es malo para el cuerpo. Estamos esperando más evidencia científica de la toxicidad de este material, pero por el momento SI SABEMOS que la gelatina es porosa y difícil de limpiar. Esto significa que puede guardar bacterias. Si usas un dildo de este material, siempre úsalo con un condón.

Muchos plásticos baratos contienen ftalatos. Los ftalatos pueden alterar el sistema hormonal en tu cuerpo y causar problemas más adelante. Busca juguetes con etiquetas de "libre de ftalatos" o que sean 100% silicona.

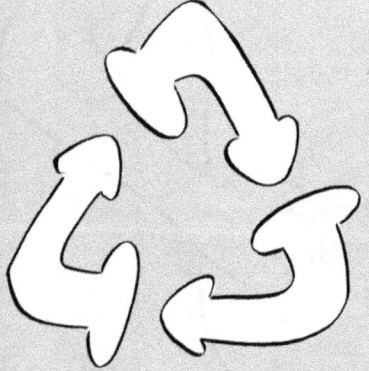

Recomendación de Allison:
La silicona es más cara que otros plásticos, pero por una buena razón. Es fácil de limpiar, es segura para el cuerpo, y es durable. Y gracias al Internet, los dildos de silicona son fáciles de encontrar. No compres productos baratos, chafas, o de gelatina (jelly rubber). En lugar de eso, revisa las tiendas que te recomendamos en el Apéndice y compra algo que te va a durar tanto como tu exploración sexual.

Los dildos de **vidrio, metal, plástico duro, y madera** no están hechos para ser usados en arneses porque no son cómodos para la persona que los porta. Pero hay algunas excepciones y son bonitos. Checa el Capítulo 8 para conocer más sobre estos materiales.

Densidad/ "Blandura": Algunos dildos son más duros que otros. En escala de densidad, tenemos vidrio, plástico duro, y metal entre los "muy duros/no blandos." Y en el otro lado de la escala tenemos la silicona de doble densidad (muy aplastable). Si vas a comprar un dildo para usar en un arnés, escoge uno suave para que al usarlo tu monte de venus reciba presión.

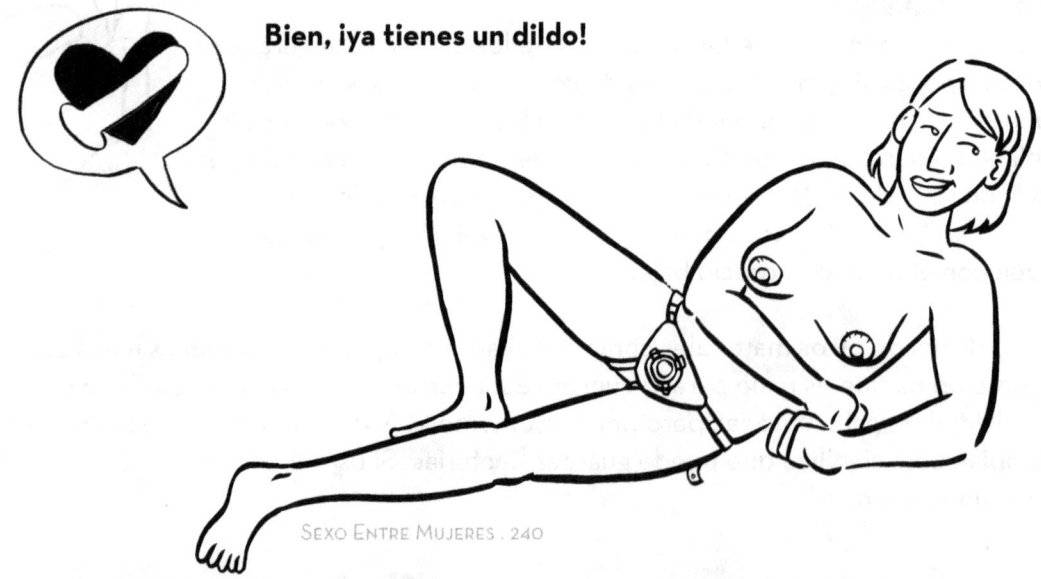

Bien, ¡ya tienes un dildo!

AHORA, EL ARNÉS

Hay tres tipos principales: estilo atleta, estilo tanga, estilo ropa interior.

Estilo atleta (con dos tirantes):
Este es el arnés clásico. Se le conoce como "Atleta" o "Jock" en inglés porque tiene dos tirantes en la parte de atrás que van bajo tus nalgas. Es genial porque deja expuestas tus nalgas y tus genitales y libre acceso para el juego. Son también buenos para las chicas gorditas porque los tirantes son largos y son diseñados para que los uses en el tamaño que necesites. Son fijos y divertidos para agarrarte de ellos y mover a tu pareja a tu antojo (si eso es lo tuyo).

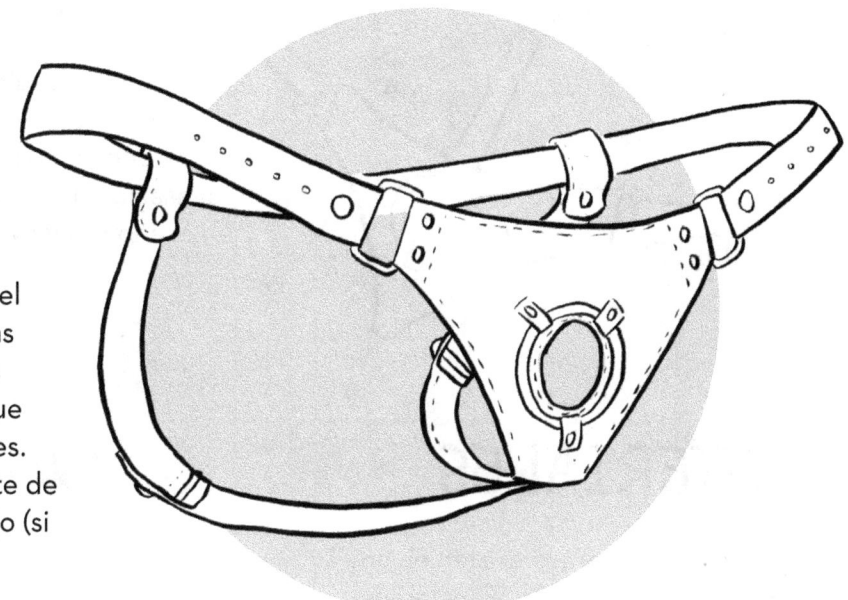

Los tirantes pueden tener hebillas o anillo en forma D. Algunos tienen ambos.

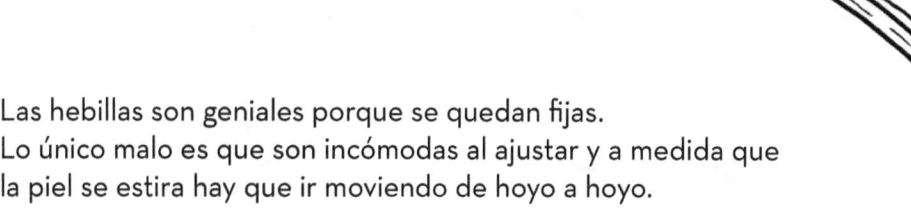

Las hebillas son geniales porque se quedan fijas. Lo único malo es que son incómodas al ajustar y a medida que la piel se estira hay que ir moviendo de hoyo a hoyo.

Los anillos en forma D son fáciles de ajustar, pero se pueden aflojar durante el sexo. Cuando eso ocurre, tú puedes jalarlos y apretarlos al momento.

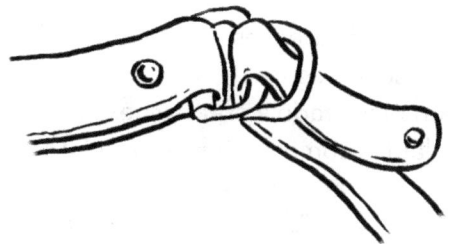

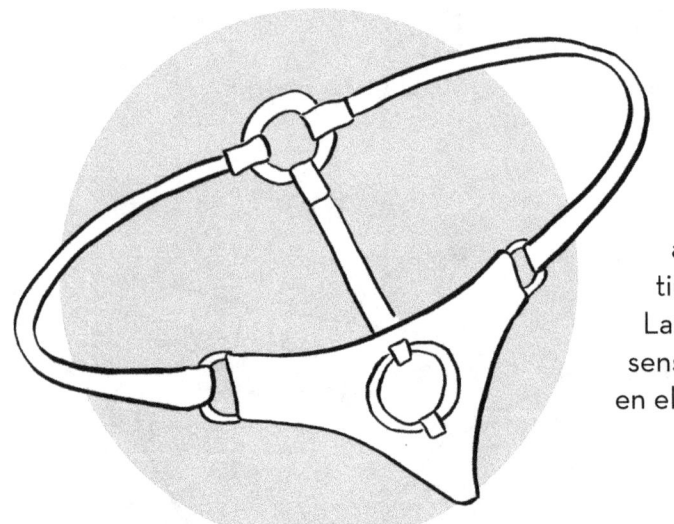

El **estilo de tanga** (o también llamado de un tirante) parece estar pasando de moda, pero todavía hay gente que los usa. La tanga es exactamente como suena: en lugar de dos tirantes que atrapan tus nalgas como en el arnés de estilo atleta, este arnés tiene solo un tirante que atraviesa tu hendidura de las nalgas. Las personas que lo usan lo prefieren por la sensación de seguridad y porque crea sensaciones en el ano y la vulva.

MATERIALES

Ambos tipos de arnés existen en una variedad de materiales. El material más común es **piel**, porque tal como los zapatos, con el tiempo se afloja. Igualmente se ampliará cuando te lo pongas. La piel es difícil de limpiar, por lo que no lo compartas con nadie más, a menos que se pongan ropa interior abajo. Un material que se está haciendo popular es la **piel sintética** y es más barata que la piel auténtica. Los arneses de **tela** son fáciles de limpiar: los puedes meter a la lavadora. Sin embargo, los tirantes tienden a ampliarse rápidamente, por lo que compra una talla que puedas ajustar por un buen rato. Puedes también encontrar arneses en látex, hule, pvc, o soga. Algunos emprendedores han empezado a crear arneses hechos de materiales reciclables como llantas de bicicletas.

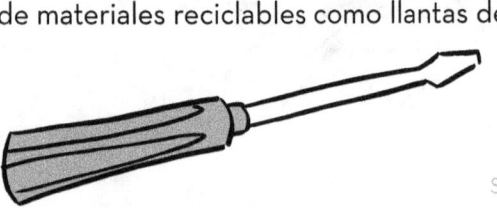

Por último, hay arneses estilo **ropa interior**. Son un estilo relativamente nuevo aunque muchas mujeres ya habían intentado hacerle agujeros a sus boxers. Éstos tienden a ser más seguros que los otros. La marca RodeoH hace ropa interior con un hoyo costurado al frente. La marca Spare Parts también vende este tipo de arneses. Se sienten más como trajes de baño que como ropa interior, y existen en una variedad de modelos, incluyendo la versión "femenina" con moñitos y encajes. El modelo estilo ropa interior es cómodo para llevar bajo la ropa, lo que hace que estemos listes todo el tiempo. Igualmente son fáciles de lavar, lo que significa que los puedes echar a la lavadora luego de usarlos. Lo malo de este modelo es que no funciona con dildos gigantes. Esto es porque no tienen el soporte suficiente para sostener un dildo pesado contra tu cuerpo. Si usas dildos más pequeños, todo está bien.

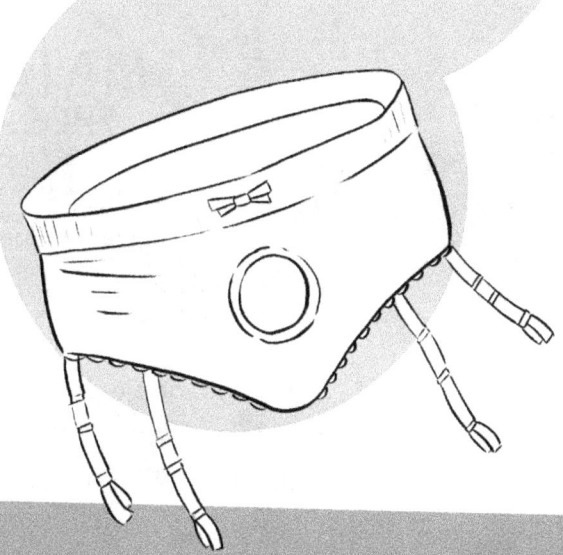

Las chicas no-operadas querrán evitar arneses de tanga porque el tirante puede resultar incómodo en el escroto. Mejor, usa el arnés tradicional porque los dos tirantes estarán alejados de tus partes nobles. O escoge el estilo ropa interior porque te hará sentir sexy y porque va a dejar todo arriba y apretado. (La marca Spare Parts hace un modelo con extra espacio para los genitales). Si no tienes erecciones, coloca la base del dildo sobre tu monte de venus para disfrutar de un masaje púbico interno. Si tienes erecciones, ponte tu pene por debajo del arnés para mantenerlo seguro y cómodo durante la acción.

Asegúrate de que tu arnés permita acomodar el ancho de dildo que te gusta. La mayoría de los arneses vienen con un anillo permanente o desmontable para colocar tu dildo. Estos anillos están hechos de metal o de hule. El hule se estrecha y el metal no. El metal ofrece mayor seguridad, pero puede lastimar a quien lo usa. Con el tiempo, el anillo de metal puede dañar tu dildo si te gusta coger—esteee—ardientemente.

Si estás en busca de un arnés con dildo con tu pareja, la regla de oro es dejar a la persona que recibe escoger el dildo, y a la persona que da escoge el arnés. Esto es un buen comienzo ya que de esta forma te aseguras que la persona que va a ser penetrade tenga la opción de escoger lo que le hace sentir bien y la persona que va a portar el arnés se sienta segura y sexy con él. Idealmente, si tienes los recursos, pueden escoger un combo que les guste. Esto es particularmente bueno cuando ocurren rupturas amorosas, ya que nadie se siente mal con la repartición de juguetes.

MATERIALES
PROS Y CONTRAS

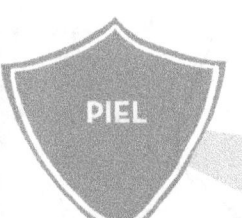

PIEL

PROS
- Se suaviza con el tiempo
- Dura mucho
- Hay muchos estilos
- Es seguro y fuerte
- Se puede ajustar

CONTRAS
- Poroso, difícil de limpiar
- No es vegano
- Hay dos estilos: atleta y tanga
- Puede ser abultado para usar bajo la ropa
- Caro
- Se ensancha

TELA

- Cómodo. Se puede usar bajo la ropa
- Estilos femeninos y masculinos
- Son de bajo perfil – parecen ropa interior
- Fácil de lavar—sólo échalos con el resto de la ropa
- Accesibles en precio

- Se desgastan com cualquier ropa interior
- No son tan fuertes o seguros
- El espacio para el dildo es fijo por lo que algunos dildos no cabrán

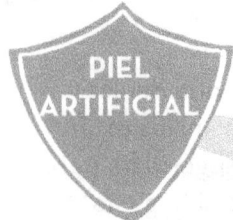

PIEL ARTIFICIAL

- No hay crueldad animal
- Muchos colores
- Fuertes y seguros
- Baratos en comparación con la piel

- Porosos, difíciles de limpiar
- No se suavizan como la piel

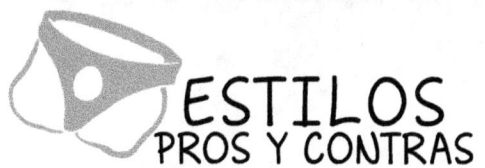

ESTILOS
PROS Y CONTRAS

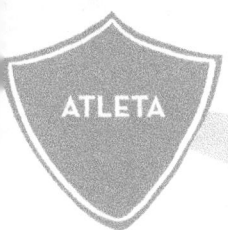

ATLETA

PROS
- Seguros
- Excelentes para cuerpos grandes y caderas amplias
- Algunos vienen con anillos ajustables
- Existen en muchos colores y materiales
- Dejan tus genitales expuestos para jugar
- Se puede ajustar para colocar correctamente el dildo

CONTRAS
- Puede ser costoso
- Abultador
- Difícil de limpiar

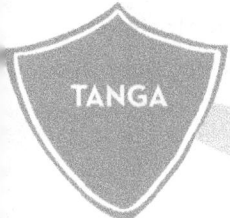

TANGA

PROS
- Seguro
- Excelente para estimular la persona que lo porta
- Algunos tienen anillos para ajustar
- Permite ajustar al colocar el dildo

CONTRAS
- Molesto en el escroto o labios grandes
- Puede crear mucha fricción en los genitales de la persona que lo porta
- Difícil de limpiar

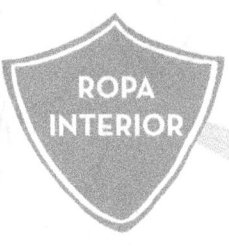

ROPA INTERIOR

PROS
- Cómodos
- Existen en muchos estilos femeninos y masculinos
- Fácil de limpiar

CONTRAS
- No se ajusta
- Se limita a un tamaño de dildo
- No muy fuertes

Cuando buscas un arnés lo más importante es el ajuste. Queremos que el arnés mantenga el dildo seguro contra el cuerpo. También deseamos que el material se sientan bien contra la piel. Si eres sensible al cuero, por ejemplo, lo mejor es no comprar un arnés de ese material. También querrás sentirte sexy en tu arnés. Esto implica escoger el estilo de atleta que rodea las nalgas, o el estilo boxer que las cubre y se ve bastante butch, o algo totalmente diferente.

ISi tienes suerte de vivir cerca de una sex shop que sea sexualmente positiva, seguramente te dejen probar los arneses en la tienda hasta encontrar uno que te funcione. Si no, prueba una de las tiendas en línea que tenga una buena política de devolución.

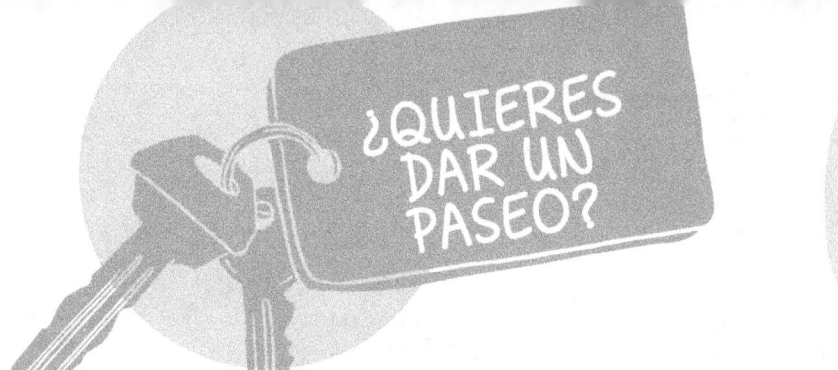

¿QUIERES DAR UN PASEO?

¡Así que ya tienes la artillería! **¿Ahora qué?**

Primero, ponte el arnés. A algunas personas les gusta ponerse el dildo directamente sobre el clítoris, porque las estimula. Otras personas prefieren ponérselo sobre el monte de venus para acojinarlo. Escoge lo que te acomode más, y no tengas miedo de ajustarlo a la mitad de la acción.

Conoce el dildo—checa su largo, peso, ancho, en una palabra "tantéalo." Puedes metértelo para probarlo (sosteniéndolo con tu mano, desde luego) antes de probarlo con tu pareja, para que te des una idea de cómo se siente siendo la parte receptiva.

Más que en cualquier otro acto sexual, he visto a muchas personas dejarse llevar cuando portan un arnés con dildo. Tal vez es la emoción de portar un dildo, o la aventura de sentir un dildo rebotar desde tus genitales por primera vez. Sea lo que sea, hace que la gente reaccione tontamente la primera vez que lo usan. No porque es divertido debes olvidar todo lo que has aprendido hasta ahora. Recuerda que la vagina tiene un fondo, por lo que hay un límite hasta donde puedes llegar. Y al final de la vagina está el cérvix, el cual es muy sensible en algunas ocasiones. La mayoría de los dildos son más largos que la vagina común, por lo que ten en cuenta que no podrás meterlo todo. Y aunque a algunas personas les gusta el golpeteo en el cérvix, algunas otras no. Empieza suave.

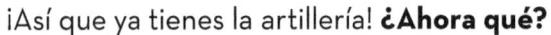

Ponte un condón y usa tus dedos para asegurarte que tu pareja está lubricade lo suficientemente. Si no, pon lubricante en tu dildo y en la entrada de la vagina. Luego, cuando tu pareja esté lista, coloca la punta del dildo en la entrada de su vagina y mételo.

Si has tenido sexo pene-vagina antes, sabrás que a veces tienes que entrar y salir varias veces antes de meter todo el dildo adentro. Debes saber que es posible que se caiga.

Una de las cosas más difíciles sobre coger con un arnés con dildo es la falta de retroalimentación física. Puede que sientas la base del dildo en tus genitales, pero no puedes sentir la punta. Esto implica que debes poner extra atención cuando penetres a tu pareja por primera vez.

EL ESCENARIO

Asegúrate de tener un lugar cómodo para les dos, particularmente si van a intentar muchas posiciones. Un poco de luz es bueno. Mientras te acostumbras a portar un dildo, es común que pierdas noción de dónde está la punta. Por lo que si tienes las luces prendidas, puedes voltear a ver mientras le penetras para darte una idea del largo del dildo.

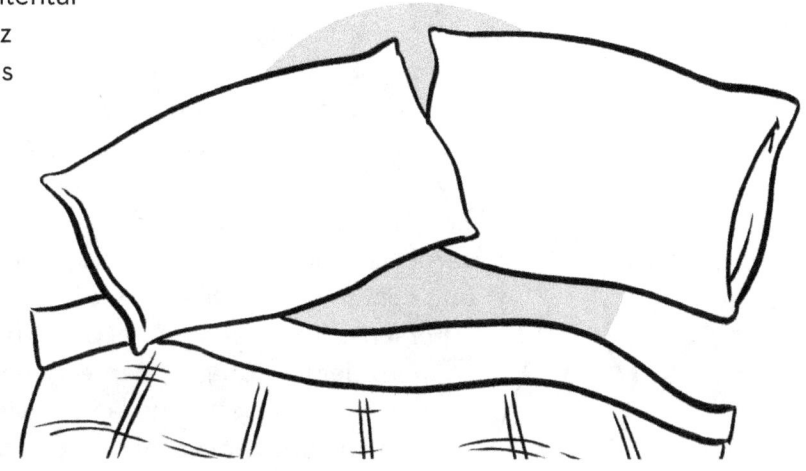

También considera la superficie. La penetración es mejor en colchones que rebotan. (Estoy convencida que las camas muy suaves han matados muchas más pasiones que el herpes.) Necesitas ayuda para ir contra la gravedad, particularmente si estás abajo. Las almohadas son útiles para mejorar la postura (o compra una lujosa Liberator). Si ella eyacula, ten unas toallas a la mano. Y mantén el lubricante y los condones al alcance.

POSICIONES

Es más fácil empezar con la **posición del misionero** o con tu pareja arriba. En la del misionero, te puedes mover lentamente y puedes besarle. Esta posición es muy buena si sus caderas son lo suficientemente flexibles como para abrir sus piernas lo suficiente para acomodar tus caderas. Si eres gordita o si ella no es muy flexible, sus caderas se van a cansar, lo cual no se siente sexy. Puedes arreglar esto si le pides que ponga sus tobillos juntos y que **deje que sus piernas descansen a un lado**. Si ella está **arriba de ti**, el dildo no se va a mover y se va a mantener más firme. Lo malo es que es posible que sientas mucha presión en la base del dildo, lo que puede ser incómodo. Si tu dildo es más largo que su vagina, el que ella esté arriba podría provocar penetración profunda e incomodarle. Si te cuesta trabajo lograr un buen ritmo, intenta moverte a la **orilla de la cama** para que ella pueda poner un pie en el suelo y así ayudarte con estabilidad.

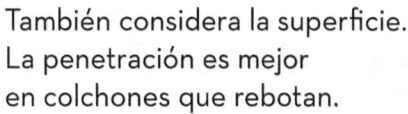

La **posición de perrito** es genial si eres lo suficientemente alte cuando te pones de rodillas. Si eres bajite, el dildo se puede salir fácilmente.

Mantén un buen humor y un sentido de aventura, y así encontrarás la posición que mejor les acomode. Las parejas heterosexuales tienen que hacer varios ajustes durante el sexo, por lo que no creas que estás haciendo algo mal si tienes que cambiar de posición.

Jamás sentí mayor simpatía por los hombres cis que cuando comencé a usar un arnés con dildo. Si tienes sexo en la posición del misionero, prepárate para hacer ejercicio. Tienes que sostener el peso de tu cuerpo con los brazos, y generar fuerza suficiente con tus caderas. No es fácil. Tus muñecas, tus codos, y tus hombros se esforzarán mucho. Si sostenerte con los brazos es difícil para ti, intenta una posición que no produzca mucho esfuerzo en tus articulaciones, como la posición del perrito. Mientras que tu pareja esté contenta, no tengas miedo de poner tu peso sobre ella. A muchas personas les gusta sentir el peso de su pareja mientras son cogidas, pero siempre pregunta antes. Aunque seas más grande que tu pareja, seguramente no la vas a lastimar. Mi pareja pesa 113 kilos y no es un problema a menos que yo tenga mucho calor.

Cuando empieces a coger, es bueno ir lento para detectar la retroalimentación que recibes de tu pareja. Dile que haga ejercicios de Kegel o apriete tu dildo con su vagina, y comprueba si sientes la diferencia. Explora cómo puedes dirigir el dildo al cambiar la posición de tus caderas o cambiando tu peso a otras partes del cuerpo. Juega moviendo las caderas de forma diferente y logrando formas de masaje interno a tu pareja diferentes.

Si a tu pareja le gusta tener sexo duro, lo mejor es encontrale a la mitad del camino. Genera fuerza con tus caderas, pero pídele que se mueva hacia ti. Esto es más fácil para ambes en posición de perrito, porque es fácil para todos los tipos de cuerpos. Si ella está arriba, pon tus rodillas por atrás de ella, con tus pies sobre el suelo/cama. Cuando tu pareja te empuje, sube tus caderas para alcanzarle.

COSAS DIVERTIDAS QUE HACER CON DILDOS

Una vez que has dominado lo básico, intenta estas modificaciones:

Rota el dildo en tu arnés para que el ángulo de entrada sea diferente.
¡Posición de martinete!
¡Sexo de pie!
Llévalo puesto. Ponte tu arnés y sal de fiesta y mientras bailan, deja que se restriegue sobre tu dildo.
¡Switchwera! Usen ambes un arnés y tomen turnos para cogerse.

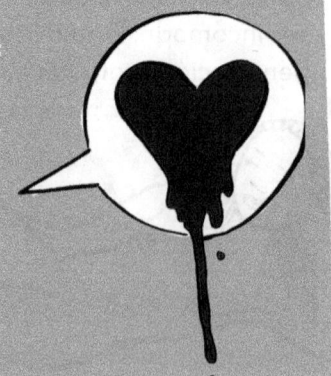

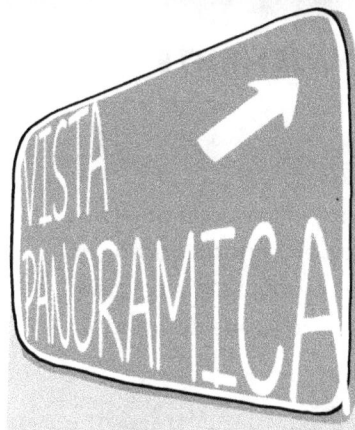

LAMIDA DE DILDOS
por Tina Horn

¿Existe algún acto sexual más inherentemente queer que el sexo oral a un dildo de silicona? ¿Existe algo que impulse más la imaginación que un enorme órgano sexual enfrente de tu nariz? Nada te acerca más a los genitales que el sexo oral. Nada requiere que te enfrentes a tus ideas sobre el género más que jugar con algo que se ha convertido parte de ti. El mamar un dildo en un arnés es la meta del sexo queer.

Puede ser difícil para algunas personas tradicionalistas enfrentarse a la presencia de un falo durante el sexo con una mujer; y un dildo en el sexo oral es tenerlo de frente (ups). A estas personas yo les digo: Yo tengo fe en la magia del sexo queer. No: el dildo no es un pene. Es un juguete que usa tu novie. Por otro lado, un dildo siempre implicará un pene, y un dildo lo llames como lo llames sabrá delicioso cuando te lo metas en la boca. Por lo que trata al dildo con respeto. Reinvéntalo, ya seas cis, trans, o de otra identidad. Recupera la imagen del falo del patriarcado, y reclámalo como parte de tu placer mientras te lo tragas.

Póntelo. Considera tu dildo la personificación de tu deseo por tu pareja y siente como pulsa. Siente los tirantes del arnés en tus nalgas y absorbe su historia. La silicona transmite vibraciones y conduce los movimientos de la boca—los gemidos, las chupadas, y las succionadas. Recuéstate y disfruta el show. O toma su cabeza y coge su boca como lo harías con su vulva y su ano. Se forma saliva espesa con esta actividad: úsala como lubricante. Si a ambes les gusta el sexo rudo, entonces tómale de su pelo y cachetéala con el dildo. Tu control sobre la acción va a hacerles perder la cabeza. O, desde luego, pueden hacerlo tiernamente.

Amantes de las chupadas: disfruta sentir a tu amante en tu boca. Haz todo un show de lamidas y succionadas. Piensa que el dildo es una extensión de su clítoris o de su punto G. Demuestra tu talento; ella va a poder verlo más de cerca que si tuvieras tu cabeza clavada entre sus piernas. Puedes hacerle sexo oral a un dildo mientras masajeas el clítoris de tu pareja: esto puede lograr que ella tenga un orgasmo. Puedes coger su vulva o su ano con tus dedos mientras tienes su dildo en la boca: esto muy posiblemente le haga venirse. Puedes usar tu boca llena de saliva para lamer su vulva: le va a encantar. Pon tus labios alrededor del dildo y cómetelo con sabor sin olvidar el contacto visual.

Tina Horn es una escritora, educadora, productora, y machorra profesional. Ella produce y conduce un podcast de sxualidad que se llama "Why Are People Into That!?" (¿Por qué a Algunas Personas les Gusta Eso?!

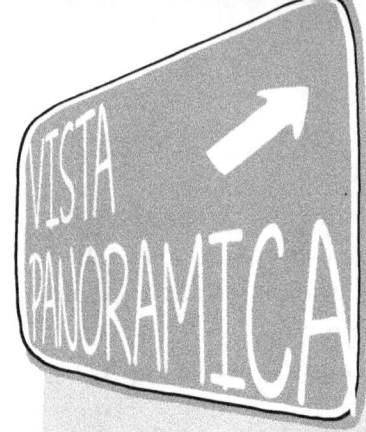

VISTA PANORÁMICA

Cogiendo Con Mujeres Salvajemente
por Sophia St. James

Mi pareja me preguntó una vez si había experimentado con un arnés con dildo. Yo no había tenido esa experiencia pero quería aprender. Esa persona me abrió los ojos a MUCHAS aventuras sexuales, pero ninguna de ellas tan multifacética como coger con arnés con dildo.

Cuando yo me pongo un arnés con dildo, yo no lo veo como un simple dildo, yo lo veo como parte mía y como algo que me hace sentir. Me encanta sentirme femenina y aun así poder orgasmearme usando mi dildo. Me costó trabajo lograr fundirme con mi dildo, pero ahora me siento tan bien cuando me pongo uno, como si hubiera nacido con un pene. Se ha vuelto parte de mi identidad como mujer que le gustan otras mujeres. Hice propia la habilidad de dar y recibir placer con mi dildo. Si me lo pongo correctamente, puedo sentir los movimientos de mi amante tanto como ella puede sentir los míos.

Incluso disfruto el ponerme el arnés. No es un obstáculo ni una distracción. Es juego previo divertido para besar, cachondear, y acariciar a mi pareja. Me aseguro que ciertas cosas estén en su sitio cuando me voy a poner el arnés con dildo: Me aseguro que la base del dildo esté sobre mi vulva para que disfrute más. Para mantener un buen control de mi dildo, me aseguro que los tirantes estén lo suficientemente apretados para mantener el dildo en su lugar pero tampoco tan apretados que corten mis nalgas por la mitad. Si el arnés tiene hebillas, sólo desarmo una de ellas cuando me lo quito para recordar cómo me gusta (Cuento el número de agujeros en donde lo pongo para que me quede a gusto.)

Entre mejor lo controle y mejor me quede, mejor se siente. Si los tirantes no están bien, el dildo no está en su sitio ideal, o si no tengo control sobre él (¡esa sensación cuando tu cuerpo se mueve 5 centímetros pero tu dildo ni se inmuta! ¡Sí esa!), tomo un momento para ajustar. Me gusta que ambes disfrutemos. Por lo que tomarme un minuto para reajustar el arnés ayudará a prologar las horas del placer.

Coger con un arnés con dildo es parte de mi juego y vida sexual. Mi bolsa de juguetes sexuales siempre incluye mi arnés y muchos dildos diferentes. Si yo me pongo el arnés, significa que mi pareja y yo estaremos jugando un buen rato. A mí me gusta coger. Cuando mi pareja y yo terminamos, todo está desarreglado. Nadie se debe ver hermosa después de coger.

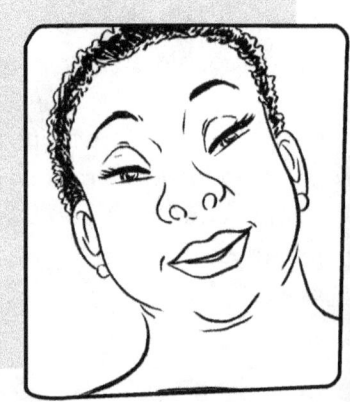

Sophia St. James es una artista erótica, madre, y profesional de la salud quien se siente orgullosa de ser una activista del cuerpo y una femme salvaje y positiva de la sexualidad.

¿QUÉ TE GUSTA DE TENER SEXO CON ARNÉS CON DILDO?

Disfruto la penetración y el voyerismo. Puedo verla mientras ella me coge o yo la cojo.

Es emocionante pensar en la anatomía que puede ser colocada solo para los momentos sexys y luego quitada.

Me gusta como mi pareja y yo nos movemos juntas.

Cuando mis caderas se empiezan a mover de adelante para atrás, yo me pongo muy excitada.

Me encanta sentir los muslos de alguien rodeándome.

Yo pretendo que tengo una erección enorme y hago que mi pareja se retuerza de placer

Sin usar las manos, ver a mi pareja a los ojos, besarle, y abrazarle.

TODO. Me gusta cómo se siente, me gusta el sutil juego de poder, me gusta cómo se ve. Me gusta sudar mucho...mmm....Ya no puedo hablar más jaja.

La conexión y la cercanía. Cuando mi pareja está sobre mí, su dildo en mi trasero, y nos vemos a los ojos, yo puedo explotar de la fuerza de esa conexión

Es una parte normal de mi vida sexual y no lo considero un juguete. Es el pene de mi esposa. Es una pare de ella. Sé que ella se siente más cómoda cuando lo tiene puesto.

La conexión con mi pareja, la penetración suave, la estimulación profunda

Me gusta tener las manos libres para hacer otras cosas.

Encaja perfecto con mi expresión de género durante el sexo. Puedo ver a mi pareja a los ojos mientras le doy placer. ¡Me encanta!

¡Demasiados dildos diferentes!

Mi esposa puede venirse con poner su dildo dentro de mí, y yo también puedo venirme así. Es increíble poder venirnos al mismo tiempo de esa forma.

Me encanta cuando ambas estamos cogiendo con nuestros cuerpos enteros. También me encanta chupar dildos en arneses y fetichizarlos.

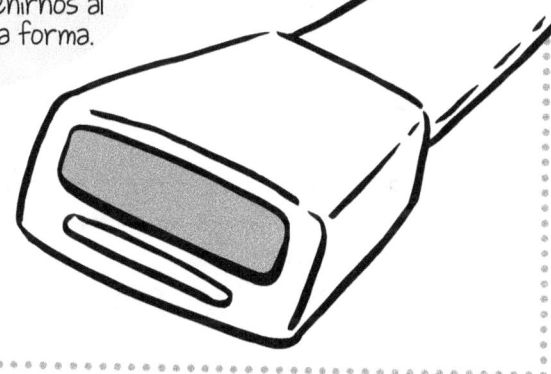

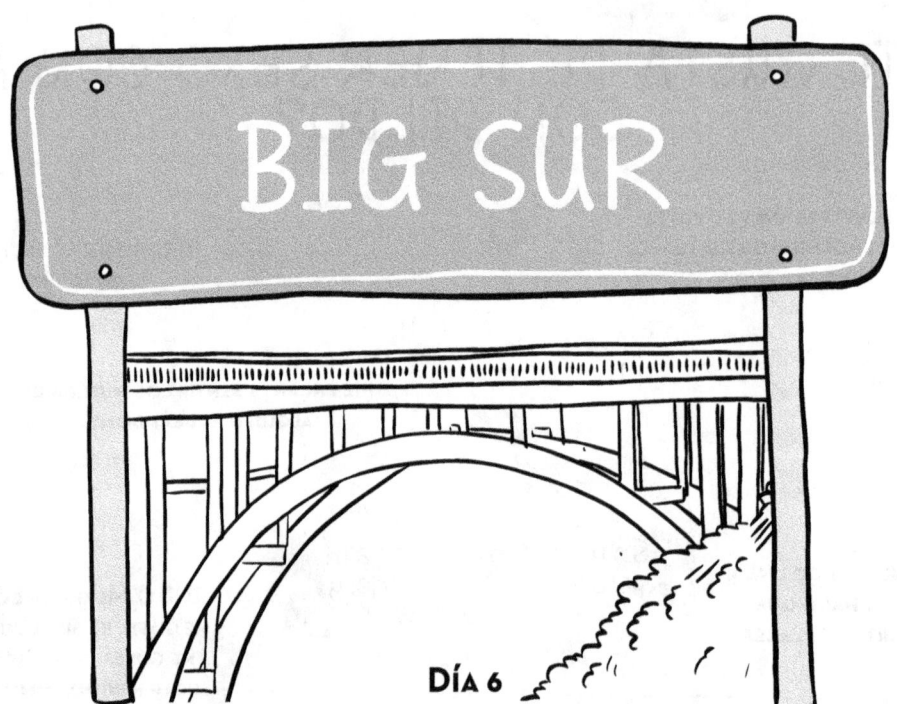

DÍA 6

Jackie edita el nuevo video mientras Laura maneja. Ella está en la etapa del proceso que consiste en subirlo a la red, el no revisarlo a detalle antes de postearlo la pone nerviosa.

"¿Cómo dormiste?" pregunta Jackie mientras se carga el video.

"Hacía mucho frío. Pero las estrellas estaban hermosas. ¿Te la pasaste bien?"

Jackie sonríe. "Sí. Estuvo bien."

Laura mantiene la vista en el camino y se muerde los labios. "Primero fue esa chica en Portland, luego Amy y ahora la chica de la librería," dice Laura. "Tú sí que tienes sexo."

"Mmm, ¿eso me suena a prejuicio sexual? Y se llama Sergio." Jackie voltea hacia la ventana. "No tuvimos sexo."

"¿En serio?"

"En serio."

Jackie voltea a ver su computadora. Unos minutos de silencio pasan mientras entra a la autopista 1. Olivia tiene problemas en las curvas.

"¿Entonces es todo?" Laura pregunta.

"¿Qué es todo?"

"Big Sur. "Pensé que iba a ser impresio— oh guau!"

Olivia curvea. Los árboles son delgados. Recorren el borde de un precipicio. Abajo, agua. El mar brilla con los rayos de sol que se reflejan en las rocas formando un millón de naranjas, verdes y azules.

"Oh, dios." Jackie cierra la laptop. "¡Estaciónate!"

Laura se estaciona en un área rocosa. Cóndores vuelan bajo. Cuelgan como cometas, sus huesos son del color del atardecer.

Jackie y Laura caminan hacia el precipicio calladas. La brisa las pone como drogadas. Laura voltea al horizonte, el océano refleja la luz de cientos de olas contra su cara.

"¿Por qué estás aquí?" pregunta Jackie.

Laura no se mueve. "Quiero más. Todo lo bueno. Aquí. Contigo."

Jackie regresa la vista al horizonte. "Yo no quiero regresar contigo."

Laura deja de ver el agua y voltea a ver las rocas. "Desde luego que no. Tú vienes desatada. No puedes detener tu cruzada en búsqueda de vulvas."

"Dios, Laura."

Laura coloca sus manos hacia arriba como si tratara de resistir un ataque que nunca llega. "Pero, es arte. ¿No?"

"No te burles de mí."

Laura voltea a ver una roca más pequeña mientras se balancea en un solo pie. "¿Por qué no puedes experimentar tu renacimiento sexual sin grabarlo y compartirlo en el internet?"

"El grabarlo es importante. Me interesa más que solo coger."

Laura tose. "A mí también."

"Claro. Cuando tu cogiste con una chica desconocida del aeropuerto fue una conexión espiritual y artística."

"Oh, te pasas. Tu visión de lo artístico es tan sublime y tan lejano del resto del mundo."

"Tal vez yo veo otros matices que otros no ven."

"Al coger con gente extraña."

"¿Qué tratas de hacer? Coger con extraños mientras viajas hacia la nada para escapar de tu vida antigua."

Jackie recoge una piedra y la avienta al precipicio.

"Si, bueno, tú no pareces muy preocupada por lograr el salario mínimo."

"Ni siquiera te importa. Nunca te importaron mis proyectos o mis trabajos."

"¡Por qué andas cogiendo con todo el mundo! Estás invitando a todas tus exnovias a tus grabaciones."

"No estoy haciendo eso."

"La cómo se llama de Portland."

"Eva. No filmamos nada. Y no es una ex."

"Pero ella te inspiró. ¿Y Amy?"

"Sergio. ¡Su nombre es Sergio!"

"¡Ah!" grita Laura. "También cogiste."

"Cállate. Cambio su pronombre, como hace cuatro meses. Nos conocemos desde hace ocho años. Es un error honesto. Solo estás siendo exagerada."

"Sigues enamorada de Sergio."

"¿Qué? Nunca estuve enamorada. Siempre hemos sido buenos amigos."

"¿Entonces por qué cogiste con Sergio anoche?"

"Porque yo—"Jackie se detiene.

Jackie se da cuenta de su error pero es demasiado tarde. "Vete a la mierda."

"¿Qué? ¿Tú puedes coger con muchas y yo no?"

"¡Vete a la mierda por mentirme!"

"Te mentí porque no quería lidiar con esto." Jackie se acerca a Olivia y saca un suéter y su mochila.

"¿Qué?"

"Eres muy posesiva. Y muy celosa. ¿Por qué crees que terminé contigo?"

"Cortamos por Amy."

"¡Tú me empujaste a los brazos de Amy! Siempre asumiste que me acostaba con ella. ¡Nos acusaste! Por lo que decidimos hacerlo verdad y empezamos a coger." Jackie camina mostrando el pulgar hacia abajo.

Laura la sigue. "¿Entonces ya vas a regresar con ella—Sergio ahora?"

"No. Yo me *voy a casa*. Voy a encontrarle sentido a mi existencia. Sin tí."

"No."

"Tu trajiste el tema con tu paranoia y tus celos. Ahora disfruta el resto de este apestoso viaje." Jackie se apresura hacia debajo de las rocas, desafiante.

"¡Por favor, no te vayas!" Laura alcanza a Jackie, su voz está cortada y lágrimas salen de sus ojos. "Por favor, no te vayas."

"No trates de engañarme para que te quiera de nuevo."

"No quiero eso. ¡Solo quiero ser importante para ti otra vez! Quiero sentirme incluida. No me importa con quien estés mientras estés conmigo."

Jackie la voltea a ver. "¿Qué significa eso?"

"Quiero ayudarte."

Las dos chicas se voltean a ver, Jackie con los ojos entrecerrados y Laura con los ojos llorosos. "Déjame ser parte de tu pasión."

Jackie deja caer sus cosas en la tierra y suspira. "Por dios, Laura."

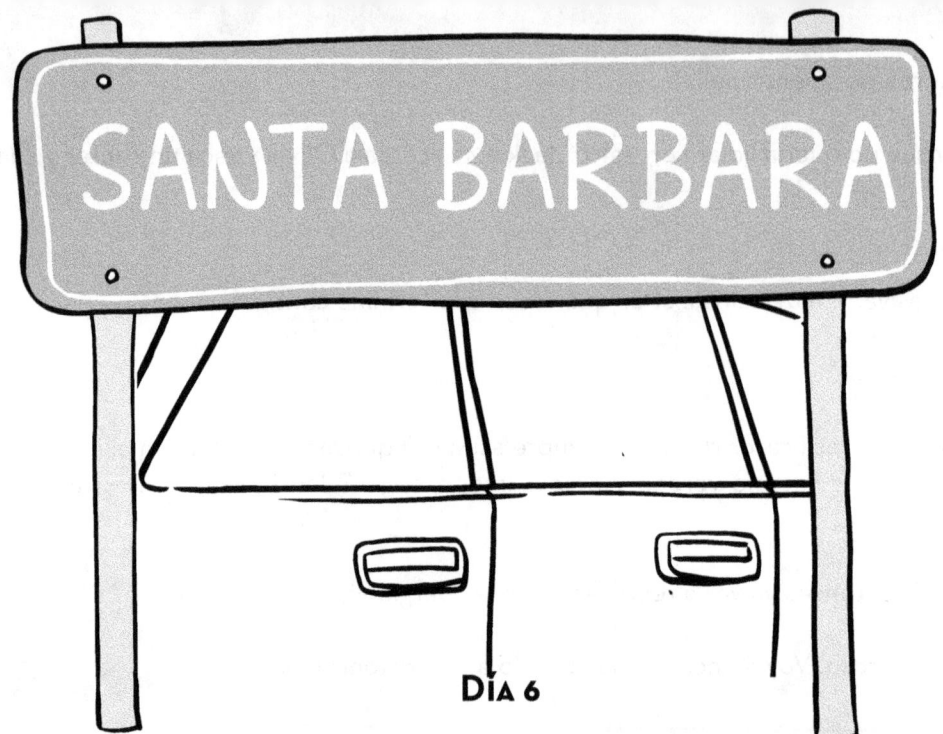

SANTA BARBARA

Día 6

Olivia está estacionada en un garaje vacío en Playa Pismo. Las chicas están arreglando su desorden de la cajuela. "¿Puedes mover tu saco de dormir?" pregunta Jackie.

Laura lo mueve. "¿Así está bien?"

Jackie pone su pulgar hacia arriba. "Y por fa arregla esa cortina."

Laura ajusta la cortina. "¿Así?"

Jackie hace una mueca por el vidrio.

"¿Qué?"

"Creo que este será el último."

"Me haces sentir especial."

"Esto no es romance. Esto es arte." Jackie voltea hacia la ventana que da hacia el mar y la costa."

"Bien."

Diez minutos después la cámara está puesta junto al atardecer, de frente al mar. Jackie y Laura se recuestan en el vocho, mientras se abrazan desnudas. El micrófono sin cables está en una maleta atrás de ellas. La laptop se sostiene en la mochila de Laura.

"Como los viejos tiempos," comenta Jackie.

"Excepto que tenemos más equipaje," dice Laura.

"Ey, esa es buena idea." Dice Jackie mientras toma su bolsa con juguetes sexuales que estaba junto a la ventana. "¡Juguemos con algunos de éstos!" Jackie abre la bolsa.

"Guau," Laura se asoma. "Hay muchas opciones para escoger." Ella mete su mano y saca un vibrador de silicona largo con una curva para el punto g y una protuberancia para el clítoris. Luego toma un tapón anal de metal, un par de pinzas para los pezones, y un guante hecho de terciopelo.

"Recuérdame nunca llevarte a un buffet," le dice Jackie.

Laura admira su elección, y las pone a un lado. "Empecemos con el vibrador por ahora."

Jackie se ríe. "Me parece perfecto."

Afuera, las olas se escuchan romperse y las nubes empiezan a crear sombras en la arena. El micrófono capta los sonidos de piel contra piel, pequeños gemidos, y la conexión húmeda de labios con labios. El ecualizador de la computadora de Jackie muestra imágenes que rebotan en tonos verdes y amarillos.

"¿Lista?" susurra Jackie.

"Ajaa," responde Laura.

Jackie mueve un interruptor. Las vibraciones del vibrador crean olas en el ecualizador. Laura respira profundamente. Su gemido crea un efecto de amarillo y rojo.

"¿Adentro?" susurra Jackie.

"Aún no," responde Laura. "Déjalo acá afuera."

Jackie sostiene el vibrador. Laura acerca sus caderas a éste. "Bésame," le dice con un suspiro.

Jackie se acerca y presiona su boca contra la de Laura. Por un momento siente algo familiar. Muy fácil.

Laura pone su mano en su monte de venus y se lo jala. Jackie aumenta la presión del vibrador. Laura gime y Jackie voltea a ver el ecualizador. Un grupo de cuadrados amarillos suspiran al mismo tiempo que Laura.

Laura retuerce sus caderas y pone sus dedos en la boca de Jackie. Jackie sonríe y los succiona. Los sonidos de Laura salen como ritmos. "Ah, ah, ah…"

"¿Ahora?" pregunta Jackie.

Laura asiente y se lame los labios.

Jackie mueve el vibrador a la entrada de la vagina de Laura.

La vibración cesa y ahora solo se escucha el sonido profundo de los suspiros y gemidos rítmicos de Laura. "¡Oh, sí! Laura clama.

Jackie mete todo el vibrador y lo pone en ángulo para tocar el punto G de Laura.

"¡Dioooooosss!" Laura grita.

Jackie voltea a ver al ecualizador. Está todo rojo. Rojo. Rojo. Amarillo. Rojo. Y dura todo el tiempo que Laura gime. Jackie disfruta el sonido y voltea a ver el mar por la ventana. Ella siente las pulsaciones de la vagina de Laura que rebotan en las olas y más allá.

El mega gemido de Laura se vuelve gemidito y luego un suspiro.

Jackie apaga el vibrador y lo aleja de Laura. Se acerca y besa los labios rojos de Laura. Pone su cabeza en el hombro de Laura y pone la palma de su mano sobre la vulva de Jackie. El ecualizador solo muestra una ola verde que se mueve con las respiraciones y con las olas del mar. Las mujeres suspiran juntas y una imagen amarilla aparece.

Y luego, silencio.

CAPÍTULO 8

MECÁNICES & TRABAJO DE LUBRICACIÓN

JUGUETES Y LUBRICANTES ↗

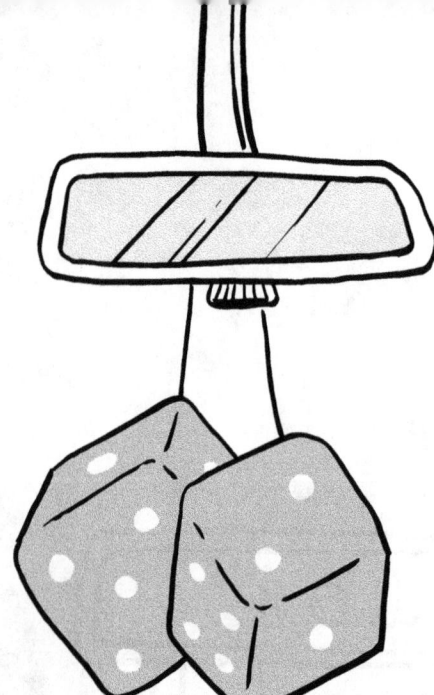

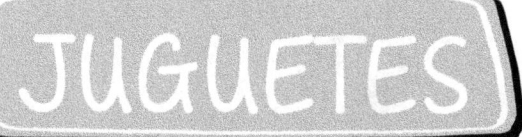

JUGUETES

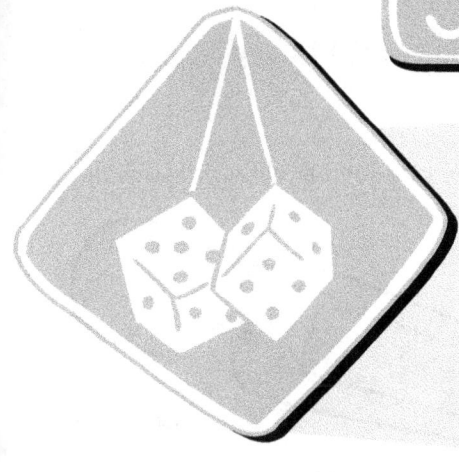

Tal como una persona que trabaja en un taller mecánico sabe usar sus herramientas, una mujer que tiene sexo con mujeres debe saber cómo usar sus juguetes sexuales. Los juguetes son tan importantes para la experiencia de placer en la mujer como las manos y el lubricante. Por lo que si no te encantan las vibraciones o las pinzas, puede ser que a tu pareja si le gusten y debas saber usarlos para darle la atención que se merece.

VIBRATORES

Cuando la gente piensa en juguetes sexuales (sex toys), normalmente piensa en vibradores. Y con buena razón: los vibradores representan el 20% de las ventas de los juguetes sexuales.

Los vibradores son geniales para incrementar el placer en cualquier momento. Ya sea que estén usando vibradores simultáneamente, que uses uno mientras ella te hace sexo oral o cualquier otra razón, las vibraciones son muchas veces la cereza del pastel del sexo.

A algunas mujeres les gustan las vibraciones profundas y fuertes como una motocicleta. A otras mujeres les gustan las vibraciones suaves y superficiales. Y a otras les gusta algo intermedio. Muchas tiendas de juguetes sexuales (sex shops) tienen vibradores de muestra que puedes probar en tu piel. Si no puedes darte una visita por una de esas tiendas, algunas tiendas online tienen buenas políticas de devolución y puedes regresar un juguete si no te gusta.

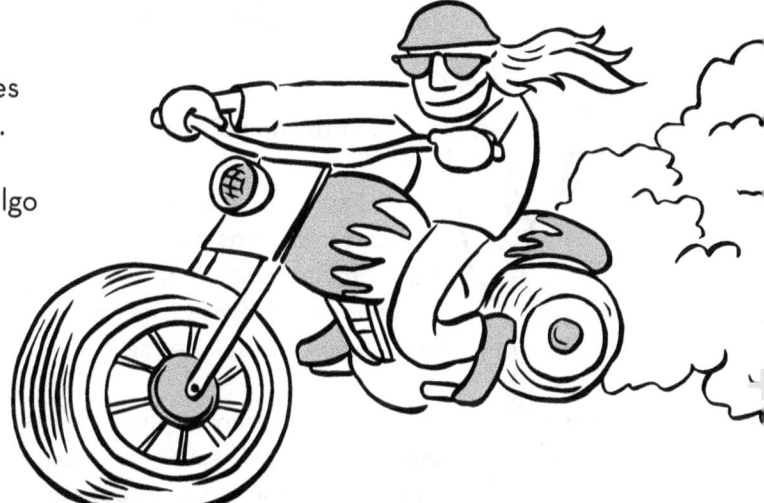

CONSEJO EXTRA: Puedes saber qué tan fuerte es un vibrador antes de comprarlo si lo pruebas en la punta de tu nariz. Sí, suena raro, pero es lo mejor que puedes hacer si la tienda no tiene políticas de devolución.

Existen vibradores de diferentes formas, tamaños, y especialidades y pueden ser categorizados de acuerdo a su uso:

Sexo Externo

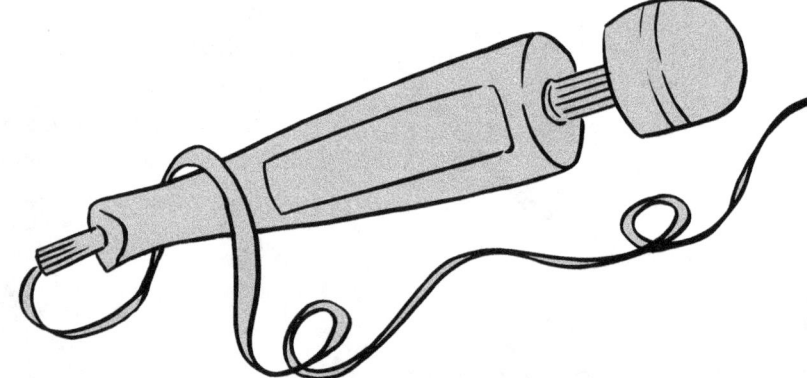

Estas vibraciones están diseñadas para ser usadas en los genitales externos. Algunas personas los llaman "masajeadores personales," y para tu sorpresa se pueden usar tanto en tus músculos como en tus genitales. Puedes encontrar algunos de estos masajeadores en las farmacias. La reina de los vibradores es la "Magic Wand" (Varita Mágica). Es muy amada porque es segura y porque su potencia es increíble. Es un martillo mecánico especializado en vulvas y puede transmitir vibraciones a otros juguetes. Hay muchas versiones alteradas de la Magic Wand, algunas de estas con más ajustes o con pilas recargables. La cabeza de la mayoría de estas varitas (de donde salen las vibraciones) es porosa, por lo que es bueno ponerle siempre un condón cuando la usas con tu pareja. (Aprende más sobre los materiales en la página 275).

Otros vibradores externos parecen esferas, conos, o discos del tamaño de la mano. Algunos pueden ser portados en la punta de tu dedo. Todos estos están diseñados para masajear el clítoris, el perineo, u otras áreas externas que requieren de estimulación. Pueden ser usados en conjunto con juguetes que penetran o no. Tú decides cómo disfrutarlos.

Sexo Interno y Expertos en Punto G

Estos son los vibradores que muchas veces parecen dildos: largos y cilíndricos. Algunos son lisos y rectos, y otros tienen ángulos para el punto G y/o para la estimulación de la próstata. Algunos—como el Rabbit o conejo—producen vibraciones externas igualmente, para una sensación dual. Los controles para los tipos de vibraciones se encuentran normalmente cerca de la base.

Existen en una gran variedad de materiales, estilos, y precios, desde el más sencillo y barato, hasta el más extravagante y caro. Debido a su versatilidad, son los vibradores más populares, y son los vibradores con más innovaciones tecnológicas.

Los de estilo interno pueden ser a prueba de agua, recargables, con Bluetooth, con diferentes patrones de vibraciones programables, touch, silenciosos, y mucho más. Si vas a comprar tu primer vibrador, puede ser buena idea comprar uno barato, sencillo, y curveado para alcanzar el punto G, para probar el tipo de estimulación que te gusta, ya que estos pueden ser usados interna o externamente.

Estilo de Bala

Estos vibradores parecen huevos o balas con un cable y un control. Algunos no tienen cable sino un botón de encendido/apagado. Los que tienen cable pueden ser usados interna o externamente. Los que no tienen cable solo pueden ser usados externamente. Algunos arneses tienen bolsillos al frente donde puedes poner este vibrador. Estos vibradores ofrecen vibraciones muy suaves que son excelentes para personas que prefieren colibríes en lugar de ametralladoras.

Novedades

Si lo puedes imaginar, es posible que ese vibrador ya exista. Desde delfines a paletas, sí, incluso existen unos con forma de personas famosas como Barak Obama.

Puedes comprar estos vibradores para la diversión, pero también es bueno comprar vibradores que garantizan orgasmos, o al menos unos gemidos, por lo que no dejes que la apariencia externa decida.

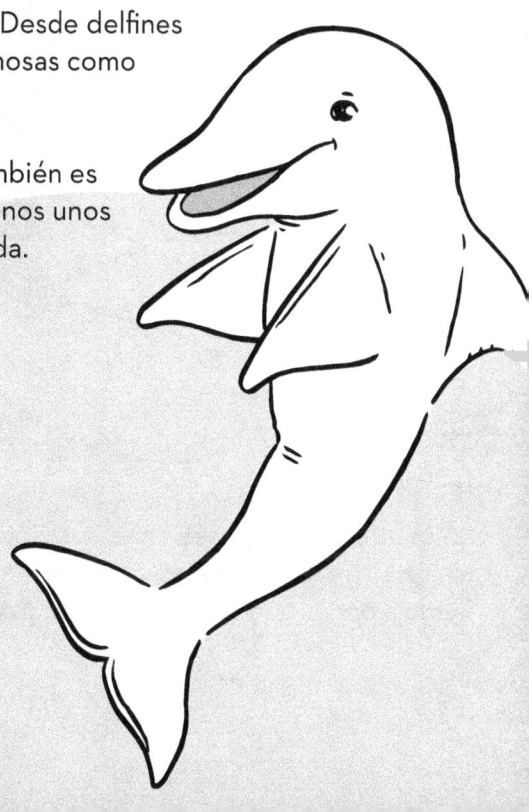

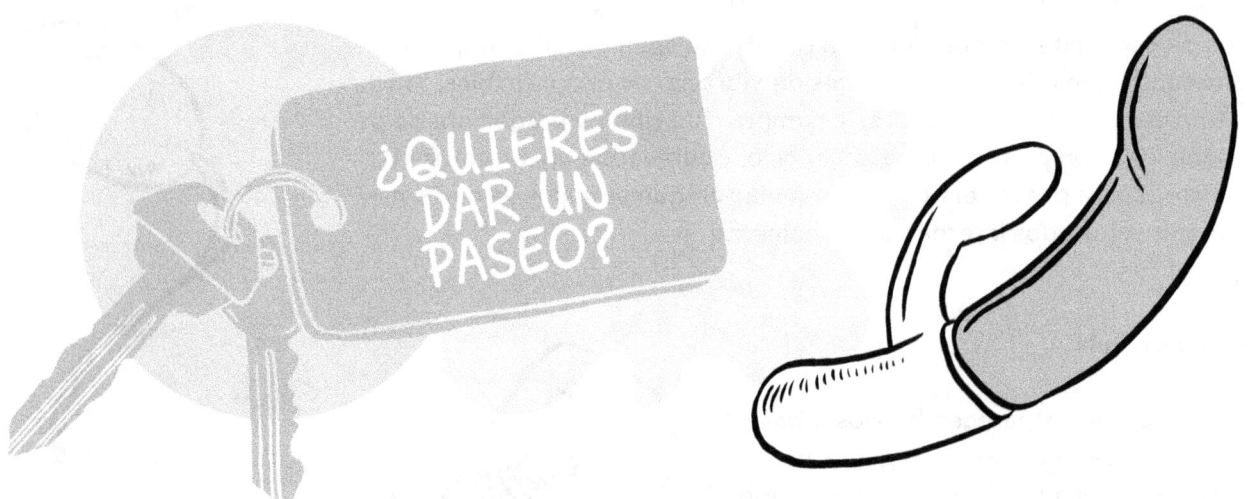

¿Quieres dar un paseo?

La razón principal para usar un vibrador es para estimular el clítoris, ya sea por sí solo o acompañando otros tipos de placer. He aquí algunas cosas divertidas que intentar:

Lúcete
Masturbarte con un vibrador frente a tu pareja puede ser excitante para ambas. Ella te podrá ver disfrutando sin tener que hacer nada, más que disfrutar el show.

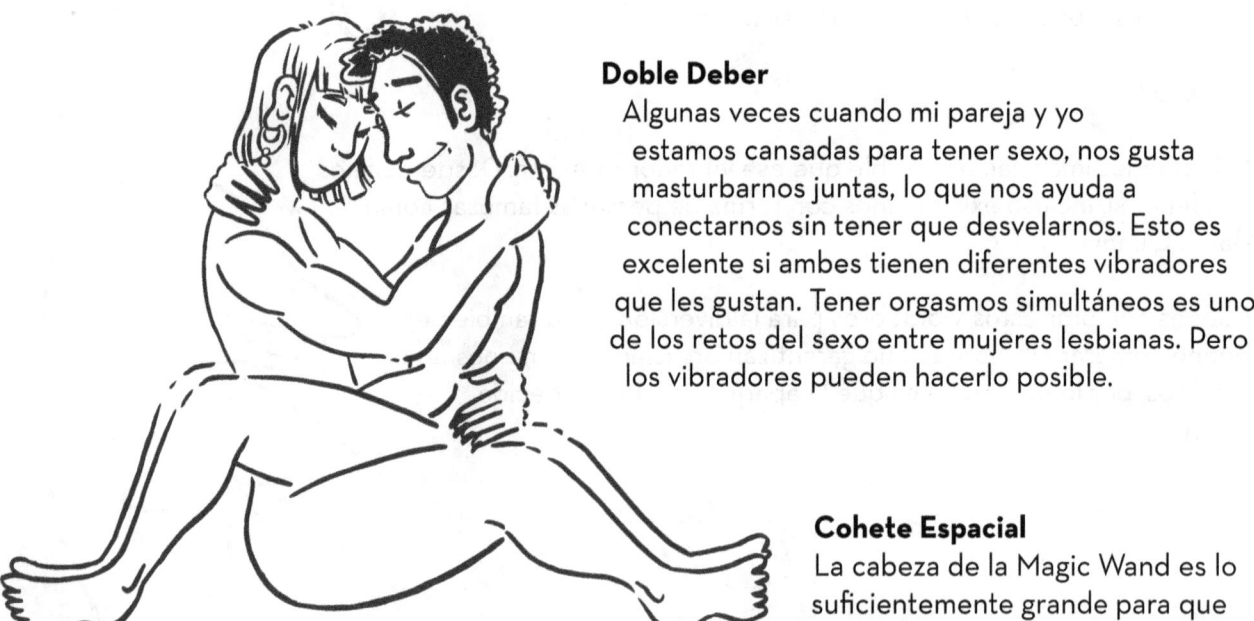

Doble Deber
Algunas veces cuando mi pareja y yo estamos cansadas para tener sexo, nos gusta masturbarnos juntas, lo que nos ayuda a conectarnos sin tener que desvelarnos. Esto es excelente si ambes tienen diferentes vibradores que les gustan. Tener orgasmos simultáneos es uno de los retos del sexo entre mujeres lesbianas. Pero los vibradores pueden hacerlo posible.

Cohete Espacial
La cabeza de la Magic Wand es lo suficientemente grande para que ambas la monten al mismo tiempo. Lo pueden hacer ya sea en la posición del Yab-Yum o del Misionero. Simplemente pongan a la amiga entre sus genitales y a disfrutar. No te olvides que existe la posibilidad de intercambio de fluidos, por lo que ten la Plática de Sexo Seguro (página 309) antes de tener sexo de esta forma.

Vibración Instantánea

Usa un vibrador en un juguete insertable. Esta actividad funciona muy bien con juguetes que tienen bases planas y anchas. Algunos materiales, como el silicón, conducen vibraciones, por lo que tu dildo favorito se puede convertir en un dildo vibrador.

Doble Vibración Instantánea

Si tienes un dildo de doble punta, puedes poner el vibrador en el espacio entre los dos cuerpos mientras cogen. Puede generar una sensación agradable compartida, lo que hará que se sientan más conectades que a través del pedazo de silicona.

 Si eres una mujer trans a quien le gusta usar tu clítoris trans para penetrar, intenta poner el vibrador en la base de tu clítoris mientras penetras a tu pareja. Prueba con diferentes tipos de vibraciones. La Magic Wand es fácil de agarrar, pero la vibración puede ser muy intensa. Los resultados pueden variar.

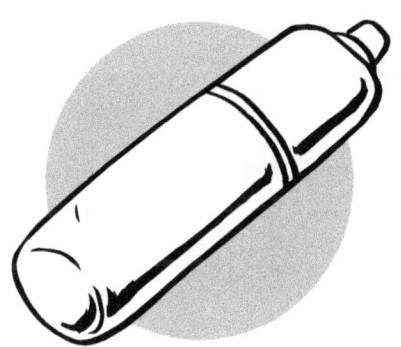

Las mujeres trans pueden jugar poniendo el vibrador por debajo de su glande. Pueden también disfrutar poniendo su clítoris sobre una almohada o algo esponjoso, luego poner el vibrador en la parte dorsal del cuerpo del clítoris trans y presionar tanto como se sienta rico. Otro buen lugar para explorar vibraciones es en la parte interna del cuerpo del clítoris, el cual es fácilmente accesible por detrás del escroto y del perineo. La Magic Wand es perfecta para esto porque su cabeza es amplia y poderosa.

Vete de Tour

Intenta poner tu vibrador en otras partes de tu cuerpo como tu perineo, tu ano, tu monte de venus, o tu orificio vaginal. Dependiendo de qué tan fuerte son las vibraciones son, pueden crear sensaciones agradables incluso si no son dirigidas al clítoris.

Juguetea con su Clítoris

Si quieres generar emoción y jugueteo en un clítoris, ésta es una excelente idea. Sostén el vibrador contra tu pareja hasta que esté a punto de venirse, y luego quítalo. Puede ser divertido (para ambes) el ver cómo se retuerce de placer.

JUGUETES ANALES

¿QUÉ PUEDO PONER EN EL ANO?

Los juguetes anales existen en tres sabores: Tapón Anal (Butt Plug), Dildo, y Bolitas Anales (Anal Beads).

Lo más importante que debes saber acerca de los juguetes que pones en tu ano es que deben tener BASES ANCHAS. Dilo conmigo ahora: B-A-S-E A-N-C-H-A

Este tipo de juguetes deben ser más o menos así:

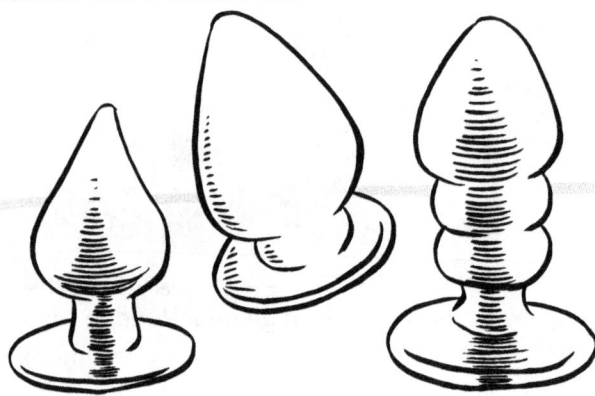

NO así:

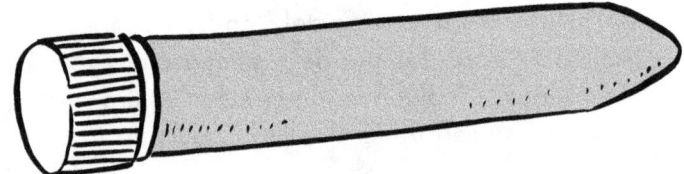

Una base ancha es esencial para evitar que se te pierda un juguete en un ano. Recuerda que la vagina tiene un fondo, pero el ano es una avenida sin fin. Si piensas jugar sole, particularmente, necesitas asegurarte que tus dedos lubricados no van a provocar una visita incómoda al doctor.

Si planeas jugar con tu pareja, asegúrate que tus juguetes tengan ya se una base ancha o una empuñadura larga y fácil de agarrar. Los músculos de tu ano son fuertes y hambrientos. No les des algo que mascar rato después de haber terminado de jugar.

Los **Tapones Anales** existen en diferentes tamaños, formas, y materiales. La forma más común es la cónica, que va de una punta más angosta a una base ancha. Son geniales para aprender porque puedes penetrar tu ano tanto cómo te sientas cómode.

Otros tapones parecen focos con una agarradera. Estos pueden ser agradables porque los puedes usar por mucho rato, y mantenerlos adentro mientras disfrutas de otros juegos. Algunos tapones divertidos tienen terminaciones decorativas como cristales o incluso (mis favoritas) ¡COLAS!

Ya hemos hablado de **Dildos** y no hay nada diferente entre los dildos vaginales y los anales. Nuevamente, asegúrate que ese dildo que pones en tu ano tenga una empuñadura o una base ancha para que no se vaya de viaje por el colon.

Las Bolitas Anales son como suenan, una serie de bolitas que van incrementando de tamaño y que están conectadas por un cordón o silicona. Son geniales porque permiten que juegues con tus altamente sensibles músculos del esfínter del ano.

Las mejores bolitas son moldeadas de una sola pieza de silicona. Esto las hacen más fáciles de limpiar. La versión de la vieja escuela con un cordón y con bolitas separadas no es tan buena porque pueden recolectar bacteria fácilmente. La compañía FUN Factory y otras más hacen bolitas anales cómodas, divertidas y sexys. Encuentra más información en el Apéndice.

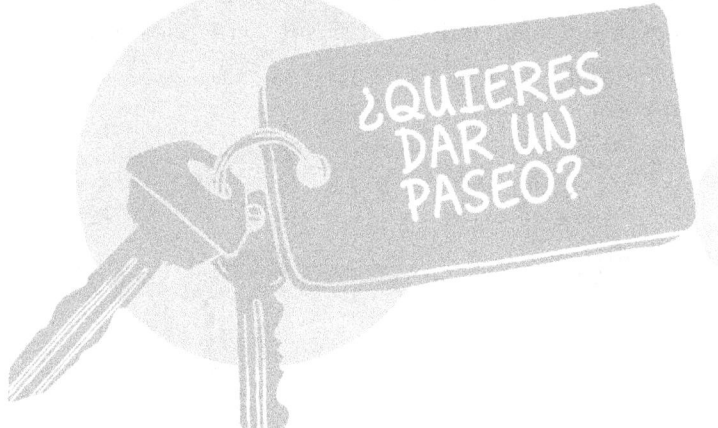
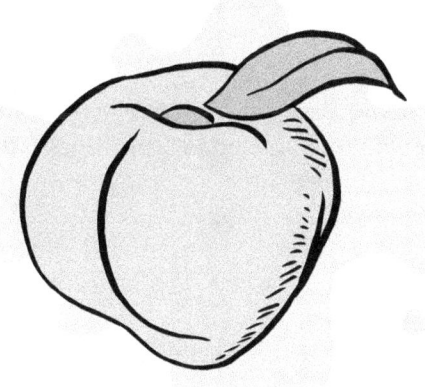

La pornografía con sexo anal es muy llamativa y muestra movimientos bruscos de meter y sacar. Aunque puede ser que disfrutes de estos movimientos, es más probable que disfrutes pequeños movimientos, al menos para empezar. Existen muchas terminaciones nerviosas para que disfrutes sin tanto teatro. Los tapones son buenos porque los puedes meter y dejar ahí mientras los comprimes o lo sostienes con tu ano.

La clave para la penetración anal es EMPEZAR LENTO.

La mayoría de nosotres somos buenos apretando nuestros anos, por otras razones útiles (como te has de imaginar, jeje). No somos muy buenos relajándolo a nuestro antojo. El primer paso para el sexo anal es aprender a relajar estos músculos. Puede requerir práctica y tiempo, pero la recompensa es grande. Recuerda respirar y usar grandes cantidades de lubricante.

Cuando practicas por primera vez la penetración anal, deja que el juguete (o la mano o lo que sea) se quede un ratito adentro sin moverse. El meterlo será muy estimulante y difícil, por lo que tómatelo con calma. Esta es tu oportunidad para practicar la relajación. Es como respirar pero con tu ano: Inhala y aprieta. Exhala y relaja.

Una vez que tu juguete (o lo que sea) esté tan adentro como quieras, practica apretando tus músculos anales alrededor del juguete. Aprieta y relaja. Aprieta y relaja. Luego muévelo hacia adentro y hacia afuera suavemente. Tal como con la penetración vaginal, el punto no es crear mucha fricción en el esfínter. En lugar de eso, explora sacándolo lo suficiente como para darle al esfínter un masaje agradable. Prueba movimientos rotativos o con balanceo—no movimientos como al coger.

Pequeños movimientos de meter y sacar pueden ser satisfactorios. Si tú o tu pareja quiere más de este tipo movimientos, pueden hacerlo. Asegúrate de usar mucho lubricante y reaplicar si es necesario.

Y como siempre, deja que la persona que recibe (ya seas tú o tu pareja) decida qué velocidad y profundidad quiere.

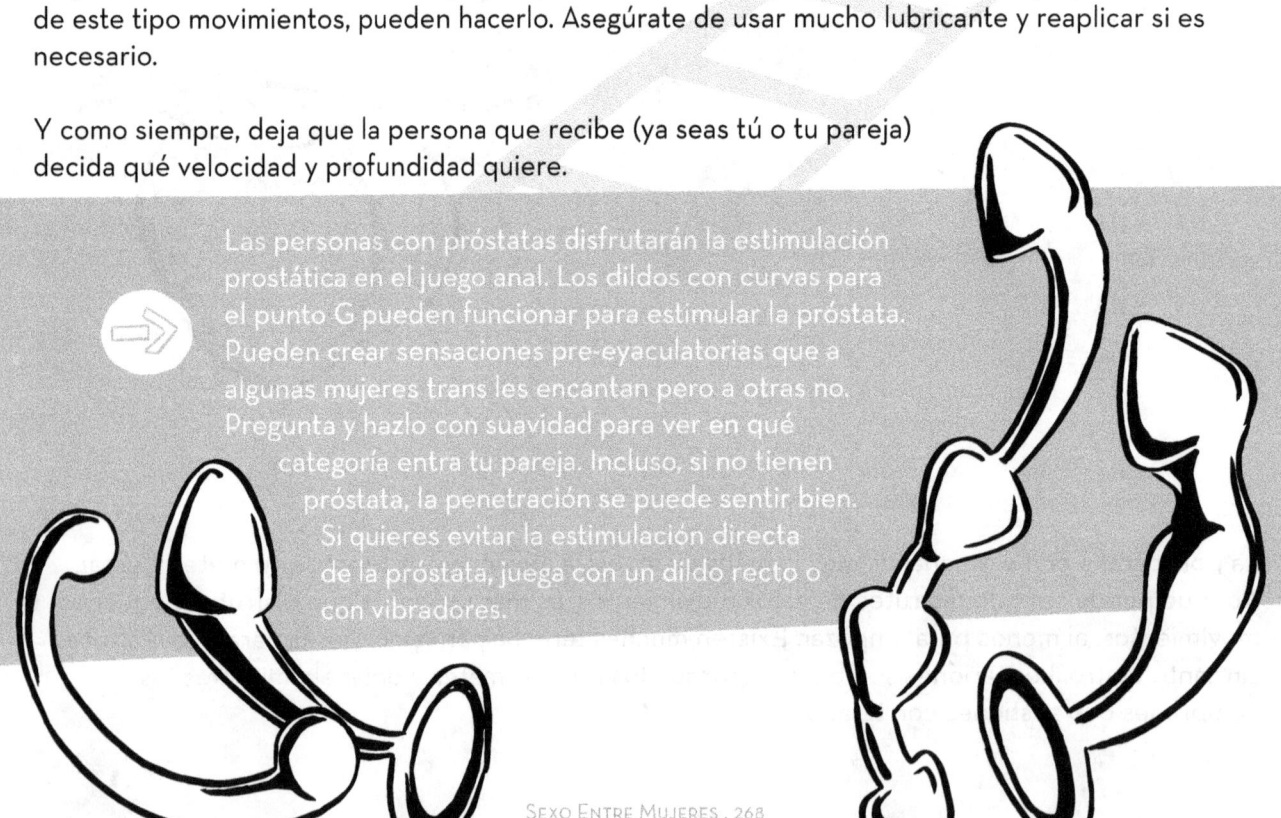

Las personas con próstatas disfrutarán la estimulación prostática en el juego anal. Los dildos con curvas para el punto G pueden funcionar para estimular la próstata. Pueden crear sensaciones pre-eyaculatorias que a algunas mujeres trans les encantan pero a otras no. Pregunta y hazlo con suavidad para ver en qué categoría entra tu pareja. Incluso, si no tienen próstata, la penetración se puede sentir bien. Si quieres evitar la estimulación directa de la próstata, juega con un dildo recto o con vibradores.

Reglas del Sexo Anal

1) **Empieza suave.** El ano es muy sensible. Muchas personas tienen esfínteres anales muy apretados. Estas dos cosas juntas pueden hacer de un suave masaje, algo muy intenso. Entre más lento vayas, más pronto llegarás a dónde quieres llegar.

2) **¡Base ancha! ¡Base ancha! ¡Base ancha!**

3) **Mucho LUBRICANTE.** Tu ano no se auto-lubrica como la vagina. Por lo que necesitas mucho lubricante para cualquier tipo de penetración anal. Usa mucho y muy seguido. No tengas miedo de reaplicar. La tensión muscular aumenta con la fricción. Revisa la siguiente parte de este capítulo para aprender sobre lubricantes.

4) **Practica una buena higiene.** Existen muchas bacterias en tu ano que no viven en otras áreas de tu cuerpo. No penetres una boca o una vagina con un objeto que estuvo en un ano. ¿De la vagina al ano? ¡Genial! ¿De la vagina a la boca al ano? ¡Espléndido! ¿Del ano a la vagina? ¡No, no, no!

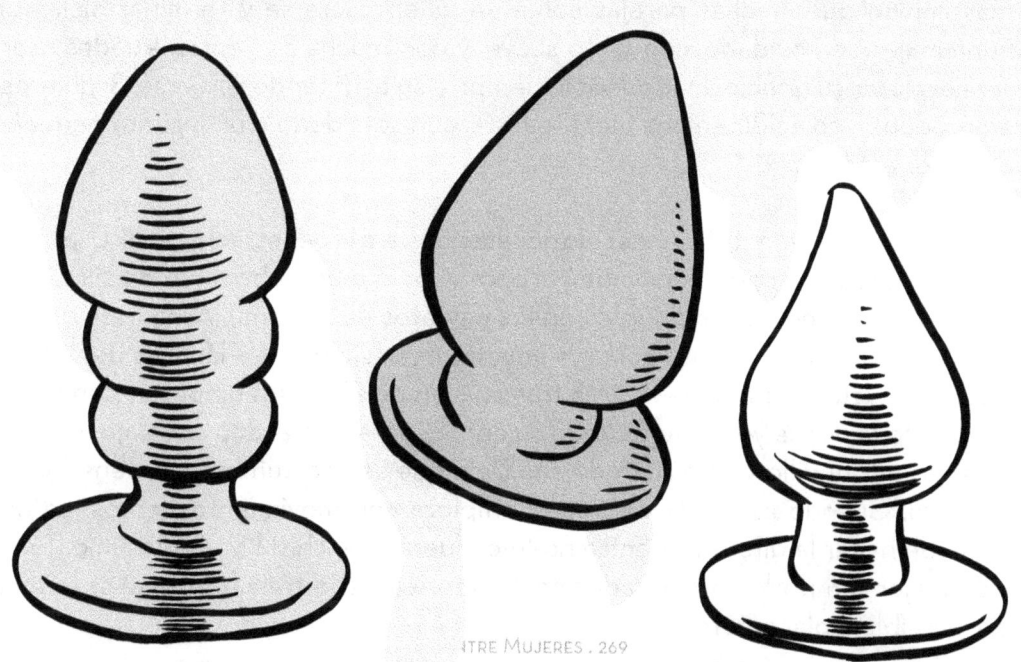

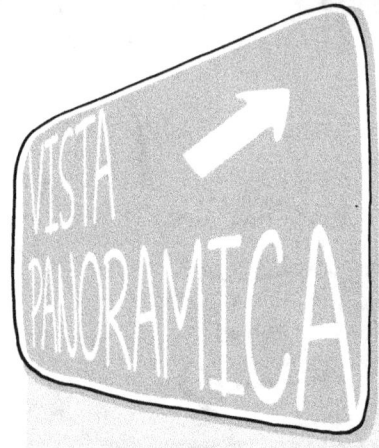

Sexo Anal Para Mujeres
by Tristan Taormino

La gente cree que el sexo entre mujeres es solo vulva, vagina, vulva, vagina. ¿PERO Y EL ANO? Nuestros anos son mágicos, muchas veces son zonas erógenas poco exploradas, llenos de terminaciones nerviosas súper sensibles, impregnadas de fantasías prohibidas, y mucho potencial orgásmico. Por lo tanto, respira profundamente, toma una botella de lubricante, y encuéntrame en la puerta trasera—vamos a hablar sobre el sexo anal seguro y placentero.

¿Cómo saber si a una mujer le gusta el sexo anal? a) Ella te envía un Ramo Anal—un conjunto de rosas acompañadas de una tarjeta que dice "Dame por atrás;" b) Durante el cunnilingus cuando tu lengua se mueve cerca de su ano, ella gime más fuerte; c) Le preguntas. Puede parecer una proposición difícil, pero hablar sobre placer anal les dará la oportunidad de expresar sus deseos y miedos, y explorar cualquier duda que tengan.

En general, unx scout anal está siempre preparadx. Si te preocupas ante lo que tú o tu pareja puedan encontrarse, dense un baño antes y vayan del baño. Para quedar extra limpias, háganse un enema con agua dos horas antes de empezar. Esto puede prevenir una situación desagradable y darles más confianza. (Pero recuerda, no hay garantías, por lo que mantengan toallitas húmedas cerca y su sentido del humor aún más cerca.) Hablando de higiene, un dedo o un juguete nunca deben ir directo del ano a la vagina. Las bacterias de tu ano pueden provocarle una infección a tu vagina.

El error más común que muchas parejas cometen es apresurarse y terminar mal. Aproxímate al ano de una mujer con cuidado, con tacto suave, y con mucha paciencia. Puedes usar tu boca primero para explorar su orificio anal, dándole tiempo a su esfínter de relajarse. Si quieres intentar la penetración, deben coincidir en una meta realista: ¿un solo dedo o un juguete pequeño más un gran orgasmo por esta vez?

Los lubricantes no son solamente buenos sino necesarios para la penetración anal. Usa un lubricante espeso a base de agua con consistencia de gel para el pelo o usa lubricante de silicona (cuidado: el lubricante de silicona no es compatible con los juguetes de silicona). Asegúrate que tus dedos estén listos para la acción anal (unas cortas y limadas es básico), y usa láminas dentales, guantes, y condones en los juguetes para prevenir la transmisión de ITS. Para empezar, pon lubricante en tu dedo índice y toca con la yema de tu dedo su ano. Espera que el ano se relaje y luego mete tu dedo hasta el primer nudillo y deja tu dedo ahí. Deja que se acostumbre a la sensación de tener un dedo adentro. Cuando esté listx para más, empieza con movimientos lentos. La estimación del clítoris puede hacer la diferencia entre no-le-encuentro-el-chiste y oh-dios-mío. Tu lengua, su mano, o—aún mejor—un poderoso vibrador en el clítoris puede transformar el sexo anal en una experiencia increíble y placentera.

Yo recomiendo usar juguetes de materiales no porosos como el vidrio, el metal, o la silicona, los cuales se calientan con la temperatura corporal y son fáciles de limpiar. Hace unos años, las bolitas anales eran de plástico duro y un cordón de nylon. Por suerte, la industria de los juguetes sexuales ha evolucionado y ahora las bolitas anales de buena calidad son hechas de una pieza continua de 5-10 "bolitas" con un espacio entre ellas; algunas veces las bolitas son del mismo tamaño y otras veces se hacen más grandes conforme se aleja de la punta; las personas principiantes deben usar bolitas del tamaño de un M&M de cacahuate. Es importante que le pongas lubricante a cada bolita y que las metas una a una. Por cada bolita, el ano se relaja, la bolita entra, y los músculos se cierran a su alrededor. Una vez que tengas una porción de bolitas adentro de tu ano, puedes jalar el juguete de un tirón para crear una sensación diferente.

Cuando piensas en juguetes sexuales para el ano, puede que lo primero que se te venga a la mente es un tapón anal; si te gusta la sensación de estar llenx por dentro o la presión de tener algo en tu ano—sin un movimiento de meter y sacar—considera ponerte un tapón anal. La forma clásica del tapón es en forma de gota: pequeña en la punta, con forma de pera en la mitad, con un cuello delgado (para que el esfínter se cierre alrededor), y una base ancha y plana. Algunos tapones anales tienen la forma de un honguito y el cuello es angosto (pero no tan angosto como el estilo gota). A menos que el tapón sea muy delgado, siempre debes preparar a tu pareja usando un dedo o dos.

Los tapones anales son buenos para jugar solx o en pareja, ya sea que los uses por sí solos o como herramientas para estimular el ano o para permitir la introducción de un juguete más grande o para el sexo anal con arnés. Intenta esto: mete un tapón lubricado y ponte en posición del 69. Mientras se dan sexo oral, tu excitación aumentará y la persona con el tapón se acostumbrará a la sensación de llenura en el ano: ¡Todxs ganan!

Si se te antoja el movimiento de meter y sacar, cualquier dildo puede ser usado para la penetración anal mientras tenga una base ancha. Un dildo liso y ancho (como el Tantus Silk) o uno con una cabeza de foco (como el Vixen Creations' Mistress) son buenas opciones para principiantes. Todo lo que has leído sobre el sexo con arnés aplica para el sexo anal, con algunas advertencias: los dildos suaves y flexibles son mejores para el recto, el cual es curvo—otra razón más para tener cuidado. Si un dildo tiene una curva pronunciada deberás apuntar la curva hacia el frente del cuerpo de quien lo recibe para estimular el punto G indirectamente a través de la pared interna del colon. Después de excitarlx, coloca el dildo en el ano y usa tu mano para ayudar la inserción. Dile a tu pareja que se ponga boca abajo para ayudar al esfínter a relajarse. El penetrar a una persona por el ano con un arnés es una habilidad aprendida por lo cual date tiempo para practicarlo.

Tristan Taormino es la autora del libro La Guía Esencial Para el Sexo Anal entre Mujeres y otros siete libros sobre sexo y relaciones. Ella es la conductora del podcast semanal Sex Out Loud.

¡ANAL! ¿TE GUSTA? ¿LO DETESTAS?

Lo detesto en la vida real pero me excita en fantasía.

Debo sentirme con buen humor para hacerlo.

Me encanta, pero no disfruto tanto recibirlo como disfruto la penetración vaginal.

Fuera de mis límites.

El juego anal es mi juego kink favorito.

Me encanta la estimulación externa y el rimming (lamidas en mi ano) pero no me gusta la penetración anal. Si a mi pareja le gusta, yo feliz de jugar con su ano.

Me gusta sentirme sumise y acabar con el tabú, pero físicamente no me provoca gran sensación.

Aun no sé.

Me gusta un poco de juego anal, pero no más de un dedo o un tapón pequeño.

Recibir sexo anal es mi segunda cosa favorita después de los vibradores. Aparentemente tengo las terminaciones nerviosas en mi ano en lugar de mi vagina.

A MI NOVIA LE GUSTA A LA ESTIMULACIÓN ANAL, POR LO QUE DISFRUTO DÁNDOSELA REGULARMENTE. ME OFRECE LOPORTUNIDAD PARA DECIRLE COSAS SUCIA QUE A ELLA A LE GUSTAN.

Me gusta el anal más que nada pero debo tener cuidado porque me conduce a reacciones de pánico si me siento vulnerable.

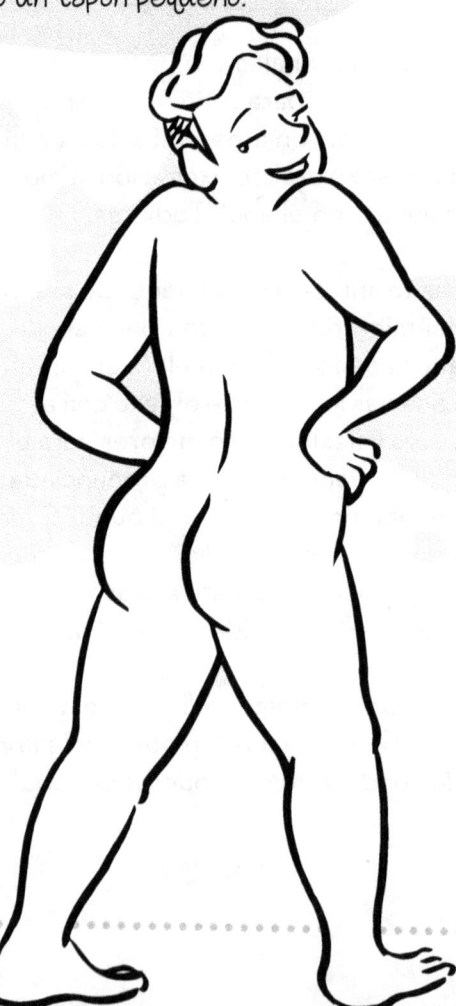

MATERIALES

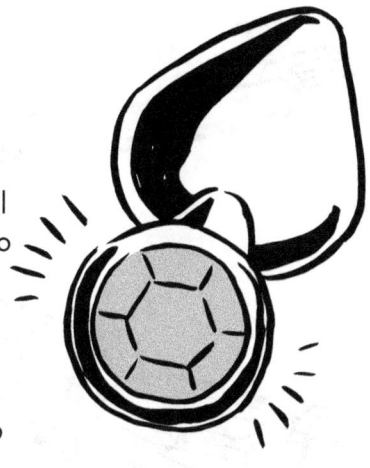

Acero Inoxidable

Los juguetes de acero son especiales. Son hermosos, seguros para el cuerpo, y fáciles de limpiar. La marca Njoy es el líder del mercado. Lo malo es que así como son bonitos son caros. Pero si deseas invertir en una pieza para el placer prácticamente indestructible, estos juguetes valen la pena. Una de mis cosas favoritas del acero es cómo responden a la temperatura. Los puedes enfriar o calentar de acuerdo a tu estado de ánimo. El peso de estos juguetes es muy rico también.

Tal como explicamos en el capítulo de Arneses, la **Silicona** es la reina de los materiales de los dildos. Es segura para el cuerpo, existe en una variedad de colores y formas, es fácil de limpiar, y puede ser firme o suave. La silicona es tan moldeable que es usada para muchos juguetes, como vibradores insertables, anillos para el pene, y bolitas anales. Algunas compañías hacen silicona barata mezclándola con otros materiales. Para evitar esto, es mejor comprar juguetes de compañías que conoces y hechos en Estados Unidos, donde los estándares de calidad son más altos. Revisa el Apéndice para conocer una lista de compañías de juguetes sexuales confiables.

Vidrio/Pyrex

TEste es otro material, como el acero, que es bonito para los juguetes. Hace que el lubricante dure por más tiempo por lo cual sólo necesitas una pequeña cantidad para la aventura penetrante. El pyrex no es poroso y seguro para el lavavajillas, por lo cual es fácil de limpiar. Lo encontramos comúnmente en tapones anales y dildos. El acrílico y el Lucite son parecidos y más duraderos que el vidrio pero no se pueden hervir para limpiarlos.

Plástico Duro

Este material está dejando de ser popular pero es fácil de encontrar. El plástico duro es bueno porque es barato y usualmente no poroso. Lo puedes limpiar con jabón y agua, pero no lo puedes hervir.

Madera

Aunque algunas personas se espantan con la idea de un pedazo de madera como juguete sexual, estos son los juguetes más únicos y hermosos en el mercado. Los buenos son hechos de madera, pulidos, y recubiertos de un sellador no poroso ni tóxico que le da un toque brilloso mientras que es seguro para el cuerpo. La madera tiene la ventaja que es agradable al tacto (no sentirás frío en tus genitales) y duro sin ser incómodo.

Existen muchos juguetes hechos de jelly rubber (gelatina), principalmente anillos del pene y vibradores. Pero tienes otras opciones, así que usa otros materiales. No me gusta hacer prohibiciones respecto del sexo, pero te voy a dar una de todas maneras: no uses juguetes de jelly rubber en tu cuerpo. Evítalos.

Pinzas para los Pezones

Las pinzas para los pezones parecen pequeños cocodrilos conectados y son diseñadas para estimular los pezones sin tener que usar las manos. Existen en muchos estilos, pero las más populares son de acero. Algunas veces están conectadas por una cadena para doble estimulación, y otras veces tienen pequeñas joyas o vibradores incluidos. Obviamente, las pinzas son geniales para las personas a las que les gusta jugar con pezones. Las pinzas pueden ser sutiles o muy pinchantes dependiendo del estilo. Algunas pueden ser ajustables para diferentes niveles de presión.

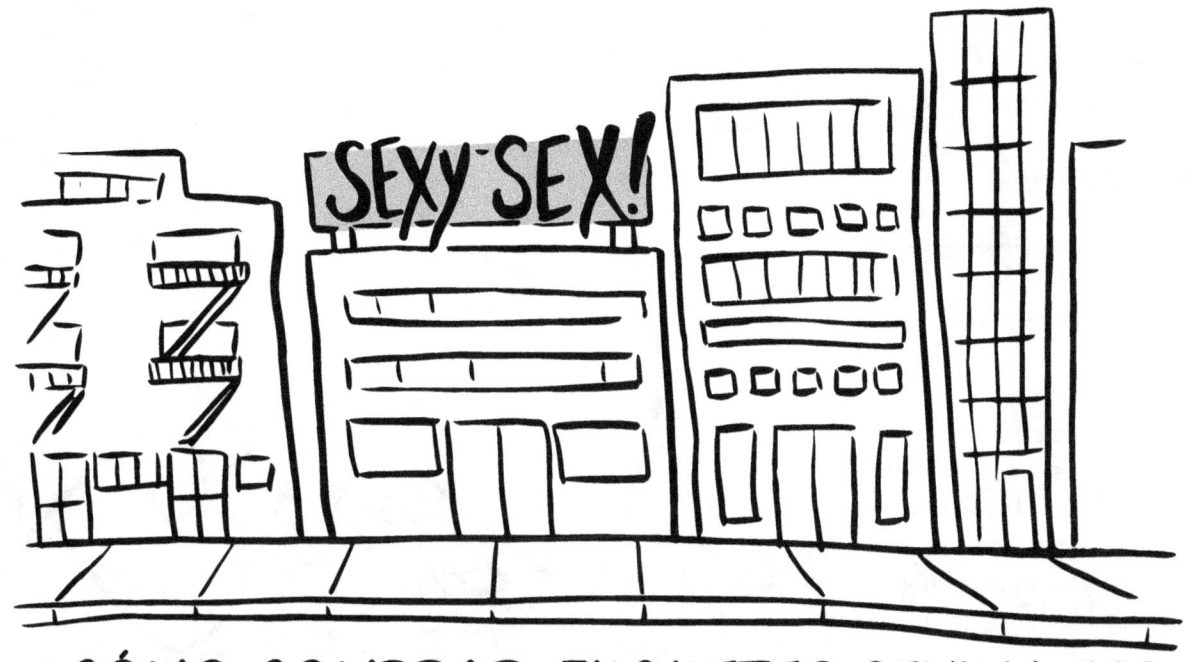

¿CÓMO COMPRAR JUGUETES SEXUALES?

Primero, es importante encontrar una marca que sea segura para el cuerpo y sexualmente positiva. Revisa el Apéndice para más sugerencias.

No tengas miedo de pedir lo que quieres. Les empleades de las sex shops generalmente desean conectar con les clientes y hablarles sobre juguetes que les hagan sentir bien. Son, de una manera, les vendedores de libros sexuales de tus sueños, ya que conectan a la persona apasionada con el vehículo producidor de pasión. Les harás su trabajo más fácil si eres directe y poco penose.

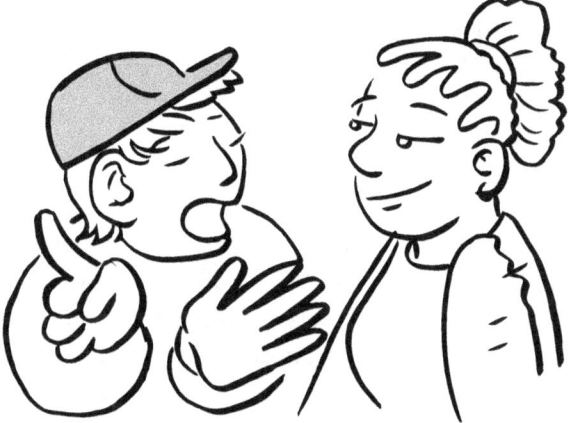

Me gusta la penetración con mucha vibración y odio el color rosa. ¿Dónde encuentro algo así?

Si no sabes lo que quieres, piensa en la sensación que deseas. ¿Quieres estimulación del clítoris? ¿Penetración profunda? ¿Quieres explorar sexo anal o vaginal o ambos? ¿Quieres aprender cómo eyacular? ¿Quieres algo fácil para usar en pareja? Empieza con las semillas de tu deseo y así estarás en buen camino.

Sé une novate. Siempre hay tiempo para todo. Incluso les expertes tuvieron su primera vez. Pretender que sabes todo es una manera terrible de intentar algo nuevo.

Haz preguntas.

Googlea desenfrenadamente.

Intenta cosas nuevas.

Invierte en cosas buenas. Recibirás algo por lo que pagaste. Y las herramientas profesionales dan resultados profesionales. Una vez que sepas qué tipo de sensación deseas, ahorra tus centavos/céntimos y compra un juguete confiable y de buena calidad de una compañía ética.

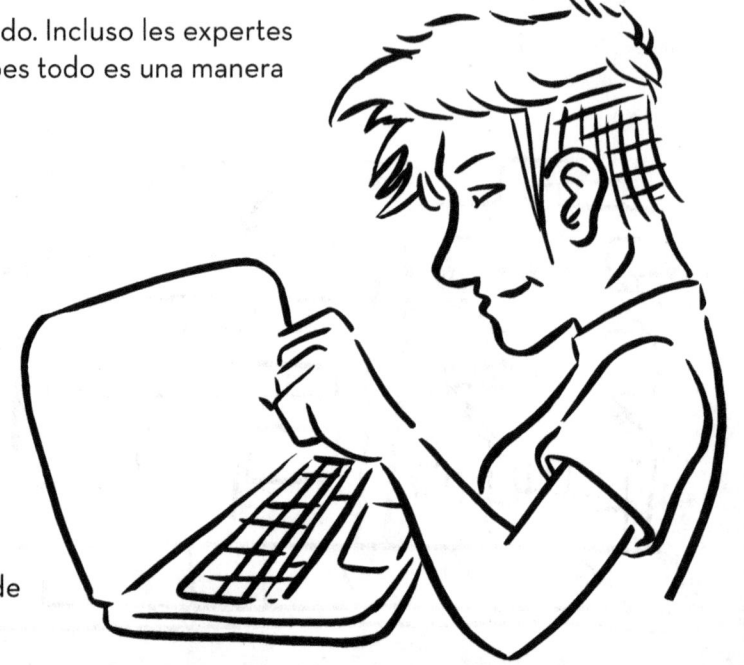

 Si tienes miedo de tirar tu dinero a la basura por un juguete que no te gusta, puedes comprar la versión barata de ese juguete y una vez que lo pruebas y te gusta, tira a la basura el viejo juguete y compra la buena versión de éste. Ya sé que no es bueno para el medio ambiente, y no será bueno para tu cuerpo, pero al menos puedes probar un juguete y ver si es lo tuyo.

No dejes que tus ojos se hagan más grandes que tu estómago (o tu vagina). Las sex shops son como un buffet para tus genitales. No abuses—o en este caso no compres un juguete que no te va a gustar. Empieza con algo sencillo para poco a poco avanzar hacia el vibrador del tamaño de un puño con una vibración tipo karate.

Yo compré mi primer vibrador en una sex shop pequeñita en mi pueblo en Ohio. No había mucho para escoger; la tienda vendía principalmente pornografía y lencería barata. Yo era una chica de 18 años con mucho conocimiento sobre la sexualidad, pero aun así no tenía idea de lo que buscaba. Escogí un vibrador de varita de color plateado que me recordó a las películas de Terminator. Me costó $12 dólares y duró un año antes de convertirse en un pisapapeles. Ustedes, mis querides lectores tienen la suerte de vivir en la era del internet y en una era con muchas opciones, incluso si en tu ciudad no hay sex shops puedes comprar por internet. Revisa el Apéndice, entra a las páginas sugeridas y emociónate con las opciones.

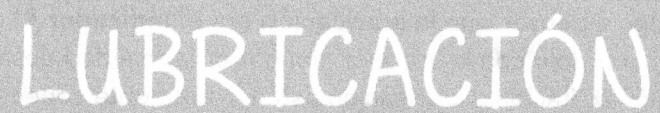
LUBRICACIÓN

Así como un motor necesita aceite, el sexo necesita lubricación. La lubricación ayuda a evitar la fricción para que la piel se pueda mover de formas placenteras y eróticas. Existen muchos tipos de lubricantes: sudor, saliva, fluido vaginal, etc. En este sección hablaremos de los lubricantes que vienen embotellados.

De todas las partes del sistema genital, la única que se lubrica naturalmente es la vagina. Las vaginas quirúrgicamente-instaladas se auto-lubrican, pero no lo suficiente como una vagina instalada de fábrica. Sin importar qué tipo de vagina tienes, el lubricante de botella es tu amigo.

 Una vagina saludable siempre tiene un poco de humedad. Las vaginas regulares sin excitar varían en su humedad por diferentes factores, tales como:
- La cantidad de agua que tomas
- La cantidad de alcohol y cafeína que tomas
- Tu momento en el ciclo menstrual
- La temperatura del ambiente
- La frecuencia con la que haces ejercicio
- La edad que tienes (la menopausia hace que cambie dramáticamente la cantidad de lubricante natural que produces)
- El tipo de ropa que usas
- La cantidad de vello púbico que tienes
- La frecuencia con la que te bañas
- Tus niveles hormonales (especialmente de testosterona)
- Tu nivel de estrés
- Tu consumo de mariguana o antihistamínicos

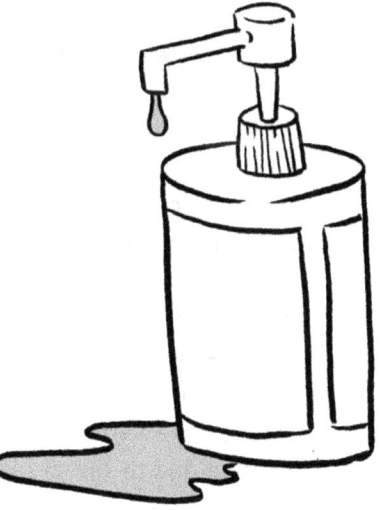

 **Durante la excitación, la cantidad de lubricación natural generada en la vagina usualmente va a aumentar.** Esto puede ser un poco o mucho dependiendo de los factores que hablamos arriba y también por:
- La duración de los juegos previos
- El tipo de juegos previos
- La excitación mental contra la física. (Algunas personas se pueden mojar tan solo con pensarlo. Otras necesitan estimulación genital directa antes de poder abrir las puertas.)

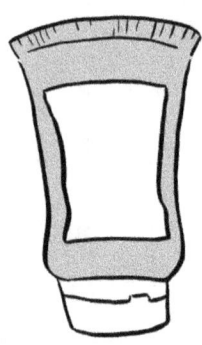

Se llegó a pensar que la lubricación era el indicador #1 de la excitación (comparándolo con la erección del pene), la realidad desafortunada es que aunque excitación y lubricación están ligeramente conectadas, esta relación no es tan obvia como parece. Una persona puede estar seca como el desierto y estar excitada. O pueden estar húmedas como el mar y sentirse ambivalentes.

Cuando hablamos de momentos de pasión, es importante tomar en cuenta que aunque tu pareja no esté escurriendo no significa que no podemos ir hacia el sur. Por eso es importante platicar. La lubricación incrementa la sensación y reduce la fricción. Une buene conductora siempre tiene lubricante a la mano, para su placer y para su tranquilidad.

Existen 3 tipos básicos de lubricantes: A Base de Silicona/Silicón, a Base de Agua, y de Aceite.

EL LUBRICANTE A BASE DE AGUA es el más popular. Es barato, fácil de encontrar, bueno para los juguetes, y generalmente bueno para todos los cuerpos. Algunas veces estos lubricantes (especialmente los baratos) contienen parabenos, los cuales pueden causar sensibilidades en algunas personas (comúnmente hinchazón y picazón). En la medida que te sea posible, siempre compra lubricantes libres de parabenos. Un aditivo común en los lubricantes es el Propilenglicol el cual puede irritar los tejidos. Recientes estudios han mostrado que el Propilenglicol puede incrementar la transmisión del VIH. Un aspecto negativo de los lubricantes a base de agua es que el cuerpo absorbe agua, por lo que si juegas por un rato tendrás que reaplicar. Esto es particularmente cierto para el sexo anal, ya que el ano es un órgano muy absorbente. Los lubricantes a base de agua se enjuagan fácilmente, por lo que no son buenos para el sexo en la regadera, pero son fáciles de limpiar. Existen con diferentes consistencias como gel, líquido, y crema.

LA SILICONA/SILICÓN se ha vuelto un lubricante popular. La silicona es una molécula grande de polímero, lo que significa que no es absorbida por el cuerpo, por lo que se mantiene pegajoso para siempre. Lo voy a repetir: se mantiene pegajoso para SIEMPRE. Esto significa que te quedarás lubricade hasta que te laves con jabón y agua. Esto hará que te sientas extrañamente pegajosa al día siguiente. Es inerte y no te hará daño, pero algunas personas dicen que se siente raro. Es genial para el sexo en la regadera porque no se enjuaga fácilmente, pero TEN CUIDADO, porque hará que el piso de tu regadera esté resbaladizo, y eso puede ser peligroso.

No es bueno con los juguetes de silicona. Los juguetes de silicona y el lubricante de silicona no se llevan bien. De hecho, es lo opuesto—se gustan demasiado. La silicona en el lubricante y en el juguete se unirán haciendo que el juguete se degrade con el tiempo y tenga una textura extraña. Eso no es bueno para el juguete por el cual pagaste $70 dólares. Si quieres jugar con juguetes sexuales, ponles un condón o usa lubricante a base de agua.

El Aceite comestible es genial para el sexo sin barreras (el sexo sin guantes, condones, o láminas dentales). El aceite de coco es el diamante de los aceites comestibles. Esto es porque es resbaloso, tiene buen sabor y olor (¡tus genitales olerán a piña colada!) y es generalmente seguro para personas que no tienen esa alergia específica. Sin embargo, el aceite degrada el látex, por lo que no lo puedes usar con condones, guantes, o láminas dentales. Solo usa aceite comestible en tus genitales. ¡No uses aceites minerales o a base de petróleo! Si no te lo pondrías en tu boca, no te lo pongas en tus genitales.

OTRAS ADVERTENCIAS:

La **Glicerina** es pariente del azúcar y a veces la encontramos en los lubricantes a base de agua. Los azúcares y las vaginas son enemigos mortales. No uses glicerina en tu vagina a menos que no te importe tener una infección por levaduras*. Puedes usar glicerina para el sexo anal, o para el anilingus o para la felación, ya que sabe dulce. ¡Pero no pongas glicerina en vaginas, no glicerina en la vagina, no glicerina en la vagina!

Cuando compras lubricante, evita comprar aquellos que vienen en tubos (que debes exprimir con las manos). Especialmente si no tienes una relación monógama. Los tubos contienen típicamente aceite de coco y otras cosas similares. Compra mejor botellas con bombita o de spray (fáciles de manipular con una sola mano), botellas aplastables (fáciles de transportar), o paquetes individuales (algunas veces difíciles de abrir, pero muy accesibles). Esto reducirá el riesgo de contaminar tu lubricante con tus fluidos (¡específicamente si el aceite de coco lo usas en tu cocina!).

Muchas sex shops feministas tienen políticas sobre la venta de productos que son seguros para el cuerpo, y muchas de estas tiendas también venden en línea, por lo que si no vives cerca de una, puedes visitar su página web. Muchos lubricantes vienen en paquetes también, por lo que puedes probarlos antes de comprar un bote de un litro. (Revisa el Apéndice de tiendas en línea aprobadas por Sexo Entre Mujeres).

---

* Aunque se ha especulado ampliamente, no hay estudios que apoyen la idea que la glicerina causa las infecciones por levaduras. Si te encanta la glicerina y no te hace daño, síguela usando. De otra forma, evítala.

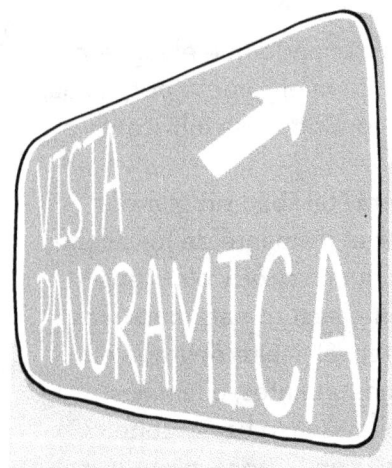

¿Cómo Leer Las Etiquetas de los Lubricantes?
por Sarah Mueller, The Smitten Kitten

Cuando buscas el lubricante perfecto es importante saber leer las etiquetas y los ingredientes. He aquí algunos consejos que he descubierto y comprobado para amantes de los lubricantes:

Primero, es importante reconocer que el empaquetado del lubricante sirve para vender el producto. En la mayoría de los casos los lubricantes están enfocados a un género específico o un tipo de acto sexual y ese es su objetivo de venta, pero no es una regla. Buenas señales son saber cómo pronunciar cada cosa en la etiqueta, o si la lista de ingredientes es muy corta.

También revisa las especificaciones en letras chiquitas de la etiqueta y en la lista de ingredientes. Por ejemplo, si usar productos orgánicos es importante para ti, checa con detenimiento. Muchos lubricantes con la palabra "Orgánico" en la etiqueta contienen algunos ingredientes orgánicos pero no son 100% orgánicos. Muchas veces es difícil garantizar que un lubricante a base de agua sea completamente orgánico por lo que muchos fabricantes usan la palabra "natural" para describir ingredientes orgánicos que no están certificados.

Para simplificar las cosas, compra lubricantes de marcas con enfoque de educación sexual y con enfoque de placer; estas marcas te ofrecen las opiniones de otros usuarios y respuestas a dudas que puedas tener, y además ya han hecho suficiente investigación en tu lugar.

Además lee la lista de ingredientes, y estate pendiente de posibles señales de alarma:

La Glicerina (también conocida como Glicerol) es un ingrediente común de los lubricantes y debe ser evitado por personas con pieles sensibles, o por quienes piensan usarlos dentro de una vagina. La glicerina es un alcohol de azúcar que puede alterar el pH de la vagina e incrementar la posibilidad de infecciones por levaduras, o, en concentraciones altas, puede causar daños a las membranas de las mucosas. Muchas veces esos lubricantes se sienten muy pegajosos. La glicerina puede originarse en animales o en plantas, aunque las glicerinas de animales son poco comunes en productos para la piel

Los Aceites a base de petróleo, o aceites sintéticos, deben ser evitados en los lubricantes que se usan para cualquier juego penetrativo, ya que no se pueden limpiar del cuerpo rápidamente como los lubricantes a base de agua y porque pueden promover el desarrollo de bacterias dentro de tu cuerpo.

Los Parabenos son ingredientes que son usados como conservadores, pueden imitar al estrógeno y actuar como disruptores de endocrinas (hormonas). Los parabenos más comunes que encontramos en lubricantes son el Metilparabeno y el Propilparabeno, y los encontramos típicamente en lubricantes a base de agua e híbridos.

El Propilenglicol es un aditivo de los lubricantes que ayuda a retener y absorber agua. Este puede causar irritación en pieles sensibles, y algunos estudios han indicado que la exposición continua al propilenglicol puede desencadenar en una alergia a esta sustancia.

Los Aditivos de Vitamina E (también conocidos como Acetato de Tocoferol) son generalmente buenos para tu piel, a menos que tengas alergias severas al gluten o a la soya. Estos aditivos se derivan de aceites de germinado de trigo o de soya, y los lubricantes con este ingrediente pueden contener pequeñas cantidades de soya o gluten.

Los Extractos de Semilla de Toronja (Extracto de Semillas Cítricas o cítricos de Toronja) son comúnmente ofrecidos como anti-microbianos naturales y son seguros en pequeñas dosis; sin embargo, son mal regulados y se ha encontrado que contienen contaminantes sintéticos que pueden causar irritación de la piel, especialmente en pieles sensibles y en membranas mucosas.

La Diazolidinyl Urea es un conservador anti-microbiano que funciona como un liberador de formaldehido y no debe usarse para la penetración o en membranas mucosas. El uso continuo de productos que contienen esta sustancia puede llevar a una alergia a la sustancia.

La Benzocaína es usada como un agente entumecedor, y un ingrediente similar, el ácido Benzoico, producen una sensación similar y puede ser encontrado en productos estimulantes. No se recomienda usar un lubricante que entume; si tu cuerpo siente dolor debes escucharlo.

La mayoría de los lubricantes son veganos, pero si esto es importante para tí, revisa con detenimiento la etiqueta. Muchos lubricantes a base de aceite contienen cera de abeja u otros derivados que no son veganos. La glicerina y la urea pueden ser obtenidas de plantas o de animales, lo cual es posible que no sea explicado en la etiqueta. Si quieres estar segure que tu lubricante no ha sido probado en animales, debes hacer más investigación. Pocos lubricantes incluyen información sobre sus pruebas en animales en sus etiquetas, y todo lubricante que está aprobado por la FDA en los Estados Unidos (Food and Drug Administration) ha sido seguramente probado en animales en algún momento de su producción.

Si tú o tu pareja tienen alguna alergia o sensibilidad en la piel, lean detalladamente la etiqueta y la lista de ingredientes. Incluso los lubricantes más puros y orgánicos pueden contener un alérgeno.

Sarah Mueller es una educadora sexual del Smitten Kitten, una sex shop progresiva en Minneapolis, MN.

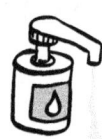

REGLAS BÁSICAS SOBRE LUBRICANTES

SILICONA
- Quedas lubricade para siempre
- Es generalmente seguro para el cuerpo
- No lo uses directamente en juguetes de silicona

AGUA
- Seguro para los juguetes
- Perderá su poder. Tendrás que reaplicar o revivirlo con un poco de agua
- Algunas veces contienen otras sustancias, por lo que aprende a leer las etiquetas...

  GLICERINA
  - Sabe dulce
  - Permite que la lubricación dure más
  - No lo uses en o cerca de vaginas

ACEITES COMESTIBLES
- Seguro para la mayoría de los cuerpos
- Comestible y resbaloso
- No debe ser usado con látex

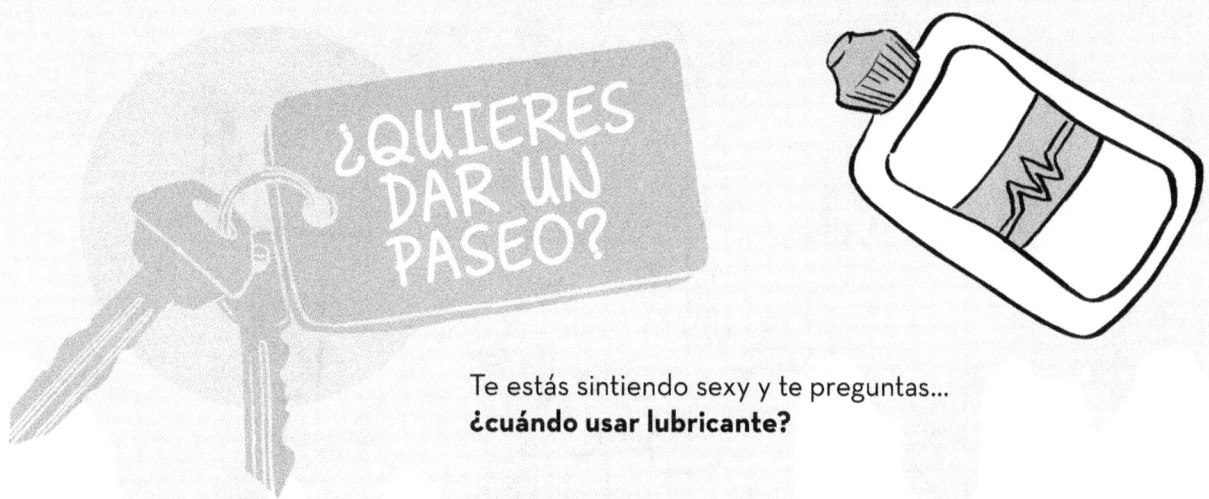

Te estás sintiendo sexy y te preguntas...
¿cuándo usar lubricante?

He aquí algunas opciones:
- Tenlo en tu buró/mesita de noche para que tu pareja lo pueda ver
- En cuanto empiecen a tocarse los genitales, pregúntale a tu pareja si quiere un poco de lubricante.
- En cuanto tú quieras lubricante para tu cuerpo, pídelo
- Si no tienes lubricante a la mano (¡muy mal!), usa tu saliva en tu cuerpo, y deja que tu pareja use su saliva en el suyo. Esto es particularmente importante si aún no han tenido la plática sobre sexo seguro o si no se han hecho pruebas de ITS en un buen tiempo.

Cada persona tiene diferentes gustos con respecto a lubricantes. Algunas personas prefieren lubricantes con sabor y otras no. A algunas personas les gustan los lubricantes a base de agua y a otras a base de aceite. Todo está bien mientras sepas qué te gusta y cómo usarlo. Y es buena idea tener una buena selección a la mano por si tu pareja se siente de una forma u otra.

Y recuerda, NO SIENTAS PENA si necesitas extra lubricación. El no generar lubricante natural no te hace menos mujer, y el que tu pareja no moje las sábanas no te hace mal amante. Los lubricantes, los juguetes, la música, y una cama cómoda, son tan solo parte de la aventura. Por lo tanto llénate de lubricante y enciende ese motor.

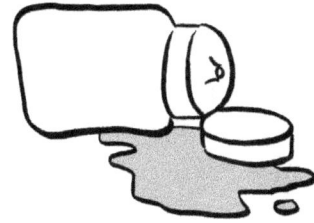

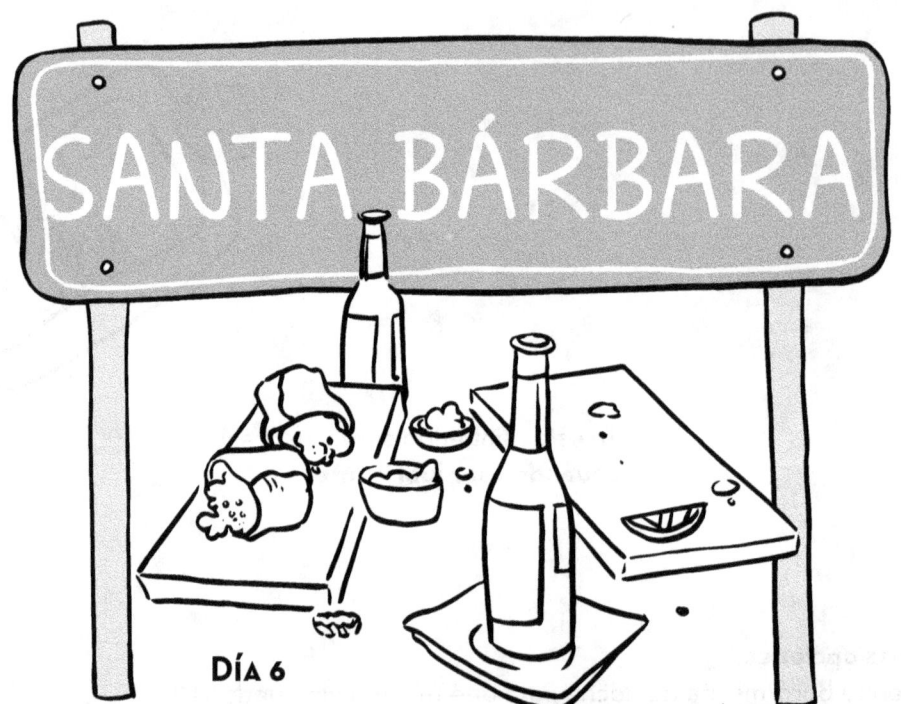

DÍA 6

Laura y Jackie están sentadas en la mesa estilo picnic afuera de la taquería mientras comen unos burritos. "Extrañaba tanto los burritos de California," comenta Laura.

Jackie sonríe y toma un poco de su cerveza. Laura sonríe también. Por un momento sienten algo similar como cuando estaban bien en su relación. "Cásate conmigo," Laura dice con su boca casi llena.

Jackie casi se atraganta. "¿Me estás diciendo esto porque me amas o porque quieres la ciudadanía estadounidense?"

Laura traga lo que tiene en la boca y toma un poco de cerveza mientras observa a Jackie. "Ambas."

"Conozco esa mirada," comenta Jackie. "Es tu forma de pensar en el futuro."

Laura se encoge de hombros y toma otro trago de su cerveza. "Me conoces bien."

"¿En serio crees que nuestro matrimonio duraría?"

"¡Nuestra relación era perfecta!" responde Laura.

"Hasta que dejó de serlo. Luego fue horriiiiiiiible."

Laura medio acepta el comentario moviendo su cabeza y regresa su atención al burrito. Al oeste, el sonido del tráfico se mezcla con el del océano creando un tono inseparable. "No sé. Me la paso muy bien contigo."

"No soy tan especial," comenta Jackie. "Pero tú eres un tigre. Solo respiras cuando te mueves."

"Tú eres un pez payaso. Te gusta tener tu espacio."

"Mi pequeña anémona que llamo casa." Jackie se ríe.

Laura le da otra mordida a su burrito y asiente. "Vamos a reservar un hotel para esta noche."

"No puedo pagar uno. Es caro."

"Yo sí puedo. Está bien. Consintámonos con regaderas, televisión por cable, y sábanas limpias."

"Ufff," dice Jackie, mientras mastica. "Suena romántico."

Laura sonríe. "Si no tenemos cuidado..."

• •

En el hotel, las dos chicas en ropa interior se sientan en la cama mientras le ponen atención a sus computadoras. La curiosidad de Laura aumenta cada vez que la computadora de Jackie hace un ruido por la llegada de un nuevo correo.

"¿Algo bueno?" pregunta Laura.

Jackie ve la lista de correos. "Muchos correos basura y ofertas de trabajo. Sergio me dice que está apenade con todos los comentarios en nuestro video y que le encantó."

Laura le responde burlándose.

"Tengo un correo con el título de, Permiso para venirme."

"¿Otra ex?"

"No, no conozco a esta persona." responde Jackie. "¿te lo leo?"

"Claro."

"Hola Jackie, espero no te suene raro, pero he disfrutado mucho tus videos. Hace poco salí del closet como lesbiana y soy muy penosa. Tus videos son hermosos y me comunican algo sobre el sexo que no encuentro en la pornografía. Siento que aprendo algo sobre el sexo de una forma totalmente distinta con tus videos. Espero que sigas compartiéndolos. Es divertido para mí aprender mientras te veo a través de mi computadora. Tu nuevo video me encantó con los sonidos del mar en el fondo. Lo compartí en mis redes sociales.

Espero que no te importe. Ha recibido muchos comentarios. Pensé que tal vez querrías checarlos. Habiendo dicho eso—y esto es lo que te puede sonar raro—me encantaría invitarte a tomar un café cuando estés en Los Ángeles, que si bien calculo es este sábado. Te prometo que no soy rara. Bueno, un poco rara, pero muy buena onda. Bueno, avísame si te late lo del café y si quieres que te pasee por la ciudad. Saludos, Ángela Borgesse"

"¿Borgesse?" pregunta Laura.

"¿Cómo Jorge Luis? ¿El escritor?"

"¿O como ciborg?" pregunta Laura.

Jackie en silencio vuelve a leer el correo.

"¿Te parece raro?" pregunta Laura.

Jackie asienta. "Lo raro es lo mucho que me siento halagada. Pensé que mi arte era basura. Y aunque sea basura, es increíble que a alguien le guste."

"¿La vas a querer conocer?" pregunta Laura.

Jackie lee en voz alta al mismo tiempo que escribe. "Hola Ángela. Gracias por tu correo. Estaré en Los Ángeles mañana. Me encantaría tomar ese café. Lo que sea por una fan. Carita cerrando el ojo."

"¿No la vas a poner en uno de tus video, verdad?"

Jackie gira su laptop hacia Laura y le muestra su búsqueda en Google. "Tal vez. Está guapa."

"Perra."

"Lo que sea, cabrona." Jackie empuja a Laura jugando. Hacen luchitas y se besan. Jackie acaricia los senos de Laura y le besa el cuello. Laura está muy mojada y quiere sexo rápido y duro.

Laura jala a Jackie hacia la cama y la manosea. Sus piernas se entrelazan y se rozan. Jackie recuesta a Laura sobre su espalda.

Laura gime, luego dice, "Espera." Toma su laptop. "Debo de ponerla lejos de la zona de batalla," dice riéndose.

Laura empieza a apagar su computadora pero se pone a leer. Jackie mueve el cuerpo de Laura, le baja la tanga, y le empieza a besar la vulva.

Laura abre sus piernas y abre su correo.

Hola Laura. Es raro tener que hablarte, pero...

Jackie recorre su lengua sobre el orificio vaginal de Laura y luego sube su lengua hacia su clítoris. Laura gime, pero su atención está dividida.

...descubrí algo raro en mi vulva esta mañana. Tengo herpes, pero cuando estuvimos juntas no tenía un brote, por lo que no creo sea grave...

Jackie roza su lengua sobre el clítoris de Laura y con sus manos acaricia sus pechos.

...Estoy tomando terapia supresora, lo que reduce la posibilidad de transmitir el virus, pero deberías hacerte una prueba pronto. Gracias otra vez por nuestra noche increíble. Besos, Mariposa.

Laura pone su computadora en el suelo y se recuesta. "Diablos," se queja.

Jackie pone más presión y empieza a mover el clítoris de Laura en círculos.

Laura contrae sus músculos pubo-coxígeos y siente placer en todo el cuerpo. "Mierda, eso se siente muy bien," le dice. "Oh, qué bien."

Jackie le introduce un dedo en su vagina y lo mueve.

"Mmmmmm... espera."

"¿Eh?" pregunta Jackie.

"Detente."

"Estás tan cerca," comenta Jackie.

"Si, yo sé. Pero para."

Jackie se aleja y relaja sus codos.

Laura toma su compu. "Tienes que leer este correo."

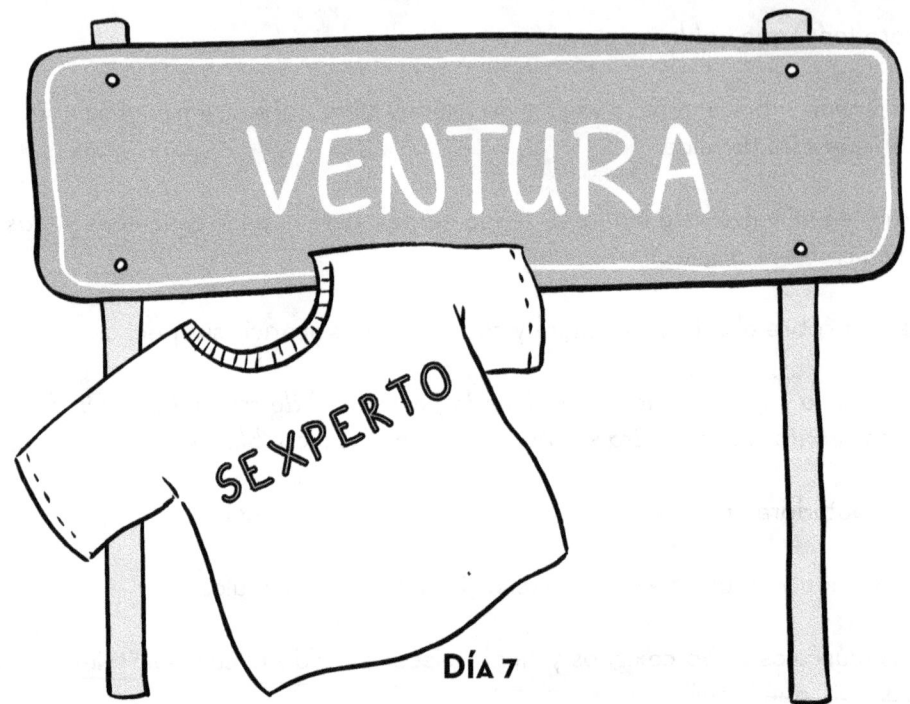

Laura escucha música electrónica a través de un solo audífono. Ella golpea el volante al ritmo de la música. Pronto será el atardecer. La autopista sube por la montaña dorada y el velocímetro indica 88. El bocho retumba en la subida.

Laura busca a tientas sus lentes de sol y se los pone. El camino se ve totalmente anaranjado por el sol. Ella se enfoca en las líneas blancas del camino para evitar salirse de éste. La frente de Jackie está apoyada sobre la ventana. Su cabeza rebota en el cristal con cada montículo en el camino.

El camino gira hacia el sur y luego el sol queda detrás de una colina. La visión de Laura se ajusta y observa una silueta al lado del camino. Jackie se despierta gritando. Laura recupera el control del carro. Jackie grita de nuevo al mismo tiempo que el bocho evita chocar por unos centímetros con el hombro del hombre.

Laura aprieta el freno y se para en el acotamiento.

"¡Diablos!" Jackie grita una vez más.

"¿Estás bien?" pregunta Laura.

Jackie respira profundamente y asienta con la cabeza.

Laura voltea por el espejo retrovisor y ve al hombre agitar su mano. Ella se baja del carro.

"¡Lo siento!" ella grita.

El hombre camina hacia ellas. Tiene el pelo rubio, lentes, y una barbita de candado. Lleva una playera que dice SEXPERTO. El saluda. "Estoy bien. Todos mis miembros intactos."

Jackie se baja del asiento de pasajeros toda agitada y con los ojos borrosos.

Laura sonríe. "¿A dónde vas?"

"Se me acabó la gasolina como un kilómetro atrás. Necesito ir a Los Ángeles."

"Nosotras vamos para allá."

Jackie voltea a ver a Laura. Laura la ignora. "Soy Laura," le dice mientras le da la mano.

El hombre le devuelve el gesto. "Reid," le responde.

"¿A qué vas a Los Ángeles?" pregunta Laura.

"Daré un curso en West Hollywood," dice.

"¿Eres gay?" pregunta Laura.

"¡Laura!" Jackie la regaña.

"Lo siento, pero, ¿eres gay?"

El hombre sonríe. "Ocasionalmente."

"Perfecto. ¿Necesitas un aventón a la gasolinera?"

El parece sorprendido. "Te lo agradecería mucho."

Jackie le quita las llaves a Laura. "Yo manejo."

Cinco minutos después Olivia está de regreso en el camino.

"Sexperto," dice Laura quien se gira en su asiento. "¿Qué significa?"

Reid pone su maleta atrás. "Soy un educador sexual. Viajo por todo el país enseñando sobre sexo y relaciones."

Jackie lo observa por el retrovisor. "¿Cómo qué?"

Reid se encoje de hombros, "Sexo oral, relaciones abiertas, tríos."

Jackie hace un gesto y un ruido de disgusto.

"Ignórala," dice Laura. "Ella anda de mojigata porque tiene miedo de que le haya pasado herpes anoche."

"Oh," dice Reid. "¿Quieren hablar de eso?"

"¡Diablos, Laura!" grita Jackie. "Es porque esta cabrona tuvo sexo con alguien quien no le dijo anticipadamente que tenía herpes."

"Y luego tuvimos sexo dos días después," Laura dice mostrando su enojo hacia Jackie.

"¿No hablaron sobre sexo seguro?" preguntó Reid.

Laura voltea hacia el frente. Juguetea con el borde de sus pantalones cortos. "Es muy raro hablar de eso."

"¿Quisieras que te compartiera mi discurso de elevador sobre sexo seguro?"

Laura hace un gesto. "No, chavo. No somos ese tipo de lesbianas."

"No estoy coqueteando con ustedes," dice Reid. "Si no puedes hablar de este tema con gente con quien no vas a coger, ¿cómo puedes hablarlo con gente con quien sí vas a coger?"

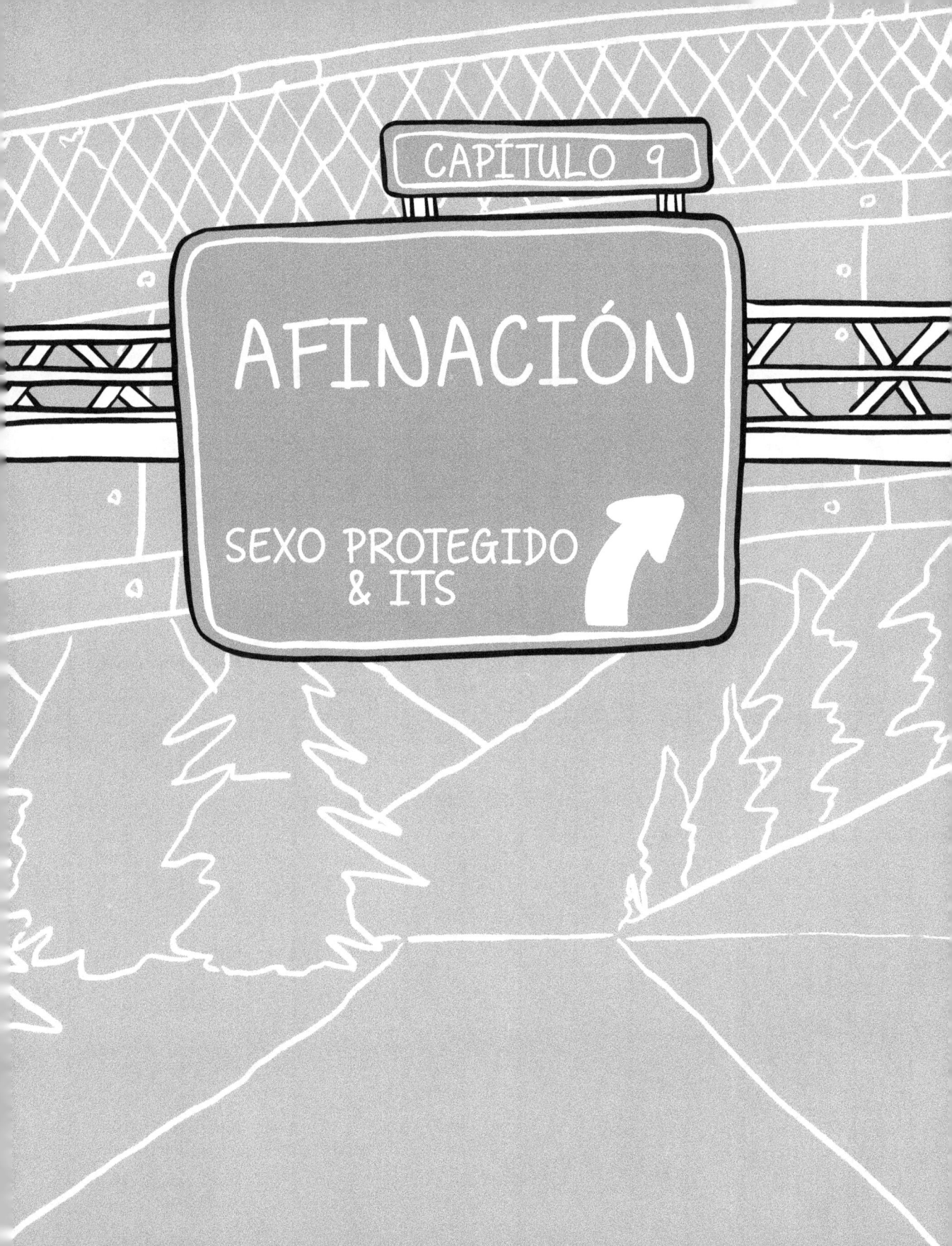

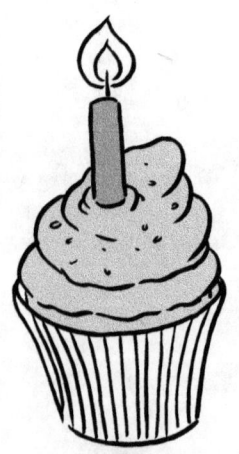

SEXO PROTEGIDO

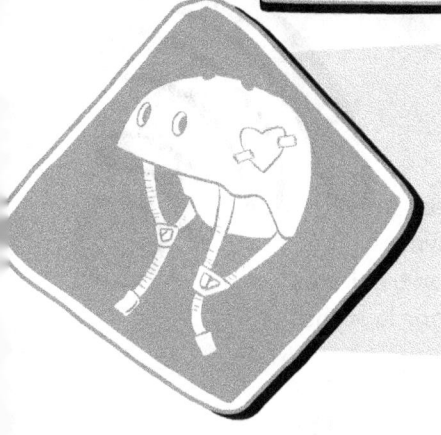

La buena noticia es que el sexo entre mujeres es una actividad relativamente segura. Probablemente no te quedes embarazada, y como el intercambio de fluidos es limitado, el riesgo de adquirir una infección de transmisión sexual (ITS) puede ser fácilmente aminorado. Pero tal como conocer sobre anatomía y etiquetas de productos es sexy, también lo es saber sobre sexo protegido. Es aún más sexy poder platicar de este tema con tu pareja actual y con tus parejas futuras.

Esto es lo que vamos a aprender en este capítulo:

1) Los diferentes tipo de ITS (otras veces llamadas ETS- enfermedades de transmisión sexual) y cómo son transmitidas.

2) Los riegos que conllevan algunas actividades sexuales. Tal como visitar otro país o practicar un deporte, es buena idea saber qué esperar, aunque sea un escenario poco probable.

3) Lo que puedes hacer para reducir los riegos.

4) Cómo determinar tu estatus de ITS y cuándo hacerte las pruebas.

5) Cómo descubrir tus propios límites y protocolos.

6) Cómo comunicar tu estatus y tus límites.

A todo esto junto lo llamo **Valoración de Riesgo de Sexo entre Mujeres.**

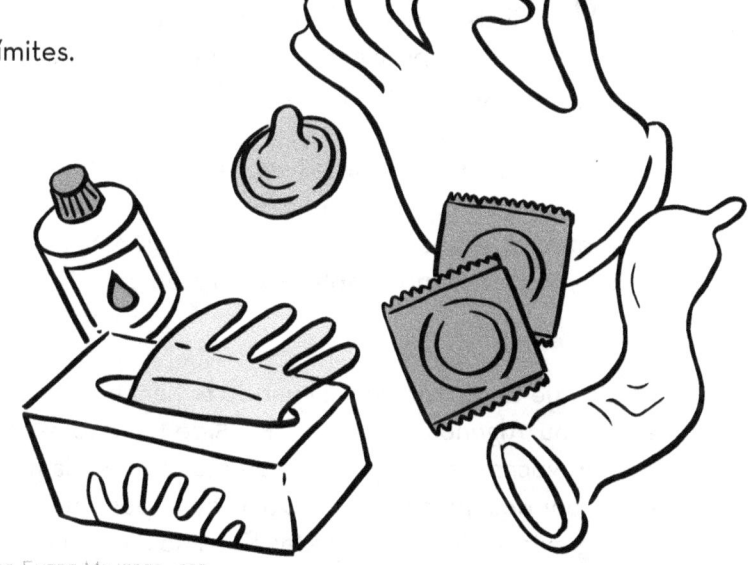

¿QUÉ SON LAS ITS?
¿CÓMO SON TRANSMITIDAS?

Las infecciones de transmisión sexual son infecciones por virus, bacterias, y parásitos que pueden ser transmitidos por contacto sexual. Aunque durante el sexo nos podemos contagiar de muchas cosas (por ejemplo, de gripa), las ITS se transmiten únicamente o más comunmente vía contacto sexual. Algunas ITS son transmitidas a través de la sangre, otras por fluidos genitales (líquido preseminal, semen, secreciones vaginales, y eyaculación femenina), otras a través de la saliva, otras por la leche materna, y otras por contacto de piel con piel.

Éstas son las principales:

VIH

El VIH debe estar en tu radar si te gusta el juego con sangre, el sexo sin protección Pene/Vagina (P/V) o el sexo sin protección de Pene/Ano (P/A). Pero a pesar de las historias de terror, el VIH es prevenible si juegas responsablemente. Eso implica que uses un barrera (ya sea condón interno o externo) para el sexo P/V o P/A. No compartas agujas (esto va para las personas que consumen heroína o speed Y TAMBIÉN para el juego de piercings y de tatuajes caseros).

Usa guantes si tu pareja es cero-positiva, y usa una lámina dental o un condón para el sexo oral. El riesgo de transmisión durante el sexo oral es bajo, pero es mejor sobre-protegerse que espantarse al día siguiente.

Si crees que te has expuesto al VIH, visita tu clínica u hospital y pregunta sobre el PEP (profilaeis post-exposición), el cual te puede proteger de contraer el virus, incluso si ya está dentro de tu cuerpo.

Truvada/PrEP: La mayoría de las veces estas pastillas se prescriben a hombres homosexuales y a mujeres trans que tienen sexo con hombres. Este medicamento ayuda a prevenir la transmisión del VIH durante y después de la posible exposición. Si tiene sexo de alto riesgo, te recomiendo hablar con tu médico sobre PrEP.

VPH

Esto es lo que tu doctor evalúa cuando te hacen el Papanicolaou. Algunos tipos de VPH (15 de 120 que existen) pueden provocar cáncer cervical o genital, aunque la mayoría son causados por dos tipos de VPH. Otros dos tipos causan el 90% de las verrugas genitales. Y el resto de los tipos no son dañinos: o solo se quedan ahí sin causar síntomas o molestias, o son eventualmente combatidos por tu sistema inmunológico. Existe una vacuna llamada Gardasil que protege contra el cáncer cervical en personas que cubren cierto perfil. Habla con tu doctor o visita tu clínica de salud. En algunos países la vacuna es gratis para personas identificadas como mujeres menores de 25 años.

Desgraciadamente, hay mucha información falsa sobre la transmisión del VPH. Hasta la fecha, no existen pruebas para las personas asignadas hombres (aunque en algunos lugares pueden vacunarse). Es muy malo. Pero esto es lo que sabemos: las mujeres que tienen sexo P/V y P/A sin protección tienen alto riesgo. Ponte la vacuna si puedes, hazte el Papanicolaou seguido, y habla con tus parejas sobre el tema.

Las mejores medidas de precaución son el evitar contacto directo de genitales con genitales y no penetrarte con algo que tu pareja ha usado para penetrarse a menos que lo hayan lavado bien o le cambien el condón (esto incluye meterte los dedos después que se los metiste a tu pareja. Lávate las manos o ponte un guante si lo vas a hacer).

HEPATITIS
La hepatitis es una inflamación del hígado. La hepatitis A, B, & C tienen síntomas similares pero son causadas por distintos tipos de virus. La hepatitis A se transmite por las heces fecales (como cuando haces anilingus-sexo oral al ano), la hepatitis B se transmite por ingerir sangre u otros fluidos infectados (como semen o fluido vaginal), y la hepatitis C se transmite por ingerir sangre. Para la hepatitis A y B existen vacunas, y muchas personas están vacunas desde jóvenes. Aún no existe vacuna para la hepatitis C. La clave para evitar o controlar la hepatitis es conocer tu estatus y los de tus parejas. Cuando tengas dudas, usa barreras para el sexo oral y durante el contacto de genitales con genitales.

El fluido menstrual contiene sangre en un 50%. Esto significa que te puede poner en riesgo de hepatitis C. Ten cuidado cuando des sexo oral mientras tu pareja esté en sus días. ¿Quieres bajarte por los chescos cuando está lloviendo rojo? ¡Usa barreras, hazte las pruebas, y vacúnate!

HERPES
Si crees que no tienes herpes, posiblemente estés equivocade. Se estima que 1 de cada 4 mujeres estadounidenses tienen herpes VHS-2 (comúnmente asociado con herpes genital) y el 49% de las latinoamerianas tienen herpes VHS-1 (herpes oral o fuego labial). En la mayoría de las personas es asintomático, lo que significa que nunca tendrán una llagas/ampollas, y nunca sabrán realmente si tienen el virus. Tal como las verrugas (esas que te salen en los dedos, no en los genitales), el virus vive en tu cuerpo sin hacer mucho hasta que te enfermas, te estresas, o te inmuno-deprimes.

Aunque todo esto te espante, la buena noticia es que el herpes es realmente un problema dermatológico. Puede causar potencialmente dolorosas y vergonzosas llagas (fuegos) en tus labios o en tus genitales, pero es muy probable que no te mate, y puede que ni siquiera te cause molestia. A menos que estés planeando dar a luz cuando tienes un brote, no tienes mucho de qué preocuparte. La mayoría de les doctores no te hacen pruebas de herpes a menos que tengas un brote, y cuando te haces un panel de ITS normalmente no se incluye el herpes.

El herpes es transmitido por contacto de piel a piel, como por besos (por su alta prevalencia), y es mayormente transmitido dos semanas antes que los brotes aparezcan. Plan de acción: 1) Evita el contacto directo con las llagas de otra persona. 2) Pregúntale a tu pareja si tiene algún brote en alguna parte del cuerpo. 3) Cuida tu cuerpo y mantén a tu sistema inmune en buena forma. 4) Usa barreras para el sexo oral.

CLAMIDIA, GONORREA, & SÍFILIS

Éstas son infecciones bacterianas que pueden ser tratadas con antibióticos. Hay información reciente sobre algunos tipos de gonorrea que son resistentes a los antibióticos, por lo tanto, es mejor nunca adquirirla para no tener que lidiar con el tratamiento. Pero por el momento estas infecciones son totalmente tratables.

Puedes adquirir estas infecciones por intercambio de fluidos, durante el sexo oral o por contacto de genitales con genitales. Para protegerte usa barreras tanto para el sexo oral como para el sexo genital con genital.

TRICOMONIASIS es un parásito que es transmitido mediante contacto sexual y que causa 3.7 millones de infecciones al año. Es igualmente tratable con antibióticos. En personas asignadas como hombres los síntomas son muy raros y pueden ser portadores sin saberlo. Como siempre, hazte pruebas regularmente y usa barreras para reducir el riesgo.

¿CÓMO PUEDO PREVENIR EL ADQUIRIR UNA ITS?

Una de las mejores formas para reducir el riesgo es usar barreras para minimizar el intercambio de fluidos. Las barreras típicas incluyen guantes, láminas dentales, y condones. Puedes encontrar estas barreras de látex y de nitrilo. Pregúntale a tu pareja si tiene una alergia al látex antes de usarlo como una barrera.

Guantes

Los guantes son excelentes para el sexo con las manos. Te protegen de uñas afiladas y largas, mantienen el lubricante por más tiempo, y cubren cualquier pequeña cortadura que puedas tener. Hacen que el sexo sea más fácil porque te puedes tocar con la misma mano simplemente removiendo o reemplazando el guante. Los encontramos en materiales como látex y nitrilo y en una variedad de colores para evitar esa sensación de "dentista". ¡A disfrutar!

Condones Externos

¡No solo para penes! Puedes usar condones externos en un dildo o en un vibrador, lo que los mantendrá limpios, (especialmente en juguetes porosos). Y sí, los puedes usar en penes también.

Condones Internos

Comúnmente conocidos como "condones femeninos" estos condones son mas grandes y más amplios y se colocan adentro de la persona que recibe. La orilla del condón interno queda afuera del cuerpo, por lo que cubre mas piel que los condones regulares. Esto hace de estos condones una mejor opción para prevenir ITS que se transmiten de piel a piel como el VPH. Te lo puedes poner hasta 6 horas antes del encuentro sexual y dejarlo hasta que tengas que quitártelo. Se puede usar tanto en vaginas como en anos para duplicar tu placer.

Láminas Dentales

Las láminas dentales son piezas de látex o nitrilo que actúan como barreras para el cunnilingus (sexo oral a la vula) o anilingus (sexo oral al ano). Para usarla, colócala de forma plana en la vulva de tu pareja para cubrirla completamente, mantenla en su lugar con una mano y bájate por los chescos. Sino sabes como usar una lámina dental, no te preocupes. Las láminas dentales no son comúnmente usadas, pero eso no significa que no debas usar una.

¿Quieres usar una barrera para el cunnilingus o el anilingus, pero no tienes una lámina dental a la mano?
¡Usa un condón!

Esto es lo que tienes que hacer para crear una lámina dental a partir de un condón.
Materiales: Condón y Tijeras Filosas

Paso 1:
Corta la punta del condón y corta el anillo de la base creando un cilindro.

Paso 2:
Corta el condón a lo largo.

Paso 3:
¡Desenrolla y disfruta!

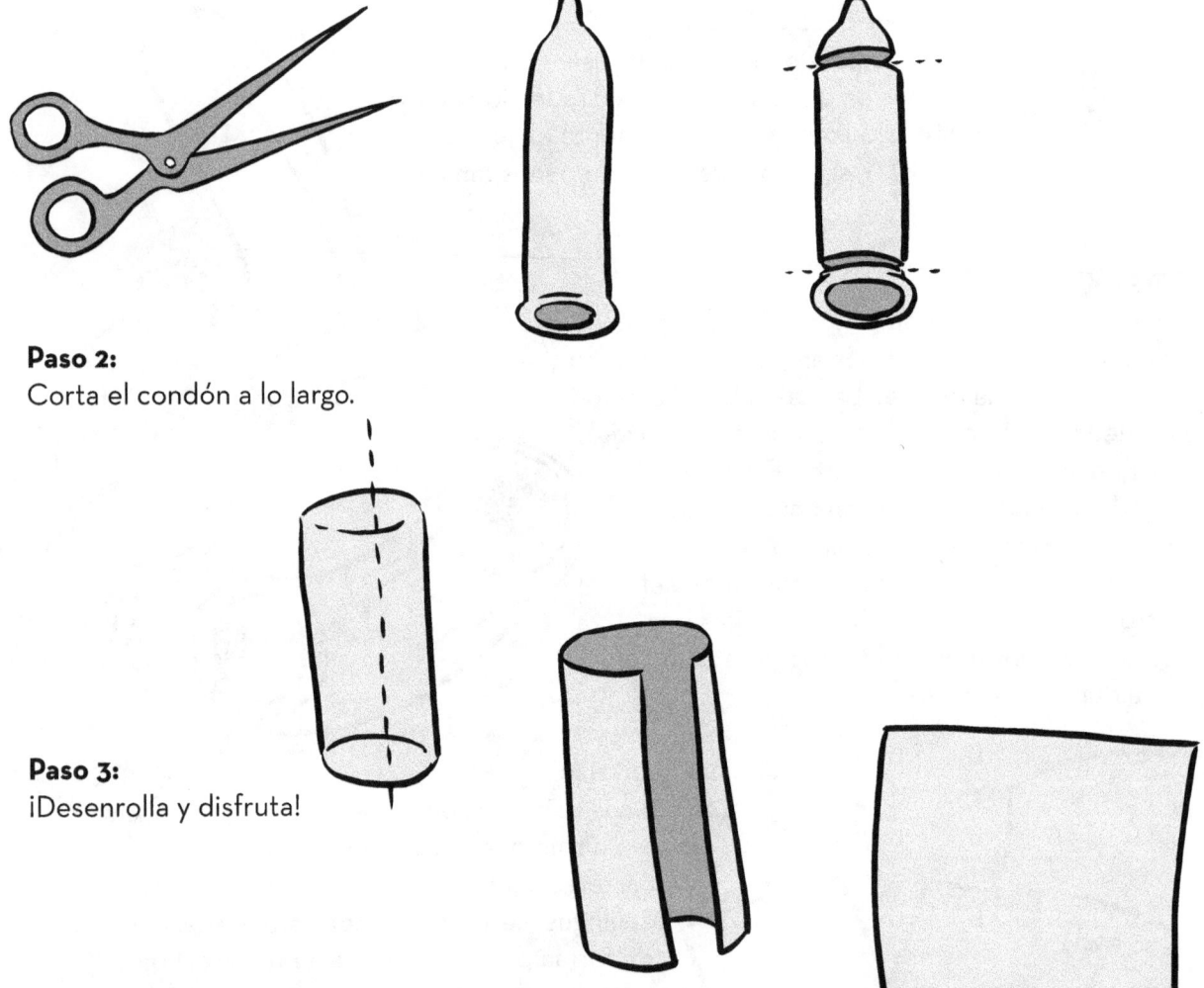

PISTA:
¡También puedes usar plástico de cocina para envolver!
¡Las reinas de la cocina unidas!

Toda esta información es muy importante, pero no tiene ningún sentido a menos que conozcamos nuestro estatus. La única forma de saber que está pasando allá abajo, es hacernos las pruebas. Muchas ITS no causan síntomas hasta que ya están muy avanzadas, y esto es algo que es importante saber con anticipación. Puedes realizarte las pruebas on tu médice general o ginecóloge o en un laboratorio de estudios clínicos. Solo diles que te quieres hacer un panel de ITS. Algunos seguros de gastos médicos lo incluyen. También puedes acudir a una clínica de salud del gobierno donde los realizan gratuitamente (si vives en Latinoamérica).

El hacerte las pruebas puede ser estresante, especialmente sino sabes qué esperar. Yo me he hecho las pruebas desde que tengo 18 y me sigo poniendo nerviosa cuando voy a recoger los resultados, incluso cuando no he realizado ningún comportamiento sexual de riesgo. Recuerda que es normal estar nerviose. Pero es más importante conocer tu estatus. La felicidad por ignorancia no dura demasiado. La mayoría de las ITS son fácilmente tratables y controlables pero sólo si las detectas a tiempo.

¿Cómo son las pruebas de ITS?

Un estudio completo de ITS incluye:
1. Una muestra de sangre.
2. Un exudado oral (una muestra con cotonete de la parte interior de tu mejilla).
3. Una muestra de orina.
4. Un Papanicolaou (para dueñas de cérvix)

En algunas clínicas también sacan muestras anales o uretrales. Puedes preguntar qué requiere la prueba que te vas a realizar antes de acudir a la clínica.

Muchas clínicas en los Estados Unidos no requieren que hagas cita antes de ir. Muchas de éstas ofrecen servicios anónimos y confidenciales (si tu estado lo permite), igualmente ofrecen tratamiento y programas educativos. Para encontrar una clínica barata o gratuita cercana a tí visita hivtest.cdc.gov o llama a tu centro LGBT local.

En Latinoamérica existen clínicas de gobierno y privadas donde puedes hacerte las pruebas de ITS. La mayoría de las clínicas de gobierno proveen servicios gratuitos pero no incluyen todas las pruebas. Comúnmente ofrecen pruebas de VIH y no de otras ITS. Antes de acudir llama para saber qué pruebas ofrecen. Recuerda que es importante pedir un panel completo. Por lo que si de forma gratuita solo puedes hacerte la prueba de VIH, ve a una clínica o laboratorio particular para hacerte las demás.

En México puedes acudir a tu centro de salud, a tu clínica del IMSS/ISSSTE (si eres derechohabiente), a una clínica de laboratorios médicos privada. Para el caso de la prueba de VIH

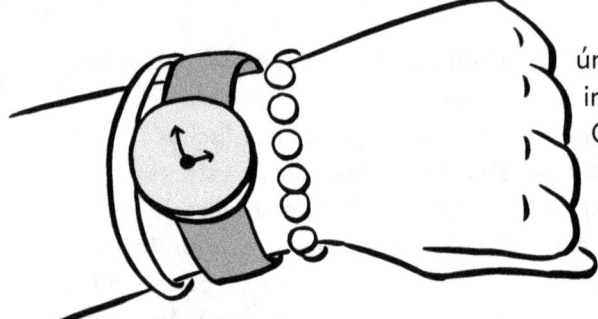

únicamente, puedes llamar a TelSIDA donde te darán información de dónde se encuentran ubicados los Centros de Atención y Prevención del VIH/SIDA (CAPASITS) en el Distrito Federal y en cada Estado de la República.

Algunos resultados se pueden recibir inmediatamente como las pruebas rápidas de VIH. Algunas otras veces, tus muestras deberán ser realizadas y tendrás que regresar por los resultados a la clínica otro día. Toda clínica de buena reputación te dará toda la información que necesites y te garantizará privacidad. También puedes pedirle a tu doctor general que te haga las pruebas, solo dile que quieres un panel completo de ITS.

¿Cuándo me debo hacer las pruebas?

Hazte las pruebas cuando inicies una vida sexual activa. Continúa haciéndote las pruebas dos semanas después de cada nueva pareja sexual o después de algún encuentro riesgoso. (Ejemplo: sexo sin condón, o que tu pareja te diga que tiene una ITS). Realízate las pruebas si tienes algún síntoma extraño o cada 6 u 8 meses si te encuentras saludable.

¿Qué hago sino me he hecho las pruebas y tengo la oportunidad de estar con la persona que me gusta?

Una buena regla a seguir sino conoces tu estatus es comportarte como si sí tuvieras una ITS. Eso implica usar barreras, discutir protocolos, y decirle a tu pareja que no conoces tu estatus.

¡Tengo una ITS! ¿Ahora qué?

Si tienes una ITS, seguramente tu doctor te ha dado opciones de tratamiento. Esto puede incluir un medicamento, un "esperemos y veamos qué pasa", o consejos para controlarla. Como una persona responsable, deberás contactar a cualquier persona con la que has tenido contacto sexual recientemente para darles a conocer tu estatus. El estigma y el silencio permiten que las ITS se propaguen. Por lo tanto déjale saber a tus parejas lo que está pasando para que elles puedan cuidar sus cuerpos y cuidar a sus otras parejas también.

¿QUÉ ES UN PROTOCOLO DE SEXO PROTEGIDO? ¿CÓMO DETERMINO EL MIO?

Un protocolo de sexo protegido es lo que necesitas para sentirte emocional y físicamente segure en la cama. Estos protocolos son diferentes para cada persona y a menudo cambian dependiendo del estado civil, las necesidades de tu pareja, los detalles que te ha compartido, tu estado general de salud y bienestar, y tus modos preferidos de juego sexual.

La clave para estar a gusto con tus protocolos es que estén alineados con tu sentido de seguridad e integridad. Por ejemplo, si la mera idea de herpes te hace estremecer, es probablemente una buena idea que evites besarte con personas que no conocen su estatus de herpes. O puedes sentirte cómode de tener sexo con las manos o con juguetes y solo tener sexo oral con las que tienes una relación seria.

Tus protocolos pueden incluir:

- Algunas actividades están reservadas para relaciones de larga duración o profundas.
- El conocer el estatus de tu pareja es un requerimiento.
- Necesitas un periodo de "conocerse" antes de desnudarte con alguien.
- Escoges parejas en quienes confías profundamente.
- Escoges parejas con las cuales tienes la capacidad para tener conversaciones de sexo protegido.
- Y mucho más. Depende de ti. Es tu cuerpo. Trátalo con el respeto que se merece.

¿CUÁLES SON TUS PROTOCOLOS DE SEXO PROTEGIDO?

Monogamia.

Yo no tengo sexo si tengo un brote de herpes.

Pastillas anticonceptivas, condones externos, condones internos.

Condones, guantes de látex, y conversación antes de que empecemos una relación.

Yo he estado en una relación por dos años, nos hicimos las pruebas al inicio de la relación y nos las hacemos como parte de nuestro chequeo anual.

No tengo sexo hasta que veo los resultados de las pruebas de ITS. Antes de eso, solo besos, masajes y masturbación.

Platicar, hacerte las pruebas regularmente, no compartir juguetes, no tener sexo con desconocidas cuando estás borracha.

Condones, láminas dentales, guantes. Conocer los riesgos para las diferentes actividades. Cubrir los juguetes sexuales.

Tenemos que discutir muchas cosas antes de tener sexo: consentimiento, palabras de seguridad, sexo sin barreras.

Tengo sexo sin barreras con mi esposo, uso condones con mis parejas que tienen penes o en juguetes en forma de pene. Uso láminas dentales con mi pareja trans mujer (porque su otra pareja lo pidió, no yo). Antes de hacer algo más aparte de abrazar y besar, siempre discuto los factores de riesgo, las pruebas de ITS y los protocolos con mi pareja.

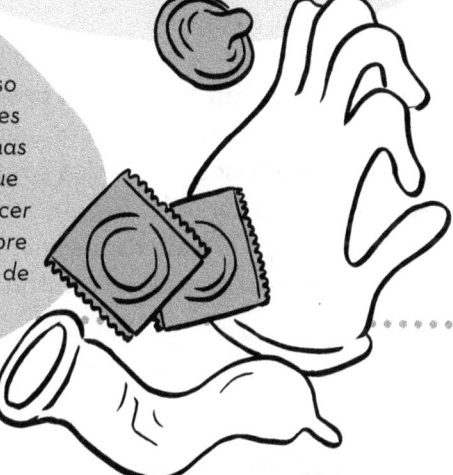

¡Uff! Bueno. Eso fue mucha información. Todo fue muy bueno, pero ¿cómo hablo con mi pareja de ese tema? La comunicación es básica, ¿verdad? Sigue leyendo...

SEGURIDAD EMOCIONAL VS. SEGURIDAD FÍSICA

La seguridad física no es tan sencilla: la preservación de tu salud física y tu integridad corporal.

La seguridad emocional puede ser nebulosa: la preservación de tu integridad emocional y tu salud mental.

Puedes realizar prácticas que son físicamente seguras, pero que son emocionalmente inquietantes (poner el cuerno, por ejemplo, o explorar sexo kink).

Igualmente, te puedes sentir emocionalmente segure (por ejemplo en una relación monógama) pero tu seguridad física está comprometida si tu pareja ha sido diagnosticada con una ITS.

El saber la diferencia entre seguridad física y emocional es la clave para negociar límites para el sexo protegido. Y para que el sexo sea bueno y consentido, tienes que sentirte segue física y emocionalmente. Si no sabes que el protocolo que necesitas es seguridad emocional, y no física, puede ser difícil comunicarle a tu pareja por qué necesitas eso.

¿Cómo saber cuáles son mis necesidades emocionales?
Considera tu situación emocional. ¿Tienes pareja? ¿Estás Soltere? ¿Te gusta el sexo casual? Una pareja sexual no tiene que ser la viva imagen de tus necesidades emocionales, pero necesita saber lo que necesitas para apoyarte.

El punto es que tus límites son propios. Tú decides qué te hace sentir segure. Puedes tener sexo ultra seguro con guantes, condones, y láminas dentales, y no besos. O puedes confiar en tus parejas con las que no usas barreras que se harán las pruebas y te compartirán sus estatus. Es tu cuerpo, y es tu decisión. Tú defines tus límites, y los puedes negociar con tus parejas si así lo deseas. Pero no te sientas mal por ellos. Mientras sepas lo que quieres, tus límites son tuyos y están bien.

Respecto a los protocolos de sexo protegido de aspectos físicos, he aquí algunas opciones comunes:

Barreras para todo y no a los besos

Este es el sexo más seguro que puedes tener cuando tocas el cuerpo de otra persona. Usas guantes para el sexo con manos, láminas dentales para el sexo oral, y condones para penetración con juguetes/dildos/pene. No hay intercambio de fluidos porque no se besarán.

Barreras para todo y sí a los besos

Lo mismo que el punto anterior pero sí hay besos. Esto te expone a herpes y posiblemente a gonorrea en la garganta.

Barreras para el sexo oral

Esto te puede ayudar a prevenir la transmisión de gonorrea en la garganta, VPH, y herpes genital.

Barreras para los juguetes

Las barreras en los juguetes son importantes si vas a compartir juguetes durante el sexo. El cambiar la barrera te ayudará a prevenir la transmisión de infecciones de genitales a genitales.

Barreras para contacto de genitales con genitales (tijeras o sexo P/V o P/A)

Las tijeras y el sexo de pene en vagina o ano son las actividades sexuales menos seguras, porque involucran el contacto directo de los genitales. Si tienes sexo penetrativo con un pene, las barreras (ya sea condones internos o externos) pueden ayudarte a prevenir un embarazo. El usar barreras para las tijeras y el sexo pene-vagina ayudará a reducir el riesgo de transmisión de una ITS.

Sin barreras

Muchas personas en relaciones monógamas o en relaciones cerradas deciden no usar barreras. Esto se puede hacer de manera segura si ambas partes no tienen ITS y no tienen sexo con otras personas. Otras personas que deciden tener sexo sin barreras pueden hacerlo si platican con su pareja sobre sus estatus. Esto es mejor cuando confías en que tu pareja se hace las pruebas regularmente (especialmente después de tener sexo con nuevas personas) y tú te haces pruebas regularmente, y ambes se comparten la información de sus estatus. Si tienes sexo P/V, no olvides que tienes que usar otro método anticonceptivo.

LA TRANSMISIÓN DE TOBI

Riesgo De Embarazo: No Lo Ignores, No Te Paniques

Mi entendimiento es que la mayoría de las mujeres lesbianas/queer con una terrible educación sexual piensan básicamente lo siguiente, "Bueno, el embarazo suena terrible y arruinaría mi vida, lo bueno es que yo no debo preocuparme porque ninguna de mis parejas puede embarazarme." Y si luego sales con una mujer trans y todas esas tácticas de miedo regresan a tí y no estás preparade con la información necesaria.

Si este es tu caso, esto es lo que necesitas saber: el esperma no es mágico. No atraviesa la ropa. No se esconde debajo de las uñas y te embaraza en el baño horas más tarde. Recuerda que las mujeres trans muchas veces tienen una relación complicada con el semen también. Si te alteras por la idea del embarazo cuando encuentras semen bajo las uñas, elle se sentirá muy incómode. En lugar de eso, lee un poco para que no te espantes de cosas que están remotamente relacionadas con el embarazo.

Dicho eso, conozco algunas parejas que se han ido hasta el otro lado y han asumido que si la persona trans toma hormonas no puede haber embarazo. Es más difícil, especialmente en mujeres trans que ya no eyaculan, pero es bueno usar barreras de todas formas. Es poco común, pero conozco una o dos parejas que se embarazaron de esa forma. Y por supuesto, las barreras son una excelente idea por eso de las ITS.

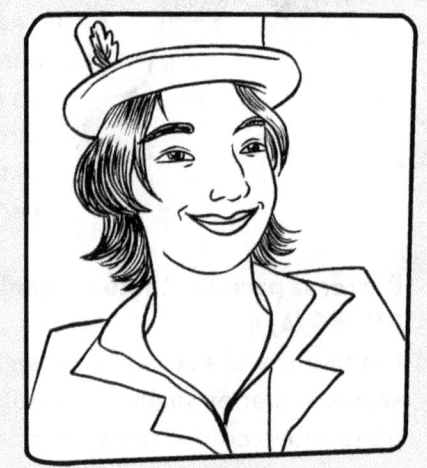

 Si vas a usar un pene de mujer para la penetración, corres el riesgo de VPH. Actualmente, no existe prueba para personas asignadas hombres para detectar el VPH, lo que significa que puedes ser portadore sin saberlo. Además, la vacuna del VPH es comúnmente subministrada en personas asignadas como mujeres. Por lo tanto, usa condones si vas a penetrar a alguien con tus genitales.

CAJA DE HERRAMIENTAS

Tal como cada conductre necesita una caja de herramientas, toda persona que practica el sexo seguro necesita una caja o bolsa de herramientas para el sexo protegido. Lo que pongas en ella y cómo se vea será tu decisión.

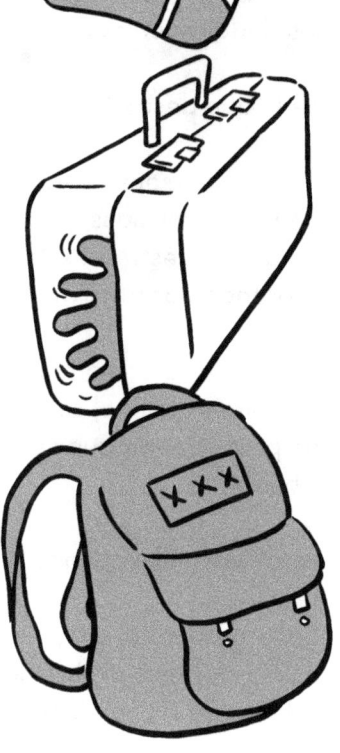

Contenido Básico
- Condones
- Lubricante (Múltiples variedades para acomodar el momento. Lee el Capítulo 8 para más detalles.)
- Guantes (látex y nitrilo)
- Láminas dentales
- Enjuague bucal
- Desinfectante de manos (¡no lo confundas con el lubricante!)
- Toallitas húmedas (las anti-bacteriales son buenas para limpiar los juguetes, las manos, y tu cara después del sexo o si compartes juguetes, pero enjuaga el juguete antes de usarlo otra vez)

Contenido Recomendado
- Un vibrador o dos (algo muy lindo que ofrecer si necesita de tu ayuda. Yo normalmente traigo uno de bala y la Magic Wand u otro juguete de alto calibre)
- Baterías extras y/o el cargador de los vibradores
- Goma de mascar/tabletas para el aliento
- Pañuelos desechables
- Arnés/dildo (por si el sexo con arnés está en el menú)
- Ropa interior extra
- Cepillo de dientes de viaje
- Juguetes kink
- Tapones para los oídos & máscara para los ojos—en caso de una escena kink y/o si te quedas a dormir
- Maquillaje (nunca sabes cuándo puedes requerir un retoque)

Esta bolsa debe ser portátil, o puedes tener una versión para la casa y una compacta para cuando sales de viaje. Por lo menos siempre ten lubricantes, condones, y guantes. Yo tengo una bolsita de cosméticos con estos objetos siempre en mi bolsa. Mi caja de herramientas es una bolsa de bordados satinada. Es perfecta porque estas bolsas están diseñadas para guardar agujas largas, por lo que son geniales para los dildos y vibradores.

La caja de herramientas de mi pareja es pequeña, y he visto bolsitas, tiendas del super ecológicas, cinturones cargo, maletas, y mucho más para guardar nuestros secretos sexosos. Te sugiero escoger una bolsa que vaya con tu estilo y te guste, para que te sientas motivade a llevarla contigo. Algunas veces, si voy a salir de noche en mi ciudad, yo pongo mi bolsa en mi carro por si acaso. Y si no la uso (siendo honesta no la uso tan seguido como te imaginas) me siento mejor sabiendo que la traje.

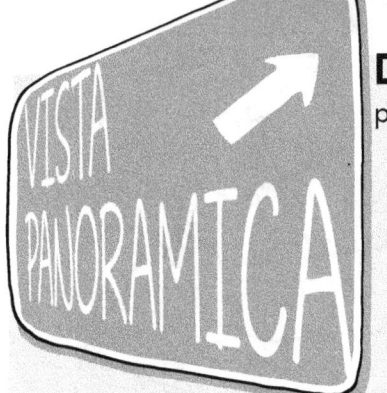

Discurso De Elevador Sobre Sexo Protegido
por Reid Mihalko

Para muchas personas es difícil tener una conversación sobre el sexo protegido. Yo solía preocuparme como mucha gente. ¿Y si arruina el momento? ¿Y si no quieren acostarse conmigo después? ¿Qué hago si piensan que soy une persona que coge con todes por el hecho de sacar el tema?

Todos estos "y si…" combinados con el hecho que no sabemos qué decir ni cómo decirlo, hace que mucha gente tome el camino de "dejemos que ocurra de forma natural:" dejándolo para el último momento (¡muy feo!), o peor aún, dejando pasar todo y cruzando los dedos mientras abren las piernas.

Sé lo que deseas que ocurra en la habitación. ¡Habla!

Muchas personas aprenden a darse placer en silencio. Exploramos nuestros cuerpos tras puertas de baños cerradas, o escondides debajo de las sábanas con las luces apagadas. Nos escondemos durante nuestras excursiones de reconocimiento por miedo a ser descubiertes y regañades. ¡Aprendemos a ser mimos del sexo!

Este silencio estilo mimo nos persigue hasta nuestros encuentros amorosos, haciendo difícil que hablemos sobre el sexo protegido o el tipo de placer que nos gusta. Si no puedes hablar del tema, no podrás pedir que se hable del tema, lo que significa que nunca lo intentarás. ¡Destruye tu mimo y habla!

Es difícil hablar cuando no sabes qué decir.

En la preparatoria, tomé clases de manejo y aprendí a usar el teclado, pero nunca aprendí cómo hablar del sexo protegido. Esa habría sido una excelente época para practicar el compartir nuestro estatus de ITS, en lugar de memorizar párrafos del libro del Quijote. Si agregamos la ansiedad de tener deseos sexuales, el querer "hacer lo correcto," nuestra cultura negativa de la sexualidad, y una gran dosis de machismo ("Los niñes buenos no hablan de sexo, sólo las putas hablan de eso"), no me queda duda porqué nadie quiere abrir la boca.

Al compartir tu Discurso de Elevador sobre Sexo Protegido no solo romperás el hielo y modelarás el hecho que está bien hablar de sexo, también enseñarás una ruta fácil para compartir con tu pareja y que a su vez ella comparta contigo. ¡Lo que sea que te comparta en los siguientes minutos vale oro!

Al iniciar la conversación de sexo protegido, estás creando la oportunidad de descubrir dónde está tu pareja respecto de su desarrollo sexual y de relaciones, si ha hablado sobre el tema del sexo protegido anteriormente, si se ha hecho pruebas de ITS, lo que le gusta y lo que no le gusta en la habitación, el estatus de su relación, y la habilidad de expresar sus ideas. Son cosas muy importantes que saber para que nos podamos adaptar a las necesidades y expectativas de nuestra pareja. Es mejor hacerlo antes de desnudarnos que al último momento, ¿verdad?

Este es el "script" que yo uso para mi Discurso de Elevador sobre Sexo Protegido. Anota tus respuestas y luego practícalo frente a un espejo o con tus amigues o amantes.

Discurso de Elevador sobre Sexo Protegido de Reid

1) ¿Cuándo fue la última vez que te hiciste pruebas de ITS? ¿Qué pruebas te hiciste? ¿Cuáles fueron los resultados?

2) ¿Cuál es el estatus actual de tu relación? ¿Qué acuerdos tienes en tu relación (si es que los tienes) que la otra persona debe saber?

3) ¿Cuáles son tus Protocolos de Sexo Protegido y tus necesidades?

4) Breve repaso de las actividades sexuales riesgosas en las que has participado desde la última vez que te hiciste las pruebas.

5) Una o dos cosas que sabes que te gustan sexualmente (o que quieres hacer con esta persona).

6) Una cosa que no te gusta sexualmente (o que no quieres hacer en este momento).

Último paso: Preguntale a la otra persona, *"¿y tú?"*

El preguntar "y tú" es muy importante.

Sabrás que tanta información compartir respecto de con quién te acuestas basándote en cómo responde la otra persona a tu discurso de elevador. Si espantas a tu amante potencial al traer el tema del sexo protegido a la conversación, eso significa que esa persona no juega como tú. Te hizo un favor. Tú quieres echar pata con personas maravillosas que consideran importante su propia salud (y la tuya por consecuencia.) Haz que tu orientación sexual sea "increíblemente sexual" y escoge Einsteins, Hepburns, y Bruce Lees del sexo y del mundo de las relaciones. ¡Estas personas traerán menos drama a tu vida y a la habitación!

Por lo tanto, la próxima vez que tengas dos minutos libres y alguien atractive esté junto a tí, considera preguntarles si les gustaría escucharte practicar tu Discurso de Elevador sobre Sexo Protegido.

Reid Mihalko es un experto en sexo y relaciones creador de www.ReidAboutSex.com. Reid ayuda a personas a mejorar su autoestima, su confianza de sí mismes, y a mejorar la calidad de sus relaciones y vidas sexuales usando una mezcla de humor y conocimiento.

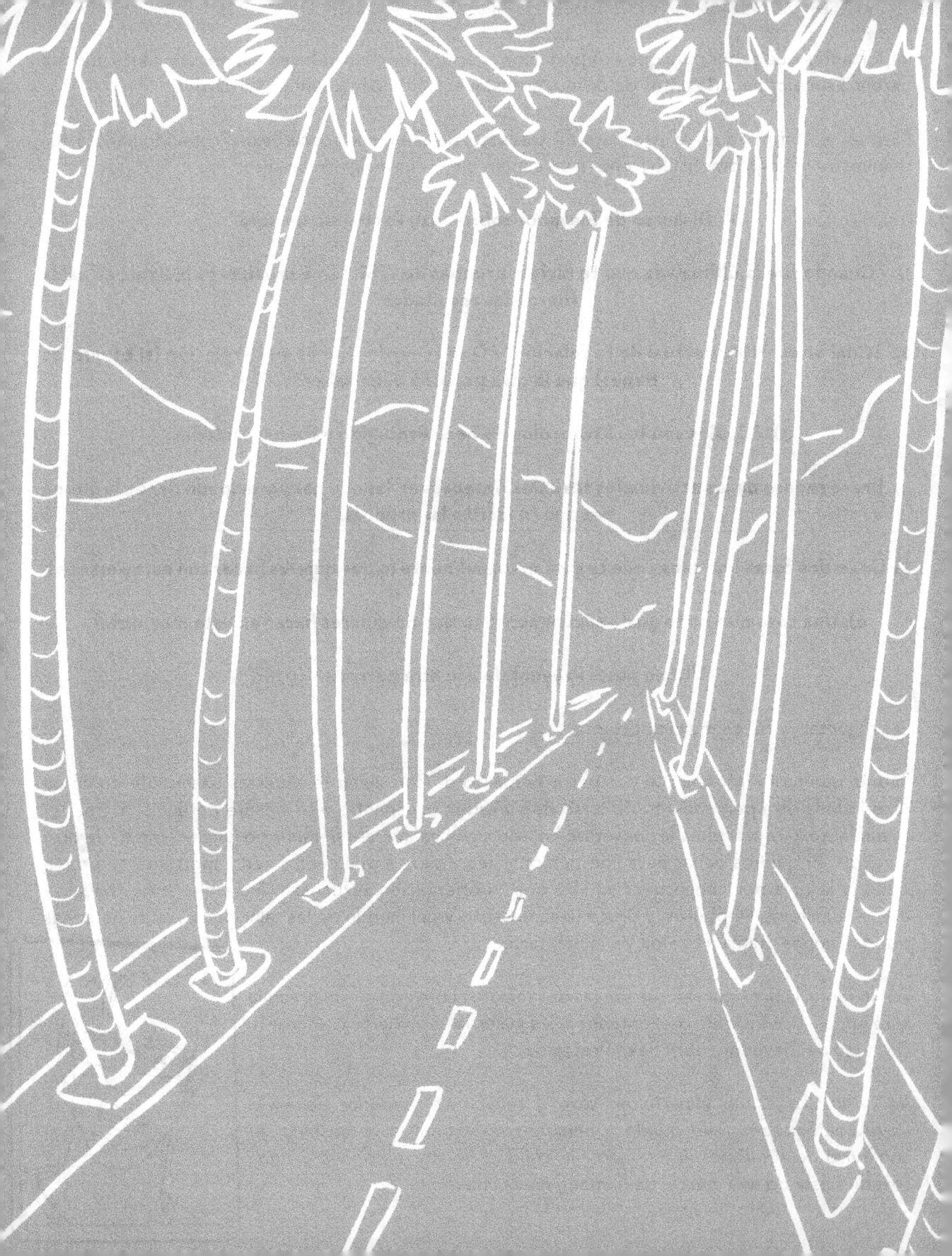

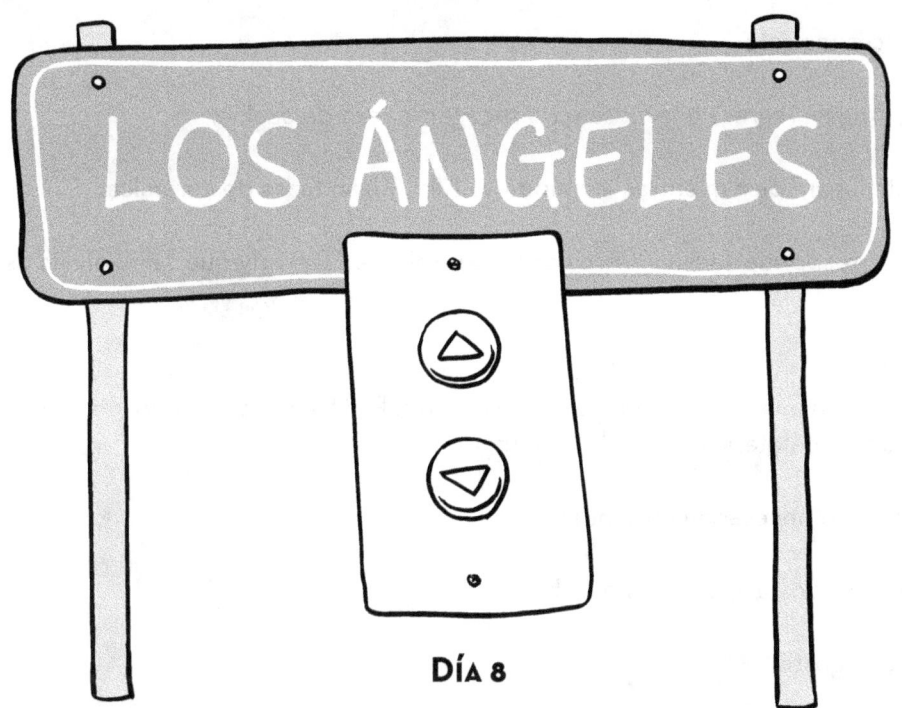

DÍA 8

Jackie juega con su cámara. La cafetería está llena de gente con laptops y cafés lattes. Una parte de ella desea grabar su reunión con Ángela. Otra parte solo busca algo que hacer para distraerse. Unas campanitas suenan y la puerta se abre. Una mujer entra. Jackie reconoce a Ángela por las fotos en su sitio web pero voltea hacia otro lado. Jackie voltea otra vez y su mirada se cruza con la de Ángela. Ángela sonríe, pero un surco de nervios aparece entre sus cejas. Ángela se ríe y se acerca. Jackie se pone de pie y golpea la mesa con sus rodillas. Ángela se ríe otra vez y le da la mano, mientras usa la otra para poner su pelo de color fresa y rubio detrás de la oreja.

Jackie le da la mano a Ángela y sonríe. Ambas respiran profundamente.

"Mucho gusto en conocerte," dice Ángela, aun nerviosa. "Todo esto es extraño."

Jackie asiente y se ríe. "Sí, pero el café es bueno."

Ángela asiente, cuelga su chamarra en la silla, y se aproxima hacia la barra al mismo tiempo que otra persona. Ángela temina atrás de esta persona. Ella voltea a ver a Jackie, está muy cerca como para fingir ignorarla, pero muy lejos como para continuar la charla. Ambas pretenden ignorarse. Ángela es alta y delgada. El sol entra por la ventana y crea un brillo rojo. Su energía nerviosa la hace parecer más joven de lo que es. Se le dificulta quedarse quieta lo cual a Jackie le parece adorable. No usa mucho maquillaje—su estilo es como oficinista de una tienda de ropa. No es el estilo que normalmente Jackie busca en una chica. Sin embargo...

"¿Quieres más café?" Pregunta Ángela desde la barra.

"Eh" dice Jackie.

"Un relleno. ¿Necesitas café?"

Jackie asiente y Ángela regresa a la mesa para recoger la taza de Jackie.

"Me encanta este lugar," dice mientras acomoda su silla. "Usan tazas de cerámica."

"Es una novedad," responde Jackie. "Pero conozco un sitio en Beverly que también las usan."

"¿Viviste aquí?"

Jackie asiente. Salí con una chica de aquí por unos meses. Ella trabajaba mucho, por lo que tuve tiempo para conocer muchas cafeterías lindas de Los Ángeles."

"Hay demasiadas y no necesariamente buenas."

"Hay algunas buenas. Soy exigente. Ésta es buena."

"Que bueno que te gustó."

Jackie toma un sorbo de su café. Lo mismo hace Ángela. "Pense en venirme a vivir acá en ese entonces," comenta Jackie. "Vivía en Portland en ese tiempo. Antes de eso en Seattle. Como que me fui acercando a la costa sur."

"Como el viaje que estás haciendo ahora."

Jackie alza sus cejas. "Nunca lo pensé de esa forma."

"Nací en Alaska," comenta Ángela. "Pero me crié en esta ciudad. En Sherman Oaks, arriba de la colina."

"¿Qué haces ahora?"

Ángela se ríe de nuevo y se pone colorada. "Hago códigos para un sitio de medios sociales." Jackie no entiende por qué es algo que deba avergonzarla, pero Ángela sigue colorada de todas formas.

"Es raro que mi trabajo sea online," dice Ángela. "Es difícil conocer gente."

"Para ser honestas. Nos conocimos online. Nos estamos conociendo más a fondo en persona, solamente."

"Es muy difícil," comenta Ángela. Jackie nota que Ángela tiene hoyuelos. Nunca le han importado pero en Ángela se ven lindos.

"Siento como si te conociera desde hace mucho tiempo. Tus videos dicen mucho de tí."

Ahora es el turno de Jackie de ponerse colorada. "Me siento falsa."

"¿No te parecen auténticos?"

"No, son demasiado auténticos, por lo que me siento rara. Como si me hubiera golpeado en un nervio y no supiera cómo guardar esa sensación."

"Creo que significa que eres una artista."

"Esa palabra. Es algo que siempre he querido, pero no creo me pueda llamar así a mí misma."

Ángela mete la mano a su bolsa y saca un lápiz amarillo. "Agacha tu cabeza," dice.

Jackie se queda estática. "¿Qué?"

"Agacha tu cabeza. Te voy a nombrar artista de manera simbólica."

Jackie agacha la cabeza y se ríe. Ángela toca con el lápiz el hombro de Jackie.

"¡Jackie!" Ángela lo dice pomposamente. "—¿cuál es tu segundo nombre?"

"Elizabeth."

"¡Jackie Elizabeth Cruz! Por el poder investido en mí por grandes cantidades de cafeína, adrenalina, y una variedad de hormonas, te declaro Una Artista Real con el poder de decir cosas y de compartirlas con el mundo porque son todas hermosas y valiosas." Ella toca con su lápiz el otro hombro de Jackie y ceremoniosamente se lo entrega a Jackie. "Úsalo con intención e integridad."

"Es para mí un honor, su alteza." Jackie sonríe y toma el lápiz.

Dos horas después, el sol se empieza a poner, y ambas están intoxicadas de cafeína.

"Creo que no pensé esto a fondo," dice Ángela.

"¿No esperabas que fuera una magnífica compañía?" sice Jackie sonriendo. Ángela se sonroja.

"¿Un cocktail?" pregunta Jackie.

Ángela mueve su cabeza negativamente. "No. ¿Quieres caminar? Hay una tienda de discos cerca. Y un cine enorme.

Y un local donde había una librería." Ellas empiezan a caminar.

"Tu apellido, 'Borgesse'. ¿Es italiano?"

Ángela sonríe a medias mientras mira la banqueta. "Creo que es buen momento para decirte."

"¿Eres parte del programa de protección a personas?" Jackie bromea.

"Viene de la ciencia ficción, como cyborg. Yo me puse tanto mi nombre como mi apellido."

"Entonces eres un ángel-cyborg?"

Ángela se ríe. "Eso es lo que intenté hacer. Algo divino, un poco sobrehumano, y un tanto científicamente adquirido...."

"Lo que significa..."

"No me googleaste, ¿verdad?"

"Mmm... solo tus fotos." Jackie se pone colorada. "Eso sonó muy raro."

Ángela se ríe. "No, está bien. Solo que ahora necesito decirte de frente que soy trans."

Jackie se detiene. Lo mismo hace Ángela.

"Y esta es la parte en la que te pondrás a analizar mi presentación."

"No." Jackie mueve la cabeza. "Solo integro la nueva información."

El brillo naranja en la acera se refleja en la cara de Ángela como una sombra. Esta pieza de información no cambia nada y todo al mismo tiempo.

Ángela voltea a ver a otro lado. Jackie siente que debe decir algo ante lo apenada que está Ángela. "¿Te puedo tocar?" pregunta.

Ángela asiente, mientras voltea al suelo. Jackie alza su mano y roza la mejilla de Ángela y coloca su pelo atrás de su oreja. "Eres encantadora."

Ángela torna su mirada hacia Jackie. "Encantadora," repite Jackie.

Siguen caminando, paseando por la ciudad sin ninguna dirección en mente. Cuando sus pies se empiezan a cansar y ya todo excepto bares y cines están abiertos, entran al cine a ver una película. En el teatro, mientras leen los subtítulos, Jackie toma de la mano a Ángela. Ángela la aprieta creando un hormigueo en el brazo de Jackie. Bajo la pantalla blanca, Jackie ve a Ángela sonreir.

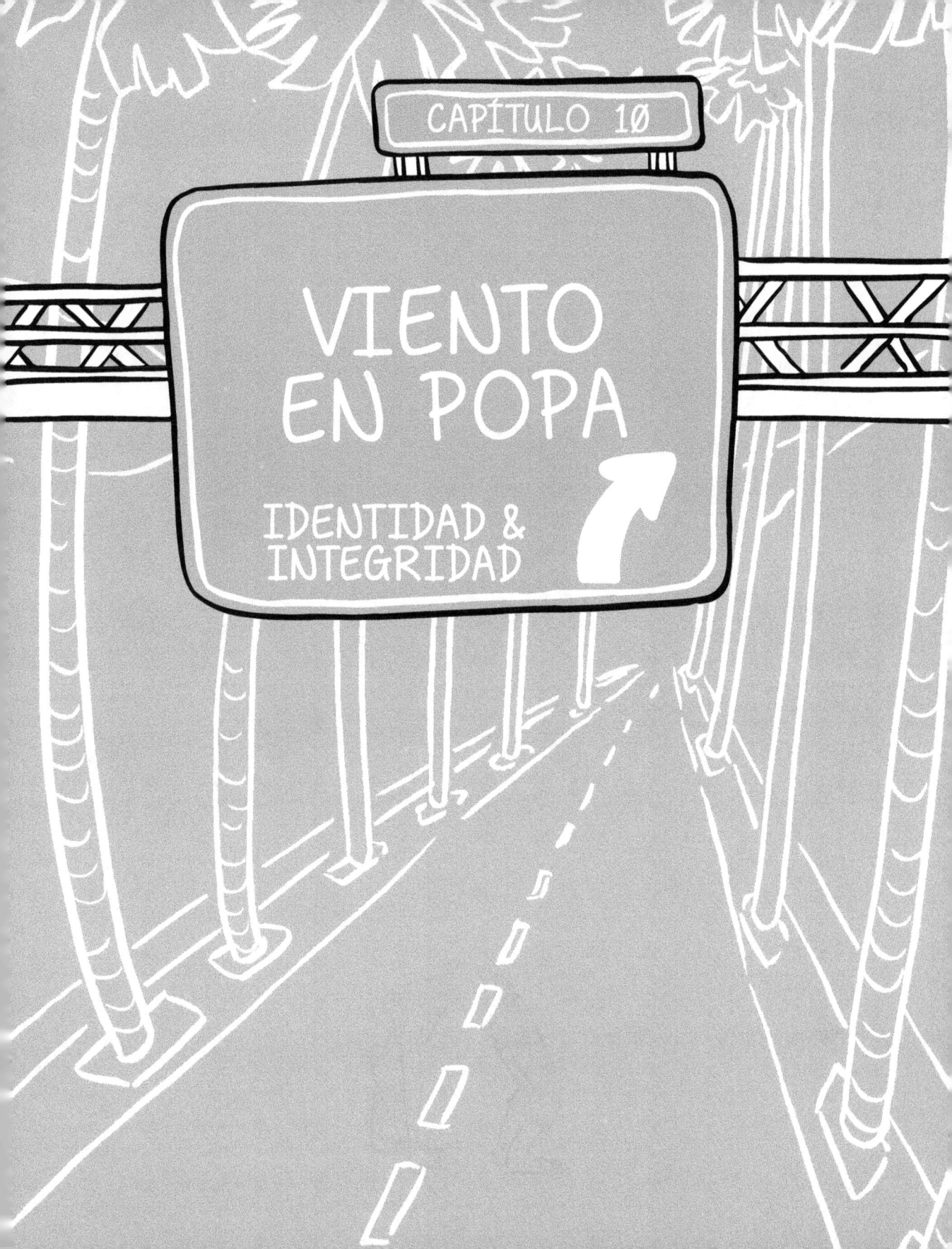

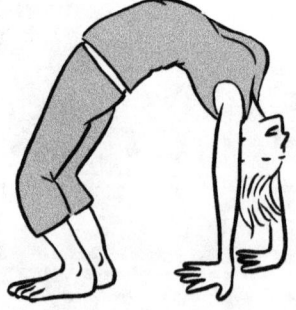

IDENTIDAD & INTEGRIDAD

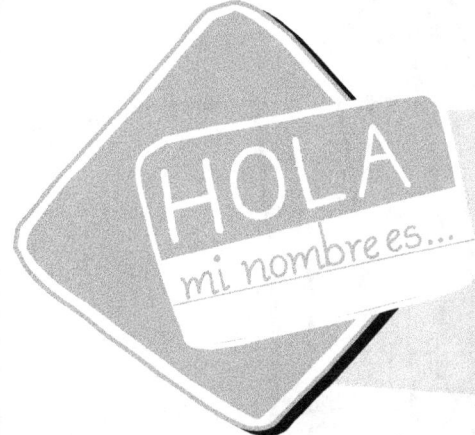

"Me refiero a esa verdad sobre el empaquetado. Para ser honestes, no pareces tú misme. Y si andas por el mundo como si fueras otra persona y no tú misme, terminarás con el trabajo incorrecto, les amigues incorrectes, y quien sabe qué más. Podrías terminar viviendo la vida de alguien más."

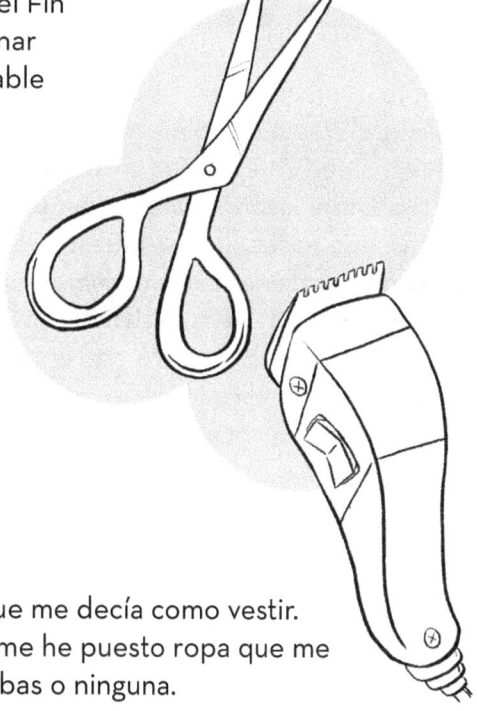

Esta es una cita de unos de mis libros favoritos, Una Casa en el Fin del Mundo de Michael Cunningham. Leí el libro justo al terminar la universidad cuando vivía en Los Ángeles y me sentía miserable respecto de mi vida sexual y mi presentación de género.

Puse el libro en la mesa, tomé unas tijeras, hice una trenza con mi pelo, y lo corté. Me quedé frente al espejo trenza en mano, y suspiré con alivio. Luego fui a mi closet, tomé un bra deportivo, una playera amplia, y unas vendas. Me vendé mis senos, me puse un calcetín en mi ropa interior, me puse ropa floja, y salí a caminar por el Boulevard Sunset.

No recuerdo si alguien me volteó a ver. No me importó.

Caminé con pasos largos y amplios, y me sentí invencible.

Desde esa noche, me negué a prestarle atención a la gente que me decía como vestir. He llevado el pelo como se me antoja, me he hecho tatuajes, me he puesto ropa que me hace sentir sexy y fuerte, ya sea femeninas o masculinas o ambas o ninguna.

El tomar esas decisiones cambió mi vida. Algunas personas creen que estas decisiones son superficiales. Yo creo que son esenciales. Nos presentamos al mundo cada día, tanto en persona como online. Y la gente responde con base en nuestra presentación. Por lo que si tienes el corte de pelo, ropa, amigues, trabajo "incorrectos" terminarás viviendo una vida que no escogiste. ¿Por qué no hacer pequeños cambios para que seas tú en la medida de lo posible?

Tal como la masturbación, la mejor forma de descubrir lo que te gusta es intentando cosas diferentes.

Paso 1: La autoexploración

Esto empieza muchas veces como un ejercicio intelectual solitario ("¿Cómo se sentirá ponerme ese corsé de piel?") o un ejercicio emocional ("¡Oh dios, quiero ponerme ese corsé de piel!"). Esta fase puede durar mucho tiempo—y algunas veces toda la vida. Comúnmente, tendemos a pensar que las personas que exploran en privado son fetichistas, pero muchas veces están pasando por una etapa inicial de la búsqueda de su identidad.

Paso 2: La experimentación en público

Cuando ya has experimentado en privado, es común querer presentarlo al mundo. Algunas veces esto ocurre en un ambiente controlado: bares gays, entre amiges, fiestas de disfraces, etc. Algunas veces vas introduciendo el cambio poco a poco, como uñas pintadas, un estilo de ropa interior, etc. U otras veces sales del clóset de golpe como muches drag kings y drag Queens que conocí en la universidad. Todo depende de tí. Mostrarle algo al mundo que nos hace sentir auténticos, nos puede hacer sentir expuestos. La retroalimentación positiva puede ser extremadamente buena. Y los comentarios negativos pueden ser destructivos. Lo que nos ayudará a evitar que los comentarios negativos nos destruyan es juntar tu presentación con tu verdad. Es la parte de tí que no se va a dejar joder. Es la parte que dice "Jódanse, soy fabulose." Sin importar qué mal nos sintamos por dentro, todos tenemos esa parte en nosotres. Es tu trabajo encontrar dónde está y alimentarla.

Si tus amiges se burlan por ser tú misme, es probablemente buen momento para cambiar de amiges.

Después de que salí del closet respecto de mi género en Los Ángeles, me di cuenta que mi trabajo era degradante— me juzgaban de exótica o rara por mi presentación de género y mi sexualidad. Por lo que renuncié. Algunes amigos se burlaron y otros no. Les amiges que pensaron que yo era sexy y genial cuando me vestía de manera masculina son les que siguieron siendo mis amiges. No extraño a ningune de les que se burlaron.

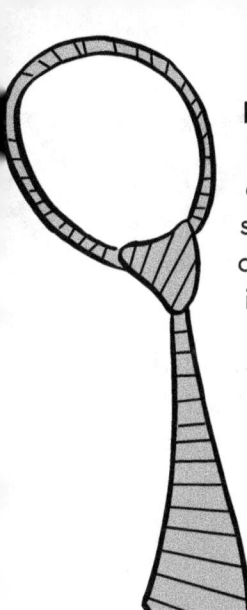

Paso 3: Identificación/Integración

Muchas veces este tipo de experimentación es un juego pero otras veces llegamos al oro de nuestra identidad. Cuando eso sucede, haz lo que hacen los mineros y sigue el camino hacia el oro. Explora inmediatamente los significantes culturales y las identidades de lo que amas y de lo que te acomoda.

Por ejemplo, si te fascinan los trajes, los tirantes, y las corbatas, tal vez debas checar la cultura dandy u otras cosas relacionadas con la alta costura masculina.

Si te pones una bufanda de boa y te sientes increíble, tal vez deberías checar el burlesque, la cultura femenina, lo drag, y otras cosas donde las boas son accesorios comunes.

Lee libros de personas con identidades similares a la tuya si sientes curiosidad. Sal con gente que tiene gustos similares. Entra o crea chats de personas que les gusta lo mismo que a tí. Busca eventos que se enfoquen a lo tuyo. La cultura drag y la trans tienen estos espacios. Las mujeres femmes están creando su propio espacio, y las camioneras o butches ya están teniendo conversaciones sobre masculinidad, identidad, familia, y moda. Encuentra a tu gente y haz amigues.

Paso 4: Saber que todo esto puede y va a cambiar

Cuando la gente descubre algo con lo que se identifica, tiende a adherirse a ello. Si la gente lo cuestiona, nos ofende, o no lo entiende, nos podemos sentir amenazades. Podemos insistir "¡Este soy yo, siempre he sido así, y siempre lo seré!" y tal vez así lo sea. Pero tal vez no. Hay personas que fluyen de lo hetero a lo gay y luego al revés toda su vida sin nunca considerarse bisexuales o pansexuales. Algunas personas, cuando descubren que son trans, se irán hasta el otro lado de la escala sin cuestionarse "¿Qué tipo de mujer/hombre/persona quiero ser?"

Lo triste es que muchas personas se tratan peor de lo que otres les tratan o tratarán en su vida. Tienes que darte permiso de explorar, incluso si llega algo a tu vida que se siente contradictorio a lo que ya has hecho antes. Es la vida. Y es genial si te das permiso a creerlo.

Y ahora te dejo una cita de *Una Casa en el Fin del Mundo*, **"Yo no era femenina, ni tampoco masculina. Yo era algo revuelto y diferente. Existían tantas formas diferentes de ser hermosa."**

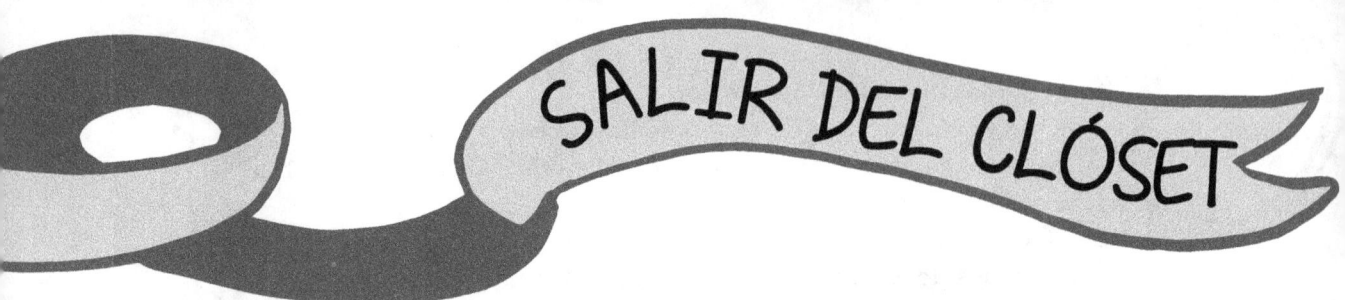

SALIR DEL CLÓSET

Hay tantas maneras de salir del clóset como existen identidades sexuales (pista: demasiadas). Si estás planeando hacerlo de manera pública, tendrás que pensar cómo salir del clóset. El salir del clóset puede ser fácil o complicado, puede darte seguridad o de miedo, dependiendo de las circunstancias.

He aquí algunos pasos a considerar si has decidido salir del closet:

1) Asegúrate de estar en un ambiente seguro. ¿Vives con tu familia? ¿Tienes miedo que te corran o te deshereden? Ten un Plan B. Platica con une amige en quien confías y que tiene padres o parientes que te pueden apoyar. Si vives en un lugar peligroso, planea como salirte. Tal vez eso signifique tener que trabajar muy duro para ahorrar suficiente dinero para salirte. Tal vez signifique echarle ganas en la escuela para poder aplicar a una beca que te permita estudiar fuera de casa. Las circunstancias no serán perfectas pero asegúrate de salir del clóset en un espacio que puedas controlar.

2) Decide a quién le vas a decir. Puede ser cualquier persona, varias, o nadie pero tú misme. Tú decides. Recuerda que es legal en muchos países que las compañías te despidan por algún tema relacionado a tu sexualidad, por lo cual protégete si decides salir del clóset en tu trabajo. No te sorprendas si hay gente que se resiste y no lo esperaban.

3) Date permiso de sentirte confundide o torpe. La primera vez que llegué a un bar gay sola tenía mucho miedo. Ya había tenido relaciones con una mujer por varios años, pero por alguna razón fue un momento confuso. No pude hablar con nadie más que con la barman, y ella era tan hermosa que me la pasé tartamudeando. Pero equis. Diez años después, muchos peinados, y muchos orgasmos sabrosos después, soy feliz como una lombriz de ser queer. Un poco de humillación no daña a nadie. Tú también estarás bien.

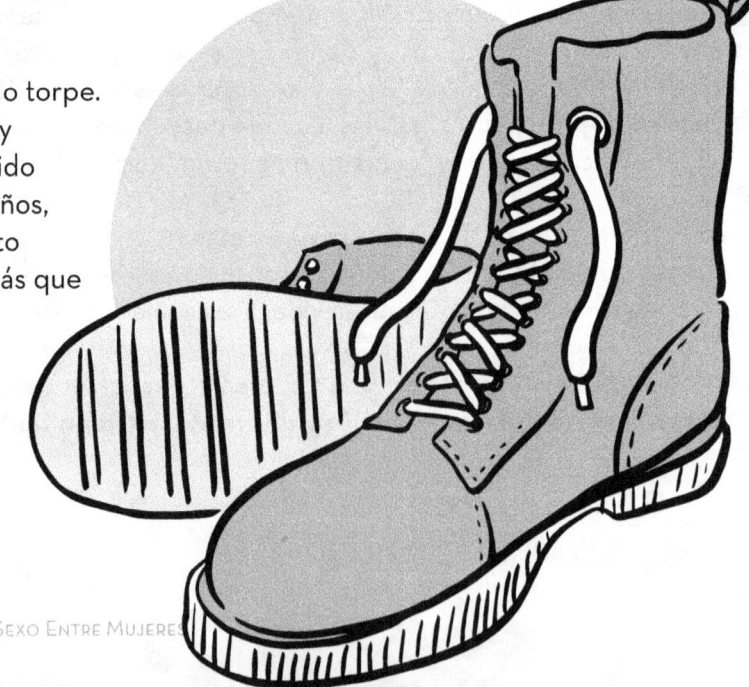

4) Los cambios pueden dar miedo. La mayoría de las personas no saben cómo reaccionar a los cambios. Dales espacio para que resuelvan su confusión. Pero no dejes que te afecte ningún comentario negativo. Si necesitas espacio, o si elles necesitan espacio mientras procesan, tómate ese espacio. Mientras no se pongan violentos contigo, es normal que reaccionen a su confusión con coraje, frustración, negación, o con una serie de emociones negativas. Algunas veces necesitas darles espacio y esperar que elles se acerquen nuevamente. Esto puede significar que se distancien temporalmente. Eso es horrible, pero los puede ayudar. De acorde a tus necesidades, dale a la gente el espacio que necesitan para adaptarse a la nueva situación, y probablemente regresen cuando estén listes.

5) No dejes que nadie te diga quién eres. A nosotres les lesbianas y bisexuales nos encanta criticar a otros. Se le conoce como pelea interna y desgraciadamente lo hacemos bien. Pero tu camino es tu camino. Si alguien te dice que no eres lo suficientemente lesbiana o trans, o kinky, o lo que sea, les puedes decir que no deseas salir con elles ya más. Puedes ser una mujer masculina que se acuesta con hombres, o una mujer trans a la que le gusta su pene, o una mujer hetero que le encanta la panocha, o una golfa monógama o lo que sea. Si alguien te dice cómo debes ser, mándales a la mierda.

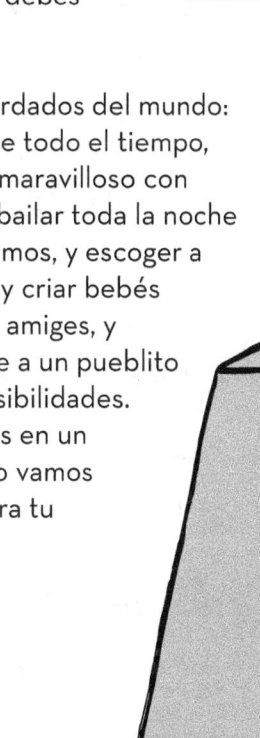

6) Celébrate. Este es uno de los secretos peor guardados del mundo: ser queer es INCREÍBLE. Si, la sociedad nos jode todo el tiempo, pero lo importante es que podemos tener sexo maravilloso con gente maravillosa y vestirnos como queramos y bailar toda la noche y besuquear a las personas con las que fantaseamos, y escoger a tu propia familia y decir "Acepto" o "No acepto" y criar bebés socialmente responsables, y que tus ex sean tus amiges, y mudarte a otra ciudad y hacer amiges, y mudarte a un pueblito y crear una utopía queer, y millones de otras posibilidades. Algunas veces es horrible, pero otras no. Vivimos en un tiempo de cambios. Los cambios son lentos pero vamos en la dirección correcta. Ámate. Cuídate. Celebra tu comunidad. Diviértete.

SALIR DEL CLÓSET

Salí del clóset a los 16, 17, 25 como bisexual, travesti, y mujer trans.

He salido del clóset bisexual, pansexual, poliamoroso, y genderqueer. Por un tiempo pensé que era asexual pero me di cuenta que no.

MI ORIENTACIÓN SEXUAL ES DIFÍCIL DE EXPLICAR Y NO TIENE GRAN IMPACTO EN MI VIDA POR LO QUE NO HABLO MUCHO DE ESO.

SALÍ DEL CLÓSET COMO TRANSGÉNERO A LOS 26. SALÍ DEL CLÓSET COMO LESBIANA A LOS 29.

Nunca dejo de salir del clóset. Salí de nuevo esta mañana con el fontanero cuando me harté que dijera "y su esposo"

Tuve dos experiencias de salida de clóset. A los 13 salí del clóset como bisexual. Y ahora a los 28 estoy empezando a salir como hombre trans.

La primera vez fue cuando tenía 15 con mis amigos. Vivía en un pueblo pequeño y muy religioso y muchas veces fui golpeada. Por lo que me regresé a mi clóset y me quedé ahí hasta los 19.

Pasé la mayor parte de mi vida reprimida. Me tomó un mes aceptar mis sentimientos y salir del clóset con mi esposo.

Salí del clóset por primera vez por error ante mis padres a los 11 años. Mi padre llegó temprano del trabajo ese día y me encontró con mi novia en una posición comprometedora. Eso llevó a una discusión y a terminar mi primera relación a la fuerza. Mis padres siguen sin aceptar mi orientación aun cuando ya han pasado 20 años.

Soy muy abierta respecto de mi orientación sexual con todo mundo y puedo hablar sobre ello largo y tendido, por lo que estoy continuamente saliendo del clóset. No lo he publicado en Facebook ni he hecho nada ceremonioso pero sí lo he considerado.

NUNCA TUVE QUE "SALIR DEL CLÓSET" FORMALMENTE. MIS AMIGOS Y MI FAMILIA SIEMPRE SUPIERON.

Cuando salí del clóset tenía 30. Me perdí de muchas cosas. Si tan solo hubiera salido a mis veintes...

Soy lesbiana. No considero necesario hacer ningún comentario al respecto. Cuando conozco alguien nuevo no hago nada diferente, y cuando presento a mi novia actúo normal. Si alguien me pregunta, les respondo con la verdad pero no hago publicidad al respecto. La gente hetero tampoco lo hace.

HE SALIDO MÁS VECES DEL CLÓSET DE LAS QUE PUEDO CONTAR. SOY UNA MUJER QUEER, MULTIRRACIAL, KINKY, POLI, Y MUY FEMENINA QUE PASA POR HETERO, BLANCA, Y COMÚN POR LO QUE TENGO QUE SALIR DEL CLÓSET UNA Y OTRA VEZ. TENGO QUE LUCHAR POR MI LUGAR EN LAS SUBCULTURAS QUE ALIMENTAN MI ALMA TAN SEGUIDO COMO ROMPO CON ESTEREOTIPOS Y ALTERO LAS PERCEPCIONES DE LO QUE ES SER QUEER, KINKY, POLI, Y PERSONA DE COLOR.

SALÍ DEL CLÓSET CON MI MEJOR AMIGA EN LA PREPARATORIA Y ME RECHAZÓ (ME LASTIMÓ Y ME ESPANTÓ), POR LO QUE LLEGUÉ A PENSAR QUE DEBÍA SER HETERO. ME DI CUENTA QUE ERA QUEER A LOS 22. LUEGO LE DIJE A MI PRIMER ESPOSO DESPUÉS DE 10 AÑOS DE CASADES. LUEGO A MI MEJOR AMIGE CUANDO TENÍA 25 Y COMENZAMOS UNA RELACIÓN SEXUAL. LUEGO SALÍ DEL CLÓSET COMO POLIAMOROSA PORQUE TENÍA UNA RELACIÓN CON MI ESPOSO Y MI AMIGA. LUEGO, AÑOS DESPUÉS, CONOCÍ UNA MUJER DE LA QUE ME ENAMORÉ. SALÍ DEL CLÓSET CON MIS HIJOS COMO LESBIANA. UNA VEZ QUE MI PAREJA SE INCORPORÓ A MI FAMILIA, LE DIJE AL RESTO DE MI FAMILIA QUE ERA QUEER Y POLIAMOROSA. LUEGO DE UN AÑO DE SALIR CON ESTA MUJER, SALÍ DEL CLÓSET IN MI TRABAJO Y LES DIJE QUE ERA LESBIANA. YA ME DIVORCIÉ DE MI SEGUNDO ESPOSO, Y SIGO IDENTIFICÁNDOME COMO BISEXUAL PARA EVITAR LAS CONVERSACIONES INCÓMODAS SOBRE MI ELECCIÓN DE MONOGAMIA (O NO MONOGAMIA).

Primero salí del clóset como bisexual por mis atracciones románticas hacia hombres y mujeres. Un año después me vi más como lesbiana porque solo me atraían mujeres. Ahora pienso que eso es más complejo y mi sexualidad es "Me gustan todes, pero no sexualmente, y rara vez siento atracción por hombres cisgénero," por lo que muchas veces digo que soy "queer." Sigo saliendo del clóset queer con cada persona que conozco junto a mi pareja trans y que asumen que soy hetero.

Consejos Sobre La Identidad
por Julia Serano

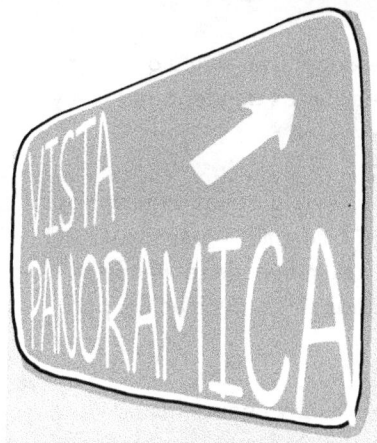

Aunque algunas personas se quejan que definirnos con una identidad es como "meternos en cajitas," estas etiquetas de identidad también nos liberan. La primera vez que me reconocí como trans, o queer, o mujer, o lesbiana, o femenina, o bisexual me permitió verme desde otra perspectiva. El tomar como propias esas etiquetas me dio la oportunidad de explorar nuevas ideas y experiencias que no creí posible antes, y aprendí muchas cosas sobre mí misma el proceso.

Puede ser que me defina como escritora, californiana, bióloga, guitarrista, agnóstica, y sobreviviente de cáncer. Ninguna de esas etiquetas explican por sí solas quién soy, pero ofrecen un pequeño insight a mi persona y mi experiencia.

En la mayoría de los casos, cuando usamos etiquetas para describirnos, nadie nos critica. Si me defino como una persona amante de los gatos, nadie va a esperar que solo me junte con personas que amen a los gatos, ni me van a cuestionar si adopto un perro. Pero las cosas cambian cuando hablamos de etiquetas que definen nuestras sexualidades y géneros. Cuando la gente hace esto, están borrando quiénes somos. Nos hace sentir frustrades y enojades.

Actualmente, me identifico como mujer transexual, bisexual, y femenina-tomboy. Lo femenina-tomboy hace referencia a mi expresión de género—soy femenina en unos aspectos y tomboy en otros. Lo bisexual hace referencia a mi orientación sexual—lo uso porque es un término común y entendido por la mayoría como la atracción hacia miembros de más de un sexo o género. Mujer hace referencia a mi identidad de género—el hecho que me identifico y vivo como una mujer. Lo transexual se refiere al hecho que mi identidad de género es diferente a la identidad que me asignaron cuando nací.

Ya que ha habido personas que se han negado a aceptar mi identidad en el pasado, yo trato de no negar las identidades de otras personas—incluso cuando usan etiquetas que yo no conozco. Recuerdo que esas personas saben más de sí mismas que yo. Y mientras su identidad no niegue ni haga suposiciones acerca de otras identidades, nadie se ve afectade de manera negativa.

Si alguien se describe usando una etiqueta que no conoces, está bien preguntar qué significa. Pero si actúas de manera sospechosa respecto de su identidad o haces demasiadas preguntas personales, se pueden ofender o sentirse atacadas.

Algunas identidades son menos específicas que otras. Por ejemplo, yo también me describo como queer (un término amplio para todas las minorías sexuales y de género) y transgénero o tran (un término amplio para las personas que transgreden normas de género). Las etiquetas amplias son útiles para hacer activismo (¡entre más gente parecida, mejor!), aunque a veces ciertos grupos se pueden sentir ignorados cuando los incluyen en términos muy amplios.

Muchas veces, personas que comparten una misma orientación sexual, identidad de género, o expresión de género utilizan diferentes etiquetas para describirse. Una persona puede preferir usar el término lesbiana mientras otra prefiere el término dyke. Una persona puede preferir el término bisexual mientras que otra prefiere pansexual. No existe la palabra "correcta"—la gente puede escoger usar una u otra por razones personales, generacionales, regionales, o políticas. También, algunas etiquetas de identidad van y vienen o cambian con el pasar de los años.

Algunas veces no nos gusta una etiqueta de identidad, no por la palabra en sí misma si no los estereotipos que rodean a la palabra. Cuando la gente dice "queer" o "lesbiana" o "dyke" o "bisexual" o "pansexual" o "transgénero" o "género queer" o "femme" o "camionera" algunas veces ciertas imágenes se vienen a nuestra cabeza. Algunas veces estos estereotipos negativos vienen de los medios de comunicación, pero también pueden venir de nuestra comunidad LGBTQ.

Más que condenar una etiqueta de identidad específica, es mejor criticar constructivamente los estereotipos asociados con ella. Podemos hacer esto al reconocer y enfatizar el hecho que las personas que comparten determinada identidad pueden diferir entre ellas de muchas maneras. Y no porque ciertos individuos de un grupo encajen en la etiqueta, no significa que es aplicable para todes. Muches de nosotres odiamos ser estereotipados—debemos tener eso en cuenta antes de estereotipar a otres.

Ocasionalmente, podemos llegar a cuestionar o modificar algunos aspectos de nuestra identidad. Algunas veces esto sucede porque aprendemos sobre nuevas identidades o formas de ser. O podemos experimentar cambios internos en nuestros deseos o intereses. O una combinación de las anteriores. Esto es normal—todas las personas crecen e inevitablemente cambian con el paso del tiempo.

Ya que he experimentado cambios en mi identidad en muchas ocasiones a lo largo de mi vida, admito que genera mucho miedo. Es difícil cuestionar una parte de nosotres que pensábamos que era fija. También puede provocar miedo a las personas a nuestro alrededor—parejas, amiges cercanes, y familia—ya que se pueden preocupar que la persona con la cual han convivido pueda desaparecer. Yo siempre me digo a mí misma (y a las personas a mi alrededor) que las modificaciones son más parte de nuestro proceso gradual de evolución que cambios dramáticos y abruptos. Seguimos siendo la misma persona, sólo que hemos abierto una nueva puerta en nuestra vida. Yo me doy permiso de explorar nuevos caminos, y también me doy permiso de regresar si no me gusta lo que experimento. Está bien cambiar de opinión. Y no hay decisión sobre nuestra identidad que tenga que ser permanente.

Julia Serano es la autora de dos libros, 2007 Whipping Girl: A Transsexual Woman on sexism and the Scapegoating of Femininity y 2013 Excluded: Making Feminist and Queer Movements More Inclusive. Ella produce música indie-pop bajo el nombre de *soft vowel sounds*, y vive con su pareja, su gato, y cuatro loros en Oakland, California. Juliaserano.com

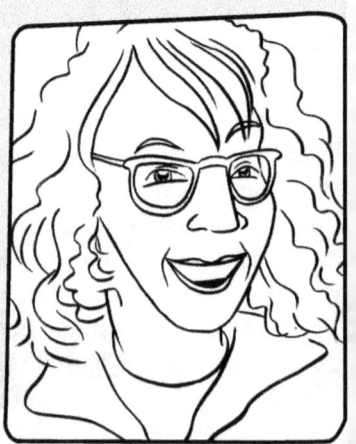

¿PERO EN QUÉ ME CONVIERTE?!

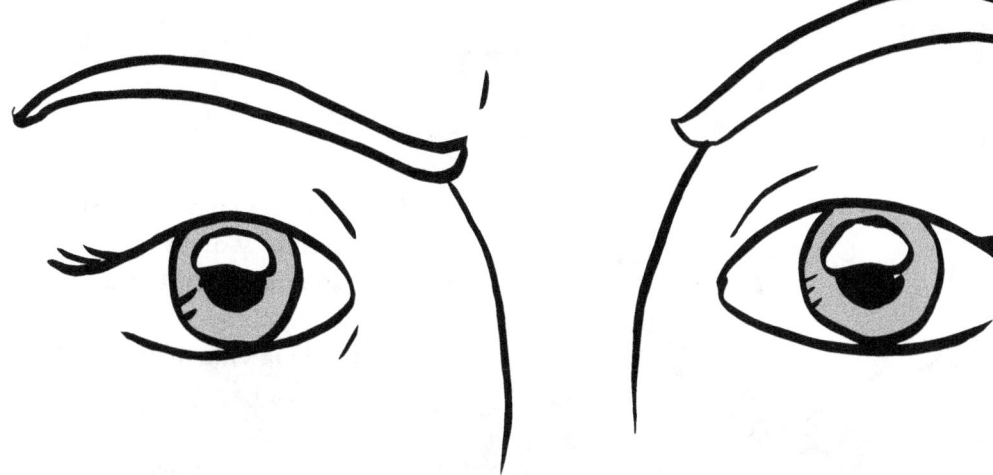

Imaginemos que eres una mujer cisgénero y heterosexual en una relación monógama con un hombre. Un día, de la nada, tu pareja te dice que es una mujer trans. Tú amas a esta persona. Tú quieres seguir en esta relación. Entonces, ¿eres ahora una lesbiana?

Ahora imaginemos que eres una lesbiana muy identificada con tu identidad y tu comunidad. Y un día tu novia te dice que es un hombre trans. ¿Te vuelves hetero? ¿Tu pareja al pasar por hombre hetero borra tu identidad que tanto proclamaste como lesbiana?

¿Y si has vivido como hombre hetero y de pronto te das cuenta que eres una mujer trans? ¿Eres ahora lesbiana?

Y si después de tomar hormonas y vivir como hombre trans heterosexual empiezas a sentirte atraído por otros hombres? ¿Eres bisexual? ¿Gay? ¿Estás confundido?

Estos escenarios pasan todo el tiempo. Pueden parecer experimentos teoréticamente divertidos cuando los vemos de forma general. Pero pueden ser experiencias difíciles cuando te ocurren a ti o tu pareja.

La parte complicada de la identidad sexo-genérica es que no solo te afecta a ti sino que también afecta a las personas con las que quieres establecer relaciones. Las identidades sexo-genéricas son intrínsecas—no suelen cambiar si el contexto cambia. Sin embargo, la orientación sexual se define en relación a la identidad sexo-genérica. De acuerdo a una definición popular, un hombre atraído hacia mujeres es heterosexual, por ejemplo. Pero una mujer atraída hacia otra mujer es lesbiana.

De esta forma, Orientación sexual = Identidad Sexo-Genérica x Atracción de Género. Si tu género está en transición, involuntariamente pasarás de ser hetero a lesbiana o viceversa, aunque tu atracción no cambie. Esto es porque la orientación sexual es contingente.

Este fenómeno—de la dependencia de la orientación sexual a la identidad sexo-genérica—crea enigmas. No hay forma sencilla de responder estas preguntas, y (en mi opinión) es parte de las maravillas de la vida.

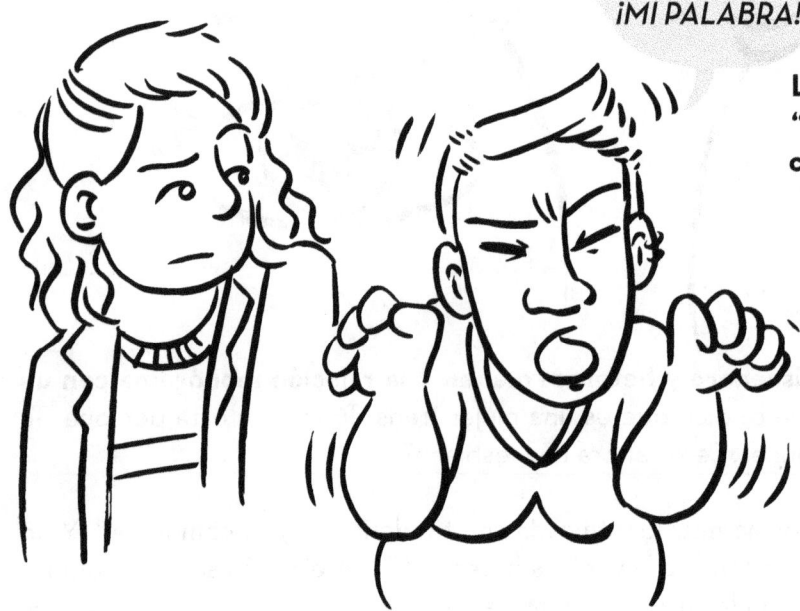

> PERO PERO PERO ESTA ES ¡MI PALABRA!

Las palabras como "hetero," "gay," "Lesbiana," y otras nos fallan cuando nos enfrentamos a las multiplicidades y complejidades de la vida humana.
De hecho, significa que tú como ser humano eres más complejе que ninguna palabra simple que trate de definirte. ¡Maravilloso! La sexualidad es una cosa compleja. El tratar de reducirla a un significado ontológico es un ejercicio inútil.

Es normal sentirnos dependientes a las palabras. Muchas veces tenemos que luchar mucho para reclamarlas. Es horrible cuando nos las quitan sin nuestro consentimiento.

Pero también es importante recordar que nuestro lenguaje tiene errores y es frágil.

Por lo que muches de nosotres—si es que no todos—estamos haciendo lo mejor que podemos con este sistema defectuoso.

¿Mi consejo? Ama. Confía en tu sentido interno de lo correcto. Si amas a alguien que desea cambiar una parte fundamental de quien es o cómo percibe el mundo, puedes decidir si quieres acompañarles en el proceso. Pero seguramente estarás tomando una decisión de amor y no de desamor.

Recuerda que: **tú defines tu identidad. Ésta no te define a ti.** Tienes control sobre cómo quieres interpretar una palabra o de descartarla. Si una palabra te sirve por un rato y luego no, cámbiala. Si las palabras que usas cambian de significado dependiendo del contexto (dónde estás, con quién hablas, etc.) puedes escoger cambiarlas o ser explícite respecto de tu decisión.

Si el seguir tu sentido de lo que es correcto para ti te lleva a un camino que te atemoriza, puedes decidir qué tan lejos quieres ir. Mientras te dirijas en la dirección que te hace feliz, seguramente tomarás las decisiones correctas o al menos te darás cuenta cuál es la dirección correcta.

Hace unos años estaba escuchando la llamada de una persona preocupada en el podcast de Dan Savage, Amor Salvaje (Savage Love). Esta mujer y su pareja eran lesbianas, pero tenían tiempo deseando carne de hombre. No sabían qué significaba eso en referencia a sus identidades, y se preocupaban de no ser las mujeres que creían ser. Yo llamé al programa para compartir mi historia: Era una lesbiana que llevaba un tiempo cogiendo con un hombre y eso no cambiaba mi identidad. Una tercera mujer llamó diciendo que las lesbianas no tenían derecho de coger con hombres, porque eso invalidaba el lesbianismo. El consejo de Dan para todas fue: **"Todas las personas tienen derecho a identificarse como quieran. Y tú tienes el derecho de no creerles."**

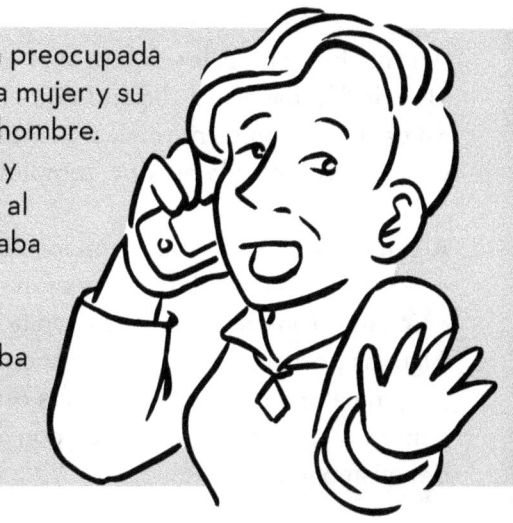

Si alguien te dice que no debes usar una palabra para describir tu identidad por dormir con alguien o por la forma en que te presentas al mundo, diles que Sexo entre Mujeres te dijo que puedes **mandarles a la fregada**. La única persona que puede determinar tu identidad eres tú. Nadie tiene que creerte, pues este no es el punto de una identidad.

Si alguien sale del clóset contigo, es muy sencillo:

No seas une cabrone. Si el extra macho de tu hermano o la súper femenina de tu hermana te dicen que son trans, o tu exnovia que lamió harta concha/coño te dice que es hombre hetero, tal vez te sientas inclinade a no creerles. ¿Y qué? ¿Les amas? ¿Quieres que sean felices? ¿Les apoyas al respecto de sus decisiones incluso si no es una vida que tú escogiste para ti? Bien. Entonces diles eso y no les compartas tus críticas. Nadie necesita más bullies en sus vidas. Si les quieres, trátales como tal. Porque...

Tu opinión (negativa) es irrelevante. El expresar incredulidad o disgusto ante la identidad de la otra persona no va a cambiar nada. Todo lo contrario, si actúas como vigilante de la identidad de la otra persona solo la va a alejar de ti. En lugar de eso...

Dales cariño y apóyales. Agradécele el que haya confiado en tí y que te hayan compartido eso. Pregúntales cómo puedes apoyarles. Salir del clóset no es fácil. Y muchas personas no lo hacen sin antes planearlo. Por tanto, agradece que se haya sentido lo suficientemente cómode como para contarte.

BORN THIS WAY-ASÍ NACÍ

Por mucho tiempo, les defensores de los derechos gays promocionaron la idea de "Se nace así," diciendo que no podemos escoger a quién amamos; así nacimos. Somos normales. Somos como tú. Y eso es cierto...muchas veces. Pero no es la historia completa.

Algunas personas no nacieron lesbianas, queer, trans o lo que sea. No supieron que eran diferentes en cuanto tomaron una pelota en la mano. Algunas personas en realidad escogen pasar por una atapa de transición hacia otro género o escogen una relación con alguien del mismo género.

El hecho que sean elecciones, no las invalida. De hecho, es noble y valiente escoger algo que es comúnmente denigrado. Para algunas personas, esta decisión implica perder privilegios o caminar por territorios peligrosos. Algunas personas corren el riesgo de perder amistades, familiares, trabajo, hijes, y su comunidad, todo por esa decisión consciente.

Tu historia personal no tiene que implicar una línea del tiempo irrompible para ser válida. De hecho, hay mucha verdad que encontrar en las indefinidas vacilaciones de identidad y comunidad. Si de pronto te enamoras de alguien de tu mismo sexo, o empiezas a cuestionar tu identidad sexo-genérica, no significa que "has vivido una mentira" hasta ese punto. Tú eres normal, tal como todas las demás personas.

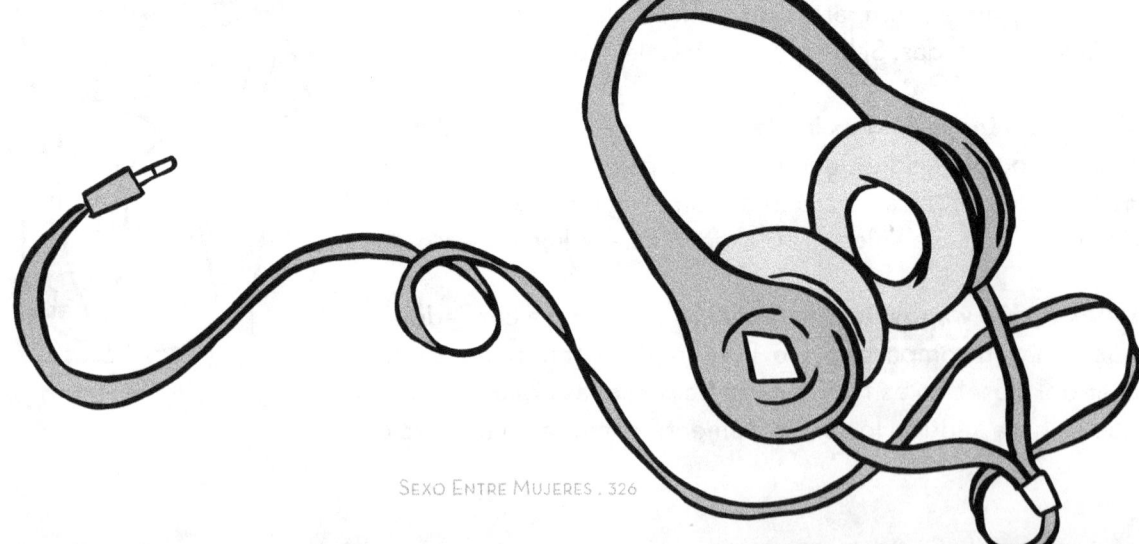

ENAMORARSE DE ALGUIEN QUE NO ES TU TIPO

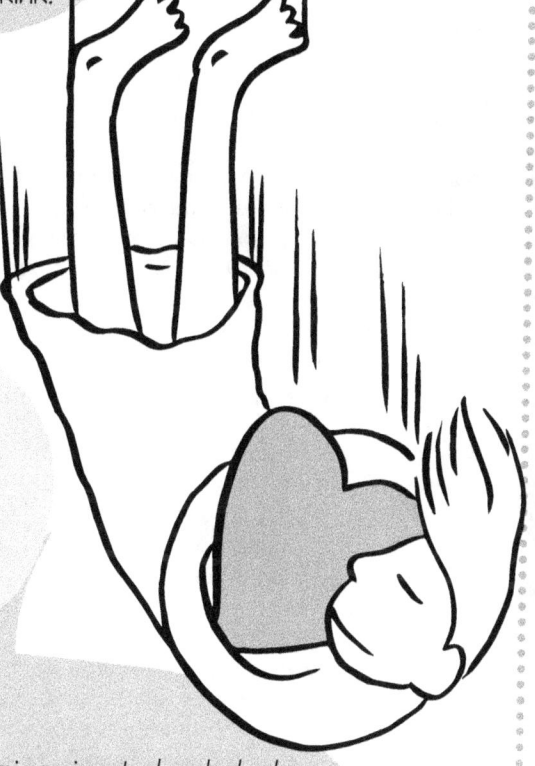

TODO EL TIEMPO. Mi identidad parece hacerse más sencilla con el paso del tiempo. Soy una persona femenina de género queer que AMA a les queer, especialmente a les queer que practican kink.

¡Recuerdo la primera vez que me sentí atraída a un hombre! Me confundió mucho, ya que había dedicado mi vida a ser lesbiana. Me dí tiempo para reevaluar mi identidad y mis preferencias a partir de ese momento.

Destruí muchas ideas gordofóbicas cuando salí con una gordita hace unos años.

Estoy saliendo con una mujer trans y el salir con ella me ha hecho reevaluar mi identidad y cambiarla de bisexual a queer.

Cuando empecé a tener sexo nuevamente a los treintas lo hice con hombres. Y dado que me había identificado como lesbiana por muchos años me sentí muy confundida. Luego descubrí a la comunidad bisexual y me sentí como en casa.

La atracción que siento hacia mi pareja actual me ha hecho reevaluar mis gustos y analizar mi identidad. Conocí a mi pareja antes de que se definiera como hombre trans, y he estado con él en todo el proceso de transición. Sigo muy atraída haia él ahora que se presenta como hombre, que tiene más vellos, que su voz se ha hecho ronca, y que ya no tiene senos. Empecé a cuestionarme si es que no me gustarían los hombres (no me gustan), y si me podía seguir llamando lesbiana (puedo harcerlo en una situaciones pero no en todas), y toda esta situación me ha hecho cuestionarme el poner mi identidad en cajitas pequeñas.

El trabajo del sexo me ha ayudado a desechar ideas que tenía sobre mis gustos y mi identidad y eso me agrada. He tenido sexo increíble con gente que nunca imaginé que encontraría atractiva.

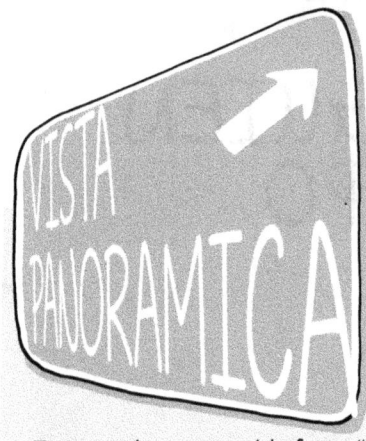

¡Tu Identidad Te Pertence!
Pero Tal Vez No Necesites Una
por Carol Queen

Hace un tiempo estaba dando mi clase de Estudios Queer a un grupo de estudiantes y estaba hablando sobre cómo era todo en los setentas. En esos años, yo era una activista LGBT, pero la comunidad tenía muchos problemas principalmente con la B y la T. Yo era una B, o sea, bisexual, y tuve que soportar gente diciéndome que estaba confundida y soportar a mujeres que no querían salir conmigo porque creían que las iba a dejar por un hombre en cualquier momento.

En esta clase, yo usé la frase "...ya sea que se identifiquen como gay, lesbiana, hetero, o bisexual, o solo sexual, o con nada..."

Una de mis estudiantes alzó la mano. "¿Quiere decir," preguntó, "que nosotres no necesitamos tener una identidad sexual?" Ella se notaba sorprendida y un tanto exaltada.

¿Sabes qué? No necesitamos. Hemos hecho que nuestra cultura, incluyendo la cultura del sexo y del género, sea realmente dependiente de la idea de lo binario: dos (y solo dos) posibilidades que son opuestas. Homosexual y heterosexual: opuestos. ¿Qué significa? ¡Hombres y mujeres no son opuestos! Y esta necedad de hacerlo todo binario hace que las personas que no sienten pertenecer a ninguno de los extremos se queden sin comunidad, o peor: la gente se burle o los acose por quienes son, no solo por heteros, sino también por la gente que se supone son parte de su comunidad. Y no estoy incluyendo la idea de ser sus novies. Todes tenemos una sexualidad, incluso si es asexualidad; pero hay más versiones de nosotres como personas sexuales que palabras para escoger.

Además, de acuerdo a estas reglas tontas, hay muchas formas de ser queer de forma incorrecta. ¿Cómo puede ser posible? Si solo ofrecemos una alternativa a la norma, ¿cómo puede existir una sola forma de ser que es la alternativa? Muchas personas heterosexuales son diferentes de otras personas heterosexuales, y están viviendo una versión alternativa de vida. Por ejemplo: relaciones abiertas o cerradas, interés en sexo kink o sexo vainilla (no dejes que nadie te insulte por tus gustos, la vainilla es un sabor delicioso ya sea que le pongas algo arriba [algo kink] o no)... la lista de diversidad continúa.

Al final: No queremos ser excluides, por lo que mucha gente suprime partes de sí mismes (¡No lo hagas! Piensa en toda la diversión/placer/aventura/sexo que te puedes perder si no te dejas llevar por tus deseos e intereses) o busca comunidades especializadas que les acepten tal como son. Lo segundo es una buena opción, si puedes encontrar un espacio para una lesbiana vegana, casi-monógama, ex-Católica, y budista que le encanta erotizar roles en la película Rocky Horror Picture Show. Pero si no puedes llenar una comuna (o un pueblo pequeño) con gente como tú, ¿por qué no mirarlo de esta manera?

Sé parte de la diversidad personal y erótica que somos: nosotras las mujeres queer, nosotras que amamos a las mujeres, nosotras las masculinas o femeninas, nosotras las que no nos gusta pertenecer a una identidad, nosotras humanas. No dejes NUNCA que nadie te diga que esta comunidad o este mundo serían mejores sin tí. Desea lo que quieras. Aprende sobre eso y aprende a compartirlo. Aprende a hacer más espacio para las demás que pronto saldrán del clóset, ya sea que exista una palabra para describirlas o no, o ya sea que escojan o no escojan esa palabra.

Carol Queen es una activista del placer que escribe, da pláticas y enseña sobre sexualidad. Ella co-fundó el Centro de Sexo y Cultura y trabaja en Good Vibrations.

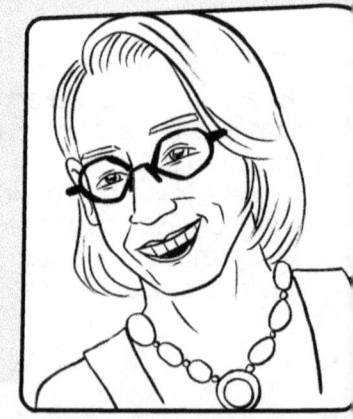

PREFERENCIAS Y GUSTOS

Las preferencias son una fuerza que nos guía durante las Necesitamos tener una especie de filtro por donde pasen todos los seres humanos en el mundo para encontrar a quelles de les que nos podemos enamorar o con les que queremos coger. Por lo que tomamos decisiones y hacemos juicios. Filtramos todos los estímulos para identificar las cualidades que queremos en nuestra cama. Las citas por Internet se basan en eso. Al igual que las charlas superficiales.

A veces cuando llenas esos perfiles de citas en línea, puedes sentir extraño responder esas preguntas o crear tu descripción.

Algunes de nosotres podemos tener miedo de decir algo incorrecto, de accidentalmente filtrar a alguien potencialmente buene, o de ofender a alguien.

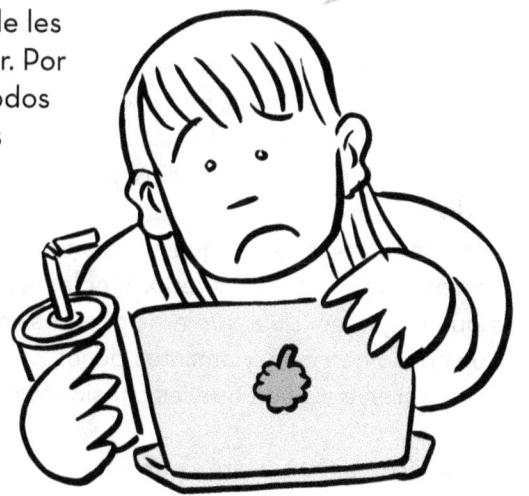

¿Alguna vez saldrías con alguien de una religión distinta a la tuya? Yo... ehh... bueno...

Tienes derecho a tener preferencias.

De hecho, **te quiero motivar a que tengas preferencias.** Si tu único criterio para salir a una cita es que tenga pulso, te llenarás de prospectes terribles. No le haces un favor a nadie cuando abres tu red muy amplia. Porque, seguramente, sí tienes preferencias y solo tienes miedo a escoger o no quieres ser una persona muy selectiva.

Las preferencias nos salvan de un dolor de cabeza. Si tú ODIAS que tu pareja no sea vegane, y a su vez tu pareja odia que tú odies eso de elles, nadie es feliz. Si evitas hablar de eso al principio de la relación porque no fuiste honeste sobre lo importante que es para tí el veganismo--¿adivina qué? Tú eres la mala persona del cuento. Ten preferencias y respétalas, y así saldrás con personas que te entusiasmen en lugar de estresarte.

De hecho, **entre más específique seas mejor**. Esto puede sonar contraproducente. Especialmente si eres queer, es fácil creer que solo hay un millón de gente como tú. Tal vez. Pero probablemente no. Hay aproximadamente 5.5 millones de mujeres lesbianas y bisexuales en los Estados Unidos. Imagina que estás buscando a alguien. Tus chances son buenas. Sé específique. Puedes hacer excepciones más tarde.

Las preferencias no tienen que ser o todo o nada. **Conoce la diferencia entre definitivamente-no y tal vez.** Si mi preferencia es salir con gente que hable español, puedo ser flexible respecto de qué tan bien lo hablen. El hablar español básico puede ser suficiente para que esa persona no sea descartada. Esto te da la oportunidad de ser flexible mientras quieras serlo.

Tus preferencias no tienen que ser aceptadas por todes. De hecho, muchas de ellas no van a ser preferidas por la mayoría. Tienes el derecho de tener preferencias que violen las políticas de reclutamiento de una empresa. Si no te gusta salir con gente delgada, gente kinky, gente poliamorosa, gente gordita, gente de tez clara, gente de raza negra, estudiantes, gente sin estudios, profesores de yoga, padres/madres, gente que toma café, gente que consume drogas, gente que es amante de los perros, no tienes que hacerlo. Y no estás obligade a que te gusten. Deja que esas personas delgadas, que consumen café, y amantes de los peros encuentren a alguien que les considere maravilloses.

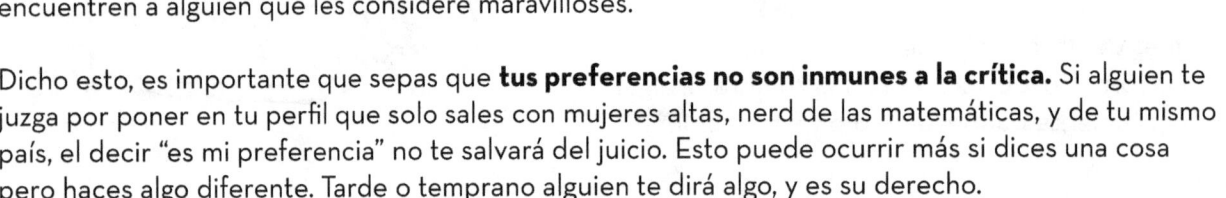

Dicho esto, es importante que sepas que **tus preferencias no son inmunes a la crítica.** Si alguien te juzga por poner en tu perfil que solo sales con mujeres altas, nerd de las matemáticas, y de tu mismo país, el decir "es mi preferencia" no te salvará del juicio. Esto puede ocurrir más si dices una cosa pero haces algo diferente. Tarde o temprano alguien te dirá algo, y es su derecho.

Esto incluye genitales, también. Tu puedes preferir personas con cierto equipaje en la zona inferior, pero recuerda que genitales ≠ género. Si solo te gustan personas con vulvas, recuerda que algunas mujeres trans y hombres trans tienen vulvas. Si dices que solo te gustan las personas con vulvas para alejar a personas trans u a hombres, no estás haciendo un buen trabajo.

Debes estar dispueste a examinar tus preferencias. Como todo en la vida, hacemos suposiciones todos los días. Pero cuando se trata de salir en citas y de sexo, muchas veces dejamos que esas suposiciones dirijan nuestro camino. Podemos dejar que una mala experiencia nos haga ver de forma negativa a la persona en su totalidad.

Si has decidido no salir con cierto tipo de personas por tu historia de abuso o de dolor, tienes el derecho de hacerlo. Pero recuerda que no es justo para nadie, mucho menos para ti el evitar un grupo grande de personas por la acción de une sole. Si te das cuenta que estás haciendo a un lado un tipo de persona como potencial pareja, es buena idea examinar lo que pasa. Lo puedes hacer en terapia o con gente de tu comunidad. De una u otra forma, es un gran regalo el deconstruir una experiencia dolorosa de tu vida en el pasado y darte la oportunidad de nuevas conexiones amorosas en el futuro.

Como dijo Jeanette Winterson: "Es correcto confiar en nuestros sentimientos, pero también es correcto checarlos. Si son lo que decimos que son, pasarán la prueba, y si no al menos si seremos más sinceres." (*Art Objects*, 1995)

Y si tus preferencias no están basadas en tus experiencias dolorosas, es bueno deconstruirlas. Puede que descubras que algo que era un factor decisivo para no salir con alguien no es realmente la gran cosa. Esto es especialmente cierto cuando esas preferencias terminan en "ismo" o en "fobia", por ejemplo, racismo, clasismo, capacitismo, gordofobia, transfobia, etc. Es posible que si tus preferencias están basadas en un -ismo o una -fobia es porque estás permitiendo que los prejuicios gobiernen tu vida. Si crees que alguien que no terminó la preparatoria no puede hablar de filosofía o una persona discapacitada no puede bailar, tienes mucho que aprender, y muchas oportunidades de conexión que permitir en tu vida.

Principalmente, date el permiso de amar, incluso si no está envuelto como esperabas. Mereces ser amade, mereces placer, y mereces ser viste como la gran persona que eres. Y así todas las personas.

LA HISTORIA DE MI SALIDA DEL CLÓSET

Te voy a compartir algo que me hace vulnerable. Tengo miedo que me vayas a juzgar por eso, o que creas que soy un fraude. Tengo miedo que me pierdas el respeto. Y tengo miedo que vayas a pensar que soy una mala persona. Quiero que mi historia te sea útil o te ayude. Me enseñó a deconstruir mis preferencias y a encontrar amor.

Te voy a compartir mi propia—reservada—historia cuando salí del clóset.

Comienza con algo bien estándar: siempre me habían gustado muches amigues, hombres y mujeres, pero principalmente mujeres. Creí que era totalmente normal fantasear con besar a tus amigas en la secundaria. Fue hasta que tuve mi primer novio cuando me di cuenta que yo no era "normal." Él me dijo que yo era rara, que estaba mal, y que no podía amar a alguien de mí mismo sexo; me dijo que el amor no funcionaba de esa forma. Por suerte no le creí. En la universidad salí del clóset como bisexual, tuve mis primeras novias, perdí mi mujer-ginidad y era feliz y libre. Después de la graduación, me mudé a Los Ángeles y me di cuenta que no estaba interesada en los hombres en absoluto. Aunque de vez en cuando me sentía atraída a algunos hombres, la mayoría eran tipos malos, por lo que dejé de salir con hombres.

Salí del clóset como lesbiana.

Hace 6 años, en un centro LGBT donde trabajaba conocí a un hombre. Un hombre cis. Un hombre alto, rubio, y chistoso. Cuando salía con hombres, no me gustaban los que se parecían a él o actuaban como él. Durante varios días después que lo conocí, estuve muy confundida. Sabía que yo le gustaba, pero la etiqueta de identidad que yo escogí me decía que no debía gustarme ni debía salir con él. Yo no salía con hombres. No me *gustaban* los hombres. Yo era lesbiana. Mi preferencia era gente muy diferente a él.

Pero no podía dejar de pensar—no solo en él—en lo que podría pasar con él. Me fui de paseo en mi bici para aclarar mi mente y terminé en un local de hamburguesas. Era la única ahí excepto 3 hombres en una esquina. Estaban borrachos y hablando muy fuerte, y podía escuchar cada palabra misógina que decían. De regreso a casa, me cayó el veinte. No odiaba a los hombres. Odiaba el patriarcado. Odiaba a los hombres que se sentían superiores. Odiaba a los idiotas misóginos. El hombre rubio que estaba haciendo latir mi corazón no era uno de esos hombres. Era uno de los buenos. Y decidí darme la oportunidad de enamorarme de un hombre por primera vez.

Siete años más tarde, seguimos locamente enamorados y juntos.

No te comparto mi historia para convencerte que te gusten los hombres o los penes o los rubios ni nada. Quiero impresionarte respecto del valor de deconstruir nuestras preferencias para descubrir lo que realmente nos importa. Para mí, no era que no me gustaran los hombres, era que no me gustaban los hombres heterosexistas y misóginos. Si hubiera agrupado a esta persona con esos tipos, me hubiera perdido de estar con el gran amor de mi vida.

Deconstruye tus preferencias, descubre qué está debajo, y escoge algo a partir de tu aprendizaje. Te sorprenderás con los resultados.

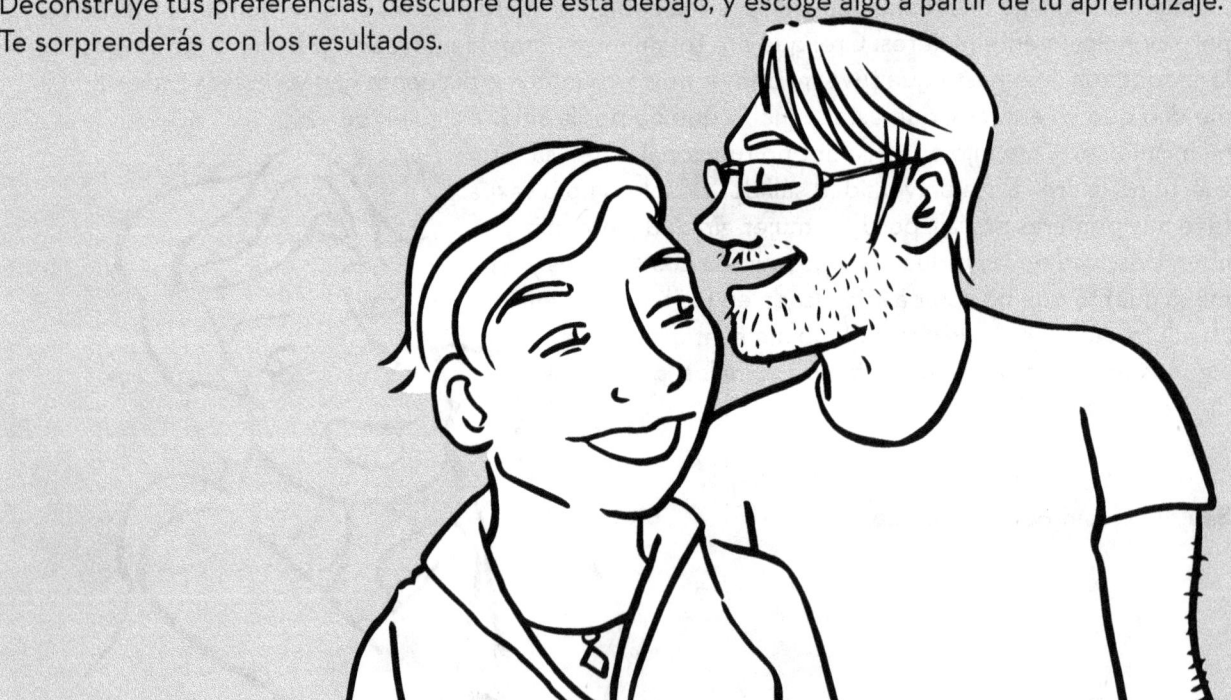

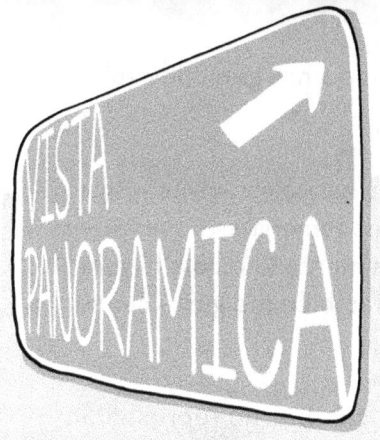

Lesbiana Buscando Trans
por Ignacio Rivera (Papí Coxxx)

El desear amar o coger con una persona trans no te hace diferente a menos que realmente quieras ser diferente. Tú eres la única persona que puede definir tu identidad. Por lo que si eres una lesbiana o una mujer queer, siempre serás eso a menos que decidas algo diferente. Nadie más puede hacerlo, sin importar qué tanto lo intenten. Yo tengo sexo con lesbianas pero no soy una. Hace unos años lo era, pero ahora me identifico como transgénero, más específicamente como género queer o género no conformado. La identidad y la experiencia trans son inmensas tal como la lesbianidad o la identidad queer. Considera esto cuando vayas a tener una relación con una persona trans.

Podemos entender el género en tres partes:
1) Identidad de Género: Cómo nos vemos a nosotres mismes
2) Expresión de Género: Cómo nos expresamos, y
3) Atribución de Género: Cómo nos ve el resto del mundo

Nuestra identidad de género tiene poco que ver con las cirugías o las hormonas. Aunque estas cosas nos pueden acercar a la visión que tenemos de nosotres, no necesitan estar presentes para saber quienes somos. Los tres componentes influyen con quién tenemos sexo, cómo tenemos sexo, y en algunos casos, qué cosas nos negamos. Por ejemplo, se supone que las mujeres butch/machorras no se dejan coger, que las mujeres lesbianas femeninas solo salen con las masculinas, que las mujeres trans solo salen con hombres hetero, y que las personas trans masculinas no salen entre sí. ¡Pura mierda! Sabemos que no podemos encajar en pequeñas cajitas. Salirnos de los supuestos de cómo debemos ser da miedo. Queremos que nuestra identidad sea válida y fiel a nuestros deseos. Algunas veces los estereotipos de género en la sociedad limitan la vastedad de las expresiones de género. No generalicemos.

Yo me identifico como trans versátil. Me gusta coger y ser cogide. Yo deseo y juego con personas de diferentes géneros, orientaciones sexuales, e identidades sexuales. Mis actividades sexuales y mi apetito cambian frecuentemente. Mi estado de ánimo sexual y mis deseos varían dependiendo de mi nivel de comodidad, con quién estoy, dónde tengo sexo, y cómo estuvo mi día. Yo quiero que mis experiencias de sexo se basen en hechos y no en supuestos. Los supuestos no son reales la mayor parte del tiempo por lo que no les apuestes. Haz de cada experiencia con otras lesbianas, mujeres queer, o personas trans algo único. Te sentirás más satisfeche.

He aquí algunas cosas que es importante saber sobre las personas y los cuerpos trans:

Las personas trans estamos conscientes de nuestros cuerpos todo el tiempo: cómo nos ve la gente y cómo nos queremos ver. Respecto del sexo, lo primero que me gusta decirle a mi pareja es cómo me gusta que le llame a las partes de mi cuerpo. Si alguien llama a mis genitales vulva o coño/concha, me matará la pasión.

Yo no les llamo así. Yo conozco algunos hombres trans que llamas a sus genitales vulvas y otras mujeres trans que le llaman pene. Pero también conozco personas trans femeninas o masculinas que nunca usarían esos términos para describir su anatomía. Yo normalmente le digo a la gente desde el inicio mi pronombre y les doy información sobre mi cuerpo. También me gusta cuando la gente me pregunta directamente.

Puede ser todo un desafío expresarnos sexualmente cuando nuestros cuerpos no representan cómo nos sentimos por dentro. Podemos sentirnos disociados de los genitales con los que nacimos. Otras personas trans pueden compartir su cuerpo mientras evolucionan. El tipo de sexo que tengas con una persona trans puede ser "tradicional" y/o "creativo." Ambes deciden qué desean. Esto es parte de la negociación.

El negociar es parte del juego previo. Puede ser una conversación, un coqueteo, un paso a paso, compartir una fantasía o dirigir las manos de una persona hacia dónde queremos ser tocades en el cuerpo. El negociar con anticipación va a disminuir la posibilidad de utilizar palabras inadecuadas, y aumenta la posibilidad de pasar un buen rato. No generalices. Acércate, coquetea, negocia, y descubre posibilidades sexuales.

Recuerda (no en este orden particular)
1) Pregunta el pronombre de la persona
2) Pregúntale cómo llama a sus genitales
3) Pregúntale sobre sus roles (active, pasive, versátil)
4) Pregúntale qué le gusta y qué quiere intentar
5) Pregúntale lo que sí debes hacer y lo que no debes hacer

Si no estás segure cómo preguntar:
- Usa palabras de género neutro para las partes del cuerpo de esa persona hasta que te diga qué quiere
- Inicia la conversación compartiendo tus pronombres, cómo llamas a tus genitales, y tus roles sexuales.

Eso les ayudará a sentirse más cómodes comunicando sus propios límites y palabras.

Ignacio Rivera (Papí Coxxx) usa pronombres neutros y es muy queer y de género fluido. Ignacio organiza, escribe, actúa, y educa sobre raza, género, y sexualidad.

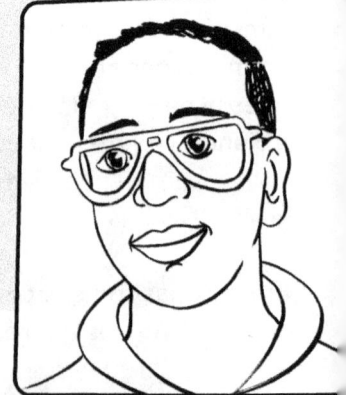

INTEGRIDAD

La integridad tiene dos definiciones útiles en Sexo entre Mujeres.

in·te·gri·dad

1) adherencia a principios morales y éticos; solidez del carácter moral; honestidad.
2) el estado de sentirnos completes, enteres, y no menoscabades.

1) Adherencia a principios morales y éticos; solidez del carácter moral; honestidad.

Una persona con integridad sexual:
- Hace honor a sus acuerdos.
- Habla cuando es necesario.
- Respeta su cuerpo y el cuerpo de su pareja.
- Dice la verdad.
- No tolera abuso, odio, o fanatismo.
- Respeta la privacidad de les demás.
- Reconoce que sus propios límites no necesariamente son iguales a los de las otras personas.
- Hace honor a su identidad, y a las identidades de los miembros de su comunidad y a la identidad de su pareja.

2) El estado de sentirnos completes, enteres, y no menoscabades.

Una persona con integridad sexual también:
- Examina sus deseos y sus proclividades.
- Averigua sus miedos, preocupaciones, y situaciones que le preocupan.
- Le importa su salud física, emocional, y espiritual.
- Busca hermandad y cooperación con gente íntegra quienes le apoyan completamente.
- Considera que su sexualidad es una parte intrínseca de su humanidad, y la respeta de igual manera que a su espiritualidad, intelecto, y estado emocional.

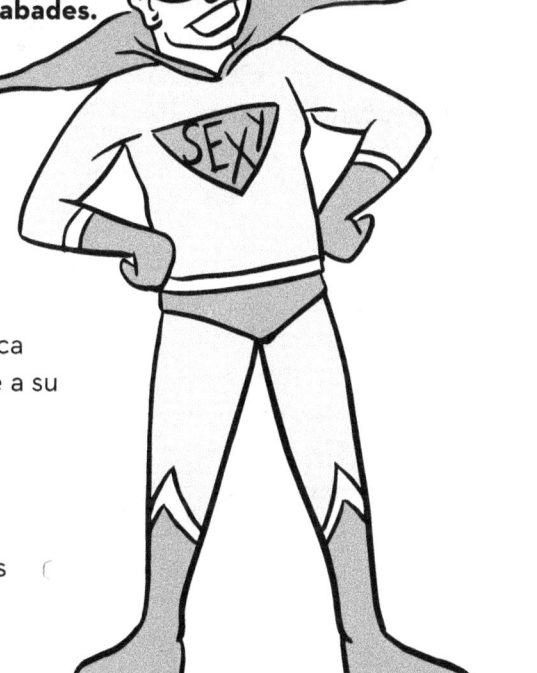

La integridad por definición incluye la identidad propia. No puedes ser una persona completa si niegas la plenitud de tus experiencias.

Si quieres tener integridad sexual, debes ser sincere contigo misme y con la gente con la que tienes sexo. Debes estar dispueste a tener conversaciones de sexo protegido. No debes impedir la expresión sexual de otra persona aunque ésta no encaje con tu ideal.

Lo mejor de la integridad sexual es que te da reputación—de la buena. Como te mencioné antes, la comunidad lesbiana y queer son pequeñas e incestuosas. Si estás saliendo o teniendo sexo con gente, es probable que esas personas quieran hablar. Puedes influenciar esa plática de forma positiva siendo íntegre. Si violas un límite, o usas el pronombre incorrecto de alguien, o eres un bully, eso te va a afectar. ¿Quieres ser conocide como la chave que acosó a alguien y le forzó a hacer algo que no quería? ¿O quieres ser la chave que fue una increíble pareja, alguien que respetó límites, y platicó sobre los acuerdos de pareja antes de desnudarse?

No acoses sexualmente. Las mujeres ya la tenemos difícil en cuanto al sexo en este mundo. Tú puedes ser la heroína de la nobleza, la calidez, la escucha, la compasión.

Intro A El Drama De Lesbos

Sí, va a ocurrir. Pero no, no tiene por qué pasar. Cuando era más joven era muy común ver un drama de Lesbos (entre lesbianas). No podía ir a mi bar favorito sin que hubiera un grupo de mujeres peléandose en medio de la pista de baile. No podía echar relajo con mis amigas sin envolverme en el chisme de quién le había puesto el cuerno a quién con una ex. Era como si el drama— más que tatuajes, cortes de pelo, novies, o habilidades con la mano—fuera un indicativo de ser lesbiana.

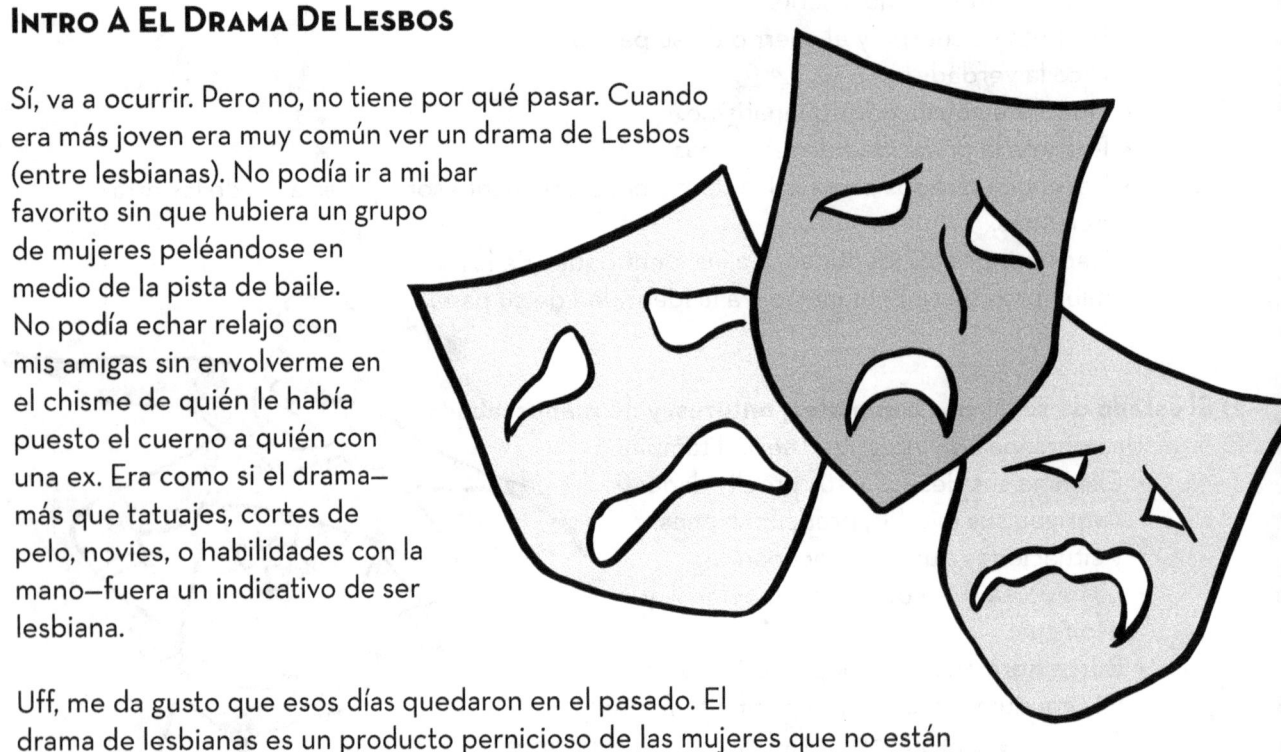

Uff, me da gusto que esos días quedaron en el pasado. El drama de lesbianas es un producto pernicioso de las mujeres que no están dispuestas a hablar entre elles de cosas importantes. Es totalmente injusto e inmaduro, pero es tradición, por eso...

Definitivamente no.

El drama de lesbianas ocurre cuando dejamos que los problemas se acumulen en lugar de hablarlos. Son una manifestación adulta del síndrome de las Chicas Pesadas. Comúnmente abarca a toda la comunidad y se alimenta de chisme, de escoger un lado de la historia, y de la agresión pasiva. En otras palabras: mierda.

En mi opinión, el drama de lesbianas ocurre cuando la gente no quiere hablar. Las comunidades de mujeres lesbianas son pequeñas. Tenemos miedo de confrontar nuestros problemas en un espacio común y no queremos que las cosas se pongan feas en frente de otra gente.

La mayoría de la gente dice que no quiere drama en su vida, pero poca gente hace cosas para prevenirlo.

Por tanto, ¿cómo lidiamos con el Drama de Lesbos?

1) **No lo inicies.** Ya sé, son palabras clave. Pero te apuesto que la mayoría de las veces tienes la opción de detenerlo antes que comience, pero no lo haces. Comprométete a hablar como la mujer adulta que eres en lugar de quejarte con otras personas.

2) **No chismees.** Sé que es difícil. Nos encanta hacerlo, incluso cuando es sobre gente que queremos. Pero el terminar con el chisme es mejor que ver a tu amige llorar y que te diga, "¿Qué dijeron de mí?"

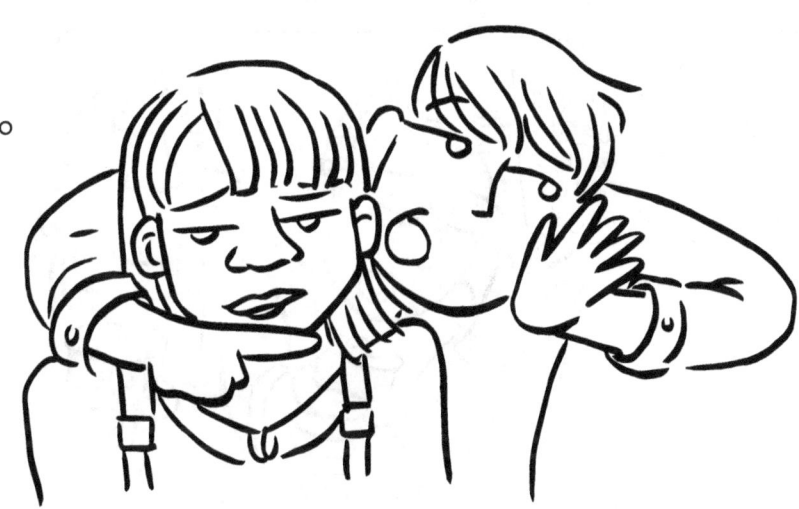

Si alguien te viene con un chisme, pregúntales, "¿Estabas ahí?" Si no lo estaban, no dejes que continúen. O pregúntales, "¿Por qué me estás diciendo esto?" Si no tienen una buena respuesta aparte de lo emocionante del chisme, cállales.

La principal diferencia entre un Chisme y el Desahogarse es que el chisme no es sobre la persona que está hablando. Por ejemplo:

Esto...

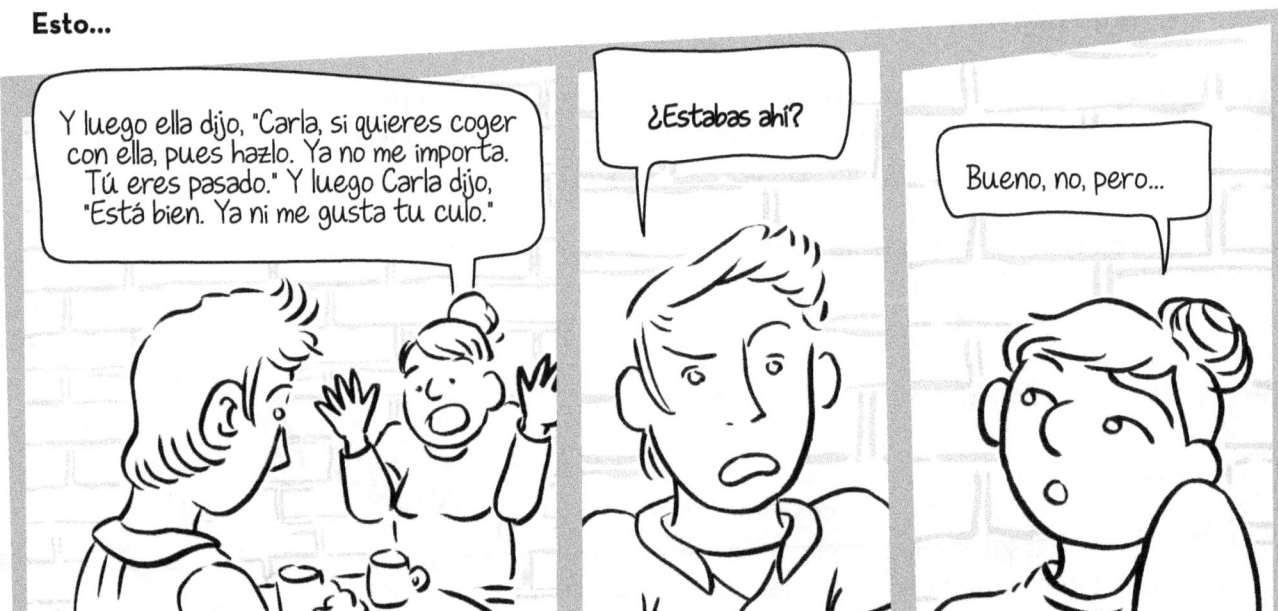

....es chimse.

Y esto...

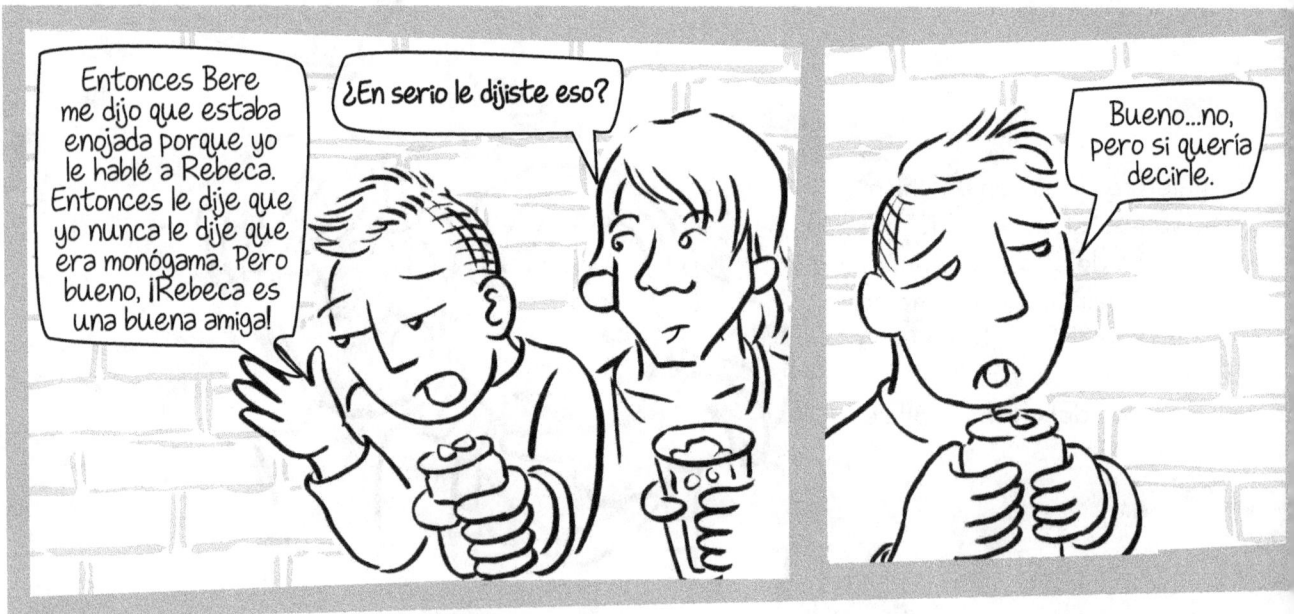

...es desahogarse.

Si tienes la posibilidad de escuchar en estas conversaciones de forma compasiva, deberías poner un alto al chisme y verificar si el desahogo es realmente desahogo (y no, tratar de ganar gente a tu lado).

Si es chisme—o sea que tiene que ver con otra gente y no con les que están hablando—lo mejor que puedes hacer para evitar el drama es parar la conversación. Sí, yo sé que es difícil. Hazlo de todas formas.

 Si tienes curiosidad sobre el chisme. Si en serio tienes una razón real para saber qué está pasando, habla con la persona que estuvo envuelta en la situación. Obtendrás la versión 100% correcta.

Desahógate con cuidado. No llegues a sacar todo de golpe. ¿A quién le gusta que le vomiten un chisme en la cara? Si necesitas desahogarte, primero pregúntale a tu amige si está bien que le cuentes. Tiene el derecho a decir sí o no. Si dice que sí, habla, pero no le escarbes para sacar más coraje. Deja que tu enojo salga, luego trata de procesar la situación o cierra el círculo. Si dice que no, respeta su no, y luego busca otra persona para platicar.

No alimentes a les chismoses. En este caso, les chismoses pueden ser tus amigues. Por tanto, no le eches leña al fuego. Si alguien se está desahogando contigo, y no chismeando, no le eches tu leña llena de odio a su fuego.

Practica conversar. Para practicar conversar primero comparte algo que necesites platicar con una persona neutral antes de contárselo a la persona involucrada en el problema. Te ayudará a quitarte la mala vibra y a articular la causa real de lo que te preocupa sin que tengas que convertirte en un monstruo lleno de ira.

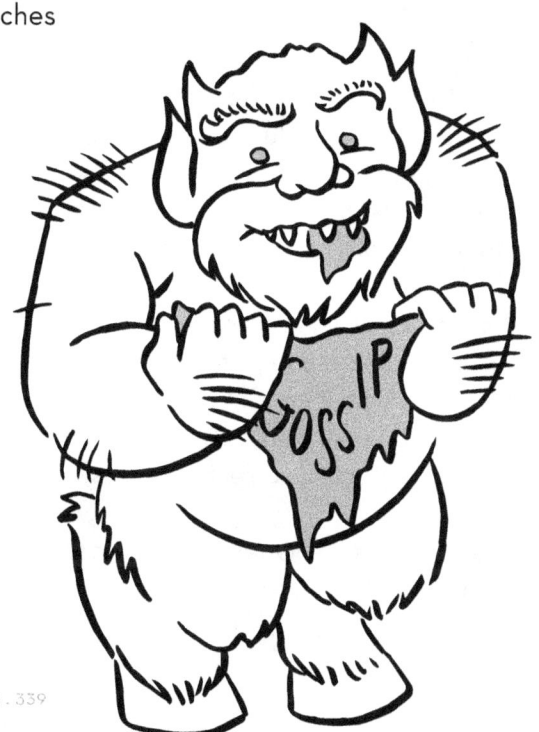

¿Te acuerdas de la "Fórmula para Conversaciones Difíciles" de Reid Mihalko? Es una excelente fórmula para platicar con alguien que está siendo dramátice contigo o con tu comunidad.

Lo voy a escribir nuevamente para que lo recuerdes:

FÓRMULA PARA CONVERSACIONES DIFÍCILES DE REID MIHALKO

1) Tengo algo que decirte.

2) Tengo miedo que pase esto cuando te diga...

3) Quiero que pase esto cuando te diga...

4) Esto es lo que quiero contarte...

¡ÚSALA!

Revisa tu interior. Si a donde quiera que vayas encuentras drama de lesbianas, querrás echarle un vistazo a tu interior. Puede que tú seas el denominador común. A algunas personas les gusta ser el centro de atención porque les hace sentir importantes o porque así se criaron y lo ven normal. Lo importante es que si no estás comenzando ni contribuyendo al drama, tú puedes detenerlo. Ve a terapia, pide disculpas a aquelles que necesitas pedir disculpas, y promete ser una mejor persona.

Si temes por la seguridad de alguien, no lo ignores. Si han amenazado a alguien de abuso, junta la información necesaria para actuar. Pero obtenla de alguien que esté directamente involucrade. No le creas a los chismes. Si temes que una persona sea el origen de una situación que envuelve daño físico o emocional, habla con tu comunidad para remover a esa persona del grupo, y posiblemente habla con la persona directamente afectada para que vaya a la policía o a terapia.

El drama de las lesbianas no es un status quo. No es como el clima—algo que tienes que soportar. Es una creación humana que es generada y alimentada por las malas decisiones de algunas personas. Tú puedes ponerle un alto.

LA GUÍA DE SEXO ENTRE MUJERES SOBRE INTEGRIDAD SEXUAL

1) Conoce y Comparte tu Status de STI. Practica el Discurso de Elevador sobre Sexo Protegido de Reid Mihalko (página 315) y ÚSALO. Hazte las pruebas. Habla sobre el tema antes de compartir tus genitales con alguien.

2) Conoce tus Intenciones. Muches de nosotres hemos vivido coqueteos, sexo casual, y fajes incómodos o con poca comunicación. En mis primeros tres años una vez terminada la universidad, rompí muchos corazones porque no tomé en cuenta los sentimientos de las otras personas. Fui, en una palabra, una cabrona. Si estás planeando besarte con una mujer en un bar, o emborracharte y llevarte a una guapa al baño del antro, o buscar un sentido de comunidad, o una pareja a largo plazo, está bien. No importa lo que busques mientras lo comuniques a tus parejas potenciales.

3) Respétate. Eres responsable de tus decisiones. Tu trabajo es tomar decisiones que te hagan sentir bien. "Bien" no significa moralmente superior ni decisiones constructivas. Significa que las decisiones que tomas son tomadas con la mente clara para saber si son verdaderamente tuyas o no. Cuando no son verdaderamente tuyas es porque hay otros factores involucrados: adicción, coerción, o falta de consentimiento. En esos casos, te recomiendo buscar ayuda, ya sea de un terapeuta, abogades, amigues, o de gente en quienes confías en tu comunidad. Pero tienes derecho a tomar decisiones que son riesgosas o que dan miedo. Checa la fórmula para evaluar el riesgo (página 293) y grábatela en la cabeza. Algunes de ustedes tal vez ya la tengan en su mente y otros deban practicar. Lo importante es entrarle a una relación con buena autoestima. Aprende a confiar en tus instintos. Hazle honor a tus emociones. Escucha tu conciencia (en lugar de avergonzarte).

4) Respeta a tu(s) Pareja(s). Respeta las intenciones, identidades, y gustos de las personas. Si una mujer guapa te dice algo que te deja sin palabras (como un gusto sexual que no te esperabas o un aspecto de su identidad que no imaginabas), tu reacción es válida. A la gente le interesa una variedad de cosas y todos tienen convenios específicos con otras personas. Si estás coqueteando con alguien y esa persona te confiesa una actividad sexual que le llama la atención, puedes negociar basándote en esa información o puedes decirle educadamente "gracias, pero no me llama la atención." Confía en ti misme y confía en que las demás personas confían en sí mismas. No juzgues, no avergüences a otres.

5) Tienes el Derecho a Cambiar de Opinión. Un sí se puede transformar en un no. Un tal vez se puede convertir en un sí. Tienes derecho y yo te apoyo si cambias de opinión. ¿Recuerdas cuando hablamos de la importancia de platicar con tu pareja? Bueno, es más importante saber cómo tú te sientes.

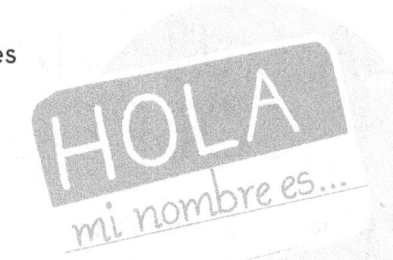

6) Tienes Derecho a Cambiar tu Identidad. Una lesbiana puede convertirse en bisexual. Una bisexual se puede volver queer. Una queer se puede volver hetero. La mayoría de las personas cambian su identidad al menos una vez en la vida. Algunas veces porque las circunstancias cambian (tu pareja decide cambiar su género, o se va a otra parte del país donde se usan diferentes palabras). Algunas veces una persona adquiere una nueva identidad porque el contexto de la palabra cambió (gay, queer, trans, etc.). Algunas veces es porque las personas descubren una nueva palabra que les acomoda mejor o se sienten sofocados por la palabra que usaban anteriormente.

Algunas veces cambiar tu identidad es una decisión saludable. Algunas veces cambiarla doce veces es lo que necesitas. Tus papás te verán raro, pero tu identidad es solo tuya y de nadie más. Es cómo te identificas. Por tanto, escoge las palabras que mejor la describan.

¿Yo? Yo salí del clóset cuatro veces: como bisexual, luego lesbiana, luego queer, luego no-monógama. Y todavía tengo mucho que vivir. Las identidades están vivas. En los noventas nadie se auto-denominaba "cis." En los ochentas, "queer" era un insulto. ¡Quién sabe cuántas nuevas identidades surgirán en el futuro!

7) La Identidad es Flexible, a menos que no lo sea. No dejes que nadie se burle de tu identidad y tú no te burles de las identidades de otras personas. Si eres flexible o estás experimentando con tu género, no significa que tu pareja también lo está haciendo. El sugerir que todas las personas "están pasando por una fase" o "están haciendo algo mal" es condescendiente. Igualmente, sugerirle a una mujer heterosexual que "no ha conocido la mujer correcta" o a una persona monógama que es una herramienta del patriarcado o a un hombre trans que ha internalizado la misoginia, es basura.

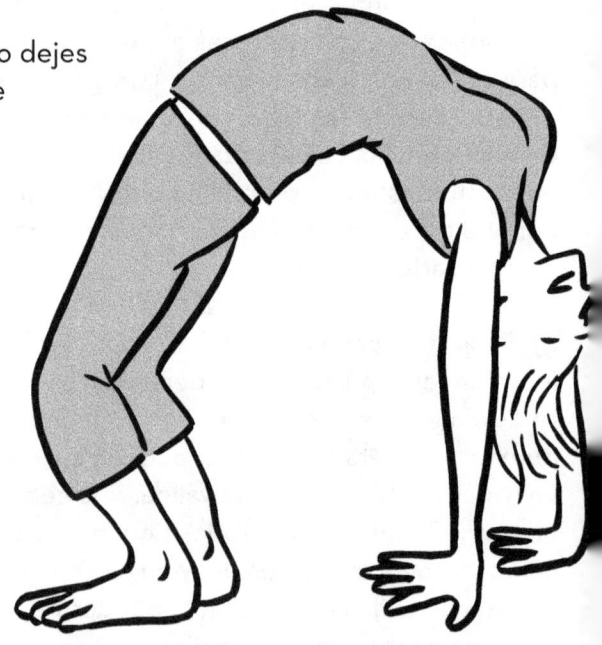

8) No Dejes que te Juzguen. No dejes que otras personas se burlen de tu identidad. No te burles de otras personas. Pero lo más importante es que no te debes avergonzar de lo que te quieres.

LISTA SOBRE LA INTEGRIDAD SEXUAL

- [ ] Comprende el tema de consentimiento. Recuerda que es continuo, instantemente revocable, y requerido por todas las partes involucradas.

- [ ] Memoriza y usa el Discurso de Elevador sobre Sexo Seguro.

- [ ] Aprende a usar una variedad de barreras de sexo protegido y técnicas para reducir riesgo.

- [ ] Haz honor a tus acuerdos emocionales y relacionales.

- [ ] Platica con tu pareja regularmente y cada que tengan dudas sobre la participación y el nivel de entusiasmo.

- [ ] Pregunta preferencias respecto de pronombres, nombres para partes del cuerpo, zonas prohibidas, y prácticas preferidas.

- [ ] Comunica tus límites.

- [ ] Respeta las identidades de tu(s) pareja(s) y de tus amiges.

- [ ] Apoya a tus amiges en sus recorridos de género y sexualidad.

- [ ] No te involucres en el drama.

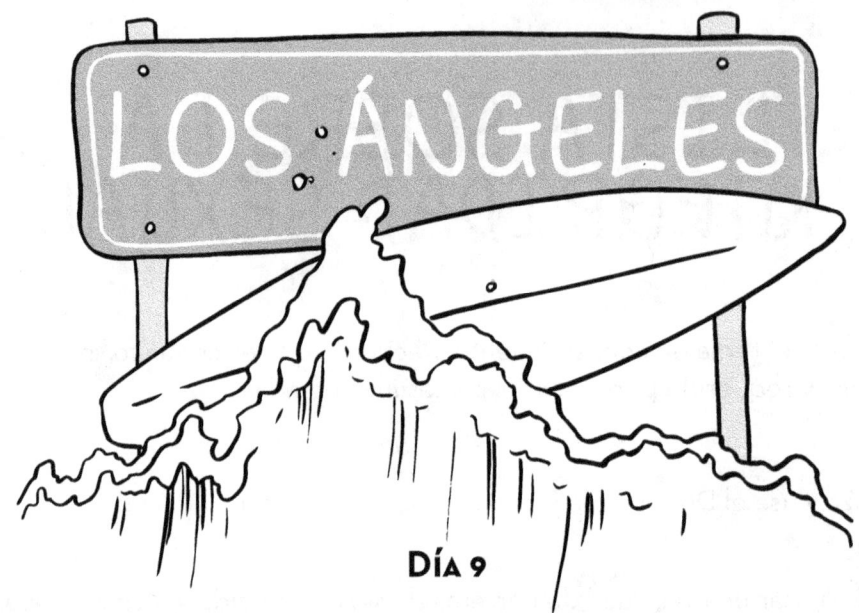

DÍA 9

Jackie se despertó con el olor a café. La mujer con la que se quedaban, María Teresa, está junto a la estufa en pantuflas y un pareo. Su cabello estaba amarrado como un nudo en su cabeza. Ella se ve con mejor cuerpo que cuando estaban en la universidad y su tatuaje en la espalda la hacen ver aún más bella. "El café está listo," ella dice. Jackie le da un beso en la mejilla para saludarla. Laura se sienta en la mesa, toma un poco de jugo y se pone a leer el New Yorker. "Mayte me contó de este centro de retiro en Joshua Tree que contrata personas por debajo de la mesa."

Jackie rellena su taza y se sienta junto a Laura. "Genial. ¿Qué tipo de retiro?"

"Meditación, yoga, ese tipo de cosas," Mayte comenta mientras sirve los huevos revueltos con tofu y pone unas uvas en los platos. "Gente buena. Mucha gente queer. Yo estuve trabajando un semestre ahí."

"Podríamos ir ahí después de San Diego," dice Laura mientras se peina sus cejas.

"¿Nosotras?"

"¿Por qué no?"

"Tengo una entrevista el miércoles," responde Jackie.

"Para un trabajo que ni quieres," dice Laura.

"Que me dará el dinero que necesito."

"Para hacer lo que realmente quieres hacer, que de todas formas harás."

Jackie suspira y toma un pedazo de tofu con su tenedor.

"¿Por qué no buscas una manera de hacer dinero con tu arte?" comenta Mayte.

"Es la eterna pregunta," dice Jackie con la boca llena.

"Los Ángeles está lleno de personas que hacen dinero a partir del arte. Así es como iniciamos negocios."

"Tú eres una profesora de yoga," dice Laura.

"Si, rumbo a la fama. Ya no hago esto por quince dólares la hora. Y tú tampoco deberías." Dice Mayte mientras mueve su tenedor. Las tres mujeres comen y la conversación cambia y se ponen al tanto de todo lo que han hecho desde que se graduaron en la uni.

Después del desayuno, Mayte pone dos tablas de surfeo en el carro y unos sándwiches. Jackie y Laura son pasajeras por primera vez en dos semanas.

· ·

Jackie se sienta sobre una toalla en la arena y ve como Mayte le da una clase de surfeo a Laura. Saca su cámara y se pone a filmar. No es un video artístico esta vez. Esta vez es más como un diario, una memoria, el recuerdo de un lugar. Jackie ve la escena por el visor, poniendo distancia entre ella y Laura. Su celular vibra con un mensaje de Ángela. *Por cierto, anoche quería besarte.*

Jackie sonríe. *Yo también :)* ella responde.

Necesito tomarme las cosas con calma. Espero que no te vayas sin poder darte un beso de despedida.

Jackie contempla las olas, la playa, las palmeras, sus amigas, y su cámara. *Seguro que sí*, ella escribe. Laura corre por la playa hacia ella casi sin aliento. "Uff, la subida me cansó."

"Te ves bien," dice Jackie.

"¡Me pude parar una sola vez!" Laura se ríe y busca una botella de agua en la hielera.

Mayte para su tabla en la arena. "¿Te la estás pasando bien acá sola?"

Jackie asienta. "Me sirve para pensar."

"No esperaba nada menos de una lesbiana," dice Mayte. "¿Qué pensabas?"

"¿Mi vida? Pensando en posibles decisiones importantes. No sé bien qué hacer."

Mayte toma los sándwiches de la hielera y se los entrega a Jackie. "Empieza tomando decisiones sobre la comida."

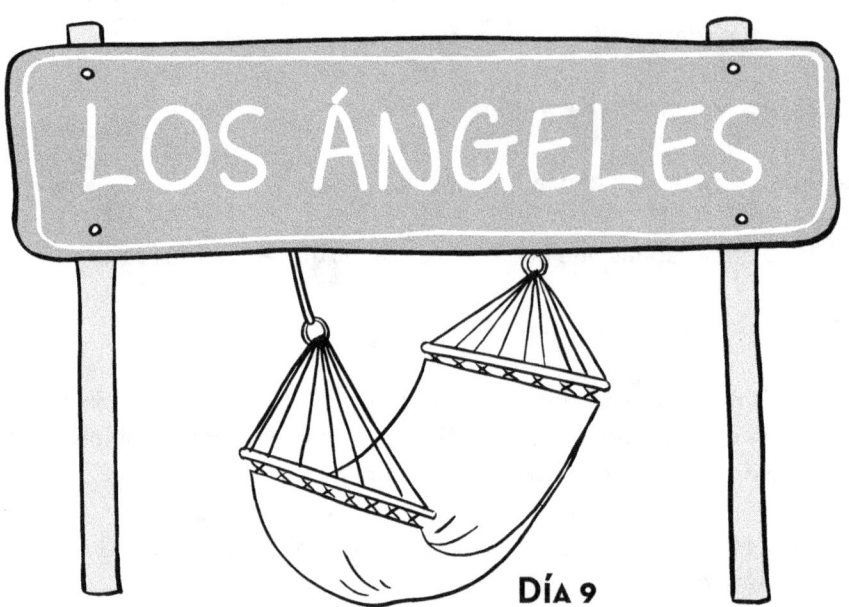

LOS ÁNGELES
Día 9

Durante el viaje de regreso a la casa de Mayte, Laura se muerde el lado interno de su mejilla. En el asiento trasero, Jackie está mandando mensajes por el celular. Laura se siente mal. Pone su cabeza en la ventana.

De regreso en la casa, Jackie y Laura ayudan a bajar techo del carro de Mayte las tablas de surfeo.

"Estoy pensando regresar a San Diego antes de que empiece la hora del tráfico," comenta Laura. "Quedé de ver a Aarón después de su cena."

"¿Por qué no vas sin mí?" comenta Jackie. "Nunca le caí bien a tu hermano de todas formas."

"¿Quieres que nuestro viaje termine aquí? ¿Quieres quedarte en Los Ángeles?"

Jackie asiente. "Por un día o dos."

"¿No vas a ir a la entrevista, entonces?"

"Tal vez. Ángela me quiere llevar a unos estudios de televisión este fin de semana. Estoy emocionada."

"Ah. Ya sé que significa."

Jackie se encoge de hombros. "Me siento bien."

Laura voltea hacia otro sitio y asiente.

Adentro de la casa, Jackie se va al cuarto de huéspedes para tomar una siesta. Laura abre la última cerveza y se recuesta en la hamaca en el patio. Mayte quien, recién bañada, se acerca.

"¿Permiso para abordar?"

"Autorizado," dice Laura suavemente.

Mayte se acomoda en la hamaca y le ofrece su pecho a Laura para que se apoye. Laura la abraza y comienza a llorar.

"¿Te rompió el corazón otra vez?"

Laura mueve los hombros y se limpia las lágrimas de su cara.

"¿Puedo decirte algo?" pregunta Mayte.

"Claro."

"Yo adoro a Jackie. Es un ser humano maravilloso y muy buena amiga. Pero ustedes dos van por dos caminos diferentes."

Laura acepta la opinión. "Simplemente me gusta tenerla como compañera de viaje."

"No es bueno si van en direcciones diferentes. ¿Qué quieres hacer en los próximos tres años?"

"¿Una lista de cosas?" Laura voltea a ver el cielo y deja que su mente viaje a innumerables posibilidades. "Surfear en Ibiza. Montar un camello en Egipto. Practicar japonés en Kyoto. Recoger uvas en Umbria. Aprender a bailar tango en Argentina..."

"¿Y qué quiere hacer Jackie?"

"Quiere continuar con su arte en un lugar fijo."

Mayte aprieta a Laura y dice, "Ta-daa."

Unas lágrimas ruedan por las mejillas de Laura. "Pero la amo."

"Bien. Ámala. Pero no trates que se convierta en la novia que deseas. Ella no es tu copiloto. Este mundo está lleno de mujeres maravillosas y guapas que quieren poner estampillas en sus pasaportes. Ve y búscalas."

Mayte besa la frente de Laura. Laura sonríe.

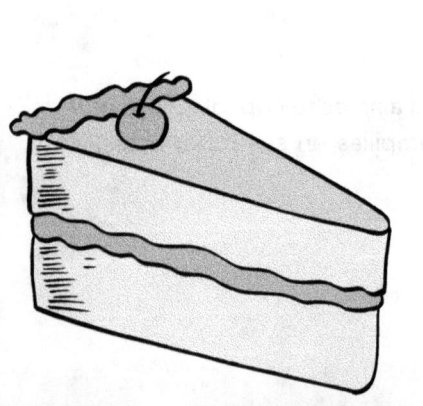

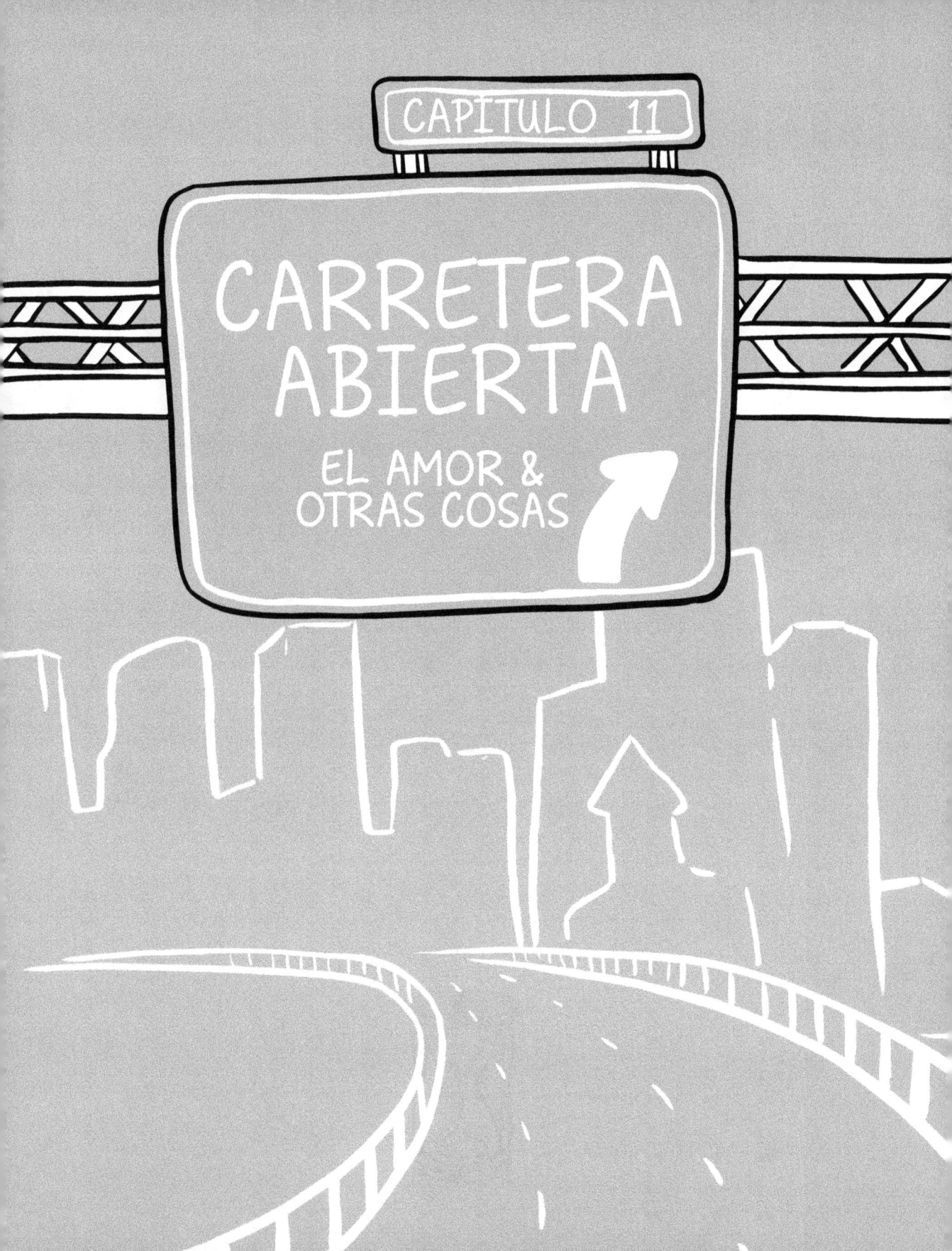

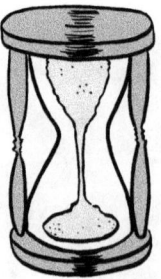

EL AMOR & OTRAS COSAS

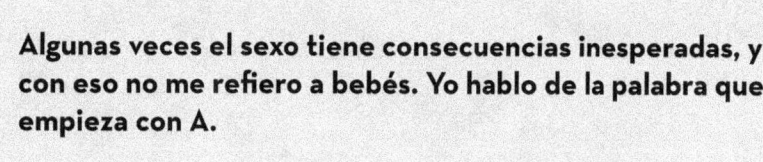

Algunas veces el sexo tiene consecuencias inesperadas, y con eso no me refiero a bebés. Yo hablo de la palabra que empieza con A.

¿Necesitas amor para tener sexo? Eso depende de ti. Algunas personas piensan que el sexo es un intercambio divertido de energía, y que no debería estar más relacionado con el amor que una cena linda, un baile, o tener una agradable conversación con alguien. El amor no está siempre en el menú cuando estás compartiendo sudorosos momentos con otra belleza.

Otras personas piensan que el amor monógamo es un pre-requisito al sexo. Y otras personas no creen que sea así, pero sí piensan que lo hace mejor.

Yo tengo mi opinión y tú la tuya. El punto no es usar la misma vara para medir el valor de otras personas. El llamar a alguien "puta" o "frígida" se origina en nuestros prejuicios basados en nuestros propios valores. Tú haz lo que quieras y deja que otras personas decidan por sí mismas lo que quieren.

Por el momento, asumamos que quieres tener sexo divertido y satisfactorio, pero no quieres enamorarte. Voy a usar la palabra "golfe" para describir esto. Esta palabra en este contexto es usada para describir a una persona que disfruta del sexo. Así de simple. Es como decirles "jódete" a todos los estúpidos paternalistas que juzgan a las mujeres como si esto fuera su trabajo por tener sexo. La realidad es que la mayoría de las personas disfrutan del sexo. ¡Bravoo!

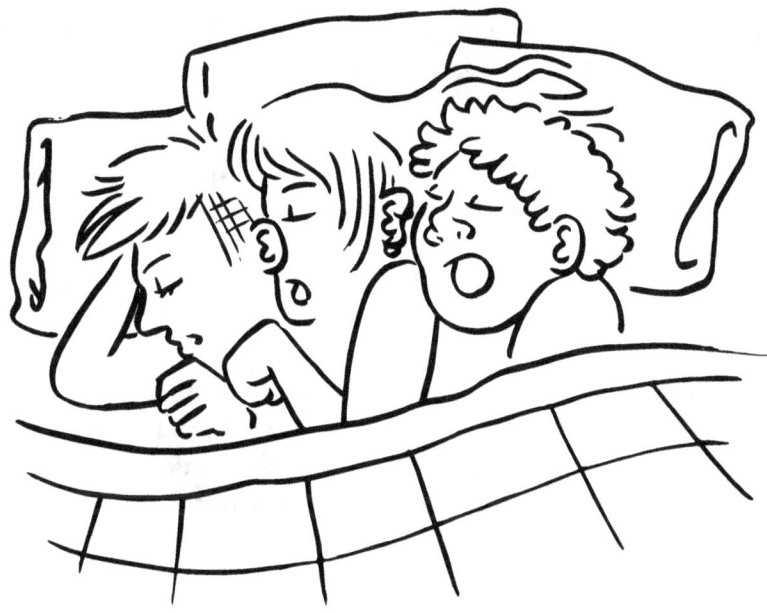

PROTOCOLO PARA GOLFES

En el siguiente contexto voy a describir a una persona que tiene sexo por placer fuera de una relación monógama.

Entonces, ¿cómo ser une golfe efectiva? ¿Es posible compartir orgasmos sin compartir tu corazón? Yo creo que sí, pero no es fácil como tan solo quererlo. Existen algunas reglas:

1) **Conócete**. ¿Eres el tipo de persona que se obsesiona con alguien tan solo con un beso? ¿Es el cunnilingus algo muy personal? ¿Te encanta enamorarte? ¿Tienes una personalidad adictiva? La droga del amor es real. Esa cascada de hormonas del amor es como cocaína para el cerebro—literalmente. Aprende a conocerte y escoge adecuadamente. Puede que no tengas el tipo de personalidad requerido para ser puta.

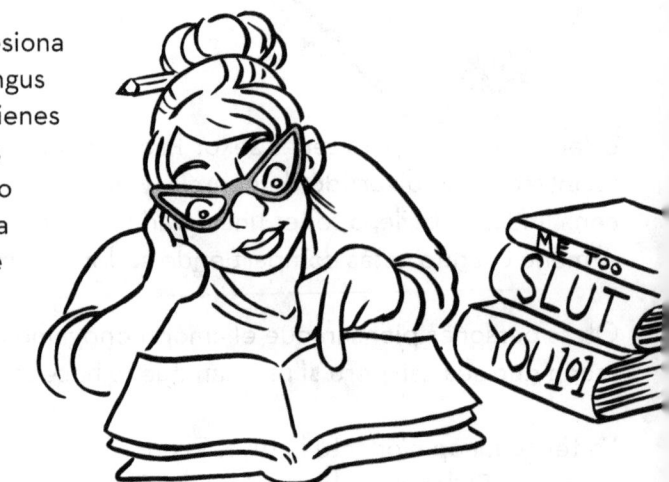

2) **Júntate con otras promiscuas**. Si después de cada acostón tus amiges te preguntan "¿ya es la buena?" te vas a sentir presionade. Sal con gente que te entienda.

3) **Acuéstate con otras promiscuas**. Si después de un orgasmo, tu chica te pregunta, "¿soy la indicada?" estás haciendo algo mal. Si quieres andarte acostando con varies, pero terminas haciéndolo con personas monógamas, eres une cabrone. No seas esa persona. Ten sexo con otres como tú.

4) **El tener sexo en público o sexo en grupos ayuda**. El participar en orgías, fiestas sexuales, o fiestas en calabozos es una excelente idea para no caer en el hábito de las relaciones cerradas.

5) **Una vez (a la semana) es suficiente.** Si ves a esta persona una vez a la semana y solo se ven para tener sexo (y no para salir en citas) evitarás que tu oxitocina se aloque. Mantenlo simple y fugaz.

6) **Diversifica**. Si estás esperando que una persona satisfaga todas tus necesidades emocionales y físicas, estás en una zona peligrosa. Diversifica tu comunidad y busca satisfacer tus necesidades con diferentes personas. Eso puede implicar que tengas une amige para apapachos, une para ir al cine, une para ir a bailar, y unes cuantas para coger. Esto ayudará a reducir el impacto hormonal de una persona y ayudará a dispersar los sentimientos agradables entre varias.

PROTOCOLO PARA RELACIONES

Bien, ser fácil es bien fácil. Pero, ¿y si buscas amor? ¡Bien por ti!! El amor es una cosa esplendorosa, y bla bla bla. Entonces, ¿cómo encuentras amor Y a la pareja sexual de tus sueños?

1) **Ten claro lo que buscas.** Sé específice. No todo lo que haga tiene que ir a la lista de los "no", pero si no tienes estándares, ¿adivina qué? Vas a encontrar a alguien que te desespere y te harte.

2) **Adhiérete a tus ideas.** ¿Recuerdas lo que dije sobre preferencias en la página 331? Considera esto como un recordatorio: las únicas excepciones que debes hacer a tus reglas deben ser PODEROSAS. No pienses, "Estoy tan sola, ignoraré por un rato mis ideas sobre la colonización. Estaré bien." Escúchame bien: No estará bien. No te hará feliz y puede que termines con alguien que alimente tu coraje y no tu pasión.

3) **Hazle caso a la química**. ¿Has salido alguna vez con alguien que era "perfecte" en todos los aspectos, pero no te hacía mojar la ropa interior? ¿Te funcionó? Exacto. Salir con alguien que no te genera pasión es como poner una fecha de caducidad a la relación. No importa lo mucho que te guste, no se puede fingir atracción. Es verdad que hay muchos componentes de una relación y el sexo es solo uno. Pero si el sexo es importante para ti, trátalo de esta forma. Hazlo tu prioridad.

4) **Sé transparente.** Si quieres una relación, dilo. Ponlo en tu perfil de citas por Internet. Diles a tus amigues que andas en busca de amor. Declara tu intención de forma poderosa y así podrás atraer a esa persona sexy y de tus sueños hacia ti.

5) **No seas une misionere.** No pierdas tu tiempo al tratar de convertir a nadie a tus gustos. Si conoces a esa persona perfecta pero que no está lista para una relación no te arranques los pelos, y lo mismo aplica si esa persona perfecta es hetero. Sal con gente a la que le guste lo que a ti te gusta. La vida que deseas vale la pena.

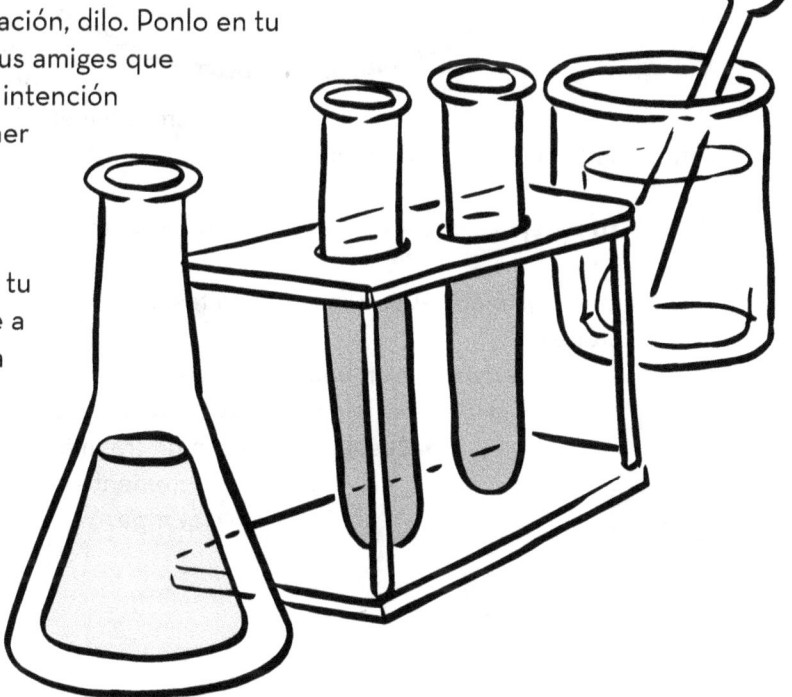

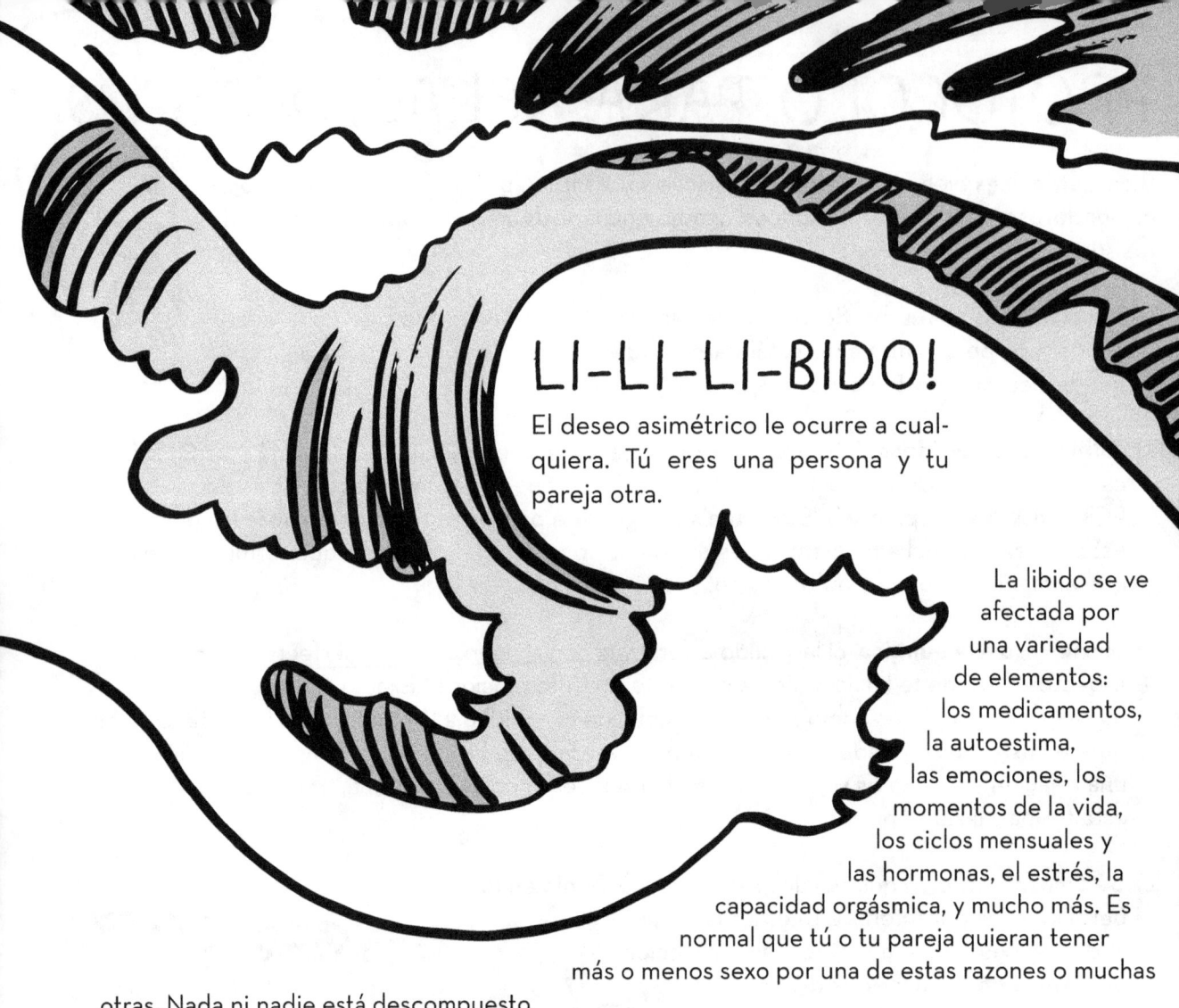

LI-LI-LI-BIDO!

El deseo asimétrico le ocurre a cualquiera. Tú eres una persona y tu pareja otra.

La libido se ve afectada por una variedad de elementos: los medicamentos, la autoestima, las emociones, los momentos de la vida, los ciclos mensuales y las hormonas, el estrés, la capacidad orgásmica, y mucho más. Es normal que tú o tu pareja quieran tener más o menos sexo por una de estas razones o muchas otras. Nada ni nadie está descompuesto.

Si tú o tu pareja se encuentran con deseos sexuales distintos, he aquí algunos consejos:

1) **Yo empujo y tú aprietas.** ¿Es esto una fase? ¿O algo permanente? Checa la evidencia. Algune de ustedes...
    - ¿Acaba de tener un bebé?
    - ¿Ha empezado un nuevo medicamento?
    - ¿Está lidiando con un trauma?
    - ¿Fue recientemente despedide?
    - ¿Empezó terapia?
    - ¿Está menstruando?
    - ¿Está tomando hormonas?
    - ¿Empezó la menopausia?

Si puedes trazar una línea entre el cambio en tu libido y una situación importante en tu vida, es muy probable que sea una fase.

2) Expande tus posibilidades de sexo. Algunas veces no quieres tener sexo, pero quieres tener un orgasmo. U otras veces quieres sentirte sexy y/o conectada sin tener que tener sexo. A veces si estoy cachonda cuando mi pareja no lo está, me masturbo mientras me abraza, o viceversa. Algunas veces es suficiente tener contacto íntimo no sexual (como un masaje de espalda o un baño de tina) para satisfacer tu necesidad de conexión.

3) Examina tus prioridades. Es posible que no se trate de libidos disparejas sino prioridades disparejas. Puede que tu pareja sienta que el compartir tiempo de calidad de forma no sexual es más importante que el sexo.

4) Analiza la estabilidad de tu relación. ¿Están pasando por un cambio importante? ¿Se pelearon recientemente? Algunas personas tienen sexo para asegurarse que todo está bien, como los bonobos. El sexo ayuda a sellar lazos emocionales y a reparar dinámicas extrañas. Otras personas solo tienen sexo cuando las cosas están bien, como los pandas. Necesitan que todas las circunstancias estén saludables antes de querer coger. Si ustedes están pasando por una mala racha, es posible que une responda como un bonobo y le otre como un panda.

5) Considera tus opciones. Si estás saliendo con alguien con expresiones sexuales distintas a las tuyas, tendrán que echarle ganas. Esto puede implicar renegociar los límites de su relación, ya sea que se abran al sexo alternativo (sado-masoquista, kink, etc.), al sexo cibernético, o al sexo con otra gente. Si crees que ésta pueda ser una solución para ti, checa la lista de libros en el Apéndice relacionados a las relaciones abiertas. El hacer como que nada pasa o el ignorar tus propios deseos son tácticas destinadas al fracaso. Puede que hagan que tu relación dure un poco más, pero no harán que mágicamente todo se resuelva. El engañarte a ti misme con respecto de la situación o esperar a que tu pareja cambie, eventualmente te va a desgastar y llenar de coraje y resentimiento.

6) Nadie está equivocade. Ya te habrás dado cuenta que nuestra sociedad está jodida en relación al sexo. Por un lado, si lo deseas mucho eres considerade egoísta, puta, y degenerade. Por otra parte, si no lo deseas tanto, eres frígide, egoísta, y cruel. Ninguno de estos estereotipos es correcto. Los cambios en nuestra vida afectan nuestra libido, aunque siempre hay un punto de partida. Este punto de partida puede ser alto para la gente social y sexual, y muy bajo para otres.

Desafortunadamente, nuestra sociedad tiende a tomar partido con la persona que quiere menos sexo y juzga a la que quiere más. Si tú tienes una libido más alta en tu relación, tendrás que lidiar con amiges y familiares que te dirán que te aguantes y que aceptes a tu pareja poco sexosa.

Si es solo una fase, dale tiempo. Pero dejar a tu pareja sin sexo puede ser un precursor a dejarle fuera de tu corazón. Si tu pareja se está negando a tener sexo por una razón que no entiendes, tienen que platicarlo. Tal vez necesiten hablar con une profesional, ya sea une terapeuta sexual, terapeuta de pareja, entre otros.

La libido no es constante a través de nuestra vida, pero nuestros sistemas de valores sexuales sí lo son. Si tú o tu pareja valoran más el sexo, es probable, que esto no cambie de la noche a la mañana. Idealmente, todes tendríamos que tener una plática profunda con nuestra pareja sobre nuestras intenciones compartidas respecto del sexo y la sexualidad antes de profundizar en la relación.

UN POCO SOBRE ASEXUALIDAD

Las personas asexuales están empezando a ser escuchades en nuestra sociedad. Tienen su propia comunidad, su identidad única y sus estilos de relaciones individuales. En resumen, la gente está empezando reconocer que las personas asexuales existen.

La asexualidad es generalmente descrita como una indiferencia respecto del sexo. No implica tener la libido baja, aunque algunes personas asexuales puede que así la tengan. La diferencia es que las personas con baja libido usualmente sienten atracción sexual y deseo, pero al mismo tiempo falta de entusiasmo para satisfacer esos deseos. Por otro lado, las personas asexuales comúnmente no tienen deseo sexual en lo absoluto. Algunas personas asexuales sienten repulsión por el sexo. Otres no se sienten particularmente interesades.

Si tú eres una persona sexual, te será difícil entender la asexualidad. Puede parecer como nunca tener hambre. Sin embargo, para las personas asexuales es parte de su vida. La forma más común que las personas asexuales describen su experiencia a las personas sexuales es con una metáfora de un pastel: Imaginemos que muchos de tus amigues están comiendo pastel. "¡Ten un pedazo de pastel!" Te dicen. Tú haces cara de que no quieres. "No gracias. No me gusta el pastel."

"¡A todo el mundo le gusta el pastel!" Te dicen. A elles les encanta el pastel. Quieren que seas tan feliz como elles. "Es delicioso ¡El pastel es un regalo divino! ¡Es importante que a tode nos guste!"

Tú no estás en desacuerdo. Simplemente no te gusta el pastel. No te hace sentir nada especial. Tal vez a tí te gusta más el flan.

"¿Por qué eres tan rare?"

"¿Qué problema tiene el pastel? ¿Te HIZO algo malo?"

"¿Un pastel te lastimó cuando eras chice?

"¡Simplemente no has encontrado a la persona IDEAL con quien comer pastel!"

¿Notas hacia dónde se dirigen esos comentarios? Cada persona tiene diferentes deseos respecto del sexo. Algunas personas esperan mucho del sexo. A algunas personas les va o les viene. Nadie está en un error, nadie tiene un problema. Simplemente tenemos intereses distintos.

Estos son niveles de asexualidad. No es una situación de pastel vs no pastel. Existen personas Grises con bajo interés en el sexo, pero que no están completamente en desacuerdo con éste. Existen personas Demisexuales que sienten atracción sexual, pero con personas con las que han creado un vínculo afectivo. O puede que se masturben, pero no desean estar sexualmente con otres. Existen personas Asexuales Sensuales a las que les encantan los apapachos, los besos, y las caricias sensuales, pero no les gusta la energía ni las caricias sexuales. Y existen personas Asexuales Romántices a las que les encanta lo tierno y romántico, pero no quieren tener sexo.

Y hay más identidades y versiones. (Revisa el Apéndice si quieres aprender más sobre asexualidad y sus variaciones.) Si tú eres asexual, es buena idea decírselo a tu pareja o pareja potencial al inicio de la relación. Muchas personas se lo toman de manera personal y se imaginan lo peor cuando su pareja no quiere coger con elles. Si tú tienes bajo interés en el sexo, es bueno que tu pareja lo sepa antes que las cosas se pongan muy serias. Hay muchas personas que tienen relaciones saludables con personas con expresiones sexuales distintas. No porque una persona tenga más interés que la otra en el sexo, significa que la relación está destinada al fracaso. Pero es importante que hablen del tema, para que todos estén en la misma página.

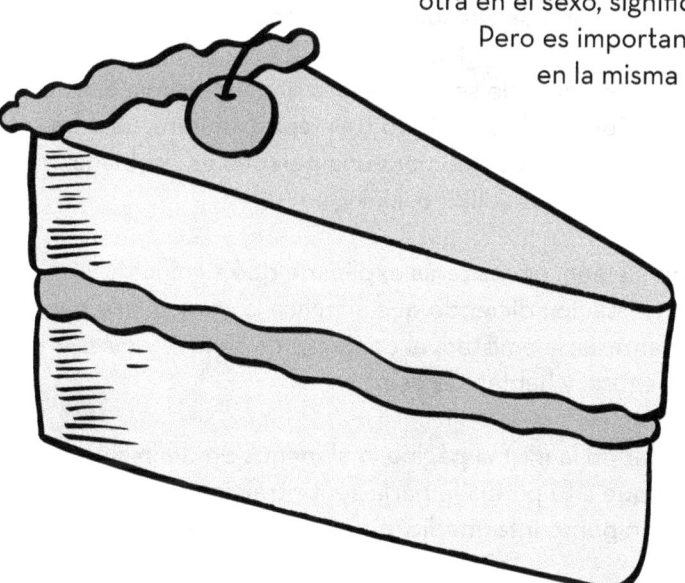

AUTO-EXPRESION SEXUAL

Antes que tu relación se ponga muy seria, es bueno hablar de expresión sexual. ¿Qué tan seguido te gusta tener sexo? ¿Cuánto tiempo puede pasar sin tenerlo antes de que te pongas de malas? ¿Es el sexo monógamo una condición? ¿Es posible jugar con otras personas estando juntes? ¿Ver porno juntes? ¿Explorar sexo no tradicional, kink, o sado-masoquista? ¿Jugar sensual o sexualmente con otros?

Si estás saliendo con alguien con quien crees poder tener una relación importante, estas preguntas son importantes. La fase de la luna de miel puede ocultar muchas cosas, porque estás teniendo mucho sexo y mucha diversión. Pero, ¿qué pasa cuando esa energía nueva empieza a disiparse? ¿Cuánto y qué tipo de sexo te gustaría tener con tu pareja para sentirte feliz y conectade a esa persona?

Necesitan ser honestes y respetar su autonomía a través del consentimiento y la identidad. El buen amor te ayuda a co-crear felicidad y placer, tal como el sexo.

MONOGAMIA: UNA PAREJA, MUCHAS DEFINICIONES

Si tú deseas una relación monógama, es bueno tener en claro qué implica la monogamia para ti. ¿Significa que no pueden ver porno? ¿No pueden tener sexo cibernético? ¿No pueden tener amigues íntimos? ¿No pueden besarse con otros? ¿No pueden sentirse sensualmente emocionades por otros?

Existen una gran variedad de expresiones relacionales como de sexo. Tu estilo de monogamia puede significar infidelidad para otra persona y viceversa. Como habrás notado tras leer este libro, usar una palabra como definición no nos brinda ninguna información. Lo que para una persona es "lesbiana, monógama, trans, vainilla" para otra persona es "queer, soltería, fluido, kinky."

Por lo que, si quieres una relación monógama con alguien, necesitarás explicarle qué significa. Cuando estés enamorade de alguien, inicia la conversación diciendo qué significa la monogamia para ti. Incluye en la conversación a la pornografía, la fantasía, la amistad, el contacto no sexual, y más. Piensa en lo que te pondría enojade, celose, o insegure, y hablen de eso.

Si estás diseñando una relación, es importante estar en la misma página, o al menos de definición e idealmente de auto-expresión. Ten bien claro lo que a tu pareja le haría sentir traicionade. Si su objetivo es lejano al tuyo, negocien y encuentren un punto intermedio, o decidan si tiene sentido seguir con la relación.

PUTIFICAR

Putificar es criticar o devaluar a una persona porque tiene sexo. Es una técnica para controlar la sexualidad de la mujer mediante la vergüenza. Raramente condena directamente un acto sexual o un estilo de sexo. Es una herramienta para decirle a una mujer que es mala, inmoral, o de poco valor. Mujeres en relaciones monógamas son putificadas, mujeres célibes son putificadas, las trabajadoras del sexo son putificadas, y las lesbianas son putificadas.

Putificar puede ser explícito: "¡Eres una gran puta!"

E implícito: "¡Pero si le acabas de conocer!"

Puedes ser disfrazado de preocupación: "¿No tienes miedo de contagiarte de algo?"

O envidia: "Guau, ya quisiera acostarme con tantas personas como tú."

Puede ser aplicada a deseos: "¿Por qué te dejarías que te ahorcaran durante el sexo?"

O a la vestimenta: "¿En serio te quieres poner esa ropa?"

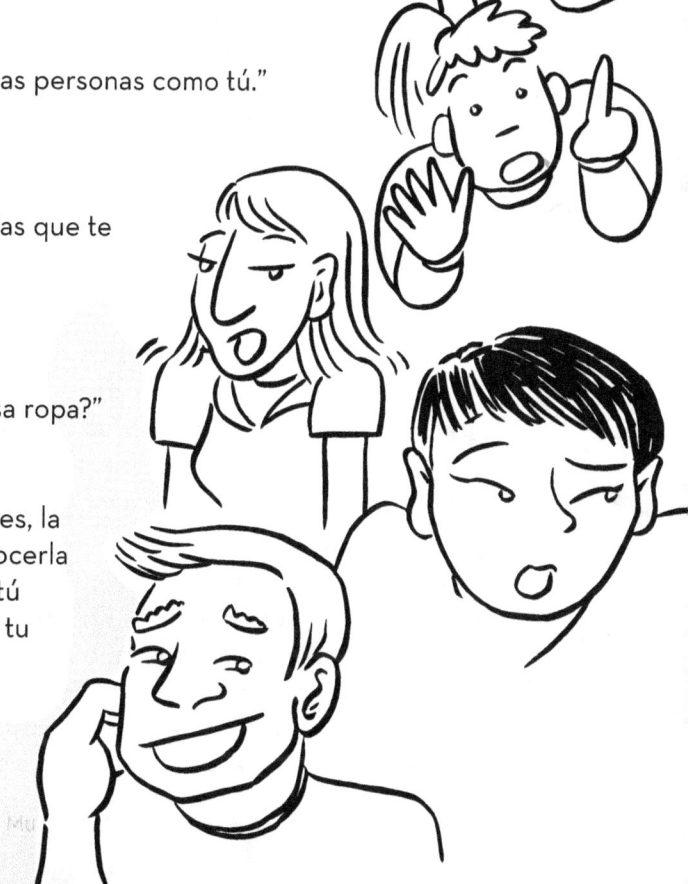

Es fácil darnos cuenta cuando proviene de polítices, la policía, y de nuestros padres. Es más difícil reconocerla cuando viene de amiges. Pero probablemente, si tú eres una mujer, has sido putificada por alguien en tu comunidad.

Vivimos en una cultura sexualmente negativa.

Los mensajes que recibimos son crueles, con el objetivo de avergonzar, culpar a la víctima, y están desproporcionadamente enfocados en las mujeres y sus cuerpos. Se supone que somos productos consumibles, sexys, y al mismo tiempo debemos preservar la imagen de la mujer como algo incorruptible, puro, y virginal. Mientras tanto, nuestra sociedad se enfoca en la idea que la única forma legítima de tener sexo ocurre entre parejas casadas, heterosexuales, y cisgénero.

Es—literalmente—imposible ganar.

Lo que debes recordar es que tienes derecho a buscar y a tener todo el sexo que desees. Tienes derecho a escoger a tu pareja(s), a ser célibe, a ser cachonde, a ser monógame, y a tener sexo contigo misme o en grupo. Tienes derecho a tener sexo consensuado cuando quieras, tan seguido como quieras, y con quien quieras. Este es tu derecho como ser humano, sin importar qué digan los sacerdotes o les políticos.

Los sacerdotes y políticos saben que lo que están haciendo es putificar a las mujeres. Pero tus amiges probablemente no sepan. Esto es porque la sociedad está de su lado. Aunque seas sexualmente positive, con mente progresista, es más fácil juzgar a la gente por su preferencia sexual que aceptarles sin prejuicios.

De hecho, puede que seas tú la que putifiques a otras mujeres. Tal vez hayas leído algo en este libro que te hizo hacer cara de asco. Tal vez pensaste, "¿Cómo podría alguien hacer algo así?" Esto, tan sutil como parece, es una forma de tildar a alguien de puta. ¿Has alguna vez salido a comer con una amiga y has hecho caras feas al ver qué ordenó? Eso es parecido a putificar, solo que con el sexo. Yo he descubierto que he putificado a otra gente o incluso mi pareja—me he preguntado cómo alguien puede hacer cierto tipo de porno, o disfrutar cierta actividad sexual, o tener sexo con cierto número de gente en un día. Estas ideas están arraigadas y muchas veces invisibles. Se necesita de mucho esfuerzo para lograr erradicar esta costumbre de tu vida.

He aquí como acabar con la putificación:

1) **No permitas que en tu comunidad alguien putifique a otra persona.** Si tus amiges dicen cosas negativas sobre ti u otras personas por el tipo/cantidad de sexo que tienen, no te quedes callade y di algo para acabar con ese juicio.

2) **Date cuenta si tú putificas a alguien.** Si juzgas a alguien—ya sea en silencio o públicamente—por expresar su sexualidad, presta atención a la historia que te estás diciendo en la cabeza. ¿Será que sientes envidia? ¿O estás repitiendo un mensaje prejuicioso de personas que realmente no importan? Si te has escuchado decir "Yo nunca haría eso" o "Las feministas no…" o cualquier respuesta incómoda a algo que tus amiges te comparten, es posible que estés putificando.

3) **Erradica palabras prejuiciosas de tu vocabulario.** Si te cachas diciéndole a alguien "de caderas sueltas," "desesperade," "una puta," "fácil," o "mujerzuela," deja de hacerlo. Las mujeres vivimos ya suficientes juicios en este mundo. No seas una mujer que denigra a otras mujeres por escoger tener el tipo de sexo que quieren.

4) **Amplia tus horizontes.** Si te espantan las prácticas sexuales o kinks que otras personas disfrutan, tal vez sea importante que hagas un poco de investigación ya sea en persona o con tu amige Google. Averigua por qué le gusta a la gente, y tal vez así puedas apreciar a tus amiges y ampliar tu concepto de sexualidad.

5) **Sé une aliade.** Recuerda que la sociedad promueve que las mujeres nos peleemos las unas con las otras. Sé buena feminista y niégate participar en esa pelea.

SEXO VS. HACER EL AMOR

Algunas veces cuando nos encontramos con una mujer desnuda en nuestra cama, nos podemos poner un poco... nervioses. Hay mucho que recorrer, contemplar, y escuchar. Puede ser abrumador y aterrador. Nos podemos clavar tanto en la mecánica que olvidamos la belleza de hacer el amor.

Todes entendemos la frase "hacer el amor" de forma diferente. Cuando era niña pensaba que era grotesco. Ahora, bueno, soy muy dulce.

Para mí, la diferencia es equivalente a una buena cena y una cena de cuatro tiempos hecha con mucho amor. Ambas son alimenticias y saludables, pero una te motiva a disfrutarla y saborearla mucho más.

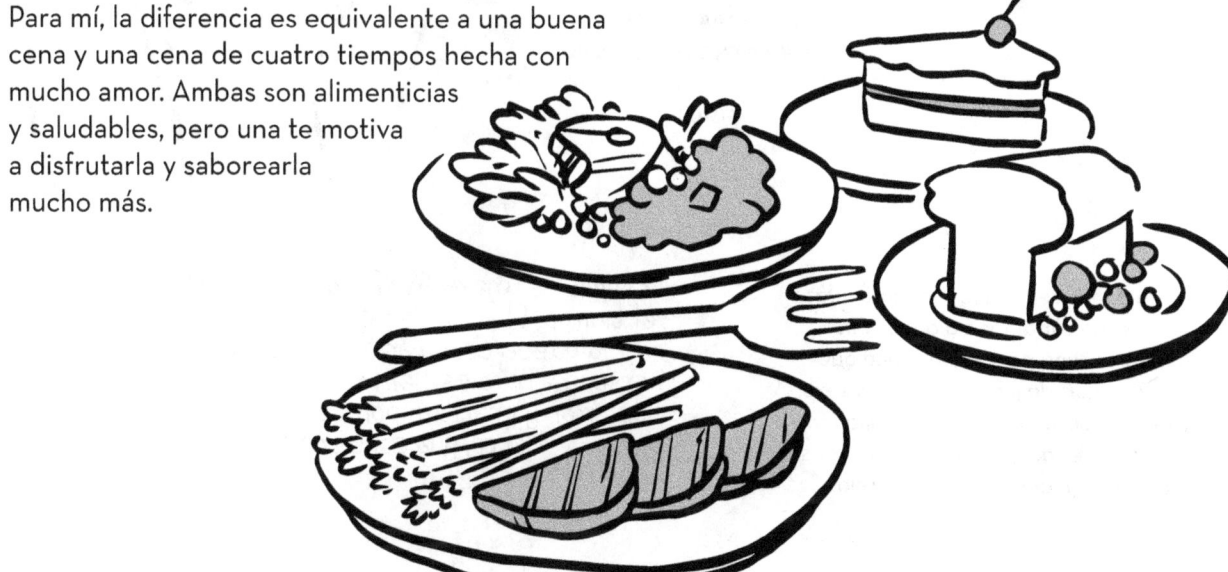

PARA TI, ¿AMOR Y SEXO ESTÁN CONECTADOS?

> El sexo tiene algo extra cuando ocurre con alguien que amas, pero el sexo puede ser bueno aunque no haya amor.

> Cuando estoy aburrida tengo sexo. El amor es un acto continuo de disidencia política.

> **YO NO SÉ CÓMO NECESITAR INTIMIDAD SEXUAL SI NO HAY VÍNCULO ROMÁNTICO.**

> No puedo tener sexo sin amor, pero puedo amar sin tener sexo.

> *El amor y el sexo son dos cosas diferentes que se cruzan de muchas maneras.*

> *ESTÁN COMPLETAMENTE SEPARADOS PARA MÍ. ME CUESTA MUCHO TENER INTIMIDAD EMOCIONAL, PERO SE ME FACILITA LA INTIMIDAD FÍSICA.*

> El sexo puede ser una forma maravillosa de expresar amor a alguien. Sin embargo, una persona no tiene que estar enamorada para tener buen sexo. A veces el sexo es confort y relajación. Otras veces es disfrutar cómo tu amor se derrite con el toque de tu pareja.

> El sexo es una expresión de amor, todo el tiempo. El amor es siempre diferente y puede celebrar a más de dos personas. Pero es siempre una expresión de amor y gratitud por los cuerpos, la tierra, y la conciencia.

Sin importar cómo te relacionas con estos términos, es importante recordar respirar profundo. El relajar tu velocidad te ayudará a disfrutar de sensaciones, acercarte a tu amante, y saborear la experiencia.

Hay suficiente tiempo para arrancar la ropa con pasión, pero recuerda que es importante nutrir nuestros cuerpos con sensaciones lentas y deliberadas.

Esto se puede volver un problema en relaciones a largo plazo porque aprendemos cómo le gusta a nuestra pareja y lo hacemos rápido. Se vuelve un sexo de atajos. Eso está bien si es de vez en cuando (no todos podemos dedicarnos horas al sexo todos los días) pero a veces es bueno olvidar esas notas y disfrutar el cuerpo de la otra persona como una poesía.

También puede ser un problema cuando estás en una nueva relación y tienes clavado en la cabeza un monólogo de "¿Lo estaré haciendo bien? ¿Le estará gustando? ¿Le gustaré?" que nos hace olvidar el sabor de la experiencia.

Si te das cuenta que te estás saliendo de la experiencia del cuerpo de tu pareja, toma una respiración profunda y reenfócate. Toma nota de las sensaciones, los aromas, y la experiencia visual. Ponle atención al cuerpo de tu pareja. Siente su piel con tus manos, y su aliento con tu mejilla. Recuerda el sabor de la magia.

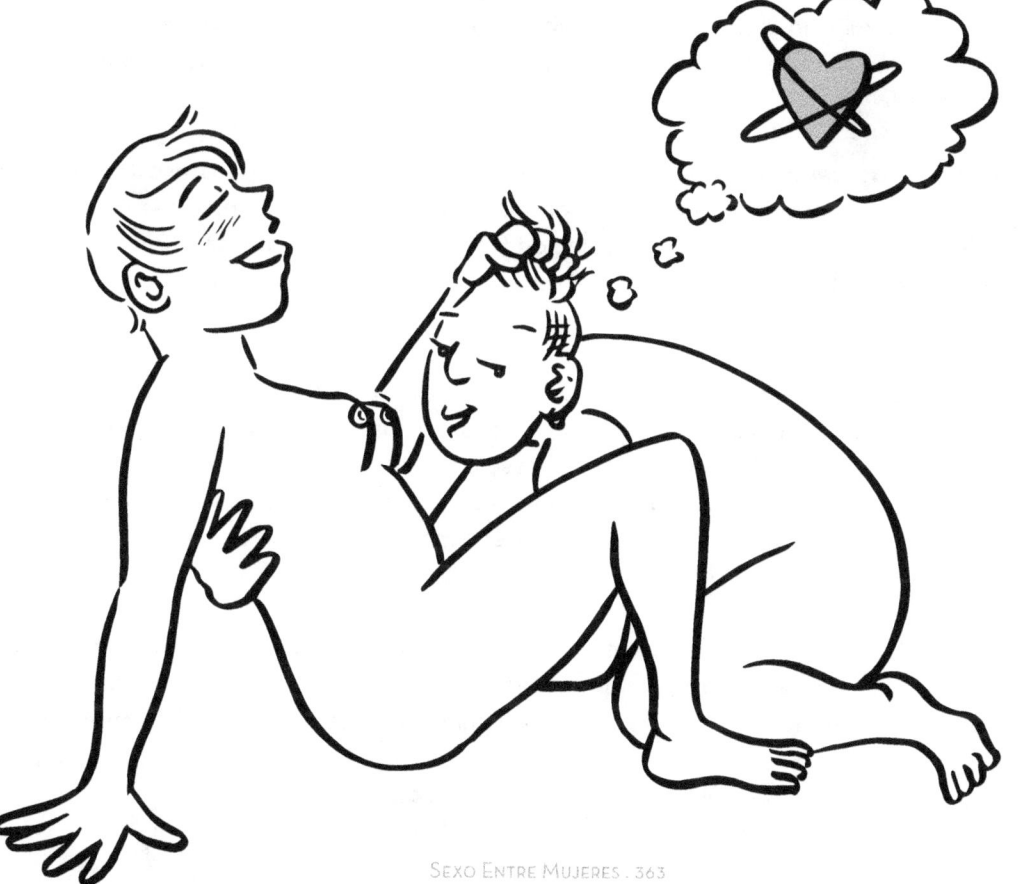

EL AMOR A LARGO PLAZO & LA PASIÓN

La muerte del sexo entre lesbianas es una exageración. Cada relación, sin importar el género de les que participan en ella, pasará por altibajos. Eso es normal. Lo importante es respetar qué tan importante es para ti el sexo en una relación, y haz lo que puedas para que todes satisfagan sus necesidades.

1) **Respeta la autonomía de cada persona.** No porque tienes pareja significa que son iguales. Cada une tiene gustos, preferencias, deseos, y kinks. Las lesbianas tienen la reputación de fundir sus identidades con las de sus parejas y perderse en el proceso.

2) **Respeta la privacidad de cada persona.** Cada quien tiene derecho a su mundo interior, el cual incluye fantasía, imaginación, y deseos. Si tu pareja no quiere compartir todo lo que piensa mientras está cogiendo contigo, está bien. Lo que sea que te excita es tuyo. Desde luego, esto no debe afectar la integridad de la relación, ni hacer que se claven en algo externo en lugar de estar presente. Si esto pasa, deben platicar sobre ello. Pero excluyendo esto, tú y tu pareja tienen derecho a guardar sus secretos.

   Mientras que ningún acuerdo de pareja sea violado, la privacidad significa que puedes tener cosas que te guardas. Esto puede incluir hábitos de pornografía, coqueteo casual con une compañere de trabajo, o cibersexo, o lo que sea. Si no sabes si estás violando tus acuerdos de relación, es posible que no hayas tenido esta plática con tu pareja. Tal vez es un signo que deben agendar esa conversación, mmm.

3) **Respeta el cuerpo de cada persona.** Tienes derecho a la privacidad, pero eso termina cuando tu privacidad invade el consentimiento de tu pareja. Si te has hecho las pruebas de ITS y saliste positive en algo, o tuviste sexo fuera de la relación (ya sea éticamente o por infidelidad) eso pudo haberte expuesto a una ITS y tu pareja tiene el derecho a saber. Créeme, las ITS son el peor regalo de "lo siento te puse el cuerno."

4) **Dale entrada a la exploración.** El columnista de sexualidad Dan Savage tiene la mejor forma para describir esto: BDJ, que significa Bueno, Dar, y Juego. Si tu pareja siente curiosidad por algo que no te disgusta, intenta ser BDJ: Respeta sus intereses, averigua cómo puedes ayudar/participar, y estate dispueste a jugar si tu pareja quiere. Esto no significa que siempre debes estar emocionade con todo, BDJ significa hacer honor a tu relación por encima de tus ideas y al menos desear examinar ese deseo.

5) **¡Juega!** Una vida de aprendizaje es la clave para mantener la mente aguda. Y una vida de juego es el secreto a una vida sexual saludable. Es probable que con la edad, tus ideas de lo que es sexy, divertido, y excitante cambien. Esto es algo bueno. Significa que estás creciendo y aprendiendo.

El sexo es un mundo extraordinario.

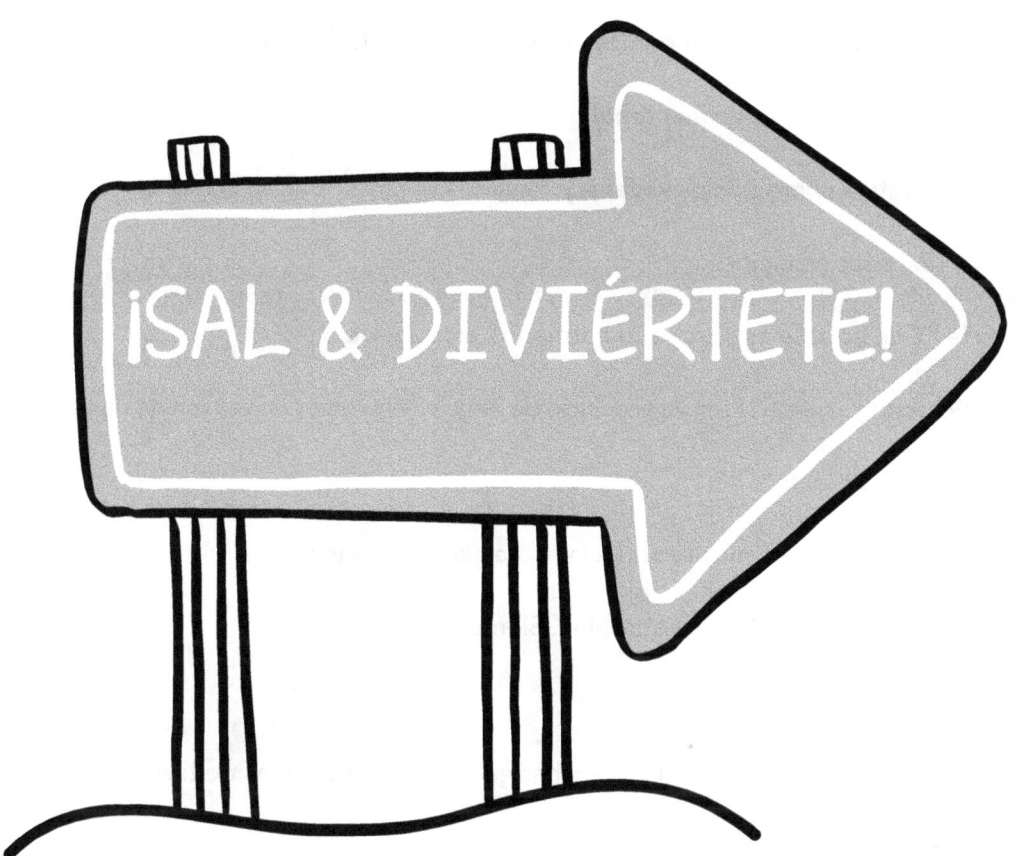

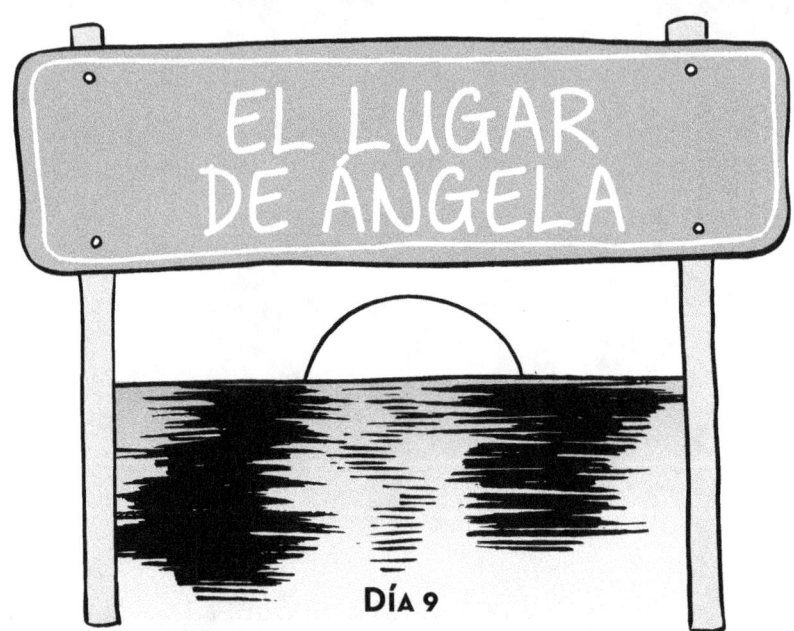

EL LUGAR DE ÁNGELA

DÍA 9

Olivia espera afuera del departamento de Ángela. Laura ayuda a bajar las maletas de Jackie.

"Me da gusto que hayas decidido quedarte un rato en este estado," dice Jackie, "aunque sea por acá."

"Tú me conoces. Siempre he sido una rebelde."

"Diviértete en el retiro, come comida vegana, y...mujeres veganas," Jackie comenta. "Ellas huelen peor—"

Laura sonríe. "Pero saben mejor."

El viejo chiste. "Dile hola de mi parte a tu hermano," dice Jackie.

"Yo le digo." Responde Laura. Ella señala el edificio de Ángela. "No rentes un camión de mudanza muy pronto."

"No. Me la voy a llevar lento."

Laura sonríe. "Perdón si sonó muy ruda. Es la nostalgia y las hormonas..."

"Droga maldita," dice Jackie. "Vas a estar bien. Siempre te va bien."

"¿Tú crees?"

Jackie abraza a Laura con fuerza. "Tengo muchas ganas que me cuentes de tus aventuras."

"Mientras me pueda escapar de ellas."

Jackie se separa y toma a Laura por el hombro. "Te quiero," le dice.

"Yo también te quiero," responde Laura. Se dan un beso dulce y a Laura se le escapa una última lágrima.

Arriba en las escaleras, Ángela la espera con la puerta abierta. Su postura es casual, pero Jackie se da cuenta que está nerviosa. Jackie sonríe ya que encuentra ese nerviosismo muy tierno. Una vez adentro del departamento, Jackie deja sus cosas y da una vuelta. Ángela está ruborizada.

"¿Te puedo dar un beso ahora?" pregunta Jackie.

Ángela asiente mientras se pone el pelo tras la oreja.

"Oh, espera. Te quería decir que es posible que me haya expuesto a herpes el otro día. No lo he confirmado. Solo quería decirte. Porque es importante hacerlo."

Ángela se ríe. "Gracias por decirme. No tengo problema. Quiero besarte."

"Anotado." Jackie sonríe. Toma la cara de Ángela y la acerca. Ángela se moja los labios. El beso es apretado y raro, luego se relajan y el beso se vuelve placentero y suave.

Se separan con una sonrisa.

"Cuando te dije que quería ir lento," dice Ángela, "estaba exagerando un poco."

Jackie se ríe.

"Es que no he estado con nadie desde que empecé a tomar hormonas, y eso tiene… ya un buen rato. Me siento virgen."

"Está bien."

"Aun así quiero ir lento, pero quiero que lo hagamos—"

"¿Desnudas?" Se ríen juntas.

"Platicaremos de ello," comenta Jackie. "Aprenderemos juntas. Sin prisa. Sin metas. Solo dos mujeres disfrutando de la compañía de la otra."

"Suena maravilloso."

"Bien. Ahora…" comenta Jackie mientras le ofrece su brazo a Ángela. "Vamos a pasear."

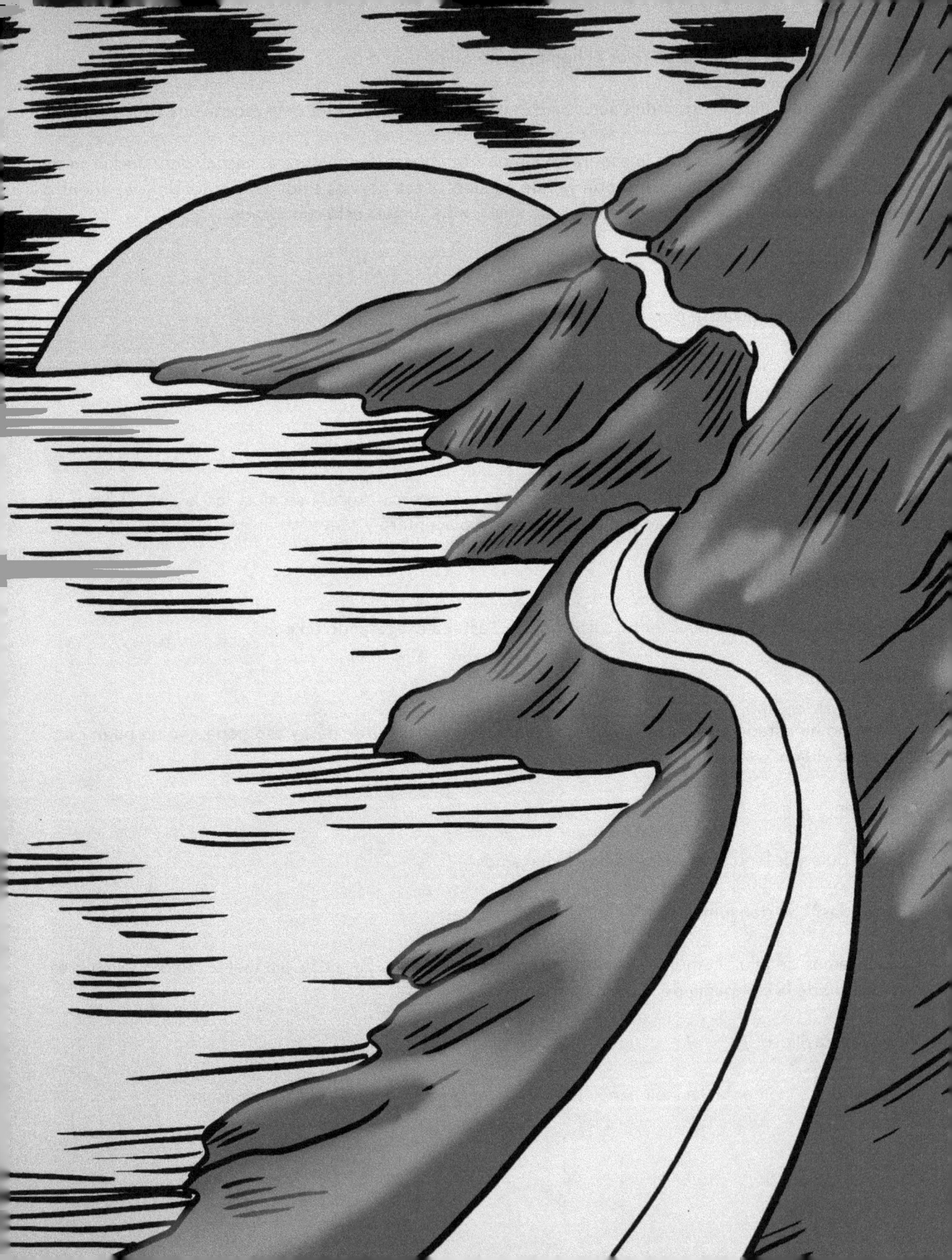

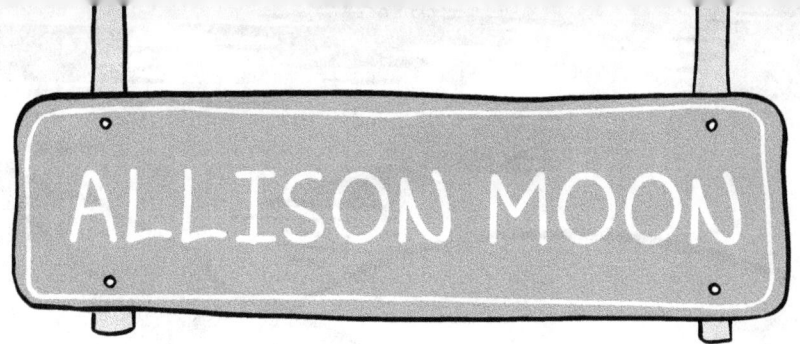

ALLISON MOON

ALLISON MOON es la autora de la memoria sexual *Bad Dyke*, de Tales of Pack una serie de novelas sobre mujeres-lobo lesbianas, y de *Sexo entre Mujeres*. Ella ganó el premio Lambda Autora LGBT Emergente.

Allison ha presentado sus talleres—de sexo con arnés y dildo, de cunnilingus, de Poliamor, de expresión sexual, de escritura erótica, y más—a miles de personas alrededor de los Estados Unidos y Canadá. Tiene una licenciatura en Neurociencias de Oberlin College.
Vive en California con un oso de sol y un calamar muy muy grande.

Lee más sobre ella en GirlSex101.com o síguela en Twitter en @HeyAllieMoon

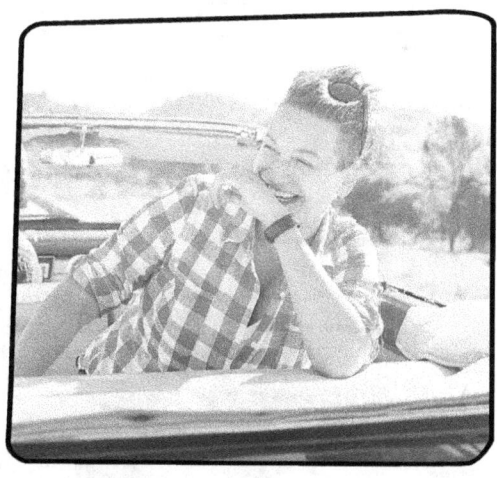

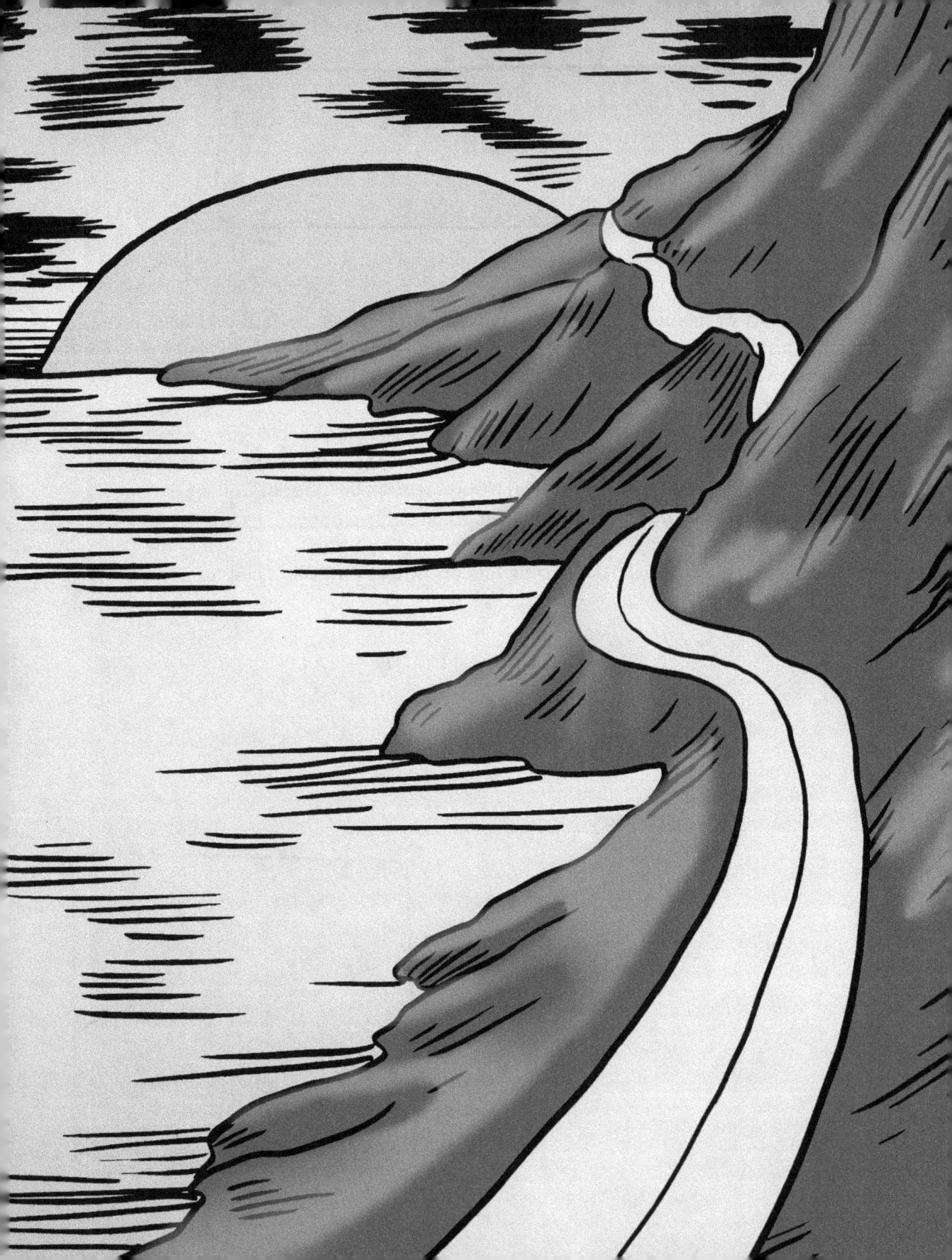

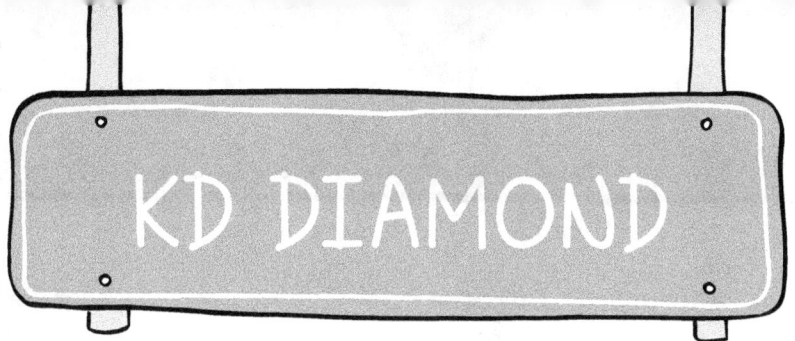

KD DIAMOND

KD DIAMOND se ha dedicado en la última década a dibujar, bosquejar, y garabatear todo tipo de cosas, pero específicamente cosas relacionadas con el sexo. Ella ha ilustrado más de nueve libros eróticos, incluyendo THE ULTIMATE GUIDE TO KINK, PLAYING WELL WITH OTHERS, THE ULTIMATE GUIDE TO PROSTATE PLEASURE, y PARTNERS IN PLEASURE, y no piensa parar en un buen tiempo. Su arte de comic ha aparecido en diferentes revistas y periódicos, y en la antología GENDER OUTLAWS: THE NEXT GENERATION. Ella ilustró y diseñó OPPOSITE DAY, un libro para niños de género no conformado por S. Bear Berman, y es la fundadora y directora de SALACIOUS, una revista queer feminista anti-racista y porno. Desde el 2010, Salacious ha publicado cuatro compilaciones de comics sucios, novela erótica, y fotografía.

Durante el día, Diamond se enfrenta a la muchedumbre de Time Square y dibuja cosas tiernas para un teatro fuera de Broadway. Por la noche, cuando no está dibujando vulvas anatómicamente correctas, le está enseñando a la gente a cómo cuidar sus botas de piel.

Ella vive en Nueva York con una maga del tiempo.

Puedes ver su arte y obtener más información en katiediamond.com.

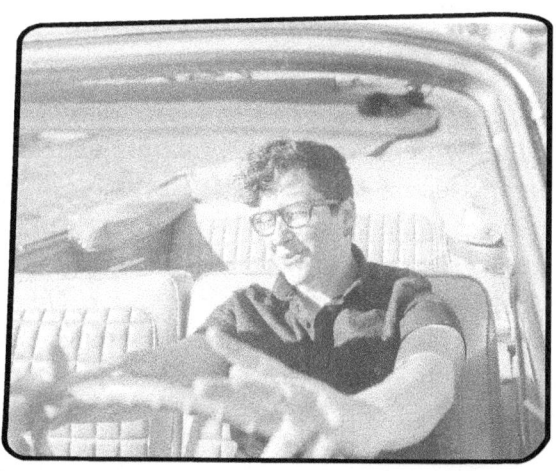

BIOGRAFÍAS DE LES CONTRIBUYENTES

Megan Andelloux es la fundadora y directora del Centro para el Placer Sexual y Salud, una organización dedicada a reducir la vergüenza sexual a través de la educación, en Pawtucket, RI. Ella es una conferencista aclamada que presenta en universidades e instituciones médicas en todos los Estados Unidos. Ha dado pláticas en más de 170 instituciones y más de 50 establecimientos médicos desde el 2009. Está certificada como educadora sexual por la Asociación Americana de Educadores Sexuales, Consejeros, y Terapeutas, por el Colegio Americano de Sexólogos, es miembro honorario de la Sociedad Internacional para el Estudio de la Salud Sexual de la Mujer y es profesora adjunta en la escuela de medicina y de pediatría de Brown University. Contacta a Megan megan@thecsph.org o síguela en Twitter: @HiOhMegan

Claudia Astorino es una activista intersexual que vive en Nueva York donde estudia un doctorado en ciencia. Claudia es la Directora Asociada de la Asociación Internacional Intersexual en Estados Unidos (OII-USA). Esta es la única asociación con sedes en los 6 continentes que aboga por los derechos de los individuos que nacieron con características sexuales atípicas. Claudia es la coordinadora de los eventos en Nueva York del Día Anual de Conciencia por la Intersexualidad (IAD). Ella ha dado conferencias y talleres sobre intersexualidad en New York University (Nueva York), Bluestockings Books (Nueva York), Green Chimneys (Nueva York), UC Davis, McDaniel College (Maryland), y The Wooden Shoe (Filadelfia). Ella escribe sobre intersexualidad en su blog personal, Full-Frontal Activism: Intersex and awesome (http://fullfrontalactivism.blogspot.com) y en Autostraddle.com, y tiene varios proyectos en puerta. Puedes contactar a Cladia en full.frontal.activism@gmail.com y síguela en Twitter: @intersexgrrrl

Sandra Daugherty (también conocida como Sex Nerd Sandra) golpea a la vergüenza sexual en la cara. Una mezcla entre inteligencia de libros y de calle, la metodología profesional de esta nerd del sexo incluye dosis de comedia física, curiosidad divertida y honestidad emocional. Escucha su podcast SexNerdSandra.com

Con gran demanda como un talento en películas XXX, **Nina Hartley** también co-produce los videos instruccionales, Nina Hartley's Guides, videos líderes en educación sexual para adultos con ya treinta y ocho volúmenes. Ella da pláticas en universidades a lo largo del país y ha contribuído extensivaente en antologías de sexo y feminismo. Sus créditos incluyen "Sex Work: Writings by Women in the Sex Industry," "Whores and Other Feminits," "Trick and Treats: Sex Workers Write About Their Clients," y "The feminist Porn Book." Ella escribe actualmente para una columna de consejos en la revista Hustler's Taboo. Nina es la autora de "Nina Hartley's Guide to Total Sex," un libro basado en su video serie, por Avery, una división de Penguin Group. Para más información sobre Nina Hartley visita www.nina.com

Tobi Hill-Meyer hizo su debut como cineasta y ganó el Premio de Cineasta Emergente del año y fue nombrada la #3 en la lista Velvet Park Media de las 25 Más Importantes Mujeres Queer del 2010. Ella es una mujer multirracial trans con una década de experiencia trabajando con organizaciones feministas y LGBTQ a nivel local, estatal, y federal. Ha participado en distintas mesas directivas y ha ofrecido su apoyo como consultora estratégica. Desde que recibió su grado de Sociología y Estudios de Género, Tobi se ha enfocado a análisis mediáticos y a la producción. La mayor parte de su trabajo puede ser encontrada en HandbasketProductions.com DoingitOnline.com

Tina Horn (@TinaHornAss) es una escritora, educadora, productora, y profesional macho puta. Ella produce el podcast de sexualidad "Why Are People Into That?!—Porqué a la gente le gusta eso?! (whyarepeopleintothat.com / @intothatpodcast). Ella tiene una maestría en Escritura Creativa No Ficcional de Sarah Lawrence. Es la autora de un libro sobre sexo llamado Love Not Given Lightly y un libro próximamente a la venta sobre sexting. Ella ha leído sus zines y dado talleres sobre nalgadas, hablar sucio, y derechos de las trabajadoras del sexo en distintos lugares como Red Umbrella Diaries, Perverts Put Out, Lesbian Sex Mafia, IMsL, y la Conferencia de Porno Feminista. Ella le vendió una vez un dildo dorado a Beyonce. Nacida en el noreste de California, Tina ahora vive en Manhattan con un oso muy dulce.

Doing porn can often lead to writing and talking about sex. Take **Jiz Lee**, for example. Shortly after performing in The Crash Pad, the genderqueer porn performer took to blogging their adventures in queer sex and soon after found themself published in The Feminist Porn Book, Erika Moen's Oh Joy Sex Toy, and writing about squirt in GirlSex 101. What will they get into next? Find out at JizLee.com.

Reid Mihalko, creador de ReidAboutSex.com y SexGeekCamp.com, ha sido llamado con cariño "El SexGeek favorito de los Estados Unidos" y el "Tom Hanks de la educación sexual." Reid ayuda a personas adultas y a estudiantes universitarios a aumentar su autoestima, su confianza en sí mismes, y a mejorar la salud en sus relaciones y sus vidas sexuales usando un humor inspirador y conocimiento. A los talleres de Reid y sus pláticas en universidades han asistido más de 50,000 hombres y mujeres. Ha aparecido en shows como Oprah's Our America con Lisa Ling en OWN, el galardonado show Montel, en Dr. Phil de CBS, en Bravo's Miss Advised, Fox News, en Newsweek, Seventeen, GQ, The Washington Post, y en trece países con siete distintos lenguajes.

Sarah Mueller es una educadora sexual en The Smitten Kitten, una tienda de juguetes sexuales progresista en Minneapolis, MN. Sarah aparte de coordinar ventas y educación, coordina eventos de arte sexualmente positiva en Smitten Kitten con artistas locales y artesanos kinky. Igualmente organiza el inventario, ha escrito para el blog educativo de Smitten Kitten, y ha participado en el podcast Sex & Coffee. Aparte del diario semanal en Macalester College, en el cual Sarah escribió por dos años y medio, Sexo entre Mujeres es su primera publicación, y ella planea publicar para Nu Project Magazine. Enfocada en su empoderamiento personal, positividad corporal, y sexualidad positiva, Sarah espera seguir usando su conocimiento sexual para educar en sexualidad y placer. Ella cree firmemente que el lubricante correcto puede cambiar la vida (sexual). Contáctala en Sarah@smittenkittenonline.com o síguela en Instagram @Sarahmueller

La **Dra. Carol Queen** (www.carolqueen.com, @CarolQueen) es una escritora destacada y una sexóloga cultural cuyo trabajo ha sido ampliamente publicado. Ella ha escrito y editado diversos libros, incluyendo Real Live Nude Girl: Chronicles of Sex-Positive Culture, PoMoSexuals, y Exhibicionism for the Shy. Ella ha dado pláticas sobre sexualidad por 30 años. Ha presentado talleres en distintos congresos; presenta en universidades y para audiencias especializadas. Queen co-fundó el Centro para el Sexo y la Cultura (www.sexandculture.org) en san Francisco y es parte del staff de Good Vibrations como sexóloga e historiadora, una sex shop fundada por mujeres, donde ha trabajado desde 1990.

Ignacio Rivera (conocide como Papí Coxxx) quien prefiere pronombres neutrales, es una persona trans, de género queer, de Dos-Espíritus, Negro-Boricua-Taíno. Ignacio es activista, directore, educadore sexual positivo y kinky, trabajador sexual, y artista. Tiene un blog sobre sexo y género llamado "What they said" y es fundadore de Poly Patao Productions.

Julia Serano es autora de dos libros, 2007 Whipping Girl: A Transsexual Woman on sexism and the Scapegoating of Femininity y 2013 Excluded: Making Feminist and Queer Movements More Inclusive. Ella produce música indie-pop bajo el nombre de *soft vowel sounds*, y vive con su pareja, su gato, y cuatro loros en Oakland, California. Juliaserrano.com

Con un historial en diseño y construcción para producciones de cine y de televisión, y experiencia actuando frente a las cámaras como una figura sexual de mujer gordita asiática, **Kelly Shibari** rompe con estereotipos de jalón. Sin miedo a los retos, Kelly rompe con paradigmas y se ha hecho famosa por decirle a la gente lo que no debe, y es usualmente la primera en hacerlo. Kellyshibarixxx.com

Sophia St. James ha sido una artista erótica desde 1996. Ella ha viajado para actuar y educar al público sobre confianza en sí miems, valor propio, y el arte de la sensualidad sin importar la apariencia externa. Ella empezó trabajando en SSJ Enterteiment en el 2010 y ganó su primer Premio de Porno Feminista como directora de "Twisted Getaway." Sophia es madre y profesional de la salud orgullosa de ser una mujer ferozmente positiva del cuerpo y positiva de la sexualidad.

Tristan Taormino es una escritora premiada, editora, educadora sexual, conferencista, creadora de pornografía feminista, y locutora en Sex Out Loud, un podcast/ show de radio semanal. Ella es la editora de 25 antologías y autora de ocho libros, incluyendo The Ultimate Guide to Anal Sex for Women.

Las imágenes en las páginas 90 y 94 fueron reimpresas por cortesía de Tristan Taormino.

RECONOCIMIENTOS

Le agradezco mucho a Justin Alves, mi motivador de por vida, quien me ayudó en distintos momentos de este proyecto a poder terminarlo y con buena calidad. Eres un príncipe.

Otro agradecimiento a la Familia Dinnerettes, quienes me motivaron, me dieron de comer, y me apoyaron. Pude haber perdido la cabeza en este proyecto de no haber sido por ustedes.

-kd

Quiero agradecer a:
- Centro de Placer Sexual y Salud en Rhode Island por revisar el contenido científico de este libro
- Andy Izenson por ofrecer sus notas sobre consentimiento
- Carol Queen por editar y hacer comentarios sobre las historias de ficción
- David Higgins por introducirme a la idea de Atracción vs Química
- Reid Mihalko por dejarme robar sus chistes
- Lorena Olvera por una tradducción rápida y completa
- Clara Saezpardo por revisar la tradducción
- La fantástica Trans Girl Brain Trust por responder mis preguntas íntimas para este libro: Amy Dentata (amydentada.com), Autumn Nicole Bradley (lifeinneon.com), Dee, & Tobi Hill-Meyer
- Todes les contribuyentes y las personas que respondieron mis encuestas quienes comparten mi pasión y experiencia

A kd, por nuestras sesiones de video chat topless, y momentos de descubrimiento en la tina.

Más que nada, gracias a mi comunidad queer de aquí y de allá. Todo lo que sé, lo aprendí de ustedes. Gracias por su compasión, su paciencia, su cerebro, y su sensualidad nalgueadora.

-Allison

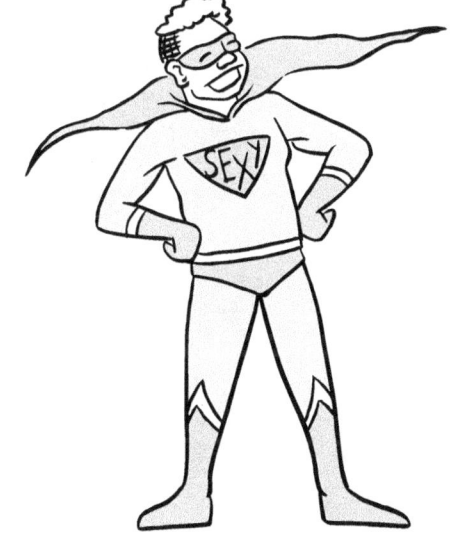

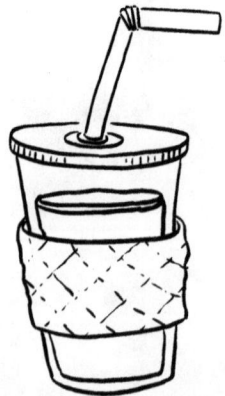